European Archives of

Oto-Rhino-Laryngology

Supplement 1994/I

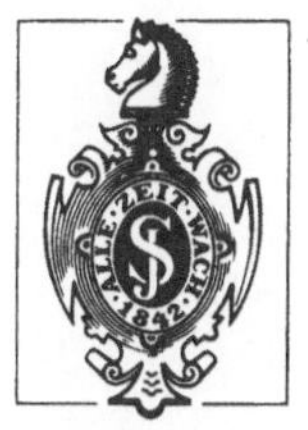

Verhandlungsbericht 1994

der Deutschen Gesellschaft
für Hals-Nasen-Ohren-Heilkunde,
Kopf- und Hals-Chirurgie

Teil I: Referate

Hals-Nasen-Ohren-Heilkunde
im Kindesalter

Schriftleitung H. Feldmann
Herausgeber B. Freigang

Mit 162 Abbildungen

Springer-Verlag
Berlin Heidelberg New York London Paris
Tokyo Hong Kong Barcelona Budapest

Prof. Dr. med. HARALD FELDMANN, Universitäts-HNO-Klinik
Kardinal-von-Galen-Ring 10, D-48149 Münster

Prof. Dr. med. BERND FREIGANG, Universitäts-HNO-Klinik
Leipziger Straße 44, D-39120 Magdeburg

ISBN-13:978-3-540-57662-4 e-ISBN-13:978-3-642-85083-7
DOI: 10.1007/978-3-642-85083-7

Die Deutsche Bibliothek – CIP-Einheitsaufnahme
Deutsche Gesellschaft für Hals-Nasen-Ohren-Heilkunde, Kopf- und Hals-Chirurgie: Verhandlungsbericht ... der Deutschen Gesellschaft für Hals-Nasen-Ohren-Heilkunde, Kopf- und Hals-Chirurgie. – Berlin ; Heidelberg ; New York ; London ; Paris ; Tokyo ; Hong Kong ; Barcelona ; Budapest : Springer.
ISSN 0934-2400
1994
Teil I. Referate: Hals-Nasen-Ohren-Heilkunde im Kindesalter
(European archives of oto-rhino-larnygology : Supplement : 1994/I)
ISBN-13:978-3-540-57662-4
NE: European archives of oto-rhino-laryngology / Supplement

Satz: Storch GmbH, Wiesentheid

25/3130-5 4 3 2 1 0 – Gedruckt auf säurefreiem Papier

Vorwort

Das Kindesalter ist durch eine stürmische körperliche Entwicklung gekennzeichnet, die durch zentral-nervöse Reifungs- und Lernprozesse wesentlich beeinflußt wird. Sinnfälliges Beispiel ist der Erwerb der Lautsprache, der die Integration von akustischer Perzeption, zentraler Verarbeitung und Abstraktion sowie feinmotorischer Artikulation einschließlich verschiedener Rückkoppelungssysteme darstellt. Die akustische Wahrnehmung und die Fähigkeit, Laute zu erzeugen und zu artikulieren, stellen eine Grundvoraussetzung für eine interindividuelle Kommunikation dar. Die faszinierende phylogenetische Entwicklung dieser Form der Nachrichtenübertragung bis hin zur Schöpfung der verschiedenen Sprachen im engen Zusammenhang mit der intellektuellen Leistung als Grundlage der evolutionären Bewegung hat einen engen Bezug zu unserem Fachgebiet. Liefert sie doch relevante pathogenetische Aspekte von Entwicklungsverzögerungen, ausgelöst durch Störungen der einzelnen Systemkomponenten, und läßt uns die größeren Zusammenhänge sowie ihre Wertigkeit für sinnvolle Therapieansätze besser erkennen. Herr Professor Tembrock, anerkannter Kommunikationsforscher, hat die neuesten Erkenntnisse auf den Gebieten der Sprachentwicklung und der Sprachanbahnung zusammengestellt. Die individuelle embryonale Entwicklung kann in unterschiedlichem Maße, genetisch bedingt oder durch Noxen ausgelöst, behindert sein. Eine Vielzahl dieser Fehlbildungen betreffen den Kopf-Hals-Bereich. Die Bildung des Viszero- und Neurokraniums mit seinen Umwandlungen, Faltungen und Verlagerungen, ist ein sehr komplizierter Entwicklungsprozeß, der viele Möglichkeiten von Störungen in sich birgt. Der Rückschluß von systematisierten klinisch vorhandenen Fehlbildungen auf den Mechanismus der Teragenese stellt eine neue Betrachtungsweise in der Embryologie dar.

Herr Kollege Otto hat in zwanzigjähriger akribischer Arbeit neue Aspekte über die Entstehung der Fehlbildungen im Kopf-Hals-Bereich erarbeitet und diese den bekannten Interpretationen gegenübergestellt.

Dem engen Zusammenspiel von morphologischer Struktur des Felsenbeins, normaler körperlicher und geistiger Entwicklung und der effizienten Funktionsdiagnostik des Hörsystems sind die folgenden Referate gewidmet (BIEDERMANN, HAAS, BEGALL, VON SPECHT); haben sich doch gerade auf diesen Gebieten durch Frühdiagnostik, moderne Therapiemethoden und sonderpädagogische Förderung neue Behandlungsmöglichkeiten aufgetan.

Die wichtigen diagnostischen Methoden der Endoskopie nehmen durch technische Neuerungen, verbesserte Anästhesieverfahren und manuelles Geschick besonders im Kindesalter einen breiten Raum ein und werden immer häufiger zu therapeutischen Eingriffen genutzt (AMBROSCH, STEINER).

Spezifische Aspekte von Notfällen im Kindesalter und die juristischen Besonderheiten bei der Behandlung von Kindern schließen den Referateband ab (DEITMER, WIENKE).

Trotz des starken Geburtenrückganges und der kinderunfreundlichen Situation in unserer Leistungsgesellschaft ist es ein großes humanistisches Anliegen der Hals-Nasen-Ohren-Ärzte, in Verbindung mit den Pädiatern die Behandlung unserer kleinen Patienten immer auf dem neuesten Stand vorzunehmen.

B. Freigang

Inhaltsverzeichnis

Hals-Nasen-Ohren-Heilkunde im Kindesalter

European Archives of Suppl 1994/I
Oto-Rhino-Laryngology

Evolution der Kommunikation

G. Tembrock

Humboldt-Universität, Fachbereich Biologie, Invalidenstraße 43, D-10115 Berlin

Kommunikation wird hier definiert als Erzeugung von Signalen, um Botschaften zu übertragen, die mit Cherry (1957, 1966) auch als „Message" bezeichnet werden (vgl. Tembrock 1992). Der Sender intendiert auf der organismischen Ebene eine Einflußnahme auf den Zustand des Empfängers. Im Sinne der Semiotik beschreiben wir diesen Zusammenhang so: Die Botschaft realisiert beim Empfänger das zum Signifikanten gehörende Signifikat. In Abb. 1 ist dieser Grundzusammenhang dargestellt. Der Sender trägt (statisch) oder erzeugt (dynamisch) eine „Menge von Zeichen". Im verhaltensbiologischen Sinne handelt es sich bei den Signifikanten um „Kennreize", wenn der Empfänger sie identifiziert und semantisch interpretiert, beispielsweise ein Nahrungsobjekt erkennend. Von Signalreizen spricht der Verhaltensbiologe, wenn der Empfänger ein vom Sender intendierter Adressat der „Nachricht" ist. Anders gesagt: Kennreize sind Voraussetzung für die Entstehung informationeller Signifikate, Signalreize erzeugen kommunikative Signifikate, bei denen der Sender bereits die Bedeutung vorgibt. Damit erzeugt die „Message" beim Empfänger ein „Meaning" im Sinne von Cherry (vgl. Smith 1977; Tembrock 1993). Da der Zustand des Empfängers in diesem Fall vom Sender erzeugt wird, findet sich für diesen kommunikativen Zusammenhang auch die Bezeichnung „Manipulation". Das macht freilich ebensoviel (oder wenig) Sinn wie die Aussage, daß Botenstoffe der Hypophyse die Gonaden „manipulieren". Damit ist aber angesprochen, daß für die soeben beschriebenen kommunikativen Interaktionen zwischen Funktionseinheiten lebender Systeme Ebenen unterschieden werden können, die sich im Verlauf der Evolution herausgebildet und hierarchisch organisiert haben. Das soll in Abb. 2 vorgestellt werden. Dabei nennen wir den in Abb. 1 dargestellten Zusammenhang zwischen Sender (Quelle) und Empfänger (Senke) eine „semioti-

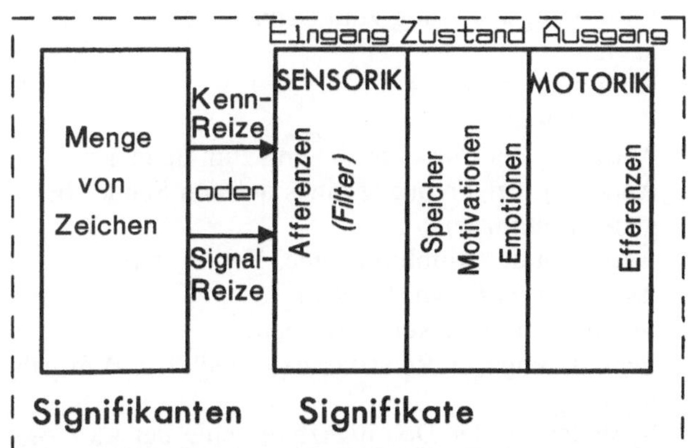

Abb. 1. Parameter einer semiotischen Struktur beim Informationswechsel der Lebewesen unter Berücksichtigung physiologisch definierter Begriffe. „Kennreize" steht für Informationsträger, die der Empfänger selektiert. „Signalreize" kennzeichnet Informationsträger des Senders im Sinne einer „Nachrichtenübertragung" = Kommunikation

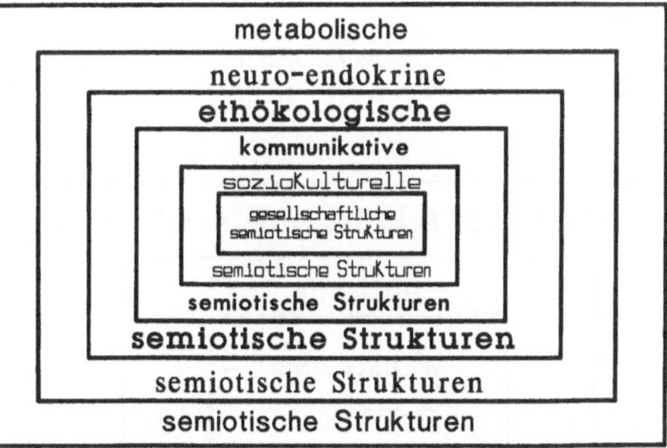

Abb. 2. Evolutive Organisationsstufen der semiotischen Struktur bei Lebewesen, wobei die beiden obersten Stufen die Humanevolution kennzeichnen. Im Sinne der Abb. 1 basieren die ethökologischen Semiosen im wesentlichen auf „Kennreizen", die kommunikativen semiotischen Strukturen auf Signalreizen. Die elementaren metabolischen semiotischen Strukturen verbinden sich mit biochemischen Prozessen in und zwischen Organismen (Stoffaustausch), genetischen Informationstransfer eingeschlossen

sche Struktur". Die Form der Darstellung als „Enkapsis" weist darauf hin, daß jede tiefere (ältere) Schicht auch in den höheren enthalten ist, dann freilich in dem speziellen durch die jeweilige Ebene vorgegebenen Referenzrahmen. Die drei untersten Ebenen konstituieren die Individualität der Organismen im Kontext der Umwelt als Ebene des Stoffwechsels, Ebene der neuroendokrinen Organisation und der Verhaltensinteraktion mit der Umwelt. Die nächste Ebene wird durch kommunikative Interaktionen zwischen Individuen strukturiert, während die beiden höchsten Ebenen – verbunden mit neuen Bewußtseinszuständen und der Sprache – die Humanevolution ausweisen. Bevor der Evolutionsaspekt gezielt angesprochen wird, sollte die Kommunikation noch in ihrem funktionellen Zusammenhang erörtert werden. Wir sehen drei vorrangige Bedingungen:

1. *Übertragung der Syntax:* Sicherung eines hinreichenden Signal-Rausch-Abstandes in Abhängigkeit von dem Übertragungskanal (chemisch, mechanisch, akustisch, optisch, inklusive Kombinationen) und von der kontextuell vorgegebenen Distanz zwischen Sender und Empfänger. Die drei grundsätzlichen Evolutionsstufen der Semiose-Modalitäten sind in Abb. 3 vorgestellt. Dabei sind auch die Übertragungsgeschwindigkeiten der Signale relevant. Während der Signal-Rausch-Abstand vorrangig den quantitativen Aspekt der Signale betrifft, ist auch der qualitative Aspekt der Syntax in der Übertragung bedeutsam. Er bezieht sich auf die „syntaktische Struktur" oder das Muster von Zeichenketten (Sequenzen). Alle informationstragenden Zeichen müssen in vorgegebener Ordnung beim Empfänger eintreffen. Redundanzen, etwa als Wiederholungen, können die Übertragung wichtiger Nachrichten zusätzlich absichern. Es geht letztendlich um die „Störfestigkeit" der Informationsübertragung.
2. *Übertragung der Semantik:* Zu sichern ist die „innere Verständlichkeit" der Nachricht. Hier ist also der „Signal-Signal-Abstand" gefragt, Verwechslungen sind auszuschließen. Das hatte bereits Darwin (1873) erkannt, als er das „Gesetz der Antithese" formulierte (vgl. auch Tembrock 1971), bezogen etwa auf die Signale für Angriff und „Unterwerfung" beim Hund. Zu bedenken ist hierbei, daß der optische Übertragungsweg „parallele Signalstrukturen" nutzen kann, während der akustische Kanal vorwiegend auf eine serielle Signalabfolge angewiesen ist. Parallele Signalstrukturen können hier freilich den „Klangcharakter" einer Stimme für die Individualerkennung nutzen, also das Frequenzgemisch und die Amplituden der Frequenzbänder.

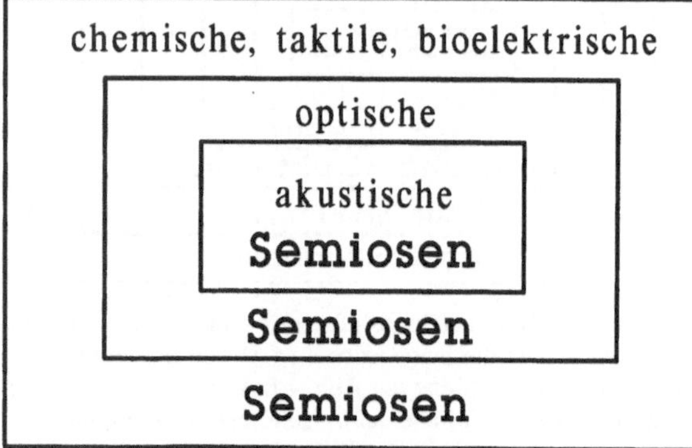

Abb. 3. Schematische Darstellung der Semiosen, bezogen auf die Modalität der Übertragungswege. Wie stets in dieser Darstellung sind sie im Kontext der Evolution als Enkapsis gezeichnet

3. *Übertragung der Pragmatik:* Das setzt natürlich die beiden anderen schon genannten Übertragungsaspekte voraus (wie auch Semantik die korrekt übertragene Syntax erfordert). Sie verbindet sich jedoch mit zusätzlichen Parametern, die wir ansprechen, wenn wir sagen, daß „der Ton die Musik mache". Das verweist auf Akzent und Melos etwa im Falle unserer Sprache (siehe Goethe: „Ich gäb was drum, wenn ich nur wüßt, wer *heut* der Herr gewesen ist", was Goethe gewiß nicht so gemeint hat). Allgemeiner gesprochen geht es um Inkorporation von Eigenschaften, die emotionale, aktionistische und andere Wirkungen im Zustandsvektor des Empfängers erzeugen, umgangssprachlich mit Begriffen wie „Stimmung", Zuwendung oder Abwendung hervorrufen. Kurz: Sie gewichten (akzentuieren) den semantischen Gehalt der Nachricht.

Wenn man unter diesen Voraussetzungen fragt, was bei Tieren Nachrichten bewirken können, bietet sich folgende Klassifikation an:

a) *Raumordnung:*
- Körperausrichtung, bezogen auf den Sender = Taxis-Komponente;
- Entfernungsänderung zum Sender = Elasis-Komponente;
- Kombination beider.

b) *Zeitordnung:*
- Änderung der Phasenbeziehung zum Sender;
- Änderung der Frequenz eines auf den Sender bezogenen Zeitmusters;
- Änderung der Amplitude eines Zeitmusters.

c) *Änderung im Eingangsvektor:*
- Veränderung von Reizschwellen;
- Veränderung der Reizfilterung (selektive Wahrnehmung);
- Veränderung der Dominanzhierarchie der Exterorezeptoren (z.B.: „man ist ganz Ohr").

d) *Änderung im Zustandsvektor:*
- Erzeugung eines affinen Status (Zuwendung, Annäherung);
- Erzeugung eines diffusen Status (Abwendung, Ausweichen, Flucht);

- Erzeugung eines ambivalenten Status (Distanzerhaltung);
- Erzeugung einer langfristigen Zustandsänderung = Primer-Effekt („Beladungseffekt");
  * endokriner Status
  * Informationsspeicher (Gedächtnis)
  * Kontextänderung (Statusanzeige des Senders: Alter, Geschlecht, Artzugehörigkeit usw.).

e) *Änderung im Ausgangsvektor (Releaser-Effekt):*
- Auslösung eines motorischen Musters (äußeres Verhalten);
- Hemmung eines motorischen Musters;
- Modifikation eines motorischen Musters.

Es liegt nun nahe, nach den Kontexten der Kommunikation zu fragen. Sie sind implizite bereits in den Wirkungsspektren der organismischen Nachrichtenübertragung enthalten, die wir soeben vorgestellt haben. Explizite ergeben sie sich aus den biologisch vorgegebenen Umweltansprüchen, die verhaltensfähige Lebewesen umsetzen müssen. Sie beziehen sich auf sechs prinzipielle Klassen: die Raumansprüche, die Zeitansprüche, die Stoffwechselansprüche, die Schutzansprüche, die Informationsansprüche und die Sozialansprüche. Diese Umweltansprüche haben drei Bezugsebenen, die wir am besten als Ordnungsgrade definieren. Umweltansprüche 1. Ordnung sichern die Existenz und Entwicklung des eigenen Körpers, die über die „individuelle Fitneß" gemessen werden kann. Die Umweltansprüche 2. Ordnung sichern die Interaktionen mit der ökologischen Umwelt, oft auch als „Anpassung" umschrieben („ökologische Fitneß"). Die Umweltansprüche 3. Ordnung sichern die Interaktionen zwischen Artgenossen, also in der Population, oft in Form von Sozialeinheiten organisiert („soziale Fitneß"). Alle drei Fitneßebenen sind unmittelbar mit den aktuellen Gegebenheiten verbunden, realisieren sich damit vorrangig über den „proximate level". Der „ultimate level" verbindet sich mit dem Prozeß der Evolution, also mit dem Genfluß in Populationen über die Generationsfolge hinweg. Der individuelle Beitrag dazu wird als Gesamtfitneß oder auch „inklusive Fitneß" bezeichnet. Er begünstigt Verwandtenselektion bis zum „Nepotismus" und kann auch in der Förderung der Reproduktion nächstverwandter Individuen bestehen, wie bei der Honigbiene, deren Arbeiterinnen nur dann geschlechtsreif werden können, wenn die Königin mit der von ihr ausgehenden hormonalen Hemmung (kommunikative Manipulation!) ausfällt.

Wie aber wurde diese Entwicklung der Kommunikation möglich? Wir vermuten dabei einige Evolutionsschritte, die sich vielleicht wie folgt darstellen lassen: Zunächst bestand die elementare kommunikative Beziehung zwischen Sender und Empfänger darin, daß der Empfänger das Verhalten des Senders übernimmt. Wir sprechen von einer „prozessualen Kommunikation": Der Vorgang einer Verhaltensumsetzung bildet für ein anderes Individuum ein Signifikat. Das Verhalten selbst konstituiert die „Menge von Zeichen" als Signifikanten. Die nächste Evolutionsstufe wäre dann erreicht, wenn eine „diskriminatorische Kommunikation" gegeben ist. Diese semiotische Struktur 1. Ordnung ist durch den kommunikativen Prozeß charakterisiert, bei dem die Verhaltensumsetzung des Senders einen Verhaltensvollzug beim Empfänger in Gang setzt („ohne zu wissen, warum"). Der Empfänger unterscheidet verschiedene Zeichenmengen beim Sender, die unterschiedliche Motivationszustände anzeigen. So könnte er beispielsweise „Fluchtbereitschaft" oder „Angriffsbereitschaft" aus dem sichtbaren Verhalten „ablesen". Wenn wir diese semiotische Struktur 2. Ordnung beschreiben, dann ist sie dadurch bestimmt, daß eine Verhaltensbereitschaft (Motivation) beim Sender eine Verhaltensbereitschaft beim Empfänger mit dem anschließenden Verhaltensvollzug erzeugt. Das „Wissen" des Empfängers ist nun differenzierter: z.B. „A ist in Fluchtbereitschaft: deshalb läuft er." Die semiotische Struktur 3. Ordnung geht noch einen Schritt weiter. Die Signifikanten zeigen an, daß es einen „Bodenfeind" gibt. Jetzt wäre die Ursache für die Fluchtbereitschaft beim Empfänger bekannt. Wir stellen fest: Die „Freiheitsgrade" für Entscheidungen über das eigene Verhalten nehmen beim Empfänger zu. Die Humanevolution ist in Verbindung mit veränderten Bewußtseinsformen und den sprachlichen Mitteln der Kommunikation noch über weitere Stufen gegangen, wenn wir diese generellen Ebenen im Blick haben. Semiotische Strukturen 4. Ordnung sind gegeben, wenn die Signifikanten zu Signifikaten führen, die interne Repräsentationen von Wahrgenommenem vermitteln: „Weitergabe von Erlebtem" (bereits vollzogenem Verhalten, und dieses vielleicht in den Abstufungen: Mitteilung, Bericht, Erzählung, mit wachsendem Spielraum für „Dichtung und Wahrheit"). Semiotische Strukturen 5. Ordnung lassen sich dann kennzeichnen als Vermittlung von „Wissen" im Sinne einer Abstraktion von Erfahrungen; damit sind semiotische Strukturen 6. Ordnung vorbereitet als Vermittlung kognitiver Repräsentationen: „Weitergabe von Gedachtem". Beim Menschen gibt es sogar noch einen weiteren Evolutionsschritt (semiotische Strukturen 7. Ordnung): „Weitergabe von Erdachtem". Dabei vermischen sich die letztgenannten Ebenen in komplexer Weise, wie ja auch hier gilt, daß verändert auf den höheren Ebenen auch die tieferen weiterbestehen.

An dieser Stelle ist eine Feststellung geboten, die sich aus die vorbestehenden Übersichten ableitet: Wir möchten für die hier angepeilte Fragestellung den Begriff „Kommunikation" auf die Evolutionsebenen begrenzen, die mit den Interaktionen des Lebewesens mit seiner Umwelt beginnen (gemäß Abb. 2; 3. Ebene: ethökologische semiotische Strukturen). Ausgangspunkt

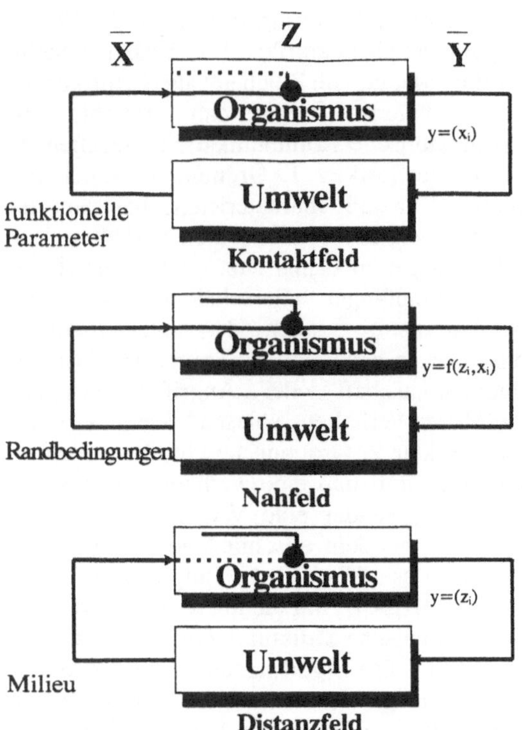

Abb. 4. Schematische Darstellung elementarer Evolutionsstufen (von oben nach unten), bezogen auf die Organismus-Umweltbeziehungen. Einzelheiten im Text

ist damit das individuelle Lebewesen, gleichviel, ob Einzeller oder Mensch. Unter diesen Voraussetzungen müssen wir die raumzeitliche Ordnung der kommunikativen Umweltinteraktionen etwas differenzieren, was bereits oben angesprochen war. Das vermittelt Abb. 4, die trotz der formalen Symbolik einen elementaren Umweltzusammenhang beschreibt, und zwar von oben nach unten, wobei der raumzeitliche Kontext angesprochen ist.

1. Stufe: Die Wechselbeziehungen zwischen Organismus und Umwelt werden vorrangig durch die Eigenschaften der Umwelt bestimmt, die in einem direkten Wirkungszusammenhang zwischen raumzeitlicher Organisation des Lebewesens stehen (Stoffwechsel, Formwechsel und Informationswechsel). Hier würden die konstitutionen Unterschiede zwischen einer Amöbe und einem Menschen natürlich voll durchschlagen: Der aktuelle Kontakt mit der Umwelt, bestimmt von den morphologischen und physiologischen Gegebenheiten des Organismus, determiniert das *„Kontaktfeld"* über die funktionellen Parameter, eine elementare Problemstellung der Autökologie. Die punktierte Linie im Organismusschema soll anzeigen, daß innere Zustandsformen nicht dominieren. Was „herauskommt" (= y), ist im wesentlichen unter den genannten konstitutionellen Vorgaben eine Funktion der auf den Organismus einwirkenden Umweltfaktoren (= x). Wenn auf dieser Ebene Lernprozesse auftreten, dann nach dem Prinzip von „trial and error".

2. Stufe: Die Wechselbeziehungen zwischen Organismus und Umwelt resultieren aus einer Integration innerer und äußerer Bedingungen, so daß die „Ausgangsgrößen" als auf die Umwelt bezogenes Verhalten eine Funktion innerer und äußerer Zustandsgrößen sind. Wir sprechen dann von einem *„Nahfeld"*. Es ist gegeben durch die aktuellen Wahrnehmungen der Umwelt. Diese „Randbedingungen" sind auch die Voraussetzungen für die Auslese von speziellen Informationen, die auf Grund des inneren Zustandes, beispielsweise Nahrungsbereitschaft, angefordert werden, im Beispiel die Anwesenheit von Nahrungsobjekten signalisierend.

3. Stufe: Der innere Zustand mit seinen Repräsentationen von Umwelteigenschaften bestimmt die Umweltbeziehungen, wenn die Umwelt keine aktuellen Informationen, die dazu passen, anbietet. Der Organismus befindet sich in einer Phase des Suchens oder strebt Ziele an, die intern vorgegeben sind, wie es für die Zugvögel gilt. Er kann auch von seinem Lebensraum eine „Karte im Kopf" haben, die es erlaubt, vom aktuellen Aufenthaltsort aus einen bestimmten Zielpunkt zu erreichen, der zu diesem Zeitpunkt nicht in Reichweite der Sinnesorgane liegt.

Wenn wir diese „Ereignisfelder" des Verhaltens in Beziehung setzen wollten zur Kommunikation, müßte folgendes herauskommen:

a) Kontaktkommunikation auf Grund der physischen Interaktionsmöglichkeiten zwischen Sender und Empfänger. Wir könnten beispielsweise ein Kind einfach drehen, um die vorgesehene Orientierungsrichtung einzustellen. Kontaktkommunikation ist essentiell, um Zuwendung „auszudrücken", wenn sich diese mit „Zuneigung" verbindet. Kinder sind in ihrer Bindungsentwicklung auf Berührungssemiosen angewiesen. Sexuelle Zuwendung ist ohne derartige Kontaktsemiosen undenkbar.
b) Nahfeldkommunikation auf der Grundlage von Nahfeldsemiosen. Hier gewinnt der Dialog (mit welchen Signalen auch immer) einen eigenen Stellenwert. Da solche Semiosen ja die „Gegenwärtigkeit" des Kommunikationspartners voraussetzen (der per definitionem im aktuellen Wahrnehmungsbereich ist), wird über sensorische funktionelle Randbedingungen (z.B. Stimmfühlungslaute) die Verfügbarkeit eines aktuellen Übertragungskanales von Information gewährleistet. Kinder erweitern dieses Nahfeld durch „überlaute" akustische Signale, deren Inhalt vielleicht auf einen Spielpartner gerichtet ist, aber so lautstark erfolgt, daß das Nahfeld zur in der Nähe

befindlichen Mutter oder zu anderen notwendigen Bezugspersonen gewährleistet bleibt. Das Nahfeld ist das prototypische Gesprächsfeld; erst unsere Technik hat diese Kommunkationsform auf das nun zu betrachtende Distanzfeld erweitert.

c) Distanzfeldkommunikation beruht auf Distanzfeldsemiosen, die Entfernungen überbrücken, die in der aktuellen Wahrnehmung nicht repräsentiert sind. Das führt zu zwei prinzipiellen Möglichkeiten der Signalübertragung: (1) Synchrone Semiosen, die nur durch das aktuelle Signal konstituiert werden. Ein typisches Beispiel dafür sind „Rufe“; bei Wiederholung können sie zu einer orientierten Distanzverminderung geleitet werden (gegebenenfalls Sender und Empfänger auf Annäherung gehen), so daß schließlich ein kommunikatives Nahfeld zustandekommt. (2) Diachrone Semiosen, also mit deutlicher zeitlicher Versetzung. Auf der biologischen Ebene werden dabei stationäre Signale eingesetzt, beispielsweise „Duftmarken“, deren chemischer Status dem Sender vielleicht auch Auskunft über die zeitliche Distanz vermittelt zwischen der Entstehung des Signifikanten und der Bildung des Signifikates, wenn wir den Zusammenhang in der Sprache der Semiotik beschreiben, sonst würden wir sagen, daß der Zustand des Signals eine Information vermittelt über die Zeitspanne zwischen der Entstehung des Signals und seiner Wahrnehmung durch den Rezipienten. Auch optische Signale, wie die „Fegebäume“ der Hirsche, gehören in diesen Kontext. Solche Signale können ähnlich den Rufen Stützinformationen zur kommunikativen Orientierung liefern, was auch beim Menschen auftritt, wenn sie Zeichen in den Boden ritzen oder abgebrochene Zweige gezielt im Raum verteilen. (2) Eigenschaften des Distanzfeldes werden intern repräsentiert und später kommunikativ vermittelt; die oben erwähnten „Berichte“ gehören hierher. In diesem Kontext gewinnt das „Wahrheitskriterium“ einen eigenen Stellenwert, da der Empfänger solcher Botschaften keine eigenen Informationen über die berichteten Sachverhalte verfügbar hat. Dem Sender bietet sich damit die Möglichkeit, Verhaltenskontexte umzusetzen, die ein Umgehen oder Verleugnen der „Wahrheit“ anfordern.

Mit diesen wenigen Hinweisen, die sich aus dem unkonventionellen Beschreibungsansatz der kommunikativen Prozesse ableiten, sollte die Vielschichtigkeit und Dynamik der Kommunikation angesprochen sein, die besonders auf dem Weg zum Menschen zu tiefgreifenden Veränderungen der kommunikativen Semiosen geführt hat, bedingt durch die Mittel der Sprache, die in Abb. 5 in Anlehnung an Friederici u. Levelt (1988) vorgestellt sind. Wenn wir von der Hypothese ausgehen, daß die sprachliche Kommunikation evolutiv aus der Biokommunikation hervorgegangen ist, läßt sich der Versuch rechtfertigen, diese Darstellung auf ihren biologischen background hin zu hinterfragen (Tembrock 1993). Dann würden wir die basale Ebene wie folgt unterlegen: „Botschaften konstruieren“ wäre durch „Bildung der Message“ zu ersetzen; das rezeptorische Äquivalent heißt dann „Interpretation der Message“. Da „Überwachen“ sich an die menschliche Bewußtseinsebene bindet, setzen wir auf der biologischen Ebene dafür „Adaptation“ im Zusammenhang mit der „konzeptionellen Verarbeitung“ ein, die bei den Lebewesen an aktiven (dynamischen) „Speicher“ und „Kontext“ gebunden ist. Damit ist die konzeptionelle Ebene insgesamt gekennzeichnet. Die nächste Ebene nennen wir bei Organismen „diskriminatorische Ebene“, die durch „Sequenzsteuerung“ und „Parsing“ gekennzeichnet ist; dazu gehören bei Tieren auch ein „Alphabet“, ein „Lexikon“ sowie eine syntak-

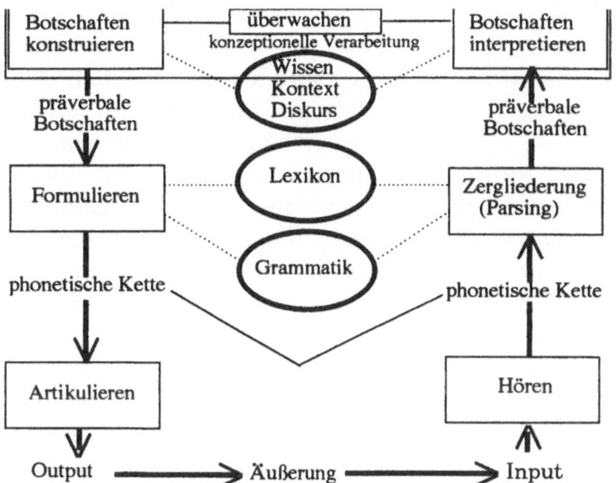

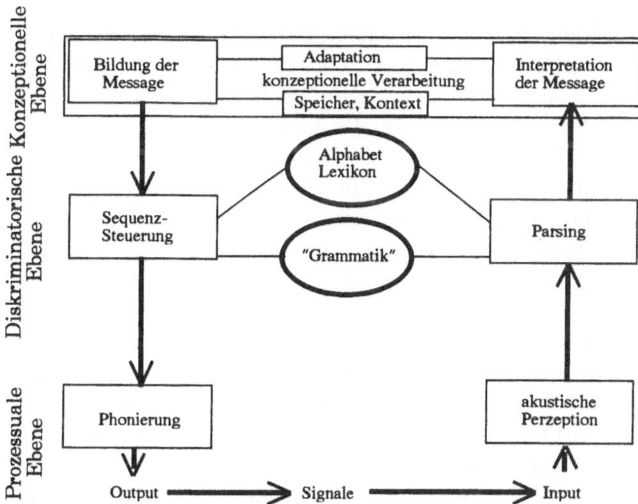

Abb. 5. Strukturbild der Biokommunikation (unten), differenziert nach den Parameters der Darstellung der Sprachkommunikation beim Menschen nach Friederici u. Levelt (1988)

tische Kontrolle der Sequenzierung der Signale, gebunden an „prägrammatikalische Strukturen". Von diesen nehmen wir an, daß sie evolutiv eng mit den raumzeitichen hierarchisch geordneten motorischen Mustern des Bewegungsapparates zusammenhängen. Damit begründet sich die Bezeichnung „diskriminatorische Ebene", denn sowohl die Sequenzierung der verfügbaren Zeichen als auch ihre „Zergliederung" (parsing) beim Empfang setzen diskriminatorische Prozesse, Lernen eingeschlossen, voraus. Bleibt die (im Bild unterste, im Prozeß der Kommunikation jedoch „oberste") dritte Ebene, die wir als „prozessuale Ebene" bezeichnen, da sich hier der eigentliche äußere Kommunikationsvorgang umsetzt. Die Zeichen werden konfiguriert (im Falle von Lauten phoniert) und bilden den Signifikanten, der beim Empfänger das Signifikat hervorbringt. Wie wir wissen, stehen auch dem Menschen primär zwei Kommunikationskanäle für die Sprachkommunikation zur Verfügung, der optische und der akustische, was sehr früh auch zur Fixierung visueller Zeichen („Schrift" im weitesten Sinne) geführt hat. In der Ontogenese des Menschen wird der akustische jedoch früher (bereits intrauterin) funktionsfähig als der optische Übertragungsweg. Wir fassen zusammen: Auf der konzeptionellen Ebene ist der kommunikative Zusammenhang zwischen Sender und Empfänger zwar intendiert, besteht aber noch nicht. Auf der diskriminatorischen Ebene wird das Nahfeld aufgebaut und damit die Übertragung der Nachricht gesichert. Diese Übertragung stellt auf der prozessualen Ebene im Sinne der Ethologie die „Endhandlung" dar, deren Optimierung die (dem Sender unbekannte) Funktion zu sichern hat.

Der hier versuchte „Brückenschlag" zwischen Biokommunikation und menschlicher Sprache läßt sich in bezug auf die Vokalisationen auch neurobiologisch untersetzen (vgl. Ploog 1991), wobei die hier benannten 5 Ebenen bei Primaten ontogenetisch und phylogentisch interpretiert werden können:

1. Ebene: Oberes Rückenmark, Nervenkerne der Kehlkopfmuskulatur.

2. Ebene: Mittelhirn, Vokalisationszentrum im engeren Sinne, Bildung motivationsspezifischer Lautmuster.

3. Ebene: Limbische Strukturen, selektive Reizbindungen.

4. Ebene: Rindenstrukturen, vordere limbische Rinde (Frontalhirn) mit direkter Verbindung zur 2. Ebene (die 3. Ebene ist parallel geschaltet) und entwicklungsgeschichtlich neuem motorischen Feld, beim Menschen als Sprechantrieb. Zentralnervöse Repräsentation von Mund, Zunge, Schlund (oberes Ansatzrohr) und Kehlkopf; nur beim Menschen können durch Reizung von diesem Areal her ungeformte Laute ausgelöst werden. Affen können jedoch bei Ausfall unverändert emotional getönte Stimmäußerungen hervorbringen, was beim Menschen nicht möglich ist.

5. Ebene: Rindenrepräsentanz des Kehlkopfes; Ausfall beeinflußt bei Affen die Vokalisationen nicht, beim Menschen resultiert eine rein motorische Aphasie. Patienten können zwar willkürlich phonieren, aber ohne Kontrolle über die Art ihrer Lautproduktion; daher sind weder Singen noch stimmliches Intonieren unter diesen Bedingungen möglich.

Nach Ploog (1991) wird beim Menschen das Schreien in der ersten Woche post partum wohl von Ebene 2 gesteuert. Nach 4–6 Wochen treten Girr- und Gurrlaute häufiger auf; insgesamt werden die Laute differenzierter und verbinden sich locker mit sozialen Funktionen. Damit beginnt anscheinend der Einfluß der Ebene 3, im 3. Monat auch der Ebene 4, so daß mit 4–6 Monaten das „Babbelalter" Lautserien hervorbringt. Es handelt sich um artspezifische Lautmuster, die von der speziellen Sprachgebung weitestgehend unabhängig zu sein scheinen. Es besteht nach W. u. U. Sendlmeier (1991) eine universelle Entwicklungsphase, bei der zunächst die velaren Konsonanten dominieren, während am Ende der „Lallphase" die Velaren überwiegen. Diese Phase geht dann in eine sprachspezifische Lautentwicklung über. Das verbindet sich mit einer Ausdifferenzierung der Feinmotorik. Sehr viel früher (4. Monat) aber bilden Kinder Assoziationen zwischen typischen Vokalen der Erwachsenen und den dazugehörigen Mundstellungen (vgl. Kuhl 1989).

Wenn wir diese Annahme in ihrem ontogenetischen und phylogenetischen Kontext interpretieren, dann ergibt sich daraus die Hypothese, daß zuerst die motorische Kontrolle der Kehlkopfmuskulatur herausgebildet wird, deren Grundlagen bereits bei den Reptilien evolviert wurde, bei den Säugetieren jedoch ungleich stärker differenziert, da sie in den ersten Phasen ihrer Evolution fast ausschließlich dämmerungsaktiv und daher vor allem auf chemische, taktile und akustische Signale angewiesen waren. Dann organisierte sich das neurale Vermögen zur Diskrimination von Signalen, die sich mit elementaren Zustandsformen verbinden, bei „Säuglingen" vor allem Pflege und Schutz anfordern, noch allgemeiner formuliert „aktive Zuwendung" adulter Individuen (in der Regel die Mutter) auslösend. Ein weiterer Schritt in der Ontogenese (und Phylogenese) bezieht sich auf interne Verknüpfung mit diskreten motivationalen Zustandsformen, auch „Verhaltensbereitschaften" genannt, die damit Einfluß nehmen auf die Vokalisationen. In einer weiteren Entwicklungsstufe wird der Stimmeinsatz und seine Zuordnung unter Kontrolle gebracht. Bei der Evolution des Menschen entstanden schließlich jene Rindengebiete, die sprachgesteuerte Phonationen und Artikulationen möglich machten unter autonomer Willenskontrolle, was sich mit einer veränderten Bewußtseinslage der Individuen verbindet im direkten „Zugriff" auf die Stimmbänder. Für die Überlagerung elementarer motorischer Muster und Reflexe wurde unlängst die „motor-genre-Theorie" entwickelt (McDonnell et al. 1989). Im Zusammenhang mit der weiteren motorischen Kontrolle gilt, daß Feinsteuerungen der Motorik gröbere Koordinationsmuster voraussetzen, sich also erst schrittweise postnatal herausdifferenzieren (Barclay 1985). Vorstufen gibt es freilich schon in der fetalen Phase der Ontogenese. die hier angesprochenen Entwicklungsstufen erreichen in der Ontogenese des Menschen eine singuläre Ebene, wenn es zur Ausformung der Sprache und Sprechkommunikation kommt. Die aktuelle Hirnforschung bemüht sich auch hier um weitergehende Konzepte, deren Validierung der phylogenetischen Rekonstruktion dieser Entwicklung sehr förderlich sein könnte (vgl. Braitenberg u. Pulvermüller 1992).

Auch im Vokaltrakt des Menschen vollziehen sich in der Ontogenese Wandlungen, die Rückschlüsse auf die Phylogenie zulassen (vgl. Wick 1993). Mit der nasalen Atmung bei simultan möglichem Abschlucken von Flüssigkeit zeigt der Säugling Eigenschaften, die für Primaten typisch, beim erwachsenen Menschen jedoch tiefgreifend verändert sind. Nach Lieberman (zuletzt 1990) erfolgt bereits im 3. Monat ein Deszensus des Larynx, der eine unmittelbare Verbindung zwischen Nasopharynx und Larynx unmöglich macht. Dem stehen zahlreiche andere ältere (z.B. Noback 1923) wie auch neuere Befunde entgegen, die weitgehend darin übereinstimmen, daß erst im 3. bis 5. Lebensjahr eine Verlagerung von Epiglottis und Krikoid erkennbar werden (Laitman et al. 1977). Verschiedene Untersuchungen finden aber einen Zusammenhang zwischen dem Beginn der Lallphase (Babbelphase) sowie der Trennung von Epiglottis und Velum im 4. bis 6. Monat. Beim menschlichen Säugling sind die Positionen von Larynx, Pharynx, Zunge und der flachen äußeren Schädelbasis den Primaten ungleich ähnlicher als den Lagebeziehungen dieser Organe bei erwachsenen Menschen. Bei nichtmenschlichen Primaten zeigt die Raumordnung in diesem Bereich keine wesentlichen Änderungen in der postnatalen Entwicklung, die nach den neueren Befunden beim Menschen sich etwa vom 2. Lebensjahr an vollziehen und bis zum 4. Lebensjahr mit dem definitiven Deszensus des Larynx verbunden sind (Laitman et al. 1978; Crelin 1987). Im Alter von 2 Jahren kann durch Elevation des Larynx noch eine direkte Epiglottis-Velum-Verbindung hergestellt werden, wie Crelin (1987) auch durch eine Abbildung belegt. Laitman u. Crelin (1976) stellen fest, daß sich die grundlegenden Konditionen im Vokaltrakt am Ende des ersten Lebensjahres nicht grundsätzlich von den Bedingungen beim Neugeborenen unterscheiden.

Auf diesem Hintergrund können wir jetzt die phylogenetischen Voraussetzungen der Sprachrevolution ein wenig hinterfragen. Dabei sollten folgende Prämissen gesetzt werden:

1. Biokommunikation als „organismische Nachrichtenübertragung" (Tembrock 1971).
2. Partneransprüche im Kontext biosozialer Interaktionen und Ordnungsmuster (z.B. Rangordnung, Rollenverteilung).
3. Präkognition als im Prozeß der Evolution entstandene Mechanismen des Erkenntnisgewinns und der Umsetzung über umweltrelevantes Verhalten. Im Konzept der „evolutionären Erkenntnistheorie" wird diese biogenetische Disposition auch als „ratiomorph" bezeichnet (Riedl 1992); sie geht von der „Hypothese des anscheinend Wahren" aus. Der Begriff „ratiomorpher Apparat" wurde 1973 von Lorenz in Anschluß an Brunswik (1955) eingeführt für unbewußte biogenetische Programme, die mit vernunftähnlichen Mitteln zur Systemerhaltung beitragen. Brunswik hatte bereits 1939 dafür durch seine Untersuchungen zum „Wahrscheinlichkeitslernen" wichtige Voraussetzungen geschaffen.
4. Kognition auf der Grundlage der unter 3. genannten systemerhaltenden Verhaltenseigenschaften der Organismen in Verbindung mit einer veränderten Bewußtseinslage, die einen individuell erfahrungsabhängigen Zugriff auf den Erkenntnisgewinn und seine Umsetzung ermöglicht, umgangssprachlich als „Denken" umschrieben. Hier ist das ratiogenetische Potential notwendige Bedingung und auch Folge dieser Eigenschaft.
5. Differenziertes Lernen auf dem phylogenetischen Hintergrund des biogenetischen, tradigenetischen und ratiogenetischen Potentials (weiter oben bereits erläutert) in Verbindung mit Speicherung unterschiedlicher Fixierdauer („Gedächtnis"), wiederum den genannten Potentialebenen zugeordnet (Abb. 6).

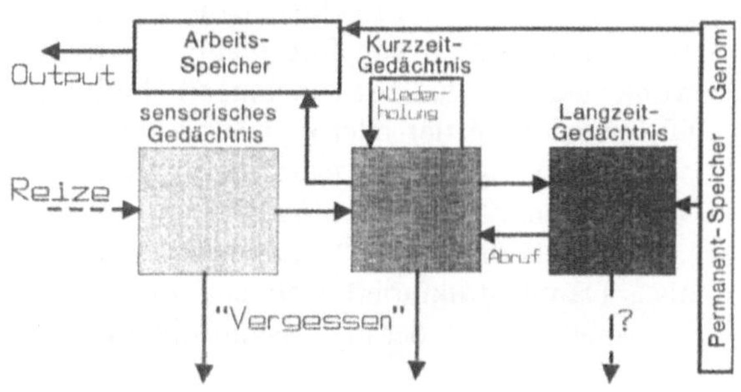

Abb. 6. Schematische Darstellung der Grundbedingungen der Informationsspeicherung bei (höheren) Lebewesen

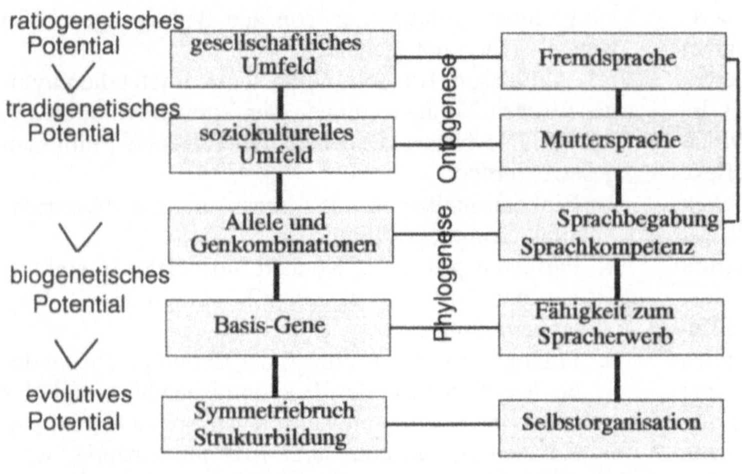

Abb. 7. Die hier postulierten 4 Potentialebenen, rechts im Beispiel des menschlichen Spracherwerbs ausgewiesen. Einzelheiten im Text

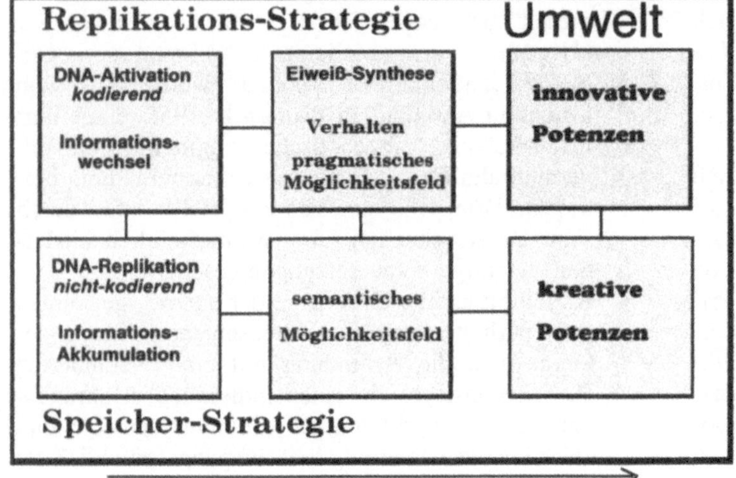

Abb. 8. Hypothese der dualen Evolutionsstrategie bei Lebewesen. Einzelheiten im Text

6. Ein allen Potentialebenen unterlagertes evolutives Potential zur Selbstorganisation, das sich auf drei Entwicklungsebenen umsetzt: (a) der Phylogenese, (b) der Ontogenese und (c) der Aktualgenese. Abbildung 7 stellt die Potentialebenen vor, im Beispiel auf die Sprachevolution bezogen.
   Die letztgenannte Bedingung ist primär unspezifisch, gewinnt aber mit der Evolution, die sich ja auch mit einer „Kumulation von Information" verbindet, im Kontext des Verhaltens zunehmend Einfluß auf die Differenzierung der interorganismischen Informationsübertragung. Mit der Anreicherung von „Wissen" – phylogenetisch wie ontogenetisch – wächst der „Kommunikationsdruck", das „Mitteilungsbedürfnis". Damit strukturiert sich ein überindividueller Informationspool, der mehr ist als die Summe seiner Teile.

An dieser Stelle sollte ein Konzept angesprochen werden, das eine mögliche Grundstrategie der Evolution beschreibt (Binnig 1991; Tembrock 1993) und in Abb. 8 dargestellt ist, wobei die beiden Teilstrategien (Replikation und Speicherung) als duale Funktionseinheit aufgefaßt werden. Dieses Konzept erlaubt die Interpretation eines bekannten Phänomens: „Evolvieren kann nur, was schon existiert." So lassen sich bei Schimpansen und anderen Menschenaffen experimentell Eigenschaften nachweisen, die in der Natur nur partiell in Erscheinung treten. Sie können und wissen mehr, als die Umwelt ihnen abfordert. Anders herum: Lernen kann nur, wer schon etwas weiß. Im Sinne der evolutionären Erkenntnistheorie gibt es entsprechend ein phylogenetisch erworbenes Wissen auf der Grundlage des angesprochenen ratiomorphen Erkenntnisapparates.

Auf diesem Hintergrund lassen sich nun einige Prämissen für die Evolution der Kommunikation des Menschen ableiten. Das beginnt mit der Aussage: Kommunikation ist Verhalten. Während „Gebrauchsverhalten" die unmittelbare Interaktion eines Individuums mit seinem eigenen Körper und seiner ökologischen Umwelt über informationelle Semiosen vollzieht, erfordert die Kommunikation als „Signalverhalten" andere Individuen, mit denen kommunikative Semiosen konstituiert werden können = Nachrichtenübertragung. Als Überbegriff verwenden wir in Analogie zu den Termini „Stoffwechsel“ und „Formwechsel“ für diese Grundkomponente aller Lebensvorgänge den Begriff „Informationswechsel“. Daher definieren wir Verhalten auch als organismische Interaktion mit der Umwelt auf der Grundlage eines Informationswechsels zur Optimierung der Entwicklung. Im Anschluß an Küppers (1986) unterscheiden wir drei Grunddimensionen der Information:

1. Die syntaktische Dimension, die sich aus der Beziehung der Zeichen untereinander und aus ihren Eigenschaften ableitet.
2. Die semantische Dimension, die außer der Beziehung der Zeichen untereinander auch erfaßt, wofür sie stehen.
3. Die pragmatische Dimension, die beide vorgenannten voraussetzt und darüber hinaus die funktionellen Eigenschaften erfaßt.

Damit haben wir grundlegende Voraussetzungen für die Kommunikation abgeleitet:
- Kopräsenz offener verhaltensfähiger Systeme,
- Informationswechsel,
- Bildung kommunikativer Semiosen (Nachrichtenübertragung),
- materiell-energetische Träger der Signalreize.

In der Evolution hat sich eine Minimierung des Signalaufwandes vollzogen:
1. Stufe: dreidimensionale Signale in der Zeit (x, y, z, t);
2. Stufe: zweidimensionale Signale in der Zeit (x, y, t);
3. Stufe: eindimensionale Signale in der Zeit (x, t);
4. Stufe: dimensionslose Signale in der Zeit (t).

Für die Stufe 4 ist unsere Sprache ein Beispiel, nachdem die Kommunikation auf der 1. Stufe mit dem ganzen Körper als Signalträger begann und als „Körpersprache“ verändert weiterbesteht. Wenn wir die Evolution der interindividuellen Interaktionen nunmehr insgesamt ins Blickfeld bringen, können hypothetisch folgende Ebenen unterschieden werden:

1. *Konnektive Ebene:* physische Interaktion zwischen Akzeptor und Donator mit Substanzübertragung etwa im Kontext „Säugen-Saugen“ oder der Gametenübertragung.
2. *Informationelle Ebene,* bestimmt durch konstitutionelle Eigenschaften und das Verhalten (Struktur und Dynamik); es werden Informationen über andere Individuen durch „Beobachten“ gebildet.
3. *Kommunikative Ebene:* Zwischen Sender und Empfänger werden kodierte Signale übertragen, und es besteht ein gemeinsames „Grundalphabet“.
4. *Symbolische Ebene:* Die Interaktionen werden durch kulturelle Bedingungen konstituiert, die tradiert sind und eigene Werte und Normen tragen.
5. *Sprachliche Ebene,* bei der soziale und gesellschaftlich organisierte Bedingungen die Art und Funktion der Interaktionen bestimmen.

Nach Bierwisch (1992) ist die Sprachfähigkeit des Menschen eine biologische Gegebenheit. Dabei geht er von folgenden Prämissen aus, die sich mit dem klassischen Konzept von Saussure der Unterscheidung von Langue und Langage deckt:

1. Natürliche Sprachen oder Dialekte sind soziale Institutionen spezieller Art, die von Mitgliedern der entsprechenden Großgruppen getragen und tradiert werden (Langue).
2. Die menschliche Sprachfähigkeit ist der Teil oder Aspekt der organismischen Ausstattung, der es dem Individuum ermöglicht, an den unter 1. genannten Institutionen teilzuhaben, also die entsprechenden Wissensstrukturen auszubilden und verhaltenswirksam zu machen (Langage).

Daraus leitet er zwei Thesen ab:
1. Wesentliche Aspekte natürlicher Sprachen als Kenntnissysteme (bzw. soziale Institutionen) sind durch ihre biologische Grundlage, d.h. die Struktur der Sprachfähigkeit, bedingt und zu erklären.
2. Die Sprachfähigkeit als biologische Gegebenheit ist weder durch die Struktur noch die Funktion der durch sie ermöglichten Kenntnissysteme bzw. sozialen Institutionen bedingt und erklärbar.

Diese Asymmetrie im Bedingungs- und Erklärungszusammenhang leitet sich aus den evolutiv entstandenen kausalen Bedingungen ab. Das Naturwesen *Homo sapiens* ist mit Anlagen ausgestattet, die in der Ontogenese zur Entwicklung einer „Muttersprache“ und zur Entfaltung kulturellen Verhaltens führen. Damit erwirbt jedes gesunde menschliche Wesen auch ohne besondere Instruktionen die in seiner sozialen Umgebung gesprochene Sprache. Es gibt keinen sicheren Nachweis für spezifische Dispositionen zum Erwerb einer bestimmten Sprache. Kinder bilden auch selbständig Symbolsysteme aus, was bei Primaten nicht bekannt ist, obwohl zumindest Menschenaffen Dispositionen besitzen, solche aus der sozialen Umwelt zu übernehmen; dann allerdings nur visuelle, wie etwa die Zeichensprache des Menschen, so daß sie imstande sind, weit über 100 bis zu 300 solcher Symbole in der übernommenen Sinngebung auch einzusetzen (Rumbaugh 1985). Allerdings können sie dabei nur sachbezogene Zusammenhänge syntaktisch strukturieren, eine echte Syntax im grammatikalischen Sinne ist nicht nachweisbar. Parisi (1983) hat die „vorsyntaktische Kombinatorik" der Menschenaffen mit dem Sprachgebrauch von Broca-Aphatikern verglichen, der vor allem semantisch gesteuert wird. Interessanterweise sind aber Primaten nicht disponiert, Phoneme zu übernehmen, so daß die phonetische Grundlage der natürlichen Sprachen des Menschen offensichtlich eine für seine Gattung allein spezifische, phylogenetisch entstandene Disposition darstellt. Die Neurolinguistik hat zudem gezeigt, daß es sprachspezifische Hirnstruturen und Vorgänge im ZNS des Menschen gibt, für die bei Primaten keine Äquivalente bekannt sind (vgl. Blumstein 1988). Braitenberg u. Pulvermüller (1992) verweisen darauf, daß Sprachsignale eine Abfolge von Schallereignissen darstellen, die vielfältig variiert, aber regelhaft strukturiert, in einem Spektralbereich zwischen etwa 100 bis 3000 Hz bei einer zeitlichen Auflösung von etwa 0,02 s auftreten. Diese Sprachlaute basieren auf etwa 100 Phonemen als voneinander unterscheidbaren Lauttypen. Sie konstituieren die Silben mit einer Dauer von 0,2 bis 0,25 s. Sie setzen sich zu Wörtern zusammen, die im allgemeinen die Morpheme als bedeutungstragende Spracheinheiten konstituieren. Das eben verwendete Wort „Sprachlaute" ist bereits aus zwei Morphemen zusammengesetzt. Man unterscheidet Inhaltsmorpheme und Funktionsmorpheme, die Artikel, Konjunktionen oder Flexionen bilden. Auch Hilfszeitwörter gehören dazu. Dabei sind die Phoneme vielfach bedeutungsentscheidend, wie in unserem Beispiel, wenn wir nur ein Phonem verändern: „Sprachleute". Damit sind die phonemunterscheidenden Merkmale essentielle Basis der Sprachkommunikation; sie werden auch „distinctive features" genannt. Wir erwähnen diese Bedingungen für die Sprachkommunikation, weil die moderne Neurolinguistik diese Voraussetzungen berücksichtigen muß, wenn sie die Evolution der zugrundeliegenden Hirnstrukturen rekonstruieren will. Nach Sussman (1983) könnten Gruppen weniger Neurone die Voraussetzungen der distinctive features liefern, vielleicht zu kleinen cell assemblies zusammengeschlossen (Braitenberg u. Pulvermüller 1992).

Darin könnte eine Begründung für die Begrenzung der natürlichen Alphabete auf 20 bis 30 Zeichen liegen: Die Natur hat die Alphabete erfunden, der Mensch hat sie entdeckt (vgl. Fromkin u. Rodman 1988). Lenneberg (1967) hat vermutet, daß ein vorgegebenes Programm Kinder veranlaßt, in der Lallphase im ersten Lebensjahr die Sprachlaute übend zu produzieren, ein Programm, das anscheinend bei den nichtmenschlichen Primaten fehlt. Dazu sind motorische Systeme erforderlich, um die Artikulationsbewegungen zu steuern. Das hat zu der Hypothese der „motor theory of speech perception" geführt (vgl. Liberman u. Mattingly 1985).

Die Sprache erfährt durch die Bildung von Silben eine fundamentale Segmentierung, die sich mit dem Öffnen und Schließen des Vokaltraktes verbindet. Es entstehen Episoden von etwa 200 ms (vgl. Braitenberg u. Pulvermüller 1992), die auch bei Steuerung präziser Handbewegungen auftreten. Die Thetawellen im EEG reflektieren diesen Grundrhythmus und verbinden sich mit wacher Aufmerksamkeit und hoher Explorationsbereitschaft. Bei Silbenverknüpfungen liefern korrespondierende Stellen nicht selten Versprecher, von manchen Menschen dann auch gewollt in Gang gesetzt: „Windschutzkappe" wird zu „Katzschundwippe". Ausgetauscht sind K und W, i und a, nd und tz. Der ungewollte Konflikt zwischen „Aufwiedersehen" und „Aufwiederschauen" kann zu „Aufwiedersauen" führen. Für die Silbenartikulation steht die Idee der „synfire chain" zur Diskussion (vgl. Abeles 1991). Angenommen werden Gruppen von Neuronen, die mit Neuronen der nächstfolgenden Gruppe verschaltet sind. Braitenberg u. Pulvermüller (1992) haben ein Schaltmodell entwickelt, das auf der Grundlage des Cell-assembly-Konzeptes „Aphasien" simulieren kann, die wesentliche Züge der Übereinstimmung mit klinischen Befunden bei Schädigungen der Broca- oder Wernike-Region aufweisen.

Die Neurolinguistik bestätigt, was empirische Ansätze bereits zu erkennen gaben: In der Humanevolution haben sich Strukturen herausgebildet, die via strukturierte offene Programme manifest werden und entsprechend differenziertes Informationsangebot anfordern. Die Analogie zur Motorik ist unübersehbar und mit großer Wahrscheinlichkeit auch neurobiologisch vorgegeben. Kein Lebewesen verfügt über ein so vielschichtig differenziertes Repertoire motorisch offener Programme wie der Mensch, was sich unschwer aus der fast unübersehbaren Vielfalt möglicher Neukombinationen der Motorik ablesen läßt. Nimmt man hinzu, daß sich parallel dazu auch auf der sensorischen Seite die Systeme „geöffnet" haben, dann folgt daraus, daß auch die zugeordneten informationsverarbeitenden Strukturen im ZNS eine parallele Entwicklung vollziehen mußten. Daraus ließen sich mit Blick auf die Lernprozesse entsprechende Evolutionsschritte folgern, die wir hier kurz ansprechen müssen:

1. *Stufe:* Obligatorisches Lernen. (a) Die genetisch determinierten „Programme" geben weitestgehend vor, was wann gelernt werden muß, damit artgerechtes Verhalten möglich ist. (b) In der Evolution der Lebewesen hat sich bei den sozialen Einheiten dieses Prinzip dahin erweitert, daß die biogenetische Determinationsebene von einer tradigenetischen überlagert wird, wie dies für den Erwerb der Muttersprache essentiell ist, aber auch bei Tieren auftreten kann, die höhere soziale Strukturen entwickelt haben.
2. *Stufe:* Fakultatives Lernen. (a) Die biogenetischen Programme „öffnen sich" und fördern im Kontext bestimmter Umweltbeziehungen, die wir auch als „Funktionskreise" bezeichnen, mögliche Lernvor-

gänge zur Optimierung der Einpassung in die Umwelt, die ökologische wie auch die soziale. Oft „ummanteln“ diese Lernvorgänge die obligatorischen, sie erweitern das Möglichkeitsfeld des Verhaltens per definitionem über das notwendige Lernen hinaus. Für eine Gruppe kann es wesentlich sein, daß sich diese Lernvorgänge an unterschiedliche Funktionskreise binden, wohinter genetische Variable (Allele) stehen, die gewissermaßen „Begabungen“ vorgeben, die sich in einer Sozialgruppe so ergänzen können, daß ein „Mempool“ entsteht, der mehr ist als die Summe des „Einzelwissens“ der Individuen. (b) Beim Menschen verbindet sich die Möglichkeit mit dem ratiogenetischen Potential, der bewußten und auch reflektierten Bereitschaft zur Wissensaneignung, in der Gesellschaft als „Lehr-Lern-Systeme“ institutionalisiert. Diese Konstellation verbinden wir dann oft mit dem Begriff „Interessen“ in bezug auf die Individualdifferenzierung.

Unübersehbar ist der Zusammenhang dieser hier im Umriß vorgestellten Hypothese zur Evolution „des Lernens“ mit der Evolution der Kommunikation. Was wir jetzt ins Zentrum gerückt haben, ist die Entwicklung komplexer hierarchischer sozialer Systeme (vgl. auch Luhmann 1984; er konstituiert in gewisser Weise allerdings die menschliche Gesellschaft aus Kommunkationen, was eine evolutive Betrachtung des Phänomens erheblich erschwert). In der Evolution kommt der Reproduktion auf der Grundlage der Zweigeschlechtlichkeit eine zentrale Bedeutung bei der Herausbildung sozialer Strukturen zu, besonders der hochorganisierten, die auch als „eubiosozial“ bezeichnet werden. In diesem Kontext gewinnen bestimmte biologische Parameter einen besonderen Stellenwert für die Interaktionen: die Artzugehörigkeit, der Verwandtschaftsgrad, das Geschlecht und das Alter. Hier sind obligatorische kommunikative Semiosen zu erwarten, um die Reproduktion zu sichern. Bei Arten, die eine postreproduktive Lebensphase haben, werden auch Signale für diesen Zustand relevant. So haben wir uns in eigenen Forschungen (Andres 1993; Tembrock 1993) die Frage gestellt, ob die naturgegebenen Variablen in der Stimme selbst nicht nur durch den Sexualdimorphismus, den es bei anderen Primaten so nicht gibt, gekennzeichnet sind, sondern auch die Lebensphase anzeigen können. Abbildung 9a, b bietet dafür zwei Beispiele. Das Vibrato der Sängerstimme weist während der reproduktiven Phase im Mittel eine Frequenz von 6 Hz auf, sinkt dann aber auf etwa 5 Hz ab. Interessant ist in diesem Zusammenhang der „Fall Richard Tauber“: In einer Aufnahme von 1919 hat ein Halteton eine Vibationsfrequenz von 7 Hz, 19 Jahre spä-

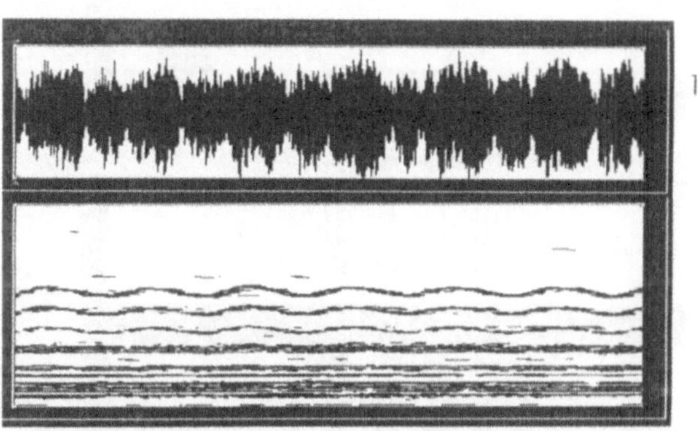

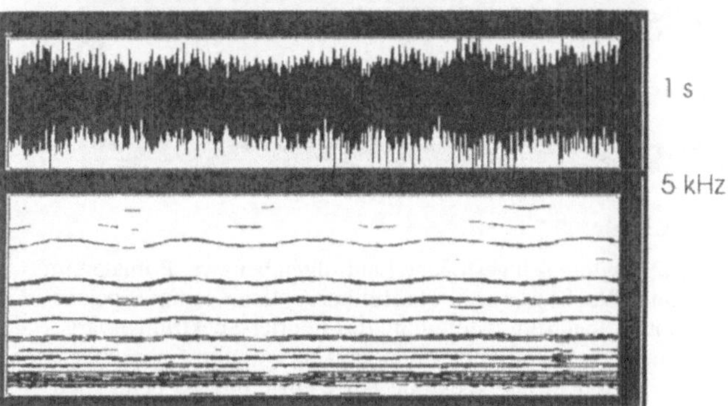

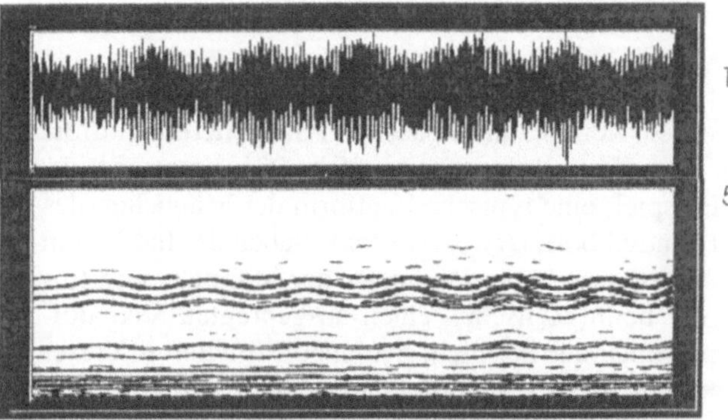

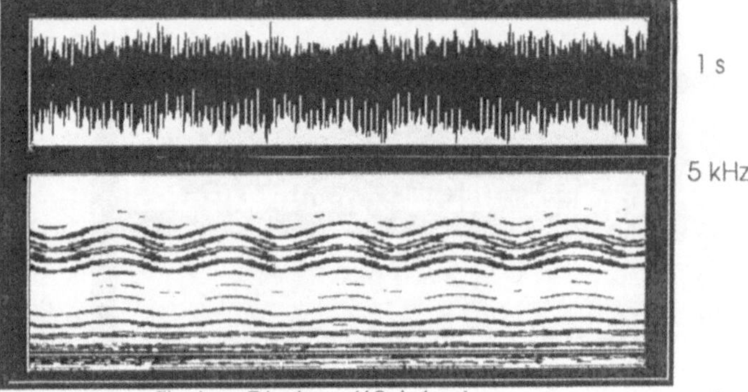

Abb. 9. a Beispiel für eine altersspezifische Veränderung der Vibratofrequenz eines gesungenen Haltetones [Bizet, „Carmen“: „Blumen-Arie“, „(und ewig dir gehör ich) a ... (n)]“. **b** Beispiel der Änderung der Vibratofrequenz von 6 auf 5 Hz bei einer Bariton-Stimme

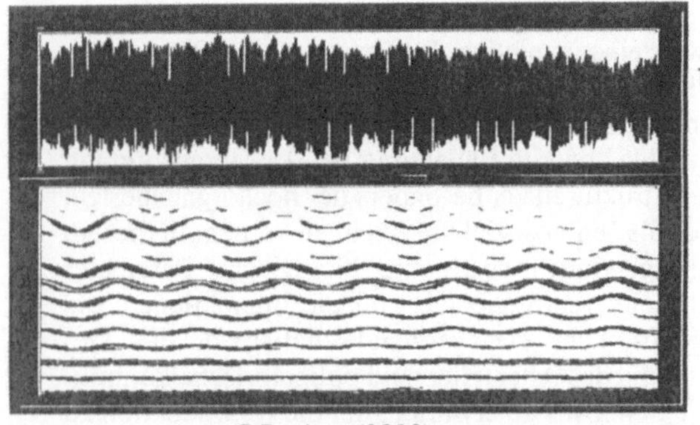

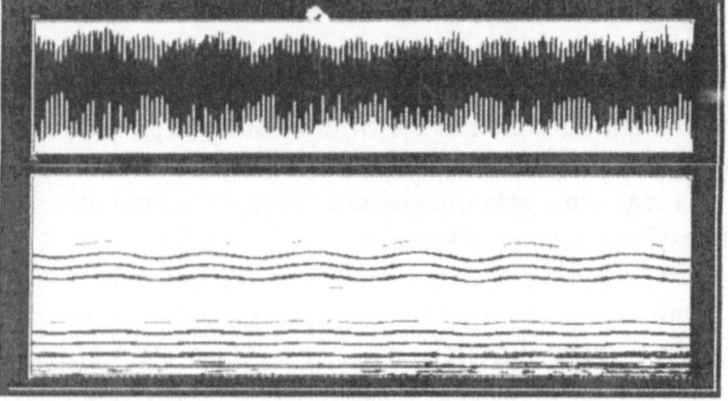

Abb. 10. Sonderfall einer Vibratorfrequenz bei Richard Tauber, die im jüngeren Alter (28 Jahre) bei 7 Hz liegt und dann auf 6 Hz sinkt (47 Jahre)

ter finden wir 6 Hz (Abb. 10). Evolutionsbiologisch bemerkenswert ist, daß es auch bei Säugetieren Lautformen gibt, die ein Vibrato aufweisen. Dazu zeigt Abb. 11 ein Beispiel, eine typische Lautform der Männchen des Weißhandgibbons (*Hylobates lar*). Neben der Indikation der Altersphasen über Parameter der Stimmgebung finden wir beim Menschen einen ausgeprägten Sexualdimorphismus, der bei nicht-humanen Primaten in dieser Form nicht auftritt, sondern allein mit der Körpermasse (und den Körpermassen) korreliert. Auf der Grundlage verschiedener Messungen vermuten wir in erster Näherung bei Säugetieren folgenden Zusammenhang zwischen Körpermasse und Grundfrequenz der Stimme (Tembrock 1987):

$$F_0 = 7700 * x^{0,32} \quad (F_0 = \text{Hz}; \; x = \text{g}).$$

Danach würde bei einem Mann von 80 kg eine Grundfrequenz bei 207,73 Hz errechnet; für eine Person (z.B. Frau), die 65 kg auf die Waage bringt, ergäben sich 222 Hz als Grundstimme. Das wäre bei einer Schimpansendame denkbar, nicht aber beim Menschen, da hier die Frauenstimme den für männliche Stimmlagen typischen „Stimmwechsel“ nicht vollzieht. In diesem Zusammenhang sei daran erinnert, daß besonders Männer in verschiedenen soziokulturellen (ethnischen) Einheiten

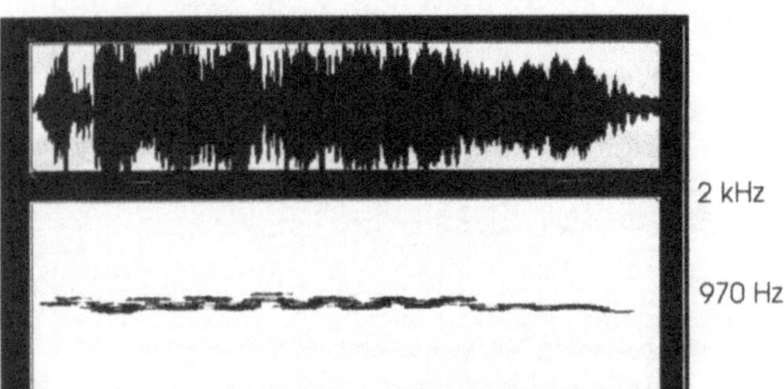

Abb. 11. Vibratolaut beim Weißhandgibbon (Männchen)

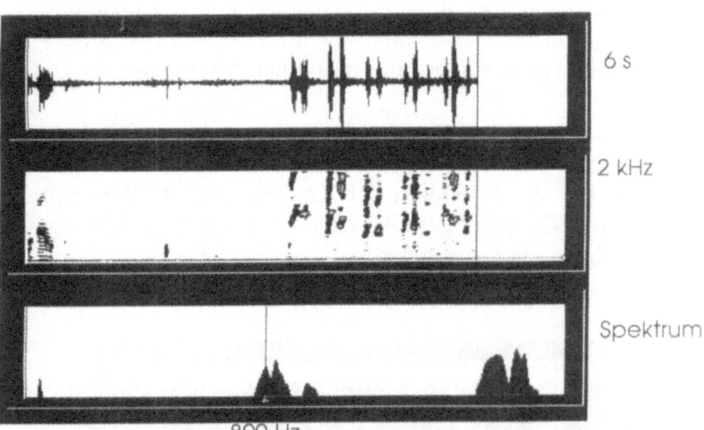

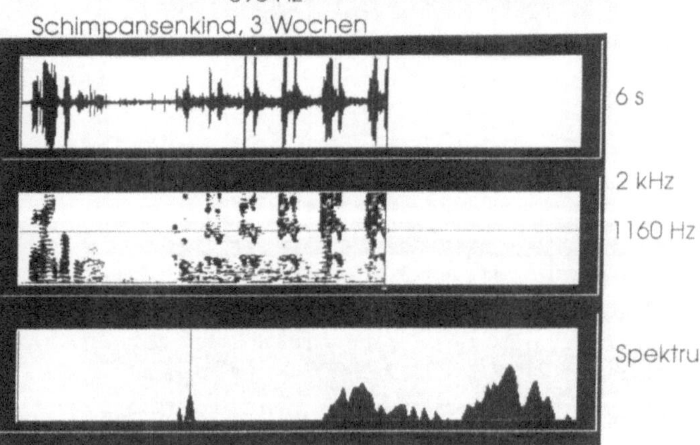

Abb. 12. Rhythmisch gestoßene Lautfolgen bei zwei Primaten im Alter von 3 Wochen, jeweils als Hüllkurve, Sonagramm (Spektrogramm) und Spektrum (Mitteilung des Fourier-Spektrums) dargestellt. Links ist jeweils noch ein Teil der Ansage (menschliche Sprache) zu sehen. Die spektrale Differenzierung ist beim Menschenkind deutlich größer. Die Intervall-Länge zwischen den gepaarten Pulsen beträgt beim Schimpansen 132 ms, beim Menschen 112 ms. Die Stellung des Cursors in Hüllkurve und Sonogramm markiert den Zeitpunkt der Mittelung, die das Spektrum zeigt

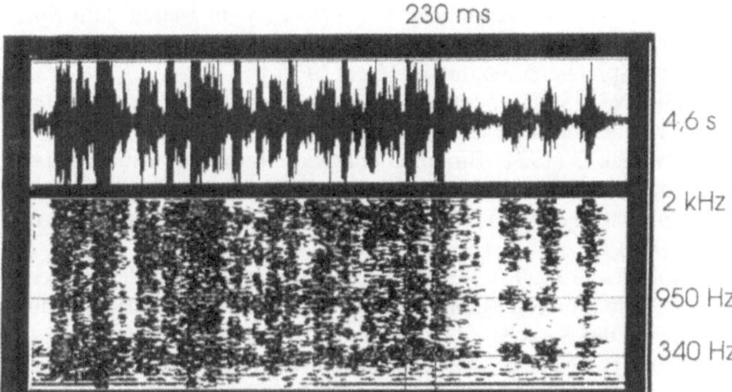

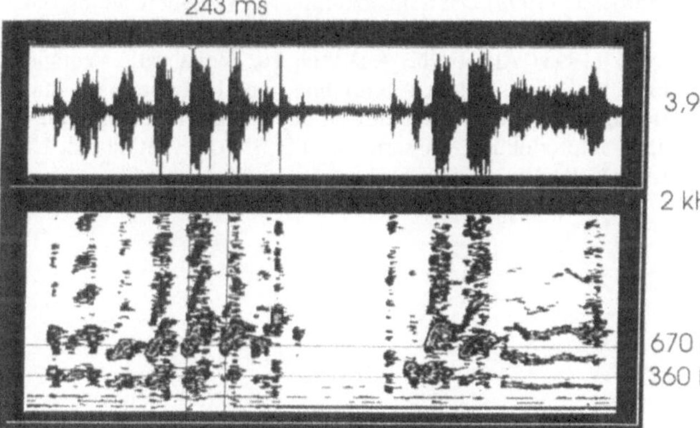

Abb. 13. Kitzellachen bei Schimpansen- und Menschenkind (dort stimmhafter und mit einem Laut, der ein angedeutetes Vibrato aufweist, endend) mit homologisierbarem Grundaufbau. Der Intervallunterschied zwischen den Phonationen (beim Menschen 243 ms) könnte mit dem reicheren Tonspektrum beim Menschenkind zusammenhängen

beim „Babytalk" ihre Stimme deutlich höher stellen (nach Eibl-Eibesfeldt 1984 um annähernd eine Oktave). Das könnte eine Antwort nahelegen: Die Frauenstimme verbleibt in einer höheren Stimmlage, um die Muttersprache im ersten Lebensjahr und auch danach in optimaler Tonhöhe von F_0 anzubieten. Wir beginnen das komplexe Gefüge der evolutiven Voraussetzungen für die Sprachentwicklung des Menschen zu ahnen, jetzt hologenetisch gemeint.

Dabei zeigen vergleichende Primatenstudien unübersehbar, daß es in der frühkindlichen Stimmgebung vergleichbare Strukturen gibt, wie die Abb. 12 und 13 für Schimpanse und Mensch bei den rhythmischen Stoßlauten erkennen lassen, wobei aber auch hier die spektrale Analyse bereits sichtbar macht, daß beim Menschenkind das Klangspektrum differenzierter ist. Solche vergleichenden Studien könnten uns noch einen anderen Anhaltspunkt für die Evolution unserer Stimme geben. Wenn uns im Sprechen kein passender Text einfällt, treten „Füll-Laute" auf, wir greifen offenbar auf „Urphoneme" zurück, die bei den Primatenforschern auch „hominoide Laute" genannt werden und in durchaus vergleichbarer Form beispielsweise als elementare Kommunikationssignale bei Pavianen zu hören sind: „ööö" – „ööö".

Was hier kurz vorgestellt wurde, ist ein Angebot über die alten Disziplingrenzen hinweg im Kontext einer wünschenswerten neuen „Disziplin", die Humanwissenschaften heißen sollte und damit klassische „nomothetische" und „idiographische" Wissenschaften untrennbar in sich vereint.

Literatur

Abeles M (1991) Corticonics – Neural circuits of the cerebral cortex. Cambridge Univ Press

Andres D (1993) Vergleichende Längsschnittuntersuchungen zur menschlichen Stimme. Diplomarbeit, Humboldt-Universität Berlin, FB Biologie

Barclay LK (1985) Infant Development. Holt, New York

Bierwisch M (1992) Probleme biologischer Erklärung natürlicher Sprache. In: Suchsland P (Hrsg) Biologische und soziale Grundlage der Sprache. Niemeyer, Tübingen, S 7–45

Binnig G (1992) Aus dem Nichts. Über die Kreativität von Natur und Mensch, Serie Piper, München, Zürich

Blumstein SE (1988) Neurolinguistics: an overview of language-brain relations in aphasia. In: Newmeyer FJ (ed) Luinguistics, vol III, pp 210–236

Braitenberg V, Pulvermüller F (1992) Entwurf einer neurologischen Theorie der Sprache. Naturwissenschaften 79:103–117

Brunswik E 81939) Probability as a determiner of rat behavior. J Exp Psychol 25:175–197

Brunswick E (1955) „Ratiomorphic" models of perception and thinking. Acta Psychol 11:108–109

Cherry C (1966) On human communication. MIT Press, Cambridge (1. Aufl 1957)

Crelin ES (1987) The human vocal tract: anatomy, function, development, and evolution. Vantage Press, New York

Darwin C (1873) The expression of the emotions in man and animals. J Murray, London

Eibl-Eibesfeldt I (1984) Die Biologie des menschlichen Verhaltens, Piper, München, Zürich

Friederici AD, Levelt WJM (1988) Sprache. In: Immelmann, Scherer, Vogel, Schmook (Hrsg) Psychobiologie 5:648–674

Fromkin VA, Rodman R (1988) An introduction to language. Holt, New York

Kuhl PK (1989) Infants-acquisition of speech: evidence of an early understanding of auditory-articulatory correspondences. In: Erber, Menzel, Pflüger, Todt (eds) Neural mechanisms of behavior. Thieme, Stuttgart

Küppers B-O (1986) Der Ursprung biologischer Information. Piper, München, Zürich

Laitman JT, Crelin ES (1976) Postnatal growth development of the basicranium and vocal tract region in man. In: Bosma JF (ed) Symposium on development of the basicranium. Bethesda, MD: DHEW Publication No. NIH 76–989

Laitman JT, Crelin ES, Conlogue GJ (1977) The function of the epiglottis in monkey and man. Yale J Biol Med 50:43–48

Laitman JT, Heimbuch RC, Crelin ES (1978) Developmental change in a basicranial line and its relationship to the upper respiratory system in living primates. Am J Anat 152:467–482

Lenneberg EH (1967) Biological foundations of language. Wiley, New York

Liberman AM, Mattingly IG (1985) Cognition 21,1

Lieberman P (1984) The biology and evolution of language. Harvard, Cambridge

Lieberman P (1990) The evolution of speech, syntax, and selfless behavior. Nijmegen Lectures, MPI für Psychologinguistik

Lorenz K (1973) Die Rückseite des Spiegels. Piper, München, Zürich

Luhmann N (1984) Soziale Systeme. Grundriß einer allgemeinen Theorie. Suhrkamp, Frankfurt/M

McDonnell PM, Corkum VJ, Wilson DL (1989) Patterns of movement in the first 6 months of life: new directions. Can J Psychol 43:320–339

Noback GJ (1923) The developmental topography of the larynx, trachea and lungs in the fetus, newborn infant and child. Am J Dis Child 26:515–533

Ploog D (1990) Neuroethological foundations of human speech. In: Deecke, Eccles, Mountcastle (eds) From neutron to action, pp 365–374

Riedl R (1992) Wahrheit und Wahrscheinlichkeit. Parey, Berlin, Hamburg

Rumbaugh D (1985) Comparative psychology: patterns in adaptation. In: Rogers, Scheirer (eds) The S. Stanley Hall lecture series, vol 5, Washington

Sendlmeier WF, Sendlmeier UM (1991) Vom Lallen zum Sprechen – Die Entwicklung der Lautproduktion von 8 bis 14 Monaten. Sprache & Kognit 10:162–170

Smith WJ (1977) The behavior of communication. Harvard Univ. Press, Cambridge (Mass)

Tembrock G (1971) Biokommunikation. Informationsübertragung im biologischen Bereich I/II. Akademie-Verlag, Berlin

Tembrock G (1987) Verhaltensbiologie. Fischer, Jena (2. Aufl 1992)

Tembrock G (1992) Verhaltensbiologische Aspekte der Sprachevolution. In: Suchsland P (Hrsg) Biologische und soziale Grundlagen der Sprache, S 103–116

Tembrock G (1993) Neue Konzepte der Verhaltensbiologie und Konsequenzen für die Theorie der Kommunikation. In: Wessel, Naumann (Hrsg) Migration. Berl Stud z Wissenschaftsphil u Humanontogenetik, Bd 4, S 35–44

Tembrock G (1993) Die Sängerstimme aus verhaltensbiologischer Sicht. Bundesverb Dtsch Gesangspäd Dokum 1992:61–90

Wick R (1993) Akustische Analysen zur Vokalisationsentwicklung des menschlichen Säuglings im 1. Lebensjahr unter Berücksichtigung der anatomisch-physiologischen Bedingungen der Lautproduktion. Dissertation, FB Biologie, Humboldt-Universität, Berlin

European Archives of Oto-Rhino-Laryngology Suppl 1994/I

Teratogenetische und klinische Aspekte bei Mißbildungen des Kopf- und Halsbereiches

H.-D. Otto

HNO-Abteilung (Chefarzt: Priv.-Doz. Dr. H.-D. Otto) des Krankenhauses im Friedrichshain, Krankenhausbetrieb von Berlin-Friedrichshain, Landsberger Allee 49, D-10249 Berlin

Inhaltsverzeichnis

1 Einleitung und Aufgabenstellung

Mit kongenitalen Fehlbildungen bzw. mit den Ergebnissen ihrer Behandlung wird der HNO-Arzt sehr häufig konfrontiert. Bei den geläufigen Formen sind Diagnose und Therapie zumeist problemlos. Dazu gehören die Apostaxis, die Fistula auris congenita, die medianen und die lateralen Halsfisteln und -zysten, die präaurikulären und die lateralen Halsanhänge, Mikrotie und Gehörgangsaplasie, offene und submuköse Lippen-Kiefer-Gaumenspalten oder deren Mikrosymptome u.a.

Gelegentlich jedoch sind der kongenitale Ursprung einer Schwellung oder die Tiefenausdehnung einer Fistel prima vista nicht zu erkennen, und bei chirurgischer Fehlbehandlung drohen verheerende Folgen für Patient und Arzt. Zu diesen Fehlbildungen zählen z.B. die blande oder die infizierte Hals-Ohr-Fistel, das infizierte Zungengrunddermoid, der parapharyngeale, submuköse Sitz einer infizierten lateralen Halszyste, das kongenitale Cholesteatom des Felsenbeins oder des Mastoids, die Nasenrückenfistel mit intrakranialer Ausdehnung, die sinzipitale (frontonasale) und die basale (intranasale oder pharyngeale) Zephalozele, eine kongenitale frontobasale Liquorfistel mit und ohne klinisch apparenter Liquorrhoe.

Wie aber kann man bereits klinisch den Fehlbildungscharakter einer Schwellung oder Fistel erkennen? Es ist ein wesentliches Anliegen der folgenden Ausführungen, dafür ganz neue embryologische und teratologische Erkenntnisse zu vermitteln. Diese wird man in der einschlägigen Literatur der Grundlagendisziplinen Embryologie, Teratologie, normale und pathologische Anatomie sowie in klinischen Lehrbüchern bisher noch vermissen, weil sich herkömmliche und allgemein akzeptierte Lehrmeinungen, wenn sie durch neue Erkenntnisse in Frage gestellt werden, nur sehr schwer und äußerst langsam revidieren lassen.

Die neuen Erkenntnisse wurden vom Autor im Verlaufe von zwei Jahrzehnten mit der Methode der theoretischen Embryologie gewonnen: Der gesamte Lehrstoff jener beiden Fächer, die sich mit der normalen und mit der anormalen Individualentwicklung beschäftigen, d.h. die objektiven morphologischen Befunde der Embryologie und die der Teratologie, wurde synoptisch analysiert. In diese Analyse einbezogen wurden natürlich auch die in beiden Fachgebieten vertretenen zahlreichen Hypothesen, deren spekulativer Charakter von der heutigen Forschergeneration gewöhnlich übersehen wird! Diese Methode führte teilweise zu einem völlig neuen Verständnis der normalen und der anormalen frühembryonalen Entwicklungsbewegungen (Wachstum und Gestaltentwicklung der einzelnen Strukturen sowie deren Verlagerungen), indem zahlreiche, selbst in neusten Lehrbüchern [82, 145, 196] publizierte Vorstellungen als falsch und überholt erkannt wurden und durch neue Auffassungen ersetzt werden konnten.

Über die Entwicklung des Kopf- und Halsbereiches haben die Teratologen von den Embryologen in der Vergangenheit relativ viele fehlerhafte Vorgaben übermittelt bekommen; deshalb blieb auch die Pathogenese der meisten Fehlbildungen bis heute unaufgeklärt.

Eine allgemein bekannte klinische Beobachtung, die aber bisher weder von den Embryologen noch von den Teratologen in bezug auf ihre Ursachen konsequent verfolgt worden ist, bildet den Startpunkt aller unserer Untersuchungen und Überlegungen.

Das gemeinsame Merkmal fast aller Fehlbildungen des Kopfes und des Halses ist ihre konstante Beziehung zu bestimmten Linien sowohl auf der Körperoberfläche wie auch in der Gewebstiefe:

- Die meisten Fehlbildungen liegen *auf* solchen konstanten Linien. Dazu gehören alle Fisteln und Zysten verschiedenster Lokalisation, die offenen und die gedeckten Spalten am primären und sekundären Gaumen, die (uni- oder bilateralen) schrägen und horizontalen Spalten sowie die vertikalen Spalten der Mittellinie des Gesichtes, die offenen Spalten des Gehirns und des Rückenmarks (Kraniorhachischisis), die Zelen des Kraniums und der Wirbelsäule, die (Epi-)Dermoide bzw kongenitalen Cholesteato-

Abb. 1a, b. Linienförmiger Verlauf der ehemaligen Mesenchymlücken und Epithelduplikaturen im Hautbereich des adulten Kopfes und des Halses. **a** Ansicht von ventral, **b** Ansicht von lateral. – Erklärung der Zahlen s. Tabelle 1

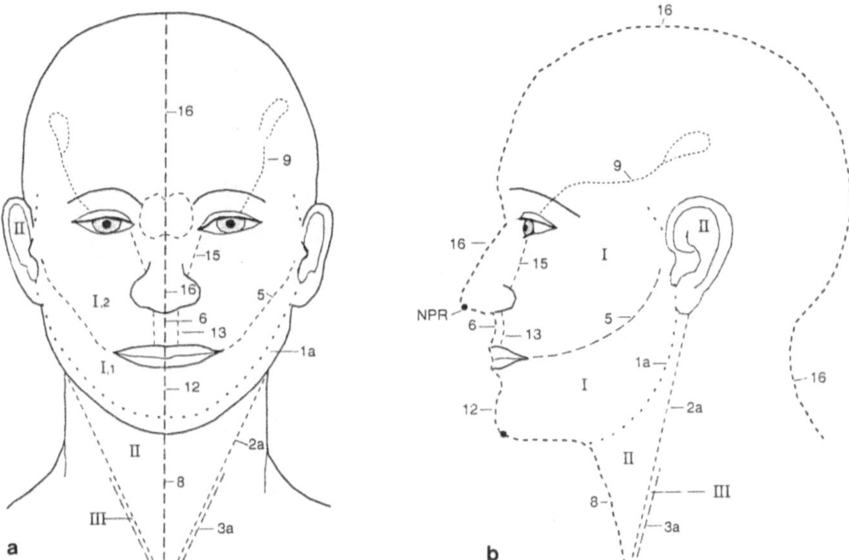

me verschiedener Regionen (Ohr, Gaumen, Mundboden, Nasenseptum, Endokranium, Augenhöhle, mediane und laterale Stirn, Schädeldach und Wirbelsäule), die extrazerebralen Gliome sowie die Hautanhänge (die Knorpelspangen enthalten können) am lateralen und am vorderen Hals sowie im Nasenrachen (Abb. 1 und 2).

- Unmittelbar *neben,* d.h. vor oder hinter einr solchen Linie, auf einem jeweils schmalen, fest umrissenen Gesichtsareal, sind die präaurikulären Hautanhänge, die ebenfalls eine Knorpelspange besitzen können, und die Otapostaxis lokalisiert.
- Eine weitere Mißbildungsgruppe umfaßt die nur im Gesicht vorkommenden mesenchymalen Unterentwicklungen (Dysplasien) der Kiemenbogenderivate. Bei der seltenen bilateralen oder unilateralen Beschränkung der Dysplasie auf nur einen Kiemenbogen, z.B. den Mandibularbogen (Otozephalie, Pierre-Robin-Syndrom, isolierte bilaterale Oberkieferdysplasie, unilaterale Unterkieferdysplasie) oder auf den Hyoidbogen (isolierte Mikrotie, Anotie) stellen sich einige dieser konstanten Linien zugleich als Kiemenbogengrenzen dar, die von der Dysplasie niemals überschritten werden.

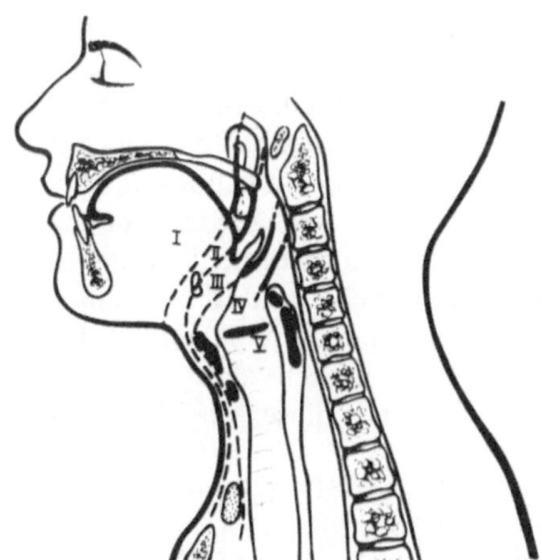

Abb. 2. Verlauf der ehemaligen Kiemenbogengrenzen (——) im adulten Epi-, Meso- und Hypopharynx. Der durch eine dicke Linie gekennzeichnete Abschnitt markiert die ehemalige Lage der Schlundtaschen 1 bis 4 (= Mesenchymlücken und Epithelduplikaturen) zwischen den Kiemenbögen I bis V. Hier liegen die inneren Öffnungen der Halsfisteln und die submukösen Halszysten; an den Kiemenbogengrenzen 1 und 2 inseriert der behaarte Nasenrachenpolyp

2 Embryologische und teratologische Grundlagen

2.1 Frühembryonale Mesenchymlücken und Epithelduplikaturen

Nach der klinischen Registrierung jener wichtigen Linien, die sich aus der topographischen Anordnung der Mißbildungen beim Adulten ergeben, interessieren jetzt der Verlauf und die strukturellen Besonderheiten dieser Linien beim Embryo. Zunächst sollen solche Befunde präsentiert werden, die von den Embryologen bereits allgemein akzeptiert sind:

Mit der stürmischen Proliferation der Anlage des Rückenmarks und des Gehirns kommt es über die „Abfaltung" des flachen Keimschildes zum dreidimensinalen Embryo. Dabei entstehen im Kopfbereich bilateral die Kiemenbögen. Diese sind auf der äußeren und inneren Körperoberfäche durch Rinnen bzw. Furchen

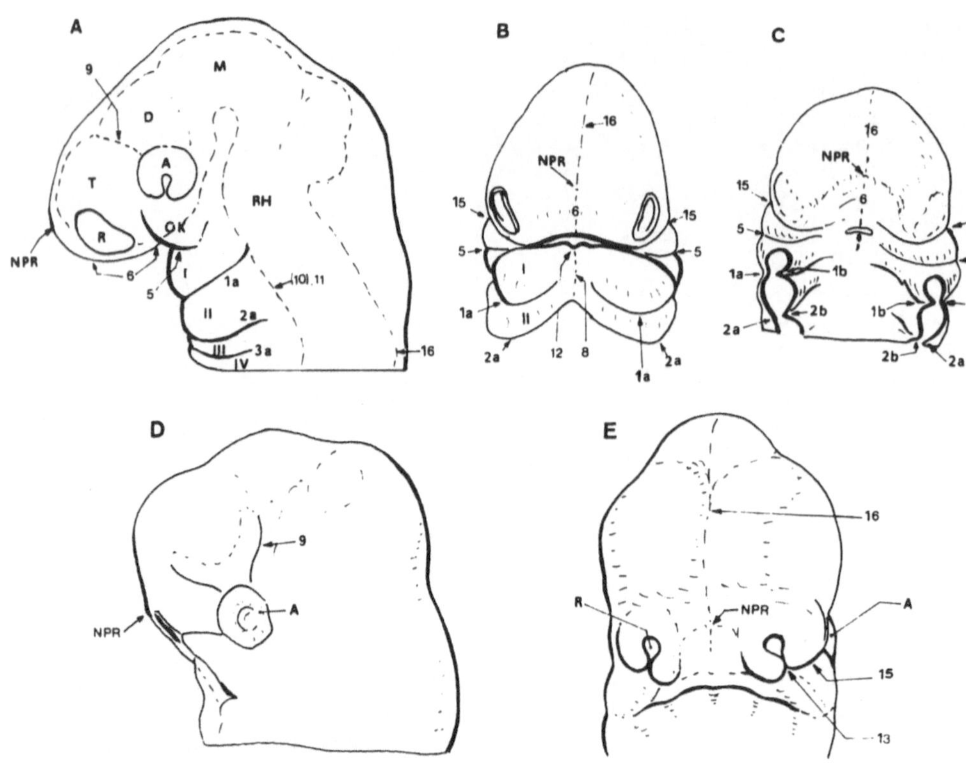

Abb. 3A–E. Linienförmiger Verlauf der Mesenchymlücken und Epithelduplikaturen am Kopf von zwei menschlichen Embryonen. **A** bis **C**: 6 mm SSL = ca. 33. Tag p.c., **D** und **E**: 10,2 mm SSL = ca. 37. Tag p.c. (Abb. nach Peter [267], Abb. 3 bis 5 und 9 bis 10, verändert). – Erklärung der Zahlen s. Tabelle 1. *A* Augenanlage, *I–IV* Kiemenbögen, *D* Dienzephalon, *M* Mesenzephalon, *NPR* ehemalige Lage des Neuroporus rostralis, *OK* Proc. maxillaris, *R* Riechplakode, *RH* Rhombenzephalon, *T* Telenzephalon

voneinander getrennt. Die ektodermalen Kiemenfurchen und die endodermalen Schlundtaschen berühren sich jeweils am Grunde entlang einer streifenförmigen, mesenchymfreien Zone, die als Verschlußmembran bzw. Verschlußplatte (Membrana obturatoria, engl.: closing plate) bezeichnet wird. Beim menschlichen Embryo sind auf jeder Körperseite äußerlich 4 solcher Kiemenbögen und 4 Kiemenbogengrenzen nachweisbar (Abb. 3).

Die insgesamt 8 teratogenetisch bedeutsamen Verschlußmembranen werden leider nur in wenigen Embryologie-Lehrbüchern [19, 46, 225, 322] bzw. in Periodika [150], jedoch ohne Hinweis auf die Mesenchymlücken, kurz erwähnt. Nicht selten [145, 197, 218] bleiben diese mesenchymfreien Epithelduplikaturen im Bereich der Kiemenbogengrenzen sogar völlig unbenannt! Neben den Mesenchymlücken entlang der Kiemenbogengrenzen 1 bis 4 finden sich im Kopf- und Halsbereich sogar zahlreiche weitere Mesenchymlücken mit Epithelduplikaturen (Abb. 3). Ihnen allen kommt eine analoge teratogene Bedeutung zu, was die Ausführung aller nachfolgenden Abschnitte offenbaren werden. Denn es gilt für alle Mesenchymlücken:

Die strukturelle Besonderheit der embryonalen Epithelduplikaturen an Mesenchymlücken besteht darin, daß sich hier jeweils zwei Epithellamellen unterschiedlicher genetischer Determinierung vorübergehend miteinander im engen Berührungskontakt befinden. Das wird in der Literatur leider nur selten hervorgehoben. Ihre teratogene Bedeutung: Hier können lokale interepitheliale Adhäsionen entstehen, von denen wiederum die epithelialen Mißbildungen ihren Ausgang nehmen.

Beim Verschluß bzw. beim Auffüllen der Mesenchymlücken entstehen aus ihnen normalerweise keine eigenständigen adulten Strukturen, sondern es werden lediglich die Wände verschiedener embryonaler Hohlräume (Neuralrohr, Stomatodeum, Schlunddarm, primäre und sekundäre Nasenhöhle, Urdarm, Chordakanal) komplettiert. Das erklärt das bisherige Desinteresse der Embryologen an diesen Strukturen, zumal deren Schlüsselstellung bei der Pathogenese der Mißbildungen dieser Region bis heute nahezu unbekannt geblieben ist.

Es ist deshalb ein schwerwiegender Mangel der gesamten embryologischen Literatur, daß darin die beiden Begriffe „Mesenchymlücke“ und (die jeweils damit verbundene spezifische) „Epithelduplikatur“ völlig fehlen und kein einziges Lehrbuch eine systematische Erfassung aller Lokalisationen dieser wichtigen Strukturen präsentiert.

Die Darstellung der im HNO-Bereich relevanten Mesenchymlücken soll nachfolgend geschehen. Denn bei allen (entzündlichen und nicht entzündlichen) Schwellungen auf der äußeren und der inneren Körperoberfläche sowie in der Gewebstiefe des Kopfes und des Halses sollte in die differentialdiagnostischen Überlegungen stets auch eine embryonale Genese einbezogen werden. Hierfür bietet einzig und allein die genaue Kenntnis über den Verlauf der frühembryonalen Mesenchymlücken und Epithelduplikaturen eine feste Basis.

Abb. 4–11. Verschiedene Formen der Epithelduplikaturen an den Mesenchymlücken des embryonalen Kopfes. Durch ihre Rückbildung kommt es zur mesenchymalen Fusion. *Zeichenerklärung:* ═ Epithelart 1, □□□ Epithelart 2, *gepunktet* Mesenchym, → mesenchymaler Wachstumsdruck, ⇛ Lage der Epithelduplikatur an einer Mesenchymlücke

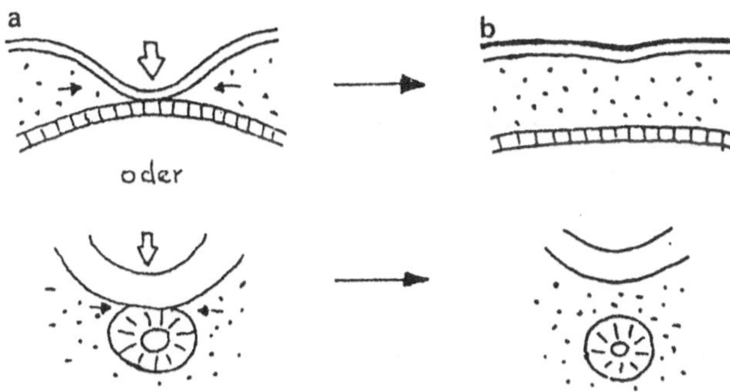

Abb. 4a, b. Verschlußmembranen (*VM*): **a** Rückbildung durch einfache Auseinanderdrängung ihrer beiden Epithelblätter durch das Mesenchym. **b** Dabei kommt es zur primären mesenchymalen Fusion (*pmF*): VM → pmF. *Vorkommen:* Dach des Stomatodeums/prächordale Gehirnanlage (basale VM: Oberflächenektoderm/Neuroektoderm); Boden des Stomatodeums + mandibulärer Anteil der ventralen Schlunddarmwand/Herzanlage (kardio-mandibuläre VM: Pericard/Ektoderm-Endoderm); Boden der Neuralrinne/Urdarmdach (neuro-enterale VM: Neuroektoderm/Endoderm); Bodenplatte des Neuralrohrs/ Notochorda (neuro-chordale VM: Neuroektoderm/Chordakanal-Endoderm); Urdarmdach/ Notochorda (entero-chordale VM: Endoderm/Chordakanal-Endoderm); Deckplatte des Neuralrohrs/ Rückenhaut (dorsale VM: Neuroektoderm/Oberflächenektoderm)

2.1.1 Drei Arten von Epithelduplikaturen an embryonalen Mesenchymlücken

2.1.1.1 Verschlußmembranen (Abb. 4 und 5)

Die Verschlußmembran (VM) ist eine Epithelduplikatur, durch die eine Mesenchymlücke ohne Spaltbildung (ggf. unter Bildung einer Furche im Epithel) überbrückt wird. Beide Epithelblätter berühren sich am Grunde dieser Furche innerhalb eines schmalen Streifens. Während ein Epithelblatt zum Außen- oder Oberflächenepithel (Ektoderm) gehört, handelt es sich beim Innenepithel um Endoderm oder Neuroektoderm (Abb. 5a und 11c).

2.1.1.2 Verbindungslamellen (Abb. 5–7)

Der Begriff „Verbindungslamelle" (VL) wurde bereits 1948 von Hochstetter [150] geprägt, als er die passagere Entstehung der (äußeren) VL (1) im Bereich der unmittelbar vor der Entwicklung des äußeren Gehörgangs sich schließenden 1. Kiemenfurche beschrieb. Eine VL ist eine Epithelduplikatur in Form einer

Abb. 5a–c. Verschlußmembranen (*VM*): **a, b** Passagere Ausbildung von zwei Verbindungslamellen (*VL*). **c** Rückverlagerung der beiden VL auf die äußere und innere Körperoberfläche führt zur primären mesenchymalen Fusion (*pmF*): VM → 2 VL → pmF. *Vorkommen:* Kiemenfurchen/Schlundtaschen (Verschlußmembranen 1 bis 4 → äußere und innere Verbindungslamellen 1 bis 4: Gesichts- und Halsektoderm/Schlundendoderm); Embryonale Wange mit Sulcus buccalis externus und internus (bukkale VM: Gesichts-Ektoderm/Mundhöhlen-Ektoderm)

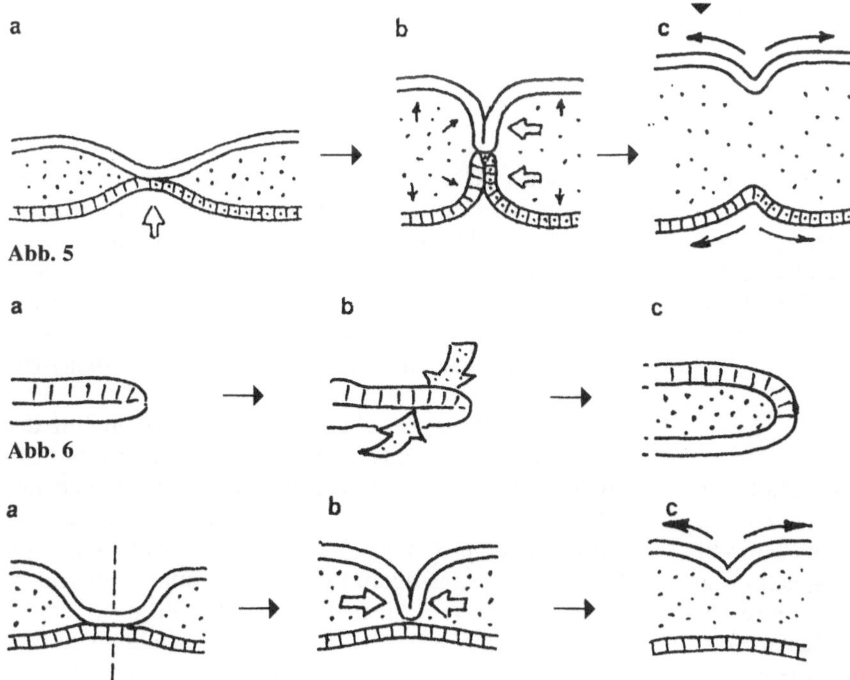

Abb. 6a–c. Verbindungslamelle (*VL*): **a, b** Von bilateral einwachsendes Mesenchym führt zur Auseinanderdrängung der beiden Epithellamellen, die an Ort und Stelle verbleiben und (**c**) zur primären mesenchymalen Fusion: VL → pmF. *Vorkommen:* Boden der vorderen Mundhöhle/quere Halsfalte (ausgestülpte horizontale intermandibuläre Verschlußmembran: Zungen-Endoderm + Mundschleimhaut-Ektoderm/Halsektoderm

Abb. 7a–c. Verbindungslamelle (*VL*): **a** Von bilateral einwachsendes Mesenchym an einer horizontalen VL (*vertikale gestrichtelte Linie* = Schnittebene der Abb. 6a) führt zu deren Verschmälerung und **b** zur Entstehung einer neuen, vertikalen VL, die **c** auf die Oberfläche zurückverlagert wird: horizontale VL → vertikale VL → pmF. *Vorkommen:* Fissura intermandibularis: Mundschleimhaut + Gesichtshaut (eingestülpte vertikale intermandibuläre VL: Ektoderm/Ektoderm)

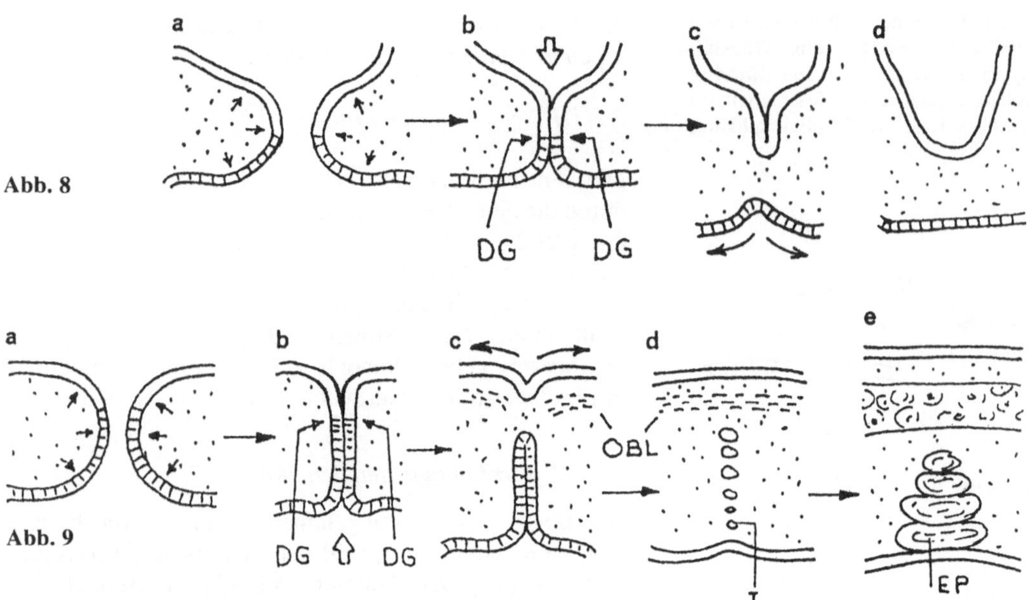

Abb. 8a–d. Epithelmauer (*EM*): Spalte → EM (DG) → 2 VL → pmF + 1 VL. **a** Zwischen zwei sich nähernden Gesichtsfortsätzen besteht eine sichtbare embryonale Spalte. **b** Beim Epithelkontakt beider Fortsätze entsteht eine passagere Epithelmauer, zwischen ihren beiden sich berührenden Epithellamellen besteht die Spalte in kapillarer Form fort. An zwei Differenzierungsgrenzen (*DG*) stoßen hier je zwei Epithelarten unterschiedlicher genetischer Determinierung aneinander. **c, d** Durch termingerechte Epitheltrennung entlang dieser DG entstehen eine dorsale (nasale) und eine ventrale (orale) Verbindungslamelle (*VL*), von denen die dorsale am Ort verbleibt (Lumenbildung) und die ventrale auf die Körperoberfläche verlagert wird

Vorkommen: primärer Gaumen: Boden der vorderen Nase (respiratorisches Epithel) + Gesichtshaut/Oberlippen-, Kiefer-, Gaumenschleimhaut (globulo-maxilläre Epithelmauer: Ektoderm/Ektoderm)

Abb. 9a–e. Epithelmauer (*EM*): Spalte → EM (DG) → 2 VL → pmF + 1 VL → EP + smF. **a** Zwischen zwei sich nähernden Gaumenfortsätzen besteht eine sichtbare embryonale Spalte. **b** Beim Epithelkontakt entsteht eine Epithelmauer, zwischen deren beiden kontaktierenden Epithellamellen die Spalte potentiell persistiert. **c** Infolge Epitheltrennung entlang der beiden Differenzierungsggrenzen (*DG*) entstehen zwei Verbindungslamellen (*VL*), von denen die dorsale (nasale) in Höhe der Osteoblastenschicht sofort vollständig termingerecht nach nasal verlagert wird (*pmF*) und die untere (orale) nur geringfügig nach oral. **d** Die orale zerfällt später zu Epithelinseln (*I*) und ermöglicht nun auch hier die (sekundäre) mesenchymale Fusion (*smF*). **e** In der palatinalen Submukosa sind die Epithelinseln zu Epithelperlen (*EP*) ausgewachsen.

Vorkommen: Sekundärer Gaumen (nur Palatum durum): Nasenboden/Mundschleimhaut (palatinale EM: Ektoderm/Ektoderm)

Epithelfalte, welche die Körperoberfläche entweder überragt (Abb. 7a) oder sich in sie hineinsenkt (Abb. 5a) und vom Epithel äußerer oder innerer Körperoberflächen gebildet werden kann. Ihre beiden Epithelblätter gehen am Krümmungsscheitel ineinander über; trotzdem besitzt jedes Epithelblatt dieser Falte eine spezifische genetische Determinierung.

2.1.1.3 Epithelmauern (Abb. 8–11)

Der Begriff „Epithelmauer" (EM) wurde ebenfalls von Hochstetter [149] eingeführt. Sie ist eine zwischen zwei embryonalen Fortsätzen, Wülsten oder Falten befindliche Epithelduplikatur, die durch deren gegenseitige Annäherung bis zum Epithelkontakt entsteht. Ihre beiden Epithelbätter schließen auch in diesem Zustand eine durchgehende kapillare (physiologsiche) Spalte ein. Da durch die mesenchymale Fuison der beiden Fortsätze eine neue Körperhälfte entsteht, ist die Epithelbedeckung der Fortsätze nicht einheitlich genetisch determiniert. Aus ihr entsteht einerseits ein Außenepithel und andererseits ein Innenepithel. Folglich existiert innerhalb der Kontaktfläche einer jeden Epithellamelle der EM eine entweder noch unsichtbare (Abb. 8b, 9b, 10b) oder bereits sichtbare (Abb. 11b) Differenzierungsgrenze (DG).

Nach der systemischen Epitheltrennung entlang der Differenzierungsgrenzen fusionieren einerseits die Außenepithelien beider Fortsätze und andererseits parallel dazu auch die Innenepithelverbände, wordurch die embryonale Spalte zunächst epithelial geschlossen wird. Damit ist eine passagere Verschlußmembran entstanden. Diese wird in verschiedenen Regionen auf unterschiedliche Art und Weise zurückgebildet, wodurch es zur primären bzw. sekundären mesenchymalen Fusion kommt.

2.1.2 Phylogenetische Ursachen der einzelnen Mesenchymlücken und Epithelduplikaturen

Die Stammesgeschichte (Phylogenese) realisiert sich in der Aufeinanderfolge von sich allmählich wandelnden Individualentwicklungen (Ontogenesen). Die Hauptursachen dieses allmährlichen Wandels im Phänotyp sind unzählige positive und negative Mutationen innerhalb des Genotyps der Generationen, wobei günstigere neue Körpermerkmale das Überleben ihrer Träger erleichterten und die Anpassung an neue ökologische Nischen ermöglichten.

Die zeitliche Aufeinanderfolge beim Entstehen von 23 frühembryonalen Mesenchymlücken (Verschlußzonen) mit den dazugehörigen 46 Epithelduplikaturen am embryonalen Kopf der Säuger reflektiert den phylogenetischen Wandel der Vertebraten und damit zugleich das Wirken des biogenetischen Grundgesetzes (Tabelle 1).

Dorsale Verschlußzone: Bei den Vertebraten ist das Zentralnervensystem als mechanisch äußerst vulnerables Organ in das schützende Achsenskelett eingebettet. Synchron zum Herzen entwickelt sich seine embryonale Anlage (beim menschlichen Embryo ab 21. Tag p.c.) als eine der frühesten Strukturen durch Auffaltung aus dem Oberflächenektoderm der Keimscheibe. Dabei entstehen an den beiden Neuralwülsten zunächst die beiden dorsalen Verbindungslamellen und daraus (nach der gegenseitigen Kontaktbildung) die passagere dorsale Epithelmauer. Diese stellt noch keinen Verschluß des Neuralrohres dar, sondern eine Fortsetzung des Neuralrinnenstadiums mit einer kapillaren Spalte zwischen den beiden miteinander im Kontakt stehenden Epithellamellen. Dieses potentielle Spaltstadium endet erst mit der Epitheltrennung entlang der beiden Differenzierungsgrenzen und der Verwachsung der gleichnamigen Epithelschichten, wobei die (ebenfalls noch mesenchymfreie) dorsale Verschlußmembran entsteht (Abb. 3: Nr. 16 und 11c). Erst danach erfolgt die dorsale Umhüllung mit Mesenchym.

Basale Verschlußzone: Die dünne Basalplatte der prächordalen Gehirnabschnitte (Di-, Mes- und rostrales Metenzephalon) bildet (beim menschlichen Embryo ab 22. Tag p.c.) gemeinsam mit dem Oberflächenektoderm am Dach des Stomatodeums in der Mittellinie die basale Verschlußmembran (Abb. 3A–C: Nr. 6 und Abschn. 6.1.1). Am rostralen Ende dieser basalen Mesenchymlücke liegt der Neuroporus rostralis, der nach seinem Verschluß als Neuroporus rostralis clausus zu bezeichnen ist. Seine Lage auf der Körperoberfläche ist beim Adulten noch umstritten (Abb. 1 und 3).

Im mittleren Bereich der basalen Verschlußmembran entstehen aus einer genetisch determinierten, d.h.

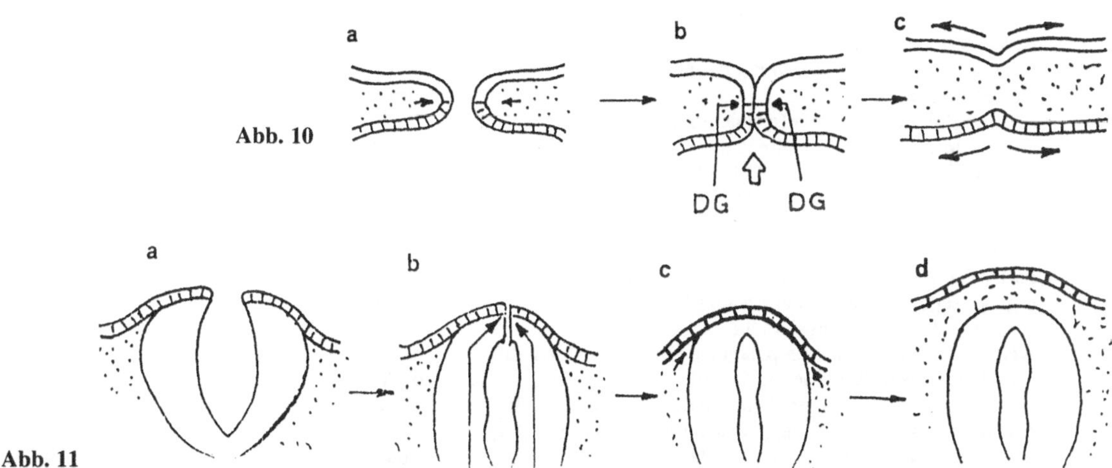

Abb. 10a–c. Epithelmauer (*EM*): Spalte → EM (DG) → 2 VL → pmF. **a** Zwischen zwei sich nähernden Gaumenfortsätzen besteht eine sichtbare embryonale Spalte. **b** Bei ihrem Berührungskontakt wird die EM gebildet. Durch Epitheltrennung entlang der beiden Differenzierungsgrenzen (*DG*) entstehen eine nasale und eine orale Verbindungslamelle (*VL*). **c** Beide BL werden termingerecht verlagert, wodurch die primäre mesenchymale Fusion (*pmF*) in ganzer Höhe der Epithelkontaktzone zustande kommt.
Vorkommen: Sekundärer Gaumen (nur Palatum molle): Nasenboden/Mundschleimhaut (palatinale EM: Ektoderm/Ektoderm)

Abb. 11a–d. Epithelmauer (*EM*): Spalte (zwischen 2 VL) →EM (DG) → VM → pmF. **a** Zwei Wülste begrenzen eine embryonale Spalte, sie enden jede in einer Verbindungslamelle (*VL*). **b** Beim Epithelkontakt der Wülste entsteht eine passagere Epithelmauer (*EM*), die durch zwei Differenzierungsgrenzen (nDG) gekennzeichnet ist. **c** Durch Epitheltrennung entlang der beiden DG und Fusion der jeweils gleichen Epithelarten untereinander entsteht eine Verschlußmembran (*VM*). **d** Bilaterales Einwachsen des Mesenchyms zwischen beide Epithelblätter der VM führt zur primären mesenchymalen Fusion (*pmF*).
Vorkommen: Neuralrinne, Neuralrohr: Rückenhaut/Rückenmark bzw. Gehirn (dorsale VL, dorsale EM, dorsale VM: Oberflächenektoderm/Neuroektoderm); Tränennasenrinne: Gesichtshaut/respiratorisches Epithel (naso-lacrimale EM: Ektoderm/Ektoderm)

Tabelle 1. Synopsis von 23 systematisch angeordneten Mesenchymlücken (ML) mit ihren 46 Epithelduplikaturen (ED) am frühen embryonalen Kopf und im prospektiven Halsbereich

Nr.	Lokalisation	Abkürzg.	ML	ED pro ML	ED (gesamt)	
	A. Embroynale Furchen					
1.	Kiemenbogengrenze 1 (1. Kiemenfurche/1. Schlundtasche):		2	3		6
	1a. Verschlußmembran 1	VM 1			2	
	1b. äußere Verbindungslamelle 1	äVL 1			2	
	1c. innere Verbindungslamelle 1	iVL 1			2	
2.	Kiemenbogengrenze 2 (2. Kiemenfurche/2. Schlundtasche):		2	3		6
	2a. Verschlußmembran 2	VM.2			2	
	2b. äußere Verbindungslamelle 2	äVL 2			2	
	2c. innere Verbindungslamelle 2	iVL 2			2	
3.	Kiemenbogengrenze 3 (3. Kiemenfurche/3. Schlundtasche):		2	3		6
	3a. Verschlußmembran 3	VM 3			2	
	3b. äußere Verbindungslamelle 3	äVL 3			2	
	3c. innere Verbindungslamelle 3	iVL 3			2	
4.	Kiemenbogengrenze 4 (4. Kiemenfurche/4. Schlundtasche):		2	1(3?)		2
	4a. Verschlußmembran 4	VM 4			2	
5.	Sulcus buccalis: bukkale Verschlußmembran	bc VM	2	1		2
6.	Dach des Stomatodeums/Boden der prächordalen Gehirnanlage: basale Verschlußmembran	bVM	1	1		1
7.	Kardiobranchiale Verschlußzone: intermandibuläre Region/ Pericard: Kardio-mandibuläre Verschlußmembran	cmVM	1	1		1
8.	Boden der vorderen Mundhöhle: mandibuläre Schleimhaut/ mandibuläre Halshaut: horizontale intermandibuläre Verbindungslamelle	himVL				
9.	Sulcus hemisphaericus: telo-dienzephale Verschlußmembran	tdVM	2	1		2
10.	Boden der Neuralrinne/Dach des Urdarms: neuro-enterale Verschlußmembran	neVM	1	1		1
11.	Basalplatte des Neuralrohrs/Notochorda: neuro-chordale Verschlußmembran	nchVM	1	1		1
	B. Embryonale Spalten					
12.	Fissura intermandibularis: vertikale intermandibuläre Verbindungslamelle	vimVL	1	1		1
13.	Fissura globulo-maxillaris (primärer Gaumen):		2	3		6
	a. globulo-maxilläre Epithelmauer	gmEM			2	
	b. (globulo-maxilläre) orale Verbindungslamelle	gm-oVL			2	
	c. (globulo-maxilläre) nasale Verbindungslamelle	gm-nVL			2	
14.	Fissura palatinalis (sekundärer Gaumen):		1	6		6
	a. palatinale Epithelmauer	pEM			1	
	harter Gaumen: b. re. septo-palatinale Verbindungslamelle	re spVL			1	
	c. linke septo-palatinale Verbindungslamelle	li spVL			1	
	d. palatinale Verbindungslamelle	pVL			1	
	weicher Gaumen: e. nasale palatinale Verbindungslamelle	n-pVL			1	
	f. orale palatinale Verbindungslamelle	o-pVL			1	
15.	Fissura naso-lacrimalis: naso-lakrimale Epithelmauer (?)	nlEM	2	1		1
16.	Fissura neuralis (Fissura cephalica + Fissura spinalis)		1	4		4
	a. rechte dorsale Verbindungslamelle	r-dVL			1	
	b. linke dorsale Verbindungslamelle	l-dVL			1	
	c. dorsale Epithelmauer	dEM			1	
	d. dorsale Verschlußmembran	dVM			1	
			23			46

Einige der in der Tabelle aufgeführten Mesenchymlücken und Epithelduplikaturen sowie die daraus hervorgehenden Fehlbildungen werden in dieser Arbeit wegen des vorgegebenen begrenzten Rahmens nicht erwähnt.

physiologischen lokalen interepithelialen Adhäsion (LIAD) zwischen dem Oberflächenektoderm am Dach des Stomatodeums und dem basalen Neuroektoderm der Anlage des Dienzephalons der Ductus craniopharyngeus (Rathkesche Tasche) und die Hypophyse. An dieser Stelle liefert uns die Normalentwicklung beispielhaft eine Vorführung über den Entstehungsmechanismus aller epithelialen Fehlbildungen (z.B. Fisteln und Zysten).

Intermandibuläre Verschlußzone: Zu Beginn der Branchialperiode inseriert jeder Kiemenbogen mit seinem ventralen Ende einzeln am Herzwulst. Dabei besteht am Boden des Stomatodeums und des Schlunddarms jeweils zwischen dem rechten und linken gleichnamigen Kiemenbogen eine breite Mesenchymlücke, die von der kardiobranchialen Verschlußzone, deren rostraler Abschnitt die Bezeichnung cardio-mandibuläre Verschlußmembran trägt, überbrückt wird. Die äußere Lamelle am Boden des Schlunddarms besteht aus dem Endo- und Ektoderm der vier Kiemenbögen, das sich ventral in das Ektoderm des Herzbuckels fortsetzt. (Aus dem letzteren entsteht später die obere Thoraxwand.) Kaudal liegt ihr eine Lamelle an, die als „Perikard" der frühen Herzanlage bezeichnet wird.

Noch vor dem mesenchymalen Verschluß dieser ventralen Mesenchymlücke zwischen den Kiemenbögen setzt die Entwicklung des Halses ein (beim menschlichen Embryo etwa ab 26. Tag p.c.). Dabei entfernt sich der aszendierende Kopf vom Rumpf. (In der Phylogenese bedeutete das beim Übergang zum Landleben eine größere Beweglichkeit des Kopfes gegenüber dem übrigen Körper.) Mit der Entwicklung der queren Halsfalte verlieren der I. Kiemenbogen vollständig und der II. nur partiell den Kontakt mit dem Herzwulst, wenn beide infolge der Gehirnentwicklung nach ventral verlagert werden, woran die Herzanlage nicht teilnimmt. Der ventrale Ursprung der Kiemenbogenarterien 1 und 2 aus dem Truncus arteriosus geht dabei verloren. Zwischen den ventralen Kiemenbogenenden entsteht dadurch die mesenchymfreie, nur aus Epithel bestehende, horizontale intermandibuläre Verbindungslamelle (Abb. 6a und 7). Indem die beiden ventralen Enden der Manidbularbögen aufeinander zu wachsen, entstehen hier der Sulcus intermandibularis, und bei seinem Verschluß passager die vertikale intermandibuläre Verbindungslamelle (Abb. 3 B: Nr. 12 und Abschn. 7.1.3).

Branchiale Verschlußzonen 1 bis 4: Mit dem Übergang zum terrestrischen Leben und dem Erwerb von Lungen wurde die Kiemenatmung überflüssig. Bei den Embryonen der Sauropsiden (Reptilien und Vögel) sowie der Säuger unterblieb deshalb die Ruptur der Verschlußmembranen zwischen den Kiemenbögen, die auch bei den Embryonen der Fische und der Lurche anfangs geschlossen sind. Die in manchen Abhandlungen über humane Embryologie gelegentlich auch heute noch verwendeten Begriffe „Kiemenspalte" [196] und „Kiemengänge" [94] sind absolut falsch und deshalb für den Studenten irreführend. Neben diesen Verschlußmembranen 1 bis 4 entstehen hier auf jeder Körperseite passager auch die äußeren Verbindungslamellen 1 bis 4 (Abb. 3: Nr. 1a bis 3a) und die inneren Verbindungslamellen 1 bis 4 (Abb. 3: Nr. 1b bis 4b und Abschn. 3.1.1).

Globulo-maxilläre Verschlußzonen: Die Anlage der Nase bildet bei den Embryonen der Lurche und Sauropsiden über eine längere Entwicklungsphase hinweg zwei paramediane, nach oral offene Rinnen an der dorsalen Zirkumferenz der Mundhöhle 143]. Deren Wände entstehen am Oberkieferfortsatz als balkonartige (hufeisenförmig gebogene) Vorwulstungen aus Mesenchym und Ektoderm. (Beim menschlichen Embryo beginnt diese Entwicklung etwa ab 33. Tag p.c.) Die weitere Stammesentwicklung führte bei den Säugerembryonen in Form der bilamellaren (globulo-maxillären) Hochstetterschen Epithelmauern schon früh zum „Abschluß" dieser Riechrinnen gegenüber der Mundhöhle (beim menschlichen Embryo ab 36. Tag p.c.). Die Pathogenese der Lippen-Kiefer-Spalten belegt jedoch das Weiterbestehen dieser embryonalen, physiologischen Spalten in Form der Epithelmauern auch bei den Säugerembryonen – hier allerdings nur noch in kapillarer Form –, und sie beweist die fehlende flächige „epitheliale Fusion" innerhalb dieser Epithelduplikatur bis zu ihrer Beseitigung (Abb. 3E: Nr. 13 und Abschn. 5.1). Analoge Verhältnisse finden sich an der palatinalen und an der dorsalen Epithelmauer.

Palatinale Verschlußzone: Die Entwicklung der Homoiothermie (Warmblütigkeit) beim Übergang von den Reptilien zu den Mammalia setzte die Verwertung einer kritischen Mindestmenge an Nahrung pro Zeiteinheit voraus. Die dazu erforderliche Zerkleinerung der Nahrung wurde erst durch die Entwicklung des Kauvorgangs ermöglicht, was zur erheblichen Vergrößerung der durch die Enzyme angreifbaren Nahrungsoberfläche und zur Beschleunigung des Verdauungsvorganges führte. Das wurde mit den folgenden Strukturveränderungen im Viszerokranium erreicht:

- Entstehung von Mahlzähnen bei der Umwandlung des isodonten in das heterodonte Gebiß.
- Umbau des Kiefergelenks: Neben dem einfachen Scharniergelenk zwischen dem Quadratum und dem Artikulare, den beiden Knochen des sog. „primären" Kiefergelenks, entstand zusätzlich ein Gleitgelenk, das Vor- und Rückwärtsbewegungen des Unterkiefers ermöglichte. Im Gegensatz zur Reichtert-Gauppschen Theorie [110, 286] vollzog sich diese Entwicklung völlig unkompliziert: Das Quadratum löste sich aus einer festen Verankerung an der Schädelbasis und verlor seine knöcherne zugunsten einer Knorpelstruktur, die mechanisch viel stärker belastbar ist. Das Quadratum persistiert also an Ort und Stelle als Discus articularis. Sein Gelenkpartner, das Artikulare, existiert in Form des Processus articularis mandibulae weiter, der (wie schon bei den Nichtsäugern) weiterhin als Ersatzknochen entsteht (Abschn. 3.3) [256].
- Mit der Verlängerung des Gaumens durch die Entwicklung des sekundären Gaumens und Verlagerung

der Choanen nach kaudal wurde die Atmung während des Kauvorganges ermöglicht und gleichzeitig ein retrogrades Eindringen der zerkleinerten Nahrung in die Nase verhindert. Beim Embryo entstand jetzt mit dem Kontakt der beiden Gaumenfortsätze in der Mittellinie und in der palatinalen Epithelmauer eine weitere Mesenchymlücke (beim menschlichen Embryo ab 50. Tag p.c.). Auch sie stellt keine „epitheliale Verwachsungszone" dar, sondern in der palatinalen Epithelmauer besteht die physiologische Gaumenspalte in kapillarer Form bis zu deren Beseitigung weiter (s. Abschn. 5.2).

Bukkale Verschlußzonen: Der Kauvorgang führte letztlich auch zur Herausbildung der Wangen. Sie schließen die Mundhöhle in Höhe der Mahlzähne nach lateral ab, und durch die koordinierten Bewegungen von Wangen und Zunge wird der intermolare Verbleib der zu zerkleinernden Nahrung erreicht. Damit entstanden beim Säugerembryo zwischen dem Ober- und dem Unterkiefer bilateral hinter den beiden Lippen-Kommissuren mit je einer bukkalen Verschlußmembran jeweils eine weitere Mesenchymlücke (Abb. 3 A: Nr. 4 und Abschn. 4.1). Das geschieht beim menschlichen Embryo schon etwa ab dem 35. Tag p.c., also schon kurz nach der Bildung der Hochstetterschen Epithelmauern am primären Gaumen.

Alle mesenchymfreien Epithelduplikaturen am Kopf der Vertebratenembryonen entstehen also auf der Grundlage eines phylogenetisch erworbenen und daher genetisch fixierten Grundmusters der Ontogenese. Es ist die Aufgabe jeder weiteren Individualentwicklung, diese Mesenchymlücken zu schließen, wobei jedoch vorher die trennenden Epithelduplikaturen beseitgt werden müssen.

2.1.3 Normales Schicksal der Epithelduplikaturen

Der Verschluß der Mesenchymlücken (d.h. die mesenchymale Fusion) zwischen den embryonalen Fortsätzen bzw. Wülsten setzt die Rückbildung der Epithelduplikaturen voraus. Die mit Hilfe der theoretischen Embryologie ermittelten Vorstellungen zur Pathogenese der epithelialen Mißbildungen (s. Abschn. 3 bis 7) erlauben die Schlußfolgerung:

In der Regel gehen die wertvollen Epithelzellen der Verschlußmembranen, Verbindungslamellen und Epithelmauern nicht zugrunde, sondern sie bleiben erhalten. Sie werden auf die äußere oder innere Körperoberfläche zurückverlagert und (mit einer einzigen, gut erklärbaren Ausnahme am sekundären harten Gaumen) darin integriert. Dabei besitzt jede der Epithelduplikaturen ihren spezifischen Rückbildungsmodus, der normal oder gestört ablaufen kann (Abb. 4 bis 11).

Während dieser physiologischen Epithelverlagerung (Epithelshift) werden jeweils die beiden Epithellamellen einer Verbindungslamelle oder einer Verschlußmembran räumlich voneinander getrennt und in zwei verschiedene Richtungen fortbewegt (Abb. 5 und 6). Bei den Epithelmauern werden (nach der Epitheltrennung entlang der Differenzierungsgrenzen) die genetisch gleichartig determinierten Epithellagen, d.h. jeweils die der Oberseiten der beiden Wülste (Fortsätze) bzw. die der Unterseiten in die gleiche Richtung bewegt (Abb. 8, 9 und 10). Der Motor für dieses Epithelshift ist das Volumenwachstum des subepithelialen Mesenchyms.

2.2 Epitheliale und mesenchymale Mißbildungen (Einteilung auf teratogenetischer Grundlage)

Eine teratogenetisch begründete Einteilung der Mißbildungen der Kopf- und Halsregion setzt klare Kenntnisse über die pathogenetischen Mechanismen der einzelnen Fehlbildungen voraus. Diese werden jeweils in den speziellen Abschnitten besprochen. An dieser Stelle soll jedoch anhand einer Synopsis das gemeinsame pathogenetische Grundmuster vorgestellt werden. Dabei sind grundsätzlich die epithelialen von den mesenchymalen Mißbildungen zu unterscheiden.

2.2.1 Epitheliale Mißbildungen (Übersicht)

Auch bei den epithelialen Mißbildungen gibt es verschiedene Gruppen. Obwohl die Einzelfehlbildungen einer Gruppe an unterschiedlichen Körperstellen lokalisiert sind, liegt ihnen jeweils der gleiche teratogenetische Mechanismus zugrunde (Tabelle 2, A bis E):

1. Nonfusionsspalten entstehen durch eine Erweiterung der bereits vorhandenen, kapillaren Spalte einer Epithelmauer (Orte: Primärer und sekundärer Gaumen, Gehirn, Rückenmark, Tränen-Nasenfurche).
2. Submuköse (gedeckte) Spalten (ohne oder mit Vorwölbung des instabilen Spaltengewebes) entstehen bei qualitativ inkompletter mesenchymaler Fusion an Epithelmauern und an Verschlußmembranen (Orte: Primärer und sekundärer Gaumen, bukkale und lakrimale Verschlußzonen des Gesichtes sowie basale und dorsale Verschlußzonen des ZNS).
3. Postfusionsrupturspalten entstehen, wenn das Gewebe einer besonders schwachen bzw. dünnen gedeckten Spalte bereits in utero aufgerissen wird (Orte: sekundärer Gaumen, bukkale und lakrimale Verschlußzone). Alle offenen und gedeckten Spaltenformen zählen zu den Hemmungsmißbildungen (Dysplasien).
4. Versprengungen von Epithelzellen starten an Verschlußmembranen und Verbindungslamellen und

Tabelle 2. Pathogenese der epithelialen Mißbildungen (Übersicht)

Ort:	Mesenchymlücke
Ursache:	Lokale interepitheliale Adhäsion (LIAD)
an Epithelmauern (EM): (physiologische kapillare Spalte) = persistierend bei verhinderter Epitheltrennung entlang der Differenzierungsgrenze	an Verbindungslamellen (VL) und Verschlußmembranen (VM) = neu entstehend durch Ausbildung von Desmosomen und/oder Interdigitations an benachbarten Zelloberflächen?

Dauer: passager ↓ | permanent ↓ | passager ↓ | permanent ↓

Folge: ↓ | Verhinderung der termingerechten mesenchymalen Fusion am Ort der LIAD ↓

Etwas verspätete Eitheltrennung | Keine Epitheltrennung am Ort der LIAD

Verspätete mesenchymale Fusion ohne Osteoblasten und Myoblasten
Knochen- und/oder Muskellücke ↓ ↓

Keine mesenchymale Fusion ↓
Knochen- und/oder Muskellücke ↓ ↓
Kapillare Spalte persistiert ↓ | Epithelretention und -proliferation ↓ | Epithelversprenung und -proliferation ↓

Ergebnis:

A	B	C	D	E
gedeckte Spalte zwischen Räumen mit Luft/Luft:	gedeckte Spalte zwischen Räumen mit Luft/Flüssigkeit:	offene Spalte:		
1 submuköse Lippen-Kiefer-Spalte 3 submuköse Gaumen-Segel-Spalte 3 gedeckte quere Gesichtsspalte (Ruptur möglich!) 4 gedeckte, schräge Gesichtsspalte	5a Cranium bifidum occ. 5b Spina bifida occulta 6a Meningocele cranialis 6b Meningocele spinalis 7a Enzephalozystozele 7b Myelozystozele	8a Enzephaloschisis 8b Myelozele 8c Myelomeningozele 9 Lippen-Kiefer-Spalte 10 Gaumen-Segel-Spalte 11 Fistel mit/oder (Epi-)Dermoid 13 schräge Gesichtsspalte	14 Fistel, Zyste 15 (Epi-)Dermoid m./o. Fistelgang 16* Duct. thyreoglossus-zyste, -fistel 17* Halstyhmus mit/ohne retrosternaler Verbdg. 18* Duct. cranio-pharyngeus * embryon., physiolog. Ductus, der persistiert	19 Apostaxis 20 präaurikulärer Anhang 21 lateraler Halsanhang 22 behaarter Nasenrachen-Polyp 23 kongenitales Cholesteatom 23a (Epi-)Dermoid ohne Fistel 24 extrazerebrale, extraspinale Gliome 25 Speicheldrüsenchoristom 26 Parotis-Epithelzyste 27 Nasenzahn, Mesiodens, etc. 28 oberfl. mediane Halsspalte
Lokalisation:[a] 1 primärer Gaumen, 2 sekundärer Gaumen 3, 4 Wange	 5a, 6a, 7a Gehirndach, 5a, 6a, 7a Rhinobasis, 5a, 6a, 7a Nasenwurzel 5b, 6b, 7b Rückenmark	 8a Gehirn 8b, c Rückenmark 9 primärer Gaumen, 10 sekundärer Gaumen 11 Nasenwurzel, -rücken 13 Wange	 14, 17 lateraler Hals 14,15,16 anteriorer Hals, Mundboden 14,15,18 Rhinobasis 14 Nasenrücken, Wange Mittelohr laterale Rachenwand 14,15 Gehirn, Rückenmark	 19 äußeres Ohr 20 Wange 21 lateraler Hals 22 Nasenrachen 23 Mittelohr 23a, 24. 25 Rhinobasis 24 Nasenwurzel 25 Mittelohr, anteriorer Hals, basales Endokranium 26 Parotis 27 Nasenboden 28 anteriorer Hals
Embryonale Epithelduplikatur:[a] 1 globulo-maxilläre EM 2 palatinale EM 3 bukkale VM 4 naso-lakrimale EM	 5a, 6a, 7a dorsale VM 5b, 6b, 7b dorsale VM 5a, 6a, 7a basale VM	 8a,b,c dorsale EM 9,11 globulo-max. EM 10,11 palatinale EM 13 naso-lakrimale EM	 14,(15) VM 1 bis 4 14,15,18 basale VM 14,15 dorsale VM 14 bukkale VM 16,17 cardio-branchiale VM 14,15 horizontale intermandib. VL	 19, 20 äußere VL 1 21 äußere VL 2 22 VM 1 und 2 23,25 VM 1 23,23a,24,25 basale VM 25,26 innere VL 1 27 globulo-maxill. VM 28 horiz. intermandib. VL

[a] Die Zahlen beziehen sich jeweils auf die unter „Ergebnis“ angeführten Fehlbildungen.
EM Epithelmauer, VM Verschlußmembran, VL Verbindungslamelle.

führen zu einer äußerst bunten Palette von Fehlbildungen (Orte: siehe Tabelle 2, E).

5. Epithelzellretentionen gehen vorwiegend von Verschlußmembranen und seltener von Verbindungslamellen aus. Bei ihnen handelt es sich um persistierende physiologische oder um neu entstandene pathologische Fistelgänge bzw. um die daraus entstehenden Zysten bzw. (Epi-)Dermoide (Orte: siehe Tablle 2, D).

Bei den Gruppen 4 und 5 führt die Epithelzelldytopie jeweils zu einem Epithelwachstum am falschen Ort. Deshalb handelt es sich bei allen daraus hervorgehenden Mißbildungen um Neubildungen, d.h. um Überschußmißbildungen (Choristome).

Die uniforme Ausgangssituation für alle epithelialen Mißbildungen ist eine lokale interepitheliale Adhäsion zwischen Zellen unterschiedlicher genetischer Determinierung: Die gegenseitige Fixierung zwischen den Zelloberflächen erfolgt wahrscheinlich durch Desmosomen und/oder fingerförmige Zellemembranausstülpungen (Interdigitations), die sich untereinander verhaken. Hier sind dringend gezielte elektronenoptische Untersuchungen erforderlich.

Eine solche lokale interepitheliale Adhäsion (LIAD) kann auf zwei Wegen entstehen (vgl. Tabelle 2):

1. Persistenz einer zunächst physiologischen Zellverbindung. Dies kommt an einer Epithelmauer (EM) vor, wenn die Epitheltrennung entlang der beiden Differenzierungsgrenzen über den genetisch determinierten Zeitpunkt hinaus (partiell oder total) ausbleibt. Die Zellverbindung wird dadurch pathologisch (Orte: beide globulomaxillären EM, die palatinale EM und die dorsale EM).

2. Neuentstehung einer LIAD zwischen Epithelzellverbänden unterschiedlicher genetischer Determinierung innerhalb einer Epithelduplikatur (Orte: alle Verbindungslamellen und Verschlußmembranen).

Das Schicksal einer LIAD ist variabel und teilweise davon abhängig, an welcher der drei Arten der Epithelduplikaturen sie entstanden ist:

An Epithelmauern:

1. Die infolge der fehlenden Epitheltrennung nunmehr pathologisch gewordene Adhäsion kann entlang der Differenzierungsgrenzen mehr oder weniger verspätet gelöst werden, so daß die mesenchymale Fusion zwischen den Fortsätzen (Wülsten) doch noch zustande kommt. Allerdings nehmen daran spezifische Blasten wie Osteo- und Myoblasten nicht mehr teil, weil deren Fusionszeitpunkt genetisch streng determiniert ist. Der mesenchymale Verschluß erfolgt nur noch durch Fibroblasten und Deckepithel, woraus Knochen- und Muskellücken, d.h. submuköse (gedeckte) Spalten, entstehen. Orte: primärer und sekundärer Gaumen. Beim ZNS kann es an einer gedeckten Spalte seiner Hüllen durch den permanent wirkenden, pulsierenden Liquordruck zur Herniation des schwachen Spaltgewebes nach außen mit der Bildung von zephalen und spinalen Meningozelen, Meningoenzephalozelen, Enzephalozystozelen und Myelozystozelen kommen.
2. Im Bereich der Differenzierungsgrenzen persistiert die physiologische interepitheliale Adhäsion und wird damit zur (pathologischen) LIAD. Damit persistiert an dieser Stelle auch die in der Epithelmauer verborgene Spalte; sie wird jetzt ebenfalls pathologisch. In der Folge werden die Fortsätze bzw. Wülste auseinandergezogen, und die beiden Epithellamellen des Kontaktepithels werden wieder getrennt. Es resultiert eine sichtbare, offene Spalte. Orte: primärer und sekundärer Gaumen, Kopf (Kranioschisis) und Wirbelsäule (Rhachischisis: Myelozele oder Meningomyelozele).

An Verschlußmembranen:

Bei der Trennung der Epithellamellen unterschiedlicher genetischer Determinierung auf dem Boden des physiologischen Epithelshifts kann

1. eine labile LIAD wieder getrennt werden, und es resultiert eine Normalentwicklung;
2. eine stabile LIAD persistieren, und es entwickelt sich eine Zugspannung zwischen den neu miteinander verbundenen Zellen, die jeweils mit ihrem Mutterzellverband, d.h. mit ihrer Epithellamelle, verbunden bleiben.

Die unter Zugspannung stehenden Epithelzellen verbleiben am dystopen Ort und antworten mit Zellproliferation, wodurch ein Zellstrang, d.h. eine komplette Fistel, entsteht. Diese durch Zellretention und Proliferation entstandene Neubildung verbindet beide Mutterepithelverbände miteinander. Sie besteht gewöhnlich aus beiden Epithelarten, wobei aber eine Epithelart erheblich überwiegen kann. Orte: lateraler Hals, Mundboden, primärer und sekundärer Gaumen, Wange, basale und dorsale Verschlußzone.

Schließlich kann ein solcher Epithelstrang an jeder Stelle zerreißen, wodurch innere und/oder äußere inkomplette Fisteln entstehen. Am ZNS wächst eine solche innere inkomplette Fistel zum intrazerebralen bzw. intraspinalen (Epi-)Dermoid aus, wohingegen hier aus einer äußeren inkompletten Fistel ein extraspinales/extrazerebrales (paranasales oder intranasales) Gliom entsteht.

– *An Verbindungslamellen und Verschlußmembranen:*

Bei der Trennung der Epithellamellen unterschiedlicher genetischer Determinierung auf dem Boden des physiologischen Epithelshifts können die an einer persistierenden LIAD auf die adhärenten Zellen einwirkenden Zugkräfte auch bewirken, daß eine oder mehrere der adhärenten Zellen aus ihrem Mutterzellverband herausgerissen und mit dem fremden Zellverband in eine falsche Richtung mitgeschleppt (verlagert) werden.

Am falschen Ort entwickeln sich solche dystopen Zellen zu Strukturrudimenten, deren Gewebsaufbau den embryonalen Herkunftsort und gleichzeitig die Existenz und die Bewegungsrichtung eines normalen Epithelshifts verrät. Solche Embryonalbewegungen in Form von lokalen Epithelverlagerungen waren bisher unbekannt und sind deshalb in keinem Embryologie-Lehrbuch beschrieben.

2.2.2 Mesenchymale Mißbildungen (Übersicht)

Bei den mesenchymalen Mißbildungen handelt es sich um ein Entwicklungsdefizit hinsichtlich der Größe und der Form, d.h. um Hypoplasien verschiedener Grade und Aplasien (teratologische Reihen). Im Kopf- und Halsbereich sind hiervon einerseits die branchiogenen Strukturen (Ober- und Unterkieferregion sowie äußeres und Mittelohr) betroffen, andererseits gehören dazu auch die uni- oder bilateralen Fehlbildungen der (beiden) Nase(n).

Zwischen den epithelialen und den mesenchymalen Mißbildungen besteht insofern eine kausale Verknüpfung, als ein verringertes Volumenwachstum der Blasteme zu einer verzögerten Rückbildung der sie begrenzenden Epithelduplikaturen führt. Durch deren verlängerte Existenz wird die Entstehung einer LIAD an den Kiemenbogengrenzen bzw. auf der Mittellinie des Stirnfortsatzes erheblich begünstigt. Auf diese Weise wird die häufig zu beobachtende Kombination von Hemmungsmißbildungen (Dysplasien) und epithelialen Mißbildungen (Choristien) des Gesichtes verständlich.

3 Kiemenbogenregion

3.1 Entwicklung des Ohres und des Halses

3.1.1 Verschlußmembranen 1 bis 4, äußere und innere Verbindungslamellen 1 bis 4

Die Embryonen der meisten Landwirbeltiere entwickeln auf jeder Körperseite etwa 5 bis 6 Kiemenbögen. Als zwei parallele Säulenreihen verbinden sie die ganz frühe Anlage des Gehirns mit der des Herzens, das zu diesem Zeitpunkt noch unmittelbar ventral davon liegt. Die in den Kiemenbögen gestreckt verlaufenden, axialen Arterien sichern einerseits auf diesem kürzesten Weg eine suffiziente Blutversorgung der Gehirnanlage, die sich von Anfang an sehr stürmisch entwickelt. Andererseits bilden die Kiemenbögen auch eine Pufferzone zwischen den Anlagen des Rauten- und Zwischenhirns einerseits und der des Herzens andererseits, welche die pulssynchronen Volumenschwankungen beider Organe auffängt.

Der menschliche Embryo bildet ab Anfang der 4. Schwangerschaftswoche nur 4 Kiemenbögen aus, die in rostro-kaudaler Reihenfolge nacheinander äußerlich sichtbar werden. Im endodermalen Bereich verraten jedoch 6 Schlundtaschen die größere Kiemenbogenzahl unserer Vorfahren. Während der III. und IV. Kiemenbogen ab Anfang der 5. Woche im Wachstum immer mehr zurückbleiben, erleben der Mandibularbogen und der Hyoidbogen rasch einen gewaltigen Volumenzuwachs.

Die Umwandlung der Kiemenbogenregion in das definitive Gesicht und den Hals ist durch das Auswachsen von Gesichtsfortsätzen, die Rückbildung der Epithelduplikaturen und den Verschluß der Mesenchymlücken entlang der Kiemenbogengrenzen und der anderen Fusionszonen sowie durch das Abheben des Kopfes vom Rumpf gekennzeichnet.

Über diese entscheidende Entwicklungsphase finden sich auch in neuesten Lehrbüchern fast durchweg überholte Auffassungen und aus älteren Arbeiten adaptierte Abbildungen. Die Rückbildung der Kiemenfurchen und Schlundtaschen wird dabei generell oberflächlich und falsch dargestellt (Abb. 12).

Wie in Abschnitt 2 dargelegt wurde, besteht auch an jeder der Kiemenbogengrenzen 1 bis 4 eine Mesenchymlücke, an der jeweils drei Epithelduplikaturen vorkommen: Zu Anfang besteht am Grunde jeder Kiemenfurche und Schlundtasche nur eine gemeinsame Verschlumembran (VM), d.h. die VM 1 bis 4 auf jeder Körperseite. Durch das Volumenwachstum der Kiemenbögen verschmälern sich Kiemenfurchen und Schlundtaschen, und durch die Kontaktbildung des Epithels der benachbarten Kiemenbögen entstehen zusätzlich an jeder Kiemenbogengrenze eine äußere und eine innere Verbindungslamelle (Abb. 13); diese werden anschließend auf die jeweilige Oberfläche zurückverlagert und darin integriert. Nachfolgend werden wesentliche Irrtümer aus der embryologischen Literatur aufgelistet:

1. Die Rückbildung der Schlundtaschen und Kiemenfurchen wird gewöhnlich als einfache Abflachung dieser Rinnen dargestellt. Das ist jedoch falsch, denn sie erfolgt immer über die folgenden drei Stadien:
   Stadium I = Stadium der Verschlußmembranen (VM) 1 bis 4: Obwohl sie allgemein bekannt sind, werden die VM auch auf vielen relevanten Abbildungen der jüngsten Literatur nicht dargestellt [82, 124].
   Stadium II = Stadium der äußeren und inneren Verbindungslamellen (VL 1 bis 4: Auch diese 16 Epithelduplikaturen werden weder im Text genannt noch in den zumeist graphischen Darstellungen dieser Entwicklung gezeigt. Ihr histologischer Nachweis gelingt jedoch problemlos, wenn man das entsprechende Entwicklungsalter sowie die geeignete Schnittrichtung und -höhe durch die Kiemenbogenregion wählt (Abb. 78b). Es sind offenbar diese noch

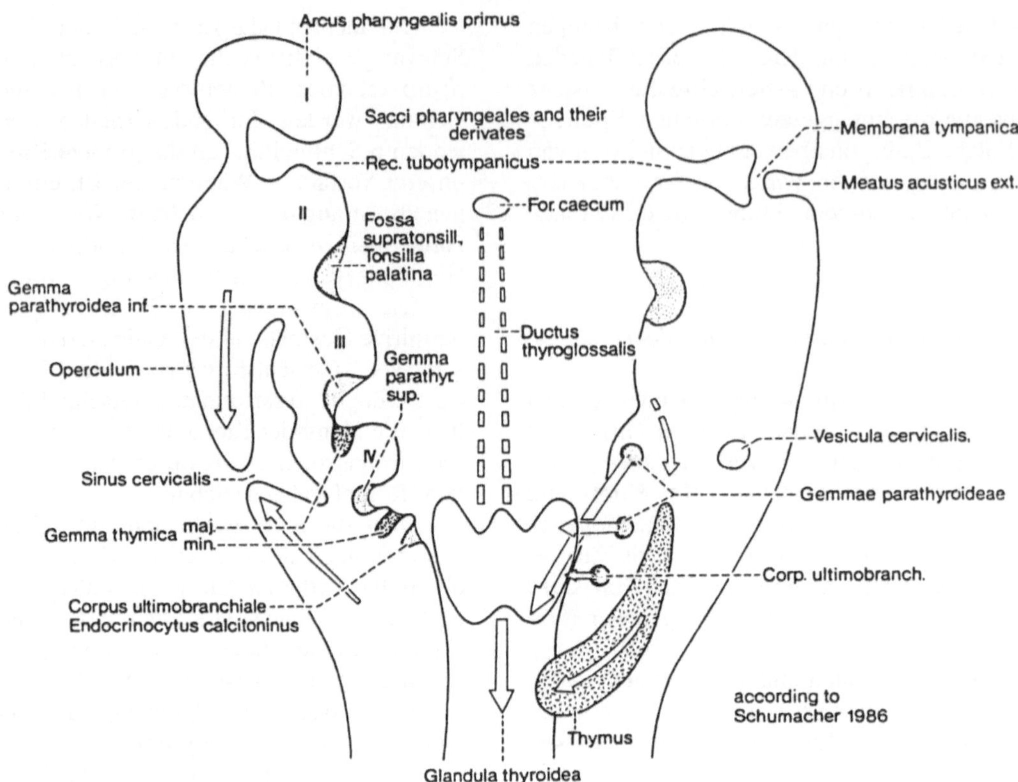

Abb. 12. Herkömmliche Darstellung der Umwandlung der Kiemenbogenregion in definitive Gesichts- und Halsstrukturen (Aus: Lang [196], Abb. 72). Sie enthält zahlreiche fehlerhafte Vorstellungen: 1. Der Gehörgang ist kein Rest der 1. Kiemenfurche. 2. Die Tuba auditiva ist kein Rest der 1. Schlundtasche. 3. Einen Abschluß des Sinus cervicalis zur Vesicula cervicalis gibt es nicht. 4. Ein Deszensus der Gl. thyroidea, Gll. parathyroideae und des Thymus findet nicht statt. 5. Die für die Teratogenese relevanten Mesenchymlücken und Epithelduplikaturen (Verschlußmembranen) an den Kiemenbogengrenzen 1 bis 4 sind nicht dargestellt. 6. Die äußeren und inneren Verbindungslamellen und ihre Verlagerung werden nicht erwähnt

in der Gewebstiefe befindlichen, passageren äußeren und inneren Verbindungslamellen, die von manchen Autoren [162] als Ductus cervico-branchialis und als Ductus pharyngo-branchialis bezeichnet werden. Stadium III = Stadium der vollständigen Rückverlagerung aller äußeren und inneren Verbindungslamellen auf die äußere bzw. die innere Körperoberfläche. Sie erfolgt an der Kiemenbogengrenze 1 des menschlichen Keimlings vom 33. bis 35. Tag (Abb. 13c). Die theoretische Embryologie liefert für diese Embryonalbewegung überzeugende Beweise. Auch die nachfolgenden Aussagen beruhen auf Irrtümern, die am Embryo des entsprechenden Alters sogar direkt als solche erkennbar sind.:

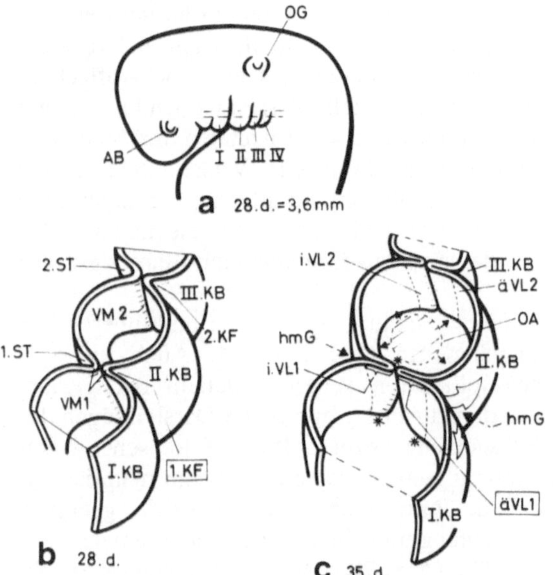

◀ **Abb. 13a–c.** Rückbildung der Kiemenfurchen (*KF*) und Schlundtaschen (*ST*) in schematischer Darstellung. **a** Kopf eines menschlichen Keimlings mit den Kiemenbögen (*KB*) *I bis IV*, *OG* Ohrgrube, *AB* Augenbecher. **b** Horizontalschnitt durch die vorderen Kiemenbögen und die sie begrenzenden KF und ST (isolierte Darstellung der Epithelbedeckung), *VM* Verschlußmembran. **c** Ausbildung der äußeren (*äVL*) und inneren (*iVL*) Verbindungslamellen und ihre Verlagerung auf die äußere bzw. innere Körperoberfäche (*weiße Pfeile*), *OA* Ossikulaanlage, *hmG* hyomandibuläre Grenze

2. Das Trommelfell soll aus dem dorsalen Ende der VM 1 hervorgehen und der äußere Gehörgang ein Rest der 1. Kiemenfurche sein. Es wird nachgewiesen werden, daß beide Schalleitungsstrukturen hyoidale Neubildungen sind, die erst nach der Rückverlagerung der äußeren und der inneren VL 1 und damit nach dem Verschluß der Kiemenfurche und Schlundtasche entstehen. Beide liegen sie der hyomandibulären Grenze jedoch unmittelbar kaudal an (Abschn. 3.1.4).
3. Der Recessus tubo-tympanicus ist dementsprechend auch kein Rest der 1. Schlundtasche, sondern ebenfalls eine Neubildung, die normalerweise erst nach der Rückbildung der inneren VL 1 entsteht (s. Abschn. 3.1.4).
4. Die sog. Halsbucht (Sinus cervicalis) entsteht vom Ende der 5. Woche an durch den Wachstumsrückstand der Kiemembögen III und IV aus der ektodermalen Oberfläche dieser Kiemenbögen einschließlich der Kiemenfurchen 2 bis 4 durch das Darüberwachsen des hyoidalen Operkularfortsatzes. Der Sinus cervicalis soll dabei „in die Tiefe versenkt" werden, wobei aus ihm angeblich die sog. „Vesicula cervicalis" entsteht. Diese Vorstellung einer regelmäßigen physiologischen Epithelversprengung in die mesenchymale Gewebstiefe hinein findet sich auch heute noch in allen Embryologie-Lehrbüchern. Das ist erstaunlich, denn es gehört zu den Erfahrungen eines jeden Chirurgen, besonders jedoch der HNO-Ärzte und Neurochirurgen, daß (kongenital oder iatrogen verlagertes) dystopes Oberflächenepithel, das die genetische Determinierung zur Bildung von verhornendem Plattenepithel besitzt, leider weder beim Embryo noch beim Adulten zugrunde geht. Daraus entstehen vielmehr (Epi-)Dermoide bzw. kongenitale (primäre) und sekundäre Cholesteatome, die an den verschiedensten mesenchymalen Nahtstellen des Körpers sowie im Mittelohr und in postnatal erworbenen Narben angetroffen werden können.
   Die „Vesicula cervicalis" ist eine Fiktion! Die embryonale „Halsblase" ist das Resultat einer falschen Interpretation von Querschnitten durch die eng gewordene Halsbucht bei histologischen Schnitten, die in ungünstiger Schnittebene durch die Kiemenbogenregion geführt wurden. Die Auswertung von Serienschnitten liefert den direkten Beweis und die theoretische Embryologie indirekte Beweise dafür, daß auch das Ektoderm der Halsbucht während der weiteren Halsentwicklung auf die Oberfläche zurückverlagert wird. Das verdeutlichen die klaren Pathogenese-Vorstellungen der präaurikulären Anhänge, der lateralen Halsanhänge sowie der kompletten Fisteln der Kiemenbogengrenzen 1 bis 3 bzw. (4), die durch diese bisher unbekannte Embryonalbewegung in Form einer Rückverlagerung der äußeren Verbindungslamellen 1 bis 3 auf die Gesichts- bzw. Halsoberfläche entstehen (s. entsprechende Abschnitte).
5. Aus dem gleichen Grunde gehen vom sog. „Sinus cervicalis" auch nicht die lateralen Halsfisteln und Halszysten aus.

3.1.2 Axiale Kiemenbogenstrukturen (Stützspangen, Arterien, Nerven)

Zu den axialen Kiemenbogenstrukturen gehören jeweils ein Stützgerüst in Form einer Knorpelspange, ein axialer Kiemenbogennerv sowie eine Kiemenbogenarterie. Diese Strukturen spielen bei der Pathogenese sowie bei den klinischen Erscheinungsbildern der Dysplasien und Dystopien des Gesichtes und des Ohres eine entscheidende Rolle.

3.1.2.1 Kiemenbogenarterien

Ab Ende der 3. Embryonalwoche werden beim menschlichen Embryo, parallel mit dem Erscheinen der Kiemenbögen, von rostral nach kaudal fortschreitend, 6 paarige Kiemenbogenarterien ausgebildet. Wegen der Mesenchymlücken und Epithelduplikaturen an den Kiemenbogengrenzen sind sie etwa bis zur Mitte der 6. Embryonalwoche Endarterien. Während einer genetisch vorgegebenen Zeitspanne hängen also von der normalen Funktion einer Kiemenbogenarterie das Volumenwachstum und die Differenzierung aller Strukturen ab, die aus dem von ihr versorgten Gebiet hervorgehen. Das ist insofern von Bedeutung, als die Arterien der Kiemenbögen I und II nur passager vorhanden sind und durch andere Gefäße ersetzt werden. Bei einer vorzeitigen Involution einer Kiemenbogenarterie kommt es zum metabolischen Defizit und damit zur Unterentwicklung (Dysplasie) aller Derivate des entsprechenden Kiemenbogens. (Die Kleinheit des Embryos in der 5. und 6. Woche gestattet jedoch im ischämischen Bereich noch eine minimale Versorgung durch Diffusion und sichert damit das Überleben seiner Zellen.) Die Analyse solcher Dysplasien eines einzelnen Kiemenbogens gibt deshalb sichere Aufschlüsse über die branchiale Zugehörigkeit solcher Strukturen, deren Abstammung von diesem oder jenem Kiemenbogen allein mit embryologischen Untersuchungsmethoden bisher nicht geklärt werden konnte (s. Abschn. 3.2.3).

3.1.2.2 Meckel- und Reichert-Knorpelblastem

Der sehr kräftige Meckelsche Knorpel gilt als Stützspange des Mandibularbogens, und der viel grazilere Reichertsche Knorpel als diejenige des Hyoidbogens.

Tabelle 3. Arterielle Versorgung der Kiemenbögen

Ursegmente	Tag p.c.	mm SSL	Mandibularbogen (I. KB)	Hyoidbogen (II. KB)
20–28	25.–27.	3,75–4,05	A. mandibularis	A. hyoidea
30–38	28.–ca. 32.	4,20–ca. 5,0	A. pharyngea ventralis (= ventr. Rest der A. mandibularis)	A. hyoidea ↓
	ca. ab 33.	ca. 6,0	A. pharyngea ventralis + A. stapedia ← ← (an der Schädelbasis durchs Stapesblasten nach rostral verlaufend)	↓ ← Truncus hyostapedialis ↓
	ca. ab 35.	ca. 8,0	A. stapedia versorgt mit eigenen Ästen den prox. und mittleren Mandibularbogenabschnitt (bis Mitte der 7. Woche): → Ram. supraorbitalis → Ram. maxillaris → Ram. mandibularis A pharyngea ventralis versorgt stets die distalen Abschnitte beider Kiemenbögen weiter und persistiert als A. carotis externa	A. hyoidea (bis Ende der 7. Woche nur noch proximalen Hyoidbogenabschnitt = Ohrblasteme versorgend) (KB = Kiemenbogen)

Die von Anfang an rudimentären Stützgerüste der beiden kaudalen Kiemenbögen tragen keine Eigennamen. Die Blasteme der beiden Knorpel sind etwa ab 31./32. Tag p.c. nachweisbar [292] und existieren danach noch etwa 10 bis 11 Tage lang als bindegewebige Blasteme. Erst Ende der 6. Woche erfolgt ihre Umwandlung in Knorpel.

Die Pathogenese der Ohrdystopien (Abschn. 3.2.3.1) und die fehlende Teilnahme dieser Knorpelanlagen an der Rostralkrümmung der sie beherbergenden Kiemenbögen in der 5. und 6. Embryonalwoche (Abschn. 3.1.3) führen zu dem zwingenden Schluß, daß bereits die frühen Blasteme des Meckelschen und des Reichertschen Knorpels noch *vor* der Ausbildung von starrem Knorpel durch einen speziellen Mechanismus versteift werden und eine Stützfunktion wahrnehmen. Ihr struktureller Aufbau und der Stoffwechsel ihrer Zellen scheinen die Bildung und Aufrechterhaltung eines erhöhten Turgors im Inneren des Blastems, das mit einer Dichten, membranartigen Hülle umgeben ist, zu ermöglichen [252]. Dies geschieht wahrscheinlich über die vermehrte Bindung von Wasser im Interzellularraum, wodurch der Innendruck erhöht und das spnagenförmige Blastem wie ein Wasserkissen versteift wird. Das ist an eine ständige Energiezufuhr und damit wiederum an eine normale arterielle Versorgung der Kiemenbögen gebunden. Bei einer Dysfunktion der Kiemenbogenarterie (vorzeitige Involution) erschlafft die Stützspange und wird zwischen den pulsierenden Anlagen des Gehirns und des Herzens zusammengepreßt. Einer solchen Verkürzung unterliegt besonders das kräftige Blastem des Meckelschen Knorpels, wodurch eine Überkrümmung des Hyoidbogens und Dystopien des Felsenbeins und der anderen Ohrstrukturen entstehen (s. Abschn. 3.2.3.1).

Auch die Ossikula der Säuger sind zweifellos Derivate dr axialen Kiemenbogen-Stützspangen. Seit mehr als 100 Jahren existieren jedoch bei den Embryologen unterschiedliche Auffassungen über diesen oder jenen branchiogenen Ursprung der Ossikula [54, 135, 136, 137]. Dafür gibt es vorwiegend zwei Ursachen: Zum einen wird der Verlauf der hyomandibulären Grenze schon sehr früh unsichtbar, wenn die Epithelduplikaturen an den Kiemenbogengrenzen mehr oder weniger vollständig beseitigt sind und die mesenchymale Fusion zustande gekommen ist. Zu diesem Zeitpunkt beginnen sich aber die Ossikula-Blasteme gerade erst durch dichtere Zellansammlungen vom umgebenden lockeren Mesenchym abzuheben.

Zum anderen existiert schon sehr früh eine innige Verbindung zwischen den Blastemen des Meckelschen Knorpels und des Malleus (beim Menschen etwa ab 32. Tag p.c.). Dieser Befund wurde 1837 von Reichert an Schweineembryonen erhoben und als Beweis für den mandibulären Ursprung von Hammer und Amboß angesehen. Daraus leitete er die Theorie ab, in den beiden Ossikula des Mittelohrs verberge sich das bei den Säugern an der Schädelbasis nicht mehr auffindbare Quadrato-Artikulargelenk. Etwa 100 Jahre später wurde schon wenigstens ein Teil (!) des Hammers und des Amboß, die sog. „interbranchiale Brücke“ [137], aus der sich das Manubrium und der Proc. longus incudis entwickeln, dem Hyoidbogen zugeschrieben. Nur wenige Autoren leiteten aus vergleichend-anatomischen Unter-

Tabelle 4. Derivate des Mandibular- und des Hyoidbogens

Kiemenbogen	Herkömmliche Auffassung: Derivat	Neue Auffassung (s. Abb. 1, 2 u. 18): Derivat
I. (Mandibularbogen):	Unterkiefer und lateraler Oberkiefer mit „sekundärem“ Kiefergelenk (Temporomandibulargelenk), „primäres“ Kiefergelenk ins Mittelohr verlagert: Quadratum ➜ Hammer und Articulare ➜ Amboß Helix ascendens der Ohrmuschel (Streeter 1929)	Unterkiefer, lateraler Oberkiefer, Quadratum: Ablösung von der Schädelbasis ➜ Discus articularis Artikulare ➜ Proc. glenoidalis (articularis) mandibulae
II. (Hyoidbogen):	Nur Proc. long. incudis u. Manubrium (Hanson 1962), Stapes, Ohrmuschel (außer Helix ascendens), Lig. stylohyoidale, obere Hälfte des Zungenbeins, Halshaut?	Hammer, Amboß, Stapes, gesamte Ohrmuschel, Tuba auditiva, Trommelfell, äußerer Gehörgang, Lig. stylohyoidale, obere Hälfte des Zungenbeins, gesamte anteriore Halshaut vor M. sternocleidomastoideus

suchungen den ausschließlich hyoidalen Ursprung aller Ossikula ab [102, 103, 106, 130]. Die theoretische Embryologie verhalf schließlich zur Schlichtung dieses klassischen Streites, wobei mit der Aufdeckung einer bisher unbekannten Verlagerungsbewegung, d.h. durch die Rostralkrümmung der Kiemenbögen I und II [252, 255], die frühe Verschmelzung der ursprünglich getrennten Blasteme des Meckelschen Knorpels und des Hammers nachgewiesen werden konnte (s. Abschn. 3.1.3).

Der Schalleitungsapparat des äußeren und des Mittelohres bildet nicht nur eine funktionelle, sondern auch eine embryonale und eine phylogenetische Einheit, denn er ist ausschließlich hyoidalen Ursprungs (Tabelle 4).

3.1.2.3 Axiale Kiemenbogennerven

Der axiale Nerv verläuft stets kaudal vom axialen Stützgerüstblastem und in dessen unmittelbarer Nähe durch den Kiemenbogen. Bei der Umwandlung der Kiemenbogenregion in das definitive Gesicht bleiben alle Kiemenbogennerven erhalten, was durch ihre vitalen motorischen, sensiblen und sensorischen Leitungsfunktionen im Dienste der Nahrungsaufnahme bedingt ist (Tabelle 5).

Hinsichtlich seines Verlaufs unterscheidet sich der Gesichtsnerv von allen anderen Nerven des Körpers: Er verläßt die schützende Hülle des ZNS nicht über ein Foramen, sondern durch den ca. 3 cm langen und gekrümmten Can. Falloppii im Schläfenbein [16]. Jeder seiner drei Abschnitte verläuft in einer anderen Raumebene:

1. Pars labyrinthica = frontal-horizontal, er endet lateral im Ggl. geniculi (1. peripheres Knie).
2. Pars tympanica = sagittal-horizontal, am dorsalen Ende im 2. peripheren Knie übergehend in die
3. Pars mastoidea = vertikal verlaufend und am For. stylomastoideum endend.

Diese charakteristischen Krümmungen finden sich bei fast allen Wirbeltieren [29, 301]! Ihre Entstehung aus einem anfangs gestreckten Nervenverlauf ist während der frühen Embryonalperiode genau zu verfolgen (Abb. 14). Jedoch über ihre Ursache gibt es diverse Hypothesen [306], wobei von allen Autoren eine Verschiebung der Pars mastoidea nach kaudal angenommen wird.

Im Gegensatz zu diesen Auffassungen kann mit Hilfe der theoretischen Embryologie nachgewiesen werden, daß die Krümmungen duch eine Rostralverlagerung der Pars labyrinthica entstehen. Die Begründung dafür wird im folgenden Abschnitt gegeben.

3.1.3 Rostralkrümmung der Kiemenbögen I und II unter dem Einfluß der frühen Gehirnentwicklung

Die embryonale Materialverschiebung, welche die Entstehung der Fazialiskrümmungen bewirkt, steht am Ende einer ganzen Kausalkette von Embryonalbewe-

Tabelle 5. Kiemenbogennerven

Kiemenbogen	Nerv	Leitungsqualitäten	ausgelöste Aktivitäten
I. (Mandibularbogen)	N. trigeminus	sensibel/motorisch	Fühlen (Lippen, Barthaare), Kaumuskeln
II. (Hyoidbogen)	N. facialis Pars intermedia	motorisch/sensorisch	Lippen-, Wangenmuskeln Schmecken
III.	N. glossopharyngeus	motorisch/sensibel/sensorisch	Schlucken, Schmecken
IV.	N. vagus	motorisch/sensibel/sensorisch	Schlucken, Atmen

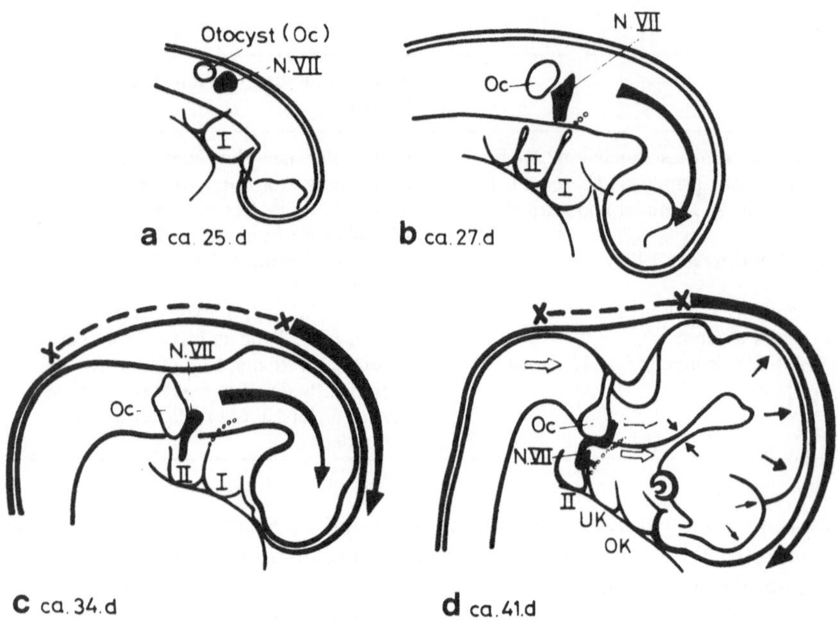

Abb. 14a–d. Rostralshift der rhombenzephalen Hirnhüllen (*große schwarze Pfeile*), der Nacken- und Brückenbeuge der Gehirnanlage (*weiße Pfeile*) und der proximalen Abschnitte des Mandibular- und Hyoidbogens als Folge des Volumenwachstums des Mes- und des Telenzephalons (*kleine schwarze Pfeile*). Dabei entstehen der tympanale Abschnitt des N. facialis und die beiden Nervenkrümmungen im Fazialiskanal. *Oc* Otozyste, *N.* VII N. facialis, *I, II* Kiemenbögen, *OK* Proc. maxillaris, *UK* Proc. mandibularis. Schematische Darstellung der Gehirnanlage und der Kiemenbogenregion bei menschlichen Embryonen unterschiedlichen Alters

gungen [252, 255]. Der Motor dafür sind die Zellproliferationen, die ab Mitte der 5. Embryonalwoche das gewaltige Volumenwachstum der Anlagen des vorderen Met- und des Mesenzephalons bewirken. Dabei entsteht die Scheitelbeuge, die das Kopfrelif in dieser Periode immer mehr dominiert. Die rostral sehr dringend benötigten Hirnhüllen werden aus dem kaudalen Abschnitt der langen rhombenzephalen Anlage herangezogen, wobei diese mittels ziehharmonikaartiger Faltung verkürzt wird. (Diese Mobilisierung vorhandener Reserven bedeutet Entwicklungsökonomie.) Dabei entstehen die Nacken- und die Brückenbeuge, die beide gleichzeitig nach rostral verlagert werden. An diesem Rostralshift nehmen neben den dorsalen auch die basilateralen Hirnhüllen, die hier von den proximalen Abschnitten des Mandibular- und des Hyoidbogens geliefert werden, teil (Tabelle 6).

In dieses Rostralshift der basilateralen Hirnhüllen ist auch die bläschenförmige Labyrinthanlage auf jeder Körperseite involviert. Diese liegt bei ihrer Abschnürung vom Oberflächenektoderm Ende der 4. Woche dorsal von der 2. Kiemenfurche. Ab Mitte der 5. Woche erlebt sie mit den shiftenden Hirnhüllen eine allmähliche Rostralverlagerung, und nach ca. 10 Tagen (Ende der 6. Woche) hat sie ihre definitive Position dorsal von der 1. Kiemenfurche erreicht (Abb. 14). Während dieser Zeit umwachsen die beiden Ausstülpungen des Labyrinthbläschens, die spätere Pars vestibularis und die Pars cochlearis, gabelförmig den N. facialis und schieben ihn bei der Rostralverlagerung vor sich her. Da dessen Radix mit der Brückenbeuge synchron verlagert wird, nimmt der ganze zentrale Nervenabschnitt am Rostralshift teil.

Der periphere Nervenabschnitt kann dieser Rostralverlagerung wegen seiner Lage kaudal von der versteiften und daher unbeweglichen Anlage des Reichertschen Knorpels nicht folgen. Die Bewegungsdifferenz der beiden Nervenabschnitte führt zur Entstehung des dazwischengeschalteten, sagittal-horizontalen (tympanalen) Nervensegmentes. An seiner absoluten Länge ist das Ausmaß des Rostralshifts der Brückenbeuge und der basilateralen Hirnhüllen zu jedem Zeitpunkt direkt ablesbar und meßbar (Abb. 14).

In der anterioren Kanalwand des tympanalen Nervensegmentes kommen Knochenlücken (Dehiszenzen)

Tabelle 6. Entstehung der Fazialiskrümmungen als Folge einer Kausalkette von Entwicklungsbewegungen (Synopsis)

Motor: Starkes Volumenwachstum der Anlage des anterioren Met- und des Mesenzephalons Folge: Rostral besteht ein dringender Mehrbedarf an Hirnhüllen
↓
Lösung: Verlagerung bereits vorhandener Hirnhüllen von kaudal nach rostral (Entwicklungsökonomie). Das wird durch Faltung und Verkürzung der langen rhombenzephalen Hirnanlage ermöglicht (Ausbildung und Rostralverlagerung der Nacken- und Brückenbeuge).
↓
Rostralkrümmung der proximalen Anteile der Kiemenbögen I und II (= basilaterale Hirnhüllen)
↓
Rostralshift der Labyrinthanlage und der Pars labyrinthica des N. facialis
↓
Blockerung der Rostralverlagerung des peripheren Nervensegments durch die Anlage des Reichertschen Knorpels Folge: Bewegungsdifferenz beider Nervenabschnitte bewirkt Entstehung des mittleren, sagittalen, tympanalen Nervensegments

in 50 bis 70% aller Fälle vor [28, 48, 80, 108]! Über ihre Entstehungsursache sind die Meinungen sehr kontrovers [18, 33, 176, 201]. Sie lassen sich jedoch zwanglos auf die geschilderte Entwicklungsdynamik zurückführen: Das etwas schräg, von hinten-unten nach vorn-oben, auswachsende sagittale (tympanale) Nervensegment verdrängt das vor ihm befindliche Mesenchym im Rahmen der biologischen Schwankungsbreite des Rostralshifts mehr oder weniger stark. Auf diese Weise bleibt für die später daraus entstehende knöcherne Kanalwand eine wechselnd starke Mesenchymschicht übrig. Beim Grenzbefund zum Pathologischen, d.h. am Ende dieser physiologischen morphologischen Reihe, ist die Nische des ovalen Fensters durch den vorverlagerten Nerven besonders eng. Bei einer übernormalen Rostralverlagerung (Overshift) des Nerven (s. Abschn. 3.2.3.1) kann die anteriore Knochenbedeckung vollständig fehlen. Ja, der allseits nackte Nerv kann sogar über das ovale Fenster hinweg ziehen (wobei er partiell oder total die Entwicklung des Stapes kompetitiv hemmt) oder sogar vor dem normal entwickelten Stapes durch die vordere Pauke verlaufen [96, 113]. Befunde mit solchen anormalen Nervenverläufen bilden eine teratologische Reihe, die sich kontinuierlich an die physiologische morphologische Reihe anschließt (Abb. 56).

Das Gesamtspektrum aller physiologischen und pathologischen Positionen des tympanalen Fazialissegmentes liefert einen besonders anschaulichen Beweis für das Rostralshift der proximalen Hyoidbogenregion.

Die proximale Region des Mandibularbogens nimmt ebenfalls an diesem Rostralshift teil. Das ist an der Rostralverlagerung der Nervenwurzel und am daraus resultierenden progredienten Schrägverlauf des Nerven sehr gut ablesbar (Abb. 14).

Die Rostralkrümmung der Kiemenbögen I und II ist eine Embryonalbewegung, die gravierende Lageveränderungen der frühen Anlagen des äußeren und des Mittelohres bewirkt. Diese sind in der Vergangenheit von den Embryologen nicht erkannt worden, wodurch ihnen zahlreiche Irrtümer unterlaufen sind:

1. Verkennung des ausschließlich hyoidalen Ursprungs aller Ossikula und der gesamten Ohrmuschel (Abschn. 3.1.4).
2. Formulierung der Reichert-Gauppschen Theorie über den angeblichen Funktionswandel und Ortswechsel der Ossikula des primären Kiefergelenks (Quadratum und Artikulare) zu Hammer und Amboß (Abschn. 3.1.4 und 3.3).
3. Verkennung der Ursachen für die Entstehung der Fazialiskrümmungen und -dystopien sowie der Dystopien des Felsenbeins und der Ohrmuschel (auch Abschn. 3.2.1.3).
4. Verkennen der Ursachen der Ohrmuschelrotation um die Transversalachse (neben ihrer Rotation um die Sagittalachse).

3.1.4 Entwicklung des äußeren und des Mittelohres

An der Ausbildung des Schalleitungsapparates sind alle drei Keimblätter, die in der Kiemenbogenregion in enger räumlicher Nachbarschaft vorkommen beteiligt. Jedes Keimblatt liefert dabei ganz bestimmte Strukturen. In diesem Prozeß üben die mesenchymalen Ossikula-Anlagen eine Schrittmacherfunktion aus, indem sie einerseits im Endoderm die Bildung der Tuba auditiva und andererseits im Ektoderm die des äußeren Gehörganges induzieren.

3.1.4.1 Morphogenese der Ossikula

Über die Morphogenese der Ossikula hielten sich gravierende Unklarheiten bis in unsere Zeit. Man übersah, daß die Entwicklung der Ossikula-Blasteme schon beginnt, bevor sie sich als dichtere Zellaggregationen vom diffusen Mesenchym abheben. Die theoretische Embryologie, besonders die Bestimmung der teratogenetischen Terminationsperiode der Ohrdysplasien, gestattet aber bereits konkrete Aussagen über das davor gelegene Entwicklungsstadium.

Stadium I (bis Ende der 5. Woche): *Unsichtbare Präformierung der Ossikula-Anlagen.* Bereits in dieser Periode des „diffusen Mesenchyms" werden neben den Körpern der Gehörknöchelchen auch schon ihre Processus als zarte Zellbrücken präformiert. Schon in diesem Stadium kann eine Stoffwechselstörung (bei vorzeitiger Involution der A. hyoidea) nutritive Ossikula-Dysplasien erzeugen.

Bereits gegen Ende dieser ersten Entwicklungsphase werden die gerade sichtbar werdenden Blasteme von der Anlage des Reichertschen Knorpels abgegliedert, indem die sog. „interbranchiale Brücke" [137] unterbrochen wird. Nach der Beseitigung dieser Verankerung nehmen alle drei Ossikula-Blasteme nunmehr am allgemeinen Rostralshift innerhalb des proximalen Hyoidbogenabschnitts teil [252, 255]. Dabei stoßen sie auf das zu dieser Zeit noch sehr schmale, proximale Ende des noch bindegewebigen, jedoch stoffwechselaktiv versteiften Blastems des Meckelschen Knorpels, mit welchen das Hammerblastem fusioniert (Abb. 15 und 16). Diese anfangs sehr zarte Verbindung wird in der Folge immer breiter, wodurch im Knorpelstadium der Eindruck besteht, als sei der Hammer das proximale Gelenkstück des Meckelschen Knorpels (d.h. das Artikulare).

Stadium II (Mitte der 6. bis Ende der 7. Woche): *Sichtbare Zellkondensation und Gestaltentwicklung.* Diese Entwicklungsphase wird allgemein für das früheste Stadium gehalten [17]. Jetzt „findet" der auswachsende Proc. longus inc. sein „Ziel", das Capitulum stapedis, indem die unsichtbar präformierten zarten Zellbrücken zwischen den Blastemen proliferieren.

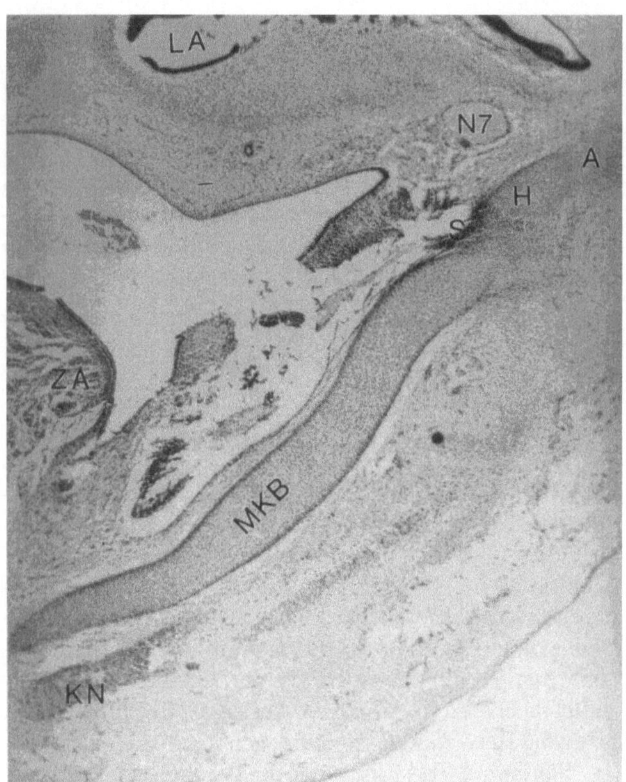

Abb. 15. Frontalschnitt durch die Mandibularbogenregion eines etwa 39 Tage alten menschlichen Keimlings (Präparat 4-27-8). Das Meckel-Knorpelblastem (*MKB*) ist längs geschnitten. Die vom Reichert-Knorpelblastem abgegliederten und am Rostralshift teilnehmenden hyoidalen Anlagen von Hammer (*H*) und Amboß (*A*) liegen dem proximalen Ende des MKB an. Im Bereich der Verschmelzungszone zwischen Hammer und MKB ist eine deutliche Stufe (*S*) erkennbar. *KN* desmaler Unterkieferknochen, *LA* Labyrinthanlage, *ZA* Zungenanlage, *N7* Nervus facialis (tympanales Segment)

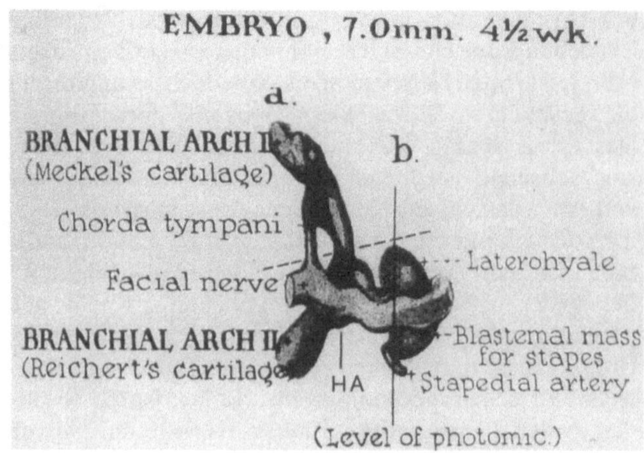

Abb. 16. Rekonstruktionsmodell der noch bindegewebigen Blasteme des Meckel- und des Reichert-Knorpels einschließlich der Ossikulaanlagen sowie des N. facialis (tympanales Segment) bei einem menschlichen Keimling von 7 mm SSL = etwa 34. Tag. Ansicht von links. – Der Verlauf der hyomandibulären Grenze (*hmG* — – –) wurde nach der Abb. der Schnittebene b (hier nicht wiedergegeben) ergänzt. Das (von den Autoren nicht gekennzeichnete) kugelige Hammer-Amboß-Blastem (*HA*) befindet sich innerhalb des Hyoidbogens zwischen dem des Reichert-Knorpels und des Stapes. An der hmG steht es mit dem Meckel-Knorpelblastem bereits in schmaler Verbindung. (Aus: Hanson [137], Abb. 1, ergänzt)

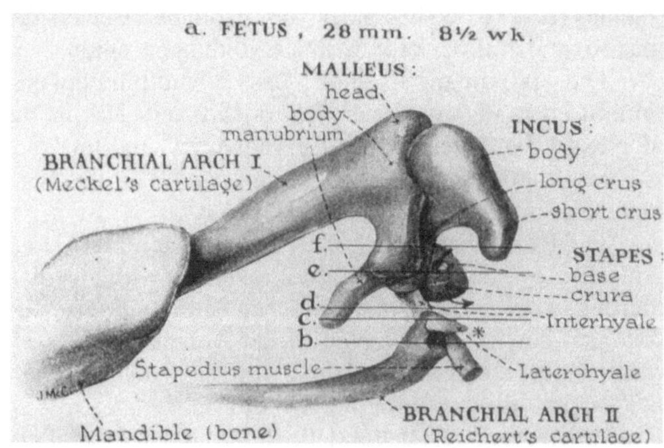

Abb. 17. Rekonstruktionsmodell der bereits knorpeligen Viszeralbogensstützskelette I und II bei einem menschlichen Keimling von 28 mm SSL = etwa 8 1/2 Wochen p.c. Der Meckel-Knorpel ist jetzt breit und fugenlos mit der Hammeranlage verbunden. Die große Form der Ossikula und das Inkudomalleargelenk sind ausgebildet. (Aus: Hanson [137], Abb. 18)

Das hyoidale, kugelige Stapesblastem, durch das die A. stapedia hindurchzieht, verschmilzt Mitte bis Ende der 6. Embryonalwoche mit der Lam. stapedialis der Labyrinthkapsel. Dabei entsteht die häufig zu beobachtende Vorwölbung der hinteren Fußplattenhälfte in das Vestibulum, Stapes bullatus genannt [54, 121, 342]. Sie gilt als ein weiterer Beweis für das Rostralshift des Labyrinthes [115]: Während das vestibulo-stapediale Fusionsgebiet dem Rostralshift unterliegt, bremst die Anlage der Stapediussehne (die Ende der 6. Woche sichtbar wird und von dorsal am Stapeshals inseriert) diese Mitbewegung des Stapesblastems. Dieses wird passiv gedreht, wobei sein hinterer Schenkel in Richtung Vestibulum gedrückt und sein vorderer Schenkel aus diesem herausgezogen wird.

Stadium III (ab Ende der 7. Woche): *Blastemwachstum, Vorknorpel- und Knorpelstadium.* Während dieser langen Periode steht das Wachstum im Vordergrund [14, 135, 137]. Das bereits im Stadium I präformierte Hammer-Amboßgelenk wird durch eine Rille auf der Oberfläche des Knorpelblastems sichtbar [11, 17] (Abb. 17).

Stadium IV (16. bis 32. Woche): *Osteogense* [14, 26, 287]. Sie startet bei jedem knorpeligen Gehörknöchelchen-Blastem an einem einzigen Zentrum und ist kurz vor der Geburt beendet. Die kleinsten Knochen des Körpers haben bis dahin ihre definitive Größe erreicht!

Zwischen der 15. und 25. Woche degeneriert die frühembryonal entstandene breite Verbindung zwischen Hammer und Meckelschem Knorpel. Aus ihr entsteht das Lig. mallei anterior, das bald von einem nadelförmigen Deckknochen, dem Proc. anterior mallei (FOLII sive gracilis) umgeben wird, der mit dem Mittelstück des Hammers verschmilzt. An der breiten Basis des Processus inseriert der ebenfalls vom Mandibularbogen abstammende M. tensor tympani. Die Fusionszone zwischen diesem Deckknochen (Proc. anterior) und dem Ersatzknochen (Malleus) entspricht der hyomandibulären Grenze im Bereich der Ossikulakette.

Die Umwandlung des Reichertschen Knorpels in die definitiven Strukturen erfolgt erst gegen Ende der Schwangerschaft. Sein proximales Ende ossifiziert zum Proc. styloides, sein distales Ende zum kleinen Zungenbeinhorn und zum oberen Anteil des Zungenbeinkörpers [11]. Der Mittelteil atrophiert zum Lig. stylohyoideum (Abb. 18).

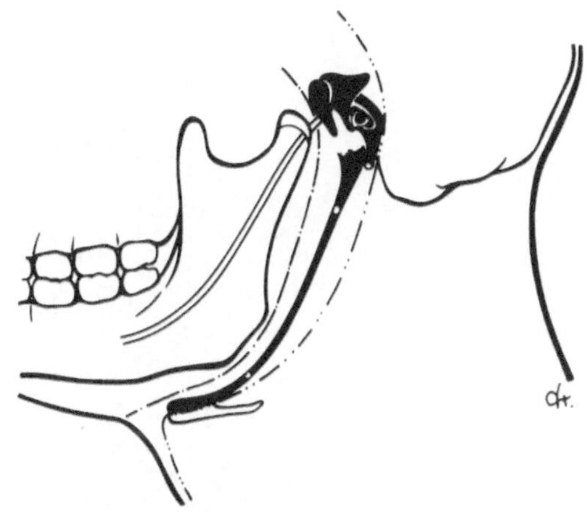

Abb. 18. Derivate des Hyoidbogen-Stützgerüstes, d.h. des Meckel-Knorpels der Säuger (*schwarz*) beim Menschen (schematische Darstellung). Dazu gehören alle Ossikula, die laterale Wand des Fazialiskanals, der Proc. styloides, das Lig. stylohyoideum, das Cornu minus und die obere Körperhälfte des Zungenbeins

3.1.4.2 Entwicklung des tubo-tympanalen Raumes und des äußeren Gehörganges

Mitte der 6. Woche sind die äußere und die innere Verbindungslamelle 1 auf die jeweilige Epitheloberfläche zurückverlagert [150] (Abb. 19a). Zu dieser Zeit nehmen die großen, gerade sichtbar gewordenen Ossikulablasteme noch den gesamten Querschnitt des Hyoidbogens ein. Jetzt berühren und fixieren sie das Schlunddarm-Endoderm auf der einen und das Oberflächenektoderm auf der anderen Seite [314]. Beim Breitenwachstum der Schädelbasis (Gehirnentwicklung!) werden die Ossikulablasteme allmählich nach lateral verlagert; dabei ziehen sie das Schlundepithel als Rec. tubotympanalis, d.h. als eine röhrenförmige Neubildung hinter sich aus [133, 342] (Abb. 19b). Das laterale, ossikulanahe Ende stellt die primitive Paukenhöhle dar, die von Anfang an mit der noch kleinen Gehörgangsplatte (s.u.) am Rande der Ossikulaanlage in Kontakt steht.

Die Gehörgangsentwicklung beginnt etwa am 38./39. Tag p.c. (11 mm SSL), wenn sich unmittelbar kaudal vom mandibulären 2. Ohrhöcker (s.u.) auf der hyoidalen Seite der Kiemenbogengrenze 1 ein kleiner Wulst nach lateral vorwölbt. Er wird als Zentralwulst [148] oder Trommelfellhügel [150] bezeichnet. Er wird durch das gemeinsame Hammer-Amboß-Blastem hervorgerufen, sobald dieses eine kritische Mindestgröße erreicht hat. Gemeinsam mit diesem Blastem wird auch der Hügel allmählich größer. In diesem umschriebenen Bereich wird das Oberflächenektoderm an der Unterlage fixiert und das Mesenchymwachstum verhindert,

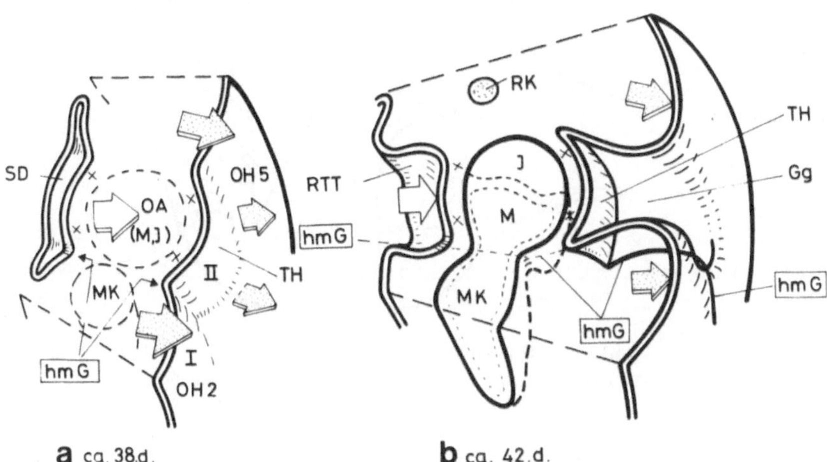

Abb. 19a, b. Entwicklung des äußeren Gehörgangs (*Gg*) und der Tuba auditiva (schematisch). **a** Beginn der Gehörgangsentwicklung durch Vorwulstung (*gepunktete Pfeile*) des Gewebes rund um den Trommelfellhügel (*TH*). **b** Bildung des Rec. tubotympanicus (*RTT*) durch Ausziehung des Schlunddarmes (*SD*) nach lateral bei der Lateralverlagerung (*weißer Pfeil*) der Ossikulaanlagen (*OA*) im Rahmen des Kopfwachstums. *I* Mandibularbogen, *II* Hyoidbogen, *hmG* hyomandibuläre Grenze, *OH* Ohrhöcker, *M* malleus, *J* Inkus-Blastem, *MK* Meckel-Knorpel, *RK* Reichert-Knorpel

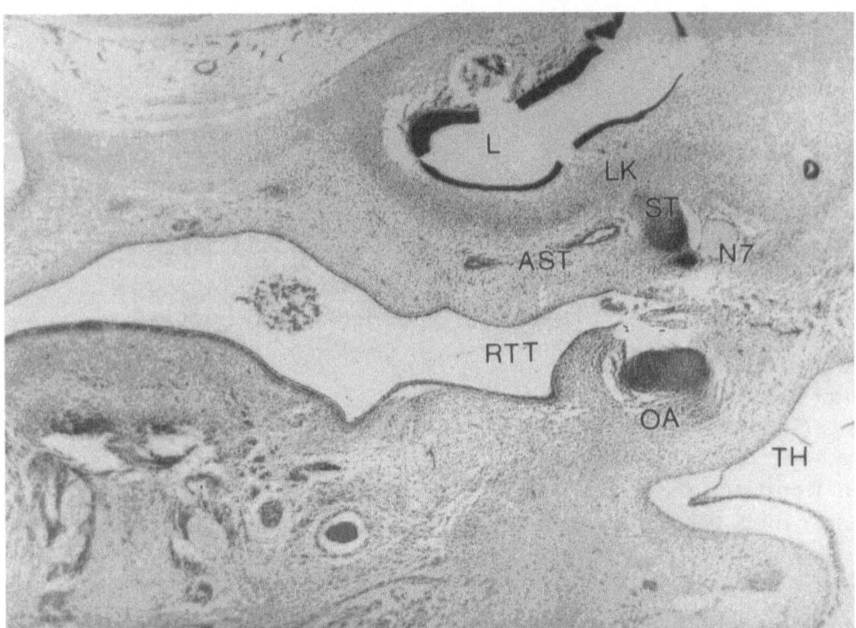

Abb. 20. Frontalschnitt in Höhe der Mittelohrregion bei einem etwa 39 Tage alten menschlichen Keimling (Präparat 4-23-2). Die Hammer-Amboß-Anlage (*OA*) steht sowohl mit dem Rec. tubotympanicus (*RTT*) als auch mit dem Trommelfellhügel (*TH*) in unmittelbarem Kontakt (erkennbar an der Vorwölbung der inneren und äußeren epithelialen Oberfläche). Die Stapesanlage (*ST*) berührt bereits die Labyrinthkapsel (*LK*). *AST* A. stapedia, *L* Labyrinth, *N7* N. facialis

wohingegen dieses in der unmittelbaren Nachbarschaft rings um den Trommelfellhügel herum ungehindert nach lateral proliferieren kann. Auf diese Weise entsteht der äußere Gehörgang durch appositionelles Wachstum von Mesenchym und Ektoderm als eine Neubildung (Abb. 19 und 20), und im Gegensatz zu den Aussagen der Embryologie-Lehrbücher stellt er keinen Rest der 1. Kiemenfurche dar [150, 224, 343].

Die Lage des Trommelfellhügels entspricht etwa jener des späteren Proc. brevis (lateralis) mallei. Von hier aus wachsen die oberen und unteren Anteile des Hammers aus, und gleichzeitig ist es das Proliferationszentrum für das spätere Trommelfellwachstum. Durch allmähliche Neigung des Trommelfellhügels gegen den Gehörgangsboden und die gegenseitige Berührung beider Epithelschichten entsteht die bilamellare epitheliale Gehörgangsplatte. Später erhält dieser medialste Gehörgangsabschnitt sein ursprüngliches Lumen wieder zurück [150]. Auch der laterale Gehörgangsteil verliert durch eine starke Epithelproliferation vorübergehend sein Lumen und wird erst Ende des 5. Monats rekanalisiert.

Das Lumen der oberen Paukenhöhle wird erst nach der Ossifikation der Ossikula gebildet. Etwa ab der 22. Woche wird das Mesenchym um die Ossikula herum allmählich zurückgebildet. Bei seinem Zurückweichen in Richtung auf das Antrum zu zieht es das Endothel der primären Paukenhöhle hinter sich her. Dieses legt sich, von vorn kommend, eng um die Ossikula, die Bänder und die beiden Sehnen der Binnenohrmuskeln herum, wobei es in vier Einzelsäckchen aufgespalten wird [279]. Indem sich diese zarten Endothellamellen hinter den genannten epitympanalen Strukturen wieder aneinanderlegen, entstehen mesenterialartige zarte Schleimhaut-Duplikaturen, die geringe Mesenchymreste mit Gefäßen zwischen sich einschließen (Abb. 21).

Die Pneumatisation des Antrums vollzieht sich etwa ab der 29. Woche und ist erst einige Monate post partum beendet [11]. Von hier aus startet die weitere Pneumatisation des Schläfenbeins als ein Prozeß, der in zwei Schritten abläuft: 1. die an die Osteoklastentätigkeit gebundene Bildung von Knochenräumen, welcher 2. die Luftraumbildung passiv nachfolgt.

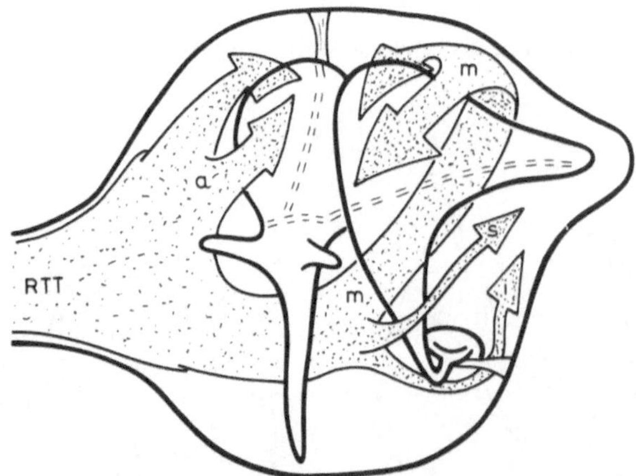

Abb. 21. Aufspaltung des auswachsenden Rec. tubotympanicus (*RTT*) in vier unterschiedlich große Schleimhautsäckchen und Entwicklung der epitympanalen Schleimhautduplikaturen. (Nach Proctor [279], verändert). *a* Saccus anticus, *m* Saccus medius, *i* Saccus inferior, *s* Saccus superior

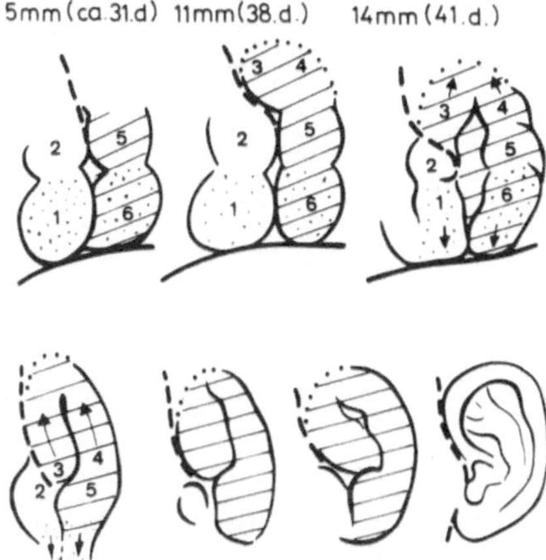

Abb. 22. Entwicklung der Ohrmuschel. Sie entsteht nur aus den hyoidalen Ohrhöckern (*OH*) *3 bis 5*. Aus den mandibulären *OH 1 und 2* gehen der Tragus und die Unterkieferregion hervor, aus dem hyoidalen *OH 6* die gesamte ventrale Halshaut vor der Kiemenbogengrenze 2 (vgl. Abb. 1 und 2). Am 28. Tag verläuft die nach rostral gekrümmte hyomandibuläre Grenze (— – –) bzw. die 1. Kiemenfurche *vor* dem hyoidalen OH 3 nach dorsal aus. Aus den OH 3 und 4 entsteht die gesamte obere Ohrmuschel (*Pfeile*)

3.1.4.3 Ohrmuschelentwicklung und Ohrmuscheldrehungen

Bereits ab 32. Tag p.c. (ca. 5 mm SL) zeigen die beiden Kiemenbögen I und II auf ihrer Oberfläche je zwei übereinander angeordnete Vorwölbungen (Abb. 22), welche die gesamte Oberfläche einnehmen. Sie werden als mandibulärer Ohrhöcker 1 und 2 hyoidaler Ohrhöcker 5 und 6 bezeichnet. Bis zum 38. Tag (11 mm SSL) erscheinen proximal davon noch die Ohrhöcker 3 und 4.

Der branchiogene Ursprung des Ohrhöckers 3 blieb bis heute umstritten, weil er (in Abhängigkeit vom Entwicklungsalter des Embryos) mehr oder weniger deutlich den dorsalen Abschluß der 1. Kiemenfurche zu bilden scheint und damit offenbar in der Mitte zwischen den Kiemenbögen steht. Wegen dieser Lage war er bereits von HIS [148] Tuberculum intermedium genannt worden. Aus ihm entsteht durch eine Auszeihung nach dorsal die Helix ascendens. Bis heute leiten ihn die meisten Autoren vom Mandibularbogen ab [11, 15, 43, 122, 125, 127, 132, 150, 225, 263, 293, 300, 303, 307, 322, 330], wodurch die Kiemenbogengrenze 1 vertikal durch die Ohrmuschel hindurch verlaufen würde. Nur wenige Autoren haben die gesamte Ohrmuschel auf einen ausschließlich hyoidalen Ursprung zurückgeführt [98, 252, 358],

Um den 32./33. Tag p.c. beginnt das Rostralshift der proximalen Viszeralbogenregion, welche die Anlagen des äußeren und des Mittelohres beherbergt. Als Folge davon zeigt die 1. Kiemenfurche beim menschlichen Embryo bereits am 35. Tag (8 mm SSL) an ihrem dorsalen Ende eine deutliche Rostralkrümmung, die sich dorsal um den mandibulären Ohrhöcker 2 herumlegt. Sie wurde von den Embryologen bisher übersehen, obwohl sie sich regelmäßig auf publizierten Abbildungen gleichaltriger Embryonen [132, 263, 322, 341] darstellt (Abb. 23). Wenn der hyoidale Ohrhöcker 3 zwei bis drei Tage später dorsal vom mandibulären Ohrhöcker 2 sichtbar wird, ist der gekrümmte dorsale Auslauf der 1. Kiemenfurche bereits zurückgebildet und die hyomandibuläre Grenze hier schon unsichtbar geworden. Der Sulcus zwischen den beiden hyoidalen Ohrhöckern 3 und 4 wird für eine dorsale Fortsetzung des hyomandibulären Sulcus zwischen den ventralen Ohrhöckern gehalten.

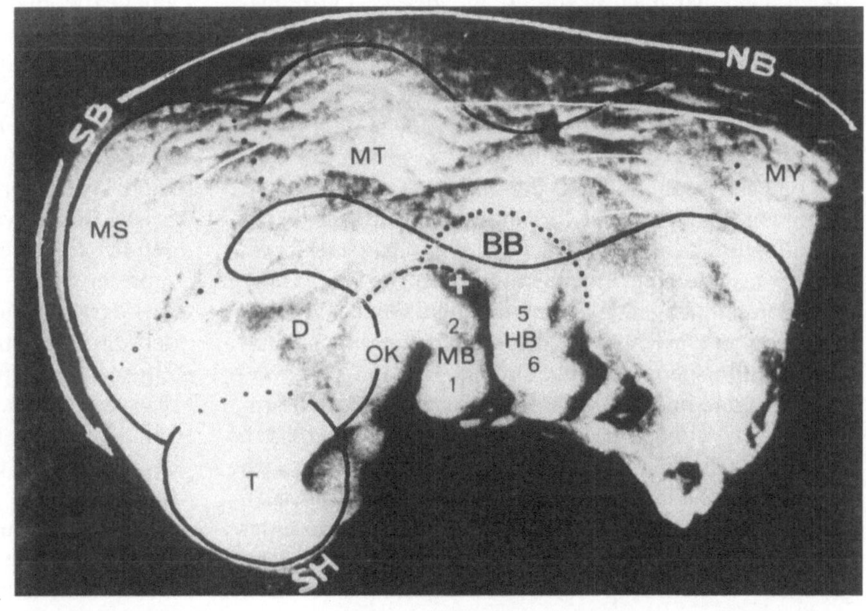

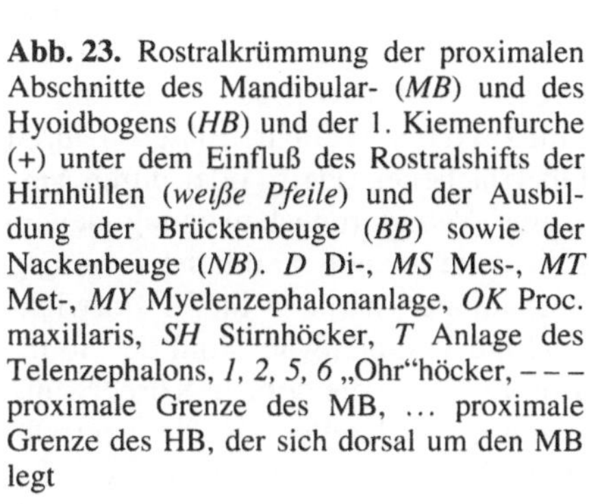
Abb. 23. Rostralkrümmung der proximalen Abschnitte des Mandibular- (*MB*) und des Hyoidbogens (*HB*) und der 1. Kiemenfurche (+) unter dem Einfluß des Rostralshifts der Hirnhüllen (*weiße Pfeile*) und der Ausbildung der Brückenbeuge (*BB*) sowie der Nackenbeuge (*NB*). *D* Di-, *MS* Mes-, *MT* Met-, *MY* Myelenzephalonanlage, *OK* Proc. maxillaris, *SH* Stirnhöcker, *T* Anlage des Telenzephalons, *1, 2, 5, 6* „Ohr"höcker, – – – proximale Grenze des MB, ... proximale Grenze des HB, der sich dorsal um den MB legt

Tabelle 7. Schicksal der Ohrhöcker 1 bis 6

Ohrhöcker	Kiemenbogen	Schicksal
1	Mandibularbogen	Haut und Unterhautgewebe des Unterkiefers
2	Mandibularbogen	Tragus, mittlere Wange (zwischen Mundwinkel und Tragus)
3	Hyoidbogen	Helix ascendens
4	Hyoidbogen	Helix, Anthelix und Cavum conchae
5	Hyoidbogen	unteres Ohrmuscheldrittel (später auch: Lobulus)
6	Hyoidbogen	ventrale und seitliche Halshaut (vor M. sternocleidomastoideus) zwischen Zungenbein und Sternum

Die „Ohr"höcker gelten als Proliferationszentren, wobei an der Bildung des äußeren Ohres nur die vier dorsalen Ohrhöcker 2 bis 5 beteiligt sind und aus den beiden ventralen Ohrhöckern 1 und 6 Gesichts- und Halsstrukturen hervorgehen (Tabelle 7).

Während ihrer Entwicklung führt die Ohrmuschelanlage Drehungen um zwei Achsen aus.

A. Rotation der Ohrregon um die Sagittalachse: Ausgangsposition der Ohrmuschelanlage = ventro-lateraler Kopfumfang (!) des Embryos (fälschlich oft als Halsposition bez.). Die Ohrmuschelanlage befindet sich von Anfang an bereits an der Hirnbasis. Die so oft beschriebene Aszension des Ohres ist eine Täuschung und die Folge der Drehung der Ohrregion um die Sagittalachse, wobei das periphere Ende der Pyramide mit der Ohrmuschel angehoben wird. Die Endposition dieser Drehung ist die Vertikalposition der Ohrmuschel seitlich am Kopf. Ursache: Unterkiefer- und Halsentwicklung bewirken eine Verdrängung der Ohranlage nach lateral, wobei die ventralen Ohrhöcker 2 und 5 stärker nach lateral und dorsal verlagert werden als die beiden dorsalen 3 und 4. Dabei werden die Anlagen der Felsenbeinpyramiden aus einer nach lateral abfallenden (s. Otozephalie) in die Horizontalposition gedreht (bei Unterkieferhypoplasie resultiert eine nur unvollkommene Anhebung der Pyramide).

B. Rotation der Ohrregion um die Transversalachse: Ausgangsposition: Anfang der 5. Woche ist die zwischen den (bis dahin erst vorhandenen) vier Ohrhöckern verlaufende 1. Kiemenfurche noch senkrecht zur Körperachse ausgerichtet. Endposition: Die vor der Helix ascendens aufsteigende hyomandibuläre Grenze verläuft etwa parallel zur Körperlängsachse. Die Ohrmuschelanlage vollführt demnach eine Drehung um die Transversalachse von knapp 90°. Ursache: Rostralshift der Hirnhüllen und Volumenwachstum des Gehirns. Die beiden dorsalen (hyoidalen) Ohrhöcker 3 und 4 befinden sich im Bereich der lateralen Rautenhirnhüllen und werden im Verlaufe der Volumenzunahme der Hirnanlage unter Bildung von zwei Längswülsten stark nach dorsal ausgezogen. Gleichzeitig wird ihr dorsales Ende nach rostral verlagert, wohingegen die beiden ventralen Höcker 2 und 5 in Höhe des Gehörgangs nicht am Rostralshift teilnehmen.

3.1.5 Halsentwicklung

Bis zur 5. Woche besitzt der menschliche Embryo weder ein Gesicht noch einen Hals. Die vier Kiemenbögen verbinden die bereits von der 5. Woche an pulsierende Herzanlage direkt mit der Anlage des stürmisch wachsenden Gehirns. In der 4. und 5. Woche umhüllen die Kiemenbögen einerseits die Anlage des Rhombenzephalons von basi-lateral und andererseits die Herzanlage von kranial. Diese enge räumliche Beziehung beider Organe geht mit der nachfolgenden Halsentwicklung rasch verloren.

Die Halsentwicklung wird fast generell als ein Deszensus des Herzens beschrieben, wobei verschiedene branchiogene Anlagen dem Herzen bei seinem Abstieg (wohin?) folgen sollen. Die theoretische Embryologie weist jedoch nach, daß der Halsentwicklung ein Aszensus des Kopfes zugrunde liegt. Dabei verbleibt die Herzanlage (deren passive Drehungen in der 5. Woche bereits vollendet sind) in loco. Dafür gibt es mehrere Beweise: Der breite Dottersackstiel (Ductus omphaloentericus), dem der Herzwulst kranial aufsitzt, verhindert eine Kaudalverlagerung der wachsenden Herzanlage.

Durch welche Kräfte sollte die Herzanlage nach kaudal verlagert werden? Alle Entwicklungsbewegungen in Gestalt von linearen Verlagerungen oder Drehungen benötigen einen Motor in Form von Proliferationszentren, wobei der Zellstoffwechsel die Energie liefert. Das daraus resultierende Volumenwachstum (Raumforderung) einer Struktur kann bei Nachbarstrukturen durch Zugspannung im Oberflächenektoderm oder durch Verdrängung (Druck) eine Verlagerungsbewegung bewirken. Als Motor für die zunehmende räumliche Trennung der Herz- und Gehirnanlagen wirkt in dieser Entwicklungsphase das gewaltige Volumenwachstum der Somiten und des Neuralrohres. Denn die dorsale Körperwand wächst anfangs wesentlich schneller als die ventrale. Durch Höhenzunahme der einzelnen Segmente werden die kranialen Somitenpaare nach ihrer Entstehung in Höhe der Herzanlage immer mehr nach rostral verschoben (ebenso wie die kaudalen in entgegengesetzte Richtung bewegt werden). Die rostralsten Somitenpaare 1 bis 4 aszendieren dabei am stärksten, wodurch sie sogar in die Bildung des Hinterauptes einbezogen werden (Enzephalisation). Die von ihnen umschlossene Anlage des Myelenzephalons aszendiert dabei vom Ende der 4. bis zur Mitte der 6. Woche ebenfalls, wodurch die stark prominente Nackenbeuge entsteht. Die Befunde beim Arnold-Chiari-Syndrom belegen diese bisher unbekannte Aszensionsbewegung des Myelenzephalons (Publ. in Vorber.).

Die Radix nervosa des N. phrenicus in Höhe des 3. bis 5. Zervikalsegmentes liefert ein anschauliches Maß für die Aszension der frühen Wirbelsäulenanlage: Während der 4. Woche liegt das Septum transversum, aus dem das Zwerchfell hervorgeht, in höhe der oberen zervikalen Somiten. Diese am Ort verbleibende Zwerchfellanlage projiziert sich am Ende der 6. Woche in Höhe der mittleren thorakalen Somiten, und Anfang der 8. Woche hat die Wirbelsäulenanlage ihre kraniale Endposition erreicht, wobei das Zwerchfell in Höhe des 12. thorakalen Somiten liegt.

Mit der Aszension der Somiten und des Neuralrohres ist die Halsentwicklung, d.h. die Entfernung der Gehirnanlage von der des Herzens, erst dorsal vollzogen. Im Kiemenbogenbereich beginnt sie mit dem Auswachsen des Mandibularbogens zum Unterkiefer, wodurch die quere Halsfalte entsteht. In ihrer Tiefe verläuft die ektodermale hyomandibuläre Grenze. Der Eingeweidehals entsteht aus den Kiemenbögen II bis IV (VI), wobei die Gewebe der verschiedenen Keimblätter quantitativ sehr unterschiedlich daran teilhaben: Anfang der 5. Woche verliert der Mandibularbogen seine Verbindung zum Herzwulst vollständig. Die Ektodermbedeckung der Kiemenbögen III bis IV verbleibt bilateral in Kontakt mit dem Herzwulst bzw. Thorax (Abb. 1 und 2). Da das Ektoderm des Hyoidbogens auch medial an der Bildung der queren Halsfalte beteiligt ist, entsteht die gesamte ventrale Halshaut zwischen dem Zungenbein und dem oberen Sternalrand sowie ventral vom M. sternocleidomastoideus einschließlich der ganzen Ohrmuschel aus hyoidalem Ektoderm. Die Kiemenbogengrenzen 2 bis 4 verlaufen eng beieinander am Vorderrand des Kopfwenders entlang, weil die Kiemenbögen III und IV äußerst schmal bleiben (s. Abschn. 3.2.1.1: Präaurikuläre Anhänge und laterale Halsanhänge).

Bei der Streckung des Eingeweidehalses werden einige Strukturen im kaudalen und mittleren Halsdrittel stark in die Länge gezogen (A. carotis communis, N. vagus). Auch der endodermale Schlunddarm gibt seine ursprüngliche Nähe zum Herzen durch die Ausziehung des rostralen Urdarmabschnittes zum Ösophagus vollständig auf. Allerdings entstehen dabei in der ventralen Verschlußzone des Schlunddarmes verschiedene, nach ventral gerichtete Recessus mit ganz unterschiedlichem Schicksal. Diese passageren physiologischen Ausziehungen sind mit großer Wahrscheinlichkeit das Ergebnis von genetisch determinierten lokalen interepithelialen Adhäsionen, die an lokalen Endodermverdickungen in der kardio-branchialen Verschlußzone (d.h. an den Matrices der Schilddrüse, des Thymus und der Nebenschilddrüse) entstehen. Diese endodermalen ventralen Recessus verlieren nach initialer Proliferation durch Abriß ihre ursprüngliche Verbindung zur branchiogenen Matrix (Schlund) und verbleiben in unmittelbarer Herznähe (Thymus, s. Abschn. 7.1.6) oder im Eingeweidehals (Schilddrüse und Nebenschilddrüsen, s. Abschn. 7.1.5).

Aus einer weiteren ventralen, jedoch in ganzer Länge persistierenden Ausziehung gehen die Lungen mit Trachea und Larynx hervor. Die Darstellung der normalen Entwicklung dieser Strukturen und ihre Fehlbildungen überschreitet den vorgegebenen Rahmen dieser Arbeit.

3.2 Branchiogene Fehlbildungen

3.2.1 Durch Epithelversprengung entstehende branchiogene Choristome

Gemeinsame Definition: Durch Epithelversprengung entstehende, auf der Haut- oder Schleimhautoberfläche wachsende Überschußmißbildungen ohne tumorartig selbständigs Wachstum. Sie sind auf oder neben der Linie einer ehemaligen Mesenchymlücke bzw. Epithelduplikatur lokalisiert (Tabelle 2: Mißbildungsgruppe E).

Gemeinsame Pathogenese: Der Rückbildungsvorgang der Kiemenfurchen und Schlundtaschen ist im Abschn. 3.1.1 beschrieben. An den verschiedenen branchiogenen Epithelduplikaturen (Verschlußmembranen, äußere und innere Verbindungslamellen) können zwischen den sich berührenden Zellen unterschiedlicher genetischer Determinierung lokale interepitheliale Adhäsionen (LIAD) entstehen. Bei der Verlagerung der Verbindungslamellen auf die jeweilige Epitheloberfläche bleibt die LIAD erhalten, und eine oder mehrere der daran beteiligten Zellen einer Epithellamelle löst bzw. lösen sich aus ihrem Mutterzellverband. Gemeinsam mit dem shiftenden Wirtszellverband werden sie in die entgegengesetzte Richtung verschleppt (Abb. 24). Am falschen Ort entstehen aus den dystopen Epithelzellen rudimentäre Strukturen, die im zellulären Aufbau jenem ihrer Matrix entsprechen [352].

Von der Natur werden an den Kiemenbogengrenzen offenbar alle theoretisch möglichen Keimversprengungen verwirklicht; an den Kiemenbogengrenzen (KBG) 1

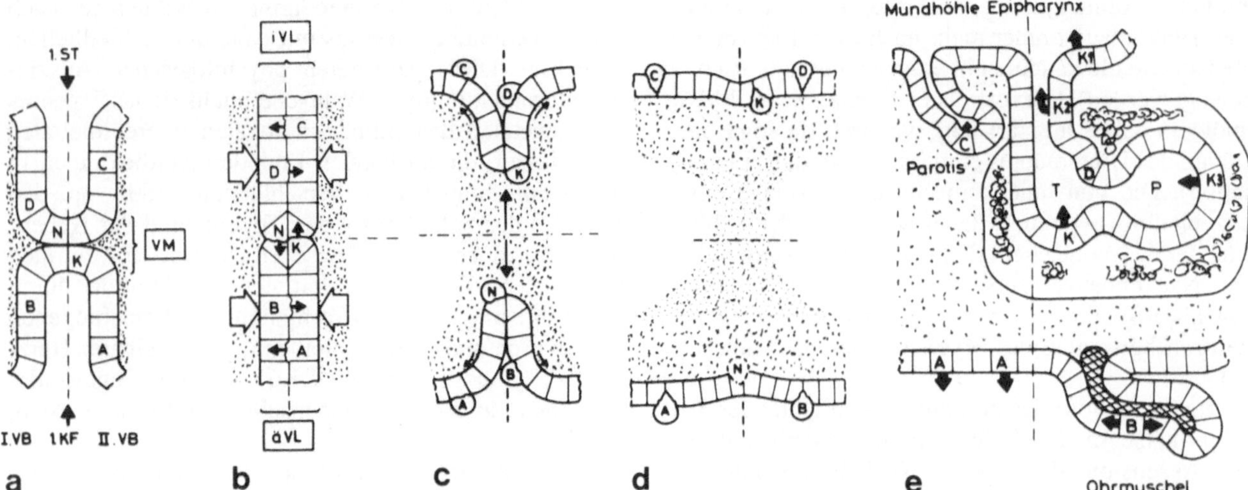

Abb. 24a–e. Möglichkeiten der Epithelversprengung entlang der Kiemenbogengrenze 1 (s. Text). *VM 1* Verschlußmembran 1, *äVL 1* äußere Verbindungslamelle 1, *iVL 1* innere Verbindungslamelle 1, *VB* Viszeralbogen, *A, B, C, D, K, N* versprengte Zellen (s. Text und Tabelle 8). *T* Tympanon, *P* pneumatische Zellen (Warzenfortsatz, Pyramide), *Wellenlinie* Adhäsion zwischen Zellen unterschiedlicher genetischer Determinierung (lokale interepitheliale Adhäsion = LIAD)

und 2 ist das ganz sicher und besonders anschaulich nachweisbar, weil hier ohrmuschelbildende Zellen nach rostral (KBG 1), nach kaudal (KBG 2) und an beiden KBG auch nach innen verlagert werden (Tabelle 8).

Tabelle 8. Synopsis der durch Keimversprengung entstehenden branchiogenen Überschußmißbildungen (Choristien). Die Pfeile geben die Richtung der Keimversprengung an)

Keimblatt	I. Kiemenbogen	KBG 1	II. Kiemenbogen	KBG 2	III. Kiemenbogen
		äVL 1		äVL 2	
Ektoderm	Aurikularanhänge	← (A)	Ohrmuschel (außer Tragus) (ventrale Halshaut)	→	Halsanhänge
	glatte Gesichtshaut	(B) →	Otapostaxis, große Ohrmuschel	←	glatte Halshaut
	Tragus	(B) →	dto.		
		iVL 1		iVL 2	
Endoderm	Epithelzyste der Parotis	← (C)	Schleimhautepithel (Epipharynx. Cavum tympani)	→	geht zugrunde
	Speicheldrüsen	→ (D)	Speicheldrüsenchoristom (Cavum tympani, Tonsillenregion)		

äVL äußere Verbindungslamelle, iVL innere Verbindungslamelle, KBG Kiemenbogengrenze, A bis N versprengte Zellen (vgl. Abb. 24)

Keimblatt	Ektoderm	Verschlußmembran 1	Endoderm
Kiemenbogengrenze 1	Gesichtshaut Halshaut	→ (K)	Behaarter Nasenrachenpoly Tuben-, Mittelohrdermoid Kongenitales Cholesteatom (Os petrosum, Mastoid)
	Endodermzelle geht zugrunde	← (N)	Rachenschleimhaut
	Speicheldrüsendystopie (am vorderen Hals)	←	Speicheldrüsen
Kiemenbogengrenze 2	Halshaut	→	Behaarter Nasenrachenpolyp

Abb. 25. Ohrnahe präaurikuläre Anhänge

Abb. 26. Bilaterale Halsanhänge

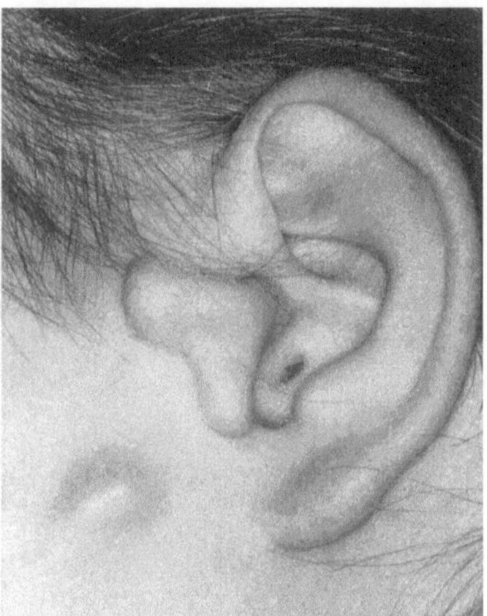

Abb. 25

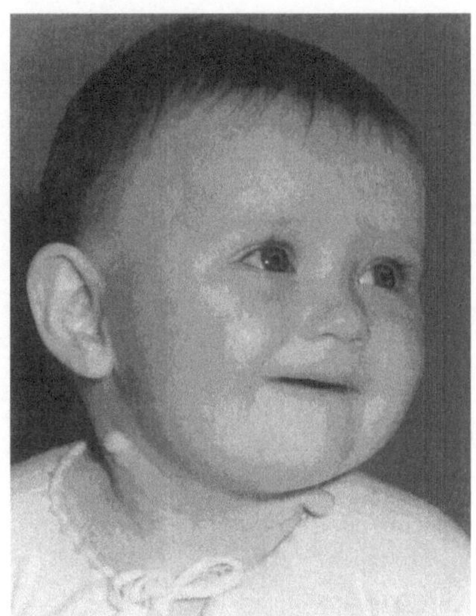

Abb. 26

3.2.1.1 Präaurikuläre Anhänge und laterale Halsanhänge

Definition: Präaurikuläre Anhänge (Abb. 25) und laterale Halsanhänge (Abb. 26) sind unterschiedlich große, schmal- oder breitbasig an der Körperoberfläche inserierende, mit Haut bedeckte, oft Knorpel enthaltende Überschußmißbildungen. Gemäßt ihrer Genese durch frühembryonale Versprengung hyoidaler (= ohrmuschelbildender) Epithelzellen handelt es sich um dystope Ohrmuschelrudimente.
Synonyma: Naevi chondrosi, Chondrodermoblastoide [315], branchiogene Knorpelnaevi.
Lokalisation: Präaurikuläre Anhänge (PA) liegen rostral vom Ohrmuschelansatz (ohne Ohrläppchen) auf einem schmalen, ohrnahen Gesichtsstreifen, der den Tragus einschließt. Das kaudale Ende dieses Streifens biegt in Höhe der Incisura intertragica nach rostral um und verläuft ohrfern über die Wange zum Mundwinkel [121, 354, 358]. Damit liegen sie ausschließlich rostral von der hyomandibulären Grenze [251]. Laterale Halsanhänge (HA) befinden sich dagegen kaudal von der ehemaligen Kiemenbogengrenze 2 am ventrolateralen Hals. Ihr Vorzugssitz ist das kaudale Drittel vom Vorderrand des M. sternocleidomastoideus; ganz selten wurden sie direkt hinter der Ohrmuschel gefunden [251].
Häufigkeit: bei 1,5‰ der Bevölkerung [11, 52, 315] ohne Bevorzugung eines Geschlechtes, zumeist unilateral. Bilaterales Vorkommen nur bei 0,09‰ (= 6,2%). Vorwiegend als isolierte Fehlbildung, aber auch gemeinsam mit mesenchymalen Hemmungsmißbildungen des Gesichtes und/oder des Ohres.
Herkömmliche Pathogenese-Vorstellung: 1. Entwicklungsanomalien i.S. von abnormen Mesenchymwucherungen im Bereich der Ohrhöcker [9, 66, 121, 300, 304]. 2. Abnormes Hautwachstum am Rande der 1. Kiemenfurche (präaurikuläre Anhänge) bzw. der 2. Kiemenfurche (Halsanhänge) [118].
Neue Pathogenese-Hypothese für präaurikuläre Anhänge (Abb. 24): Eine hyoidale Ektodermzelle A ist durch eine LIAD an die mandibuläre Lamelle fixiert worden. Bei der Rückverlagerung der äußeren Verbindungslamelle 1 auf die Körperoberfläche löst sich die adhäsive hyoidale Zelle aus ihrem Mutterzellverband und wird mit dem mandibulären Wirtszellverband gesichtswärts, d.h. von der Kiemenbogengrenze 1 fort, geschleppt. Am falschen Ort entwickelt sie sich zu einem präaurikulären Anhang (Abb. 24 und 27). Die fakultative Existenz von Knorpel im Anhang beweist, daß die hyoidalen Elektrodermzellen die Fähigkeit besitzen, anschließend im benachbarten Mesenchym die Bildung von Chondroblasten zu induzieren.

Die hyomandibuläre Grenze verläuft im Gehörgang entlang seiner Vorderwand und ist am Trommelfell mit dessen vorderer Zirkumferenz identisch. Präaurikuläre Anhänge auf dem mandibulären Tragus beweisen, daß auch in Höhe des Gehörgangs vor dessen Entstehung eine äußere Verbindungslamelle 1 ausgebildet und auf die Gesichtsoberfläche zurückverlagert wird. Folglich ist der Meatus acusticus externus kein Rest der 1. Kiemenfurche! Damit finden die gleichen, aber bis heute nicht gewürdigten Aussagen früherer Autoren [150, 193] eine Bestätigung.

Zwischen dem Ohrhöcker 2 und der primären Mundöffnung entsteht die Wange, indem hier das mandibuläre Gewebe stark proliferiert. Dabei wird die Kommissur der Mundöffnung, die bereits jetzt schon der Lippenkommissur der definitiven Mundöffnung entspricht, nach ventral verlagert (s. Abschn. 4.1). Versprengte hyoidale Epithelzellen, die dem unteren Teil der Ohrmuschelanlage entstammen, können hier besonders weit

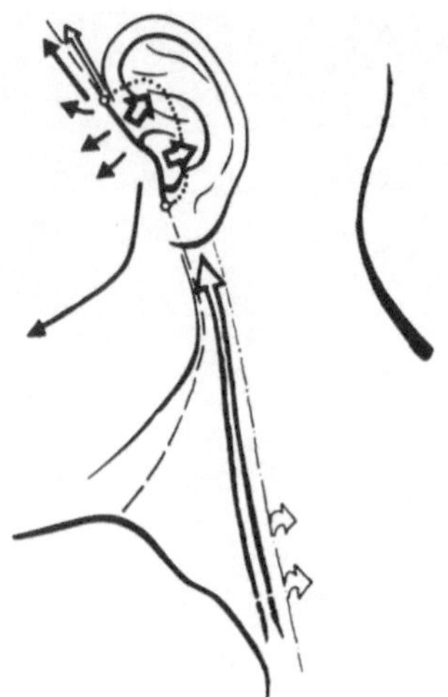

Abb. 27

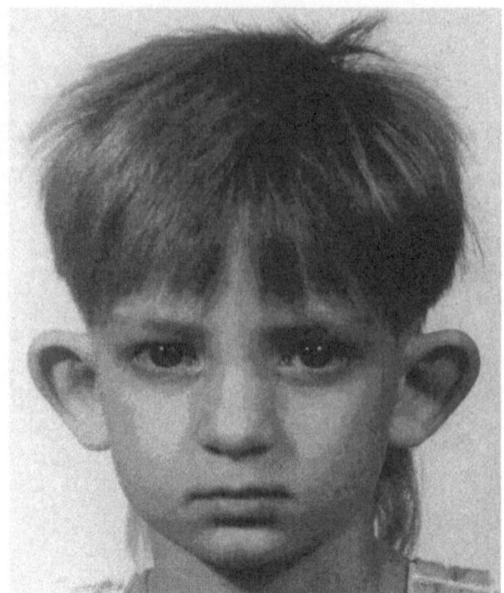

Abb. 28

Abb. 27. Ehemalige Ausdehnung der 1. Kiemenfruche beim adulten Menschen (o—o) sowie Richtung und Ausmaß der bei der Rückbildung der äußeren Verbindungslamelle 1 sowie bei der Gesichtsentwicklung ablaufenden Epithelverlagerungen (*schwarze* und *weiße Pfeile*). Der *gepunktete Pfeil* deutet die Aszension des Kopfes während der Halsentwicklung an

Abb. 28. Otapostaxis bilateralis

vom Ohr fort auf die Wange verschleppt werden (Abb. 51). Solche ohrfernen, bukkalen Anhänge sind im Zusammenhang mit Ohr- und Gesichtsdysplasien manchmal ungewöhnlich groß [251], was man als Wangenohr (Melotie) und Polyotie gedeutet hat [47, 223, 283, 344].

Die lateralen Halsanhänge entwickeln sich in analoger Weise entlang der Kiemenbogengrenze 2: Die adhäsive hyoidale Epithelzelle wird bei der Rückverlagerung der äußeren Verbindungslamelle 2 mit der Epithellamelle des III. Kiemenbogens auf dessen Oberfläche verlagert. Hier wachsen sie auf dem daraus hervorgehenden schmalen Epithelstreifen des Halses am Vorderrand des Kopfwendermuskels. Die bevorzugte Lage innerhalb des kaudalen Drittels dieser Linie entspricht der einstigen herznahen Position der Ohrmuschelanlage vor der Halsentwicklung (Abb. 27). Bei der Streckung des Eingeweidehalses bzw. der Aszension des Kopfes wird das von vornherein mit der Schädelbasis verbundene Ohr rostralwärts verlagert, wobei es sich von den Halsanhängen entfernt. Nur ganz selten nimmt ein besonders kranial gelegener, retroaurikulärer Anhang an der Aszension des Kopfes teil [253].

3.2.1.2 Otapostaxis

Definition: Uni- oder bilaterale Ohrmuschelformvariante, bei welcher der freie Ohrmuschalanteil mehr als 30° vom Schädel absteht. Dieser Fehlstellung können ein zu stark gewölbtes Cavum conchae und/oder ein partielles oder totales Fehlen der Ohrmuschelfalten zugrunde liegen (Abb. 28).

Herkömmliche Pathogenese-Vorstellung: unbekannt.

Neue Pathogenese-Hypothese: Eine mandibuläre Ektodermzelle B ist durch eine LIAD an die hyoidale Lamelle der äußeren Verbindungslamelle 1 fixiert. Bei deren Rückverlagerung auf die Körperoberfläche löst sich Zelle B aus ihrem mandibulären Mutterzellverband und wird mit dem hyoidalen Wirtszellverband von der hyomandibulären Grenze fort nach kaudal verlagert. Am falschen Ort, d.h. innerhalb der Ohrmuschelanlage, bildet sie ein kleines Areal glatten „Gesichtes". Dadurch wird die Ausbildung der Ohrmuschelfalten gestört: Je nach der Lokalisation bzw. je nach der Anzahl der versprengten Zellen resultieren eine partiell oder total fehlende Anthelix, fehlende Crura anthelicis, ein verbreitertes Cavum conchae oder eine insgesamt vergrößerte Ohrmuschel.

3.2.1.3 Behaarter Nasenrachenpolyp, kongenitales Dermoid, Epidermoid (Cholesteatom) von Tube, Mittelohr und Felsenbein

Definition: Der behaarte Nasenrachenpolyp ist ein seltener, exophytisch wachsender, gewöhnlich gestielter und von Haut mit Anhangsgebilden bedeckter, fakultativ Knorpel enthaltender Pseudotumor, dessen Stiel im Epi- oder Mesopharynx entlang der ehemaligen Kiemenbogengrenze 1 oder 2 inseriert. Er entsteht aus versprengten Ektodermzellen der Verschlußmembran 1 bzw. 2 (Abb. 29a und b).

Das kongenitale Tuben-, Mittelohr oder Felsenbein-Dermoid bzw. Epidermoid (Cholesteatom) entspricht teratogenetisch einem behaarten Nasenrachenpolypen, der jedoch infolge der engen räumlichen Verhältnisse in den pneumatischen Zellen des Ohres bei zunehmendem Wachstum der Druckatrophie unterliegt. Dabei verliert er zunächst sein Stroma (Dermoid) und schließlich auch die Hautanhangsgebilde (Epidermoid) [79, 117] (Abb. 30). Sichere Kriterien für das kongenitale Cholesteatom des Ohres sind ein intaktes Trommelfell, eine reizlose

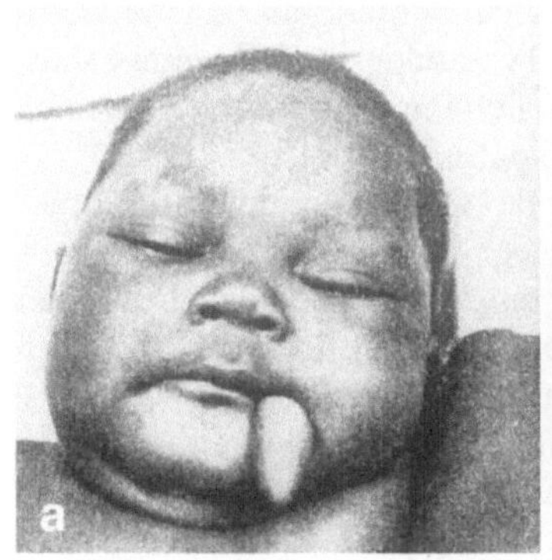

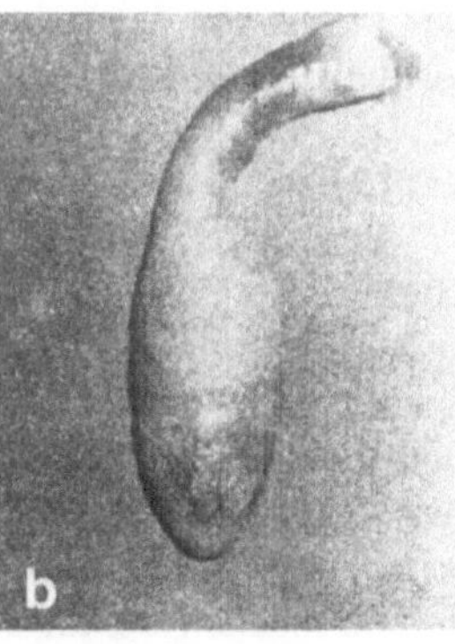

Abb. 29a, b. Behaarter Nasenrachenpolyp, der von der linken Rosenmüllerschen Grube ausgeht (aus: Ladapo [193], Abb. 1 und 3)

Schleimhaut und gute Pneumatisation [78, 123, 234]. In vielen Fällen scheint das kongenitale Cholesteatom im vorderen Quadranten als intratympanale, weiße Masse durch das Trommelfell hindruch [198].

Häufigkeit: Von allen intrakraniellen Epidermoiden liegen 80% als primäre Cholesteatome im Schläfenbein [237, 238]. Das sind 2 bis 5% aller operierten Cholesteatome des Ohres [166, 177, 213]! Bilaterale Befunde sind äußerst selten [71, 168, 208, 266].

Herkömmliche Pathogenese-Vorstellungen: 1. Die Genese des behaarten Nasenrachenpolypen gilt als völlig unklar. Das wird durch die Synonyma „pharyngotympanales Dysembryom" [79], „Nasenrachenteratom" [90] und „benign congenital hamarton" [193] ausgedrückt. 2. Für den behaarten Nasenrachenpolypen wie für das genuine Cholesteatom wird auch eine von der Verschlußmembran 1 ausgehende Keimversprengung in Betracht gezogen [230], wobei der konkrete Versprengungsmechanismus aber nicht dargestellt wird. Durch die Synonyma „akzessorische Ohrmuschel" [152] und „Choristom oder Dermoid der Ohrtrompete" [177, 271] sowie das Vorkommen von Mittelohrcholesteatomen schon bei Feten und Neugeborenen [86, 230, 304] wird diese Hypothese ebenfalls favorisiert. 3. Epithelmetaplasie im Rachen oder im Mittelohr [269, 296].

Neue Pathogenese-Hypothese: Mündnichs bereits 1939 vorgetragene Hypothese über einen von der Verschlußmembran 1 ausgehenden Ektodermtransfer wird konkretisiert (Abb. 24 und Tabelle 8). Die Ausgangssituation ist hier eine LIAD zwischen dem Ektoderm der 1. Kiemenfurche und dem Endoderm der 1. Schlundtasche, wobei die Lage der LIAD entlang der Verschlußmembran bestimmt, wo sie landet und was letztlich aus der versprengten Zelle wird:

a) Aus dem ventralen Bereich der Verschlußmembran 1 entstehen behaarte Nasenrachenpolypen, wenn eine am Schlundtaschen-Endoderm haftende Ektodermzelle (K 1) bei der Rückverlagerung der inneren Verbindungslamelle 1 schlundwärts transportiert wird. Im weiten Nasenrachen entwickelt sich daraus, entsprechend ihrer genetischen Determinierung, ein „Aurikularanhang" mit oder ohne Knorpel. Durch die schluckbedingten, wandernden Kontraktionen der Pharynxmuskulatur wird der kleine Anhang bereits beim Feten zusammengepreßt und kaudalwärts massiert, wodurch er zum weiteren Wachstum angeregt und zu einem teilweise recht großen, walzenförmigen, pendelnden Pharynxtumor umgeformt wird. Solche Fälle mit einer dadurch verursachten Verlegung der Atmungs- und Nahrungswege beim Neugeborenen bzw. Säugling wurden von verschiedenen Autoren beschrieben [35, 39, 159, 193, 301].

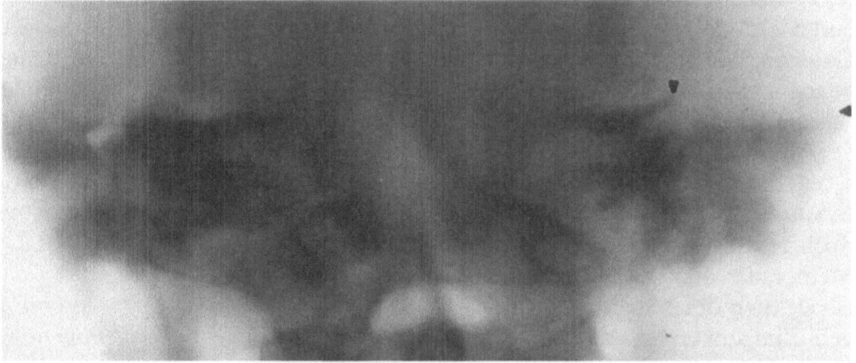

Abb. 30. Epidermoid bzw. kongenitales Cholesteatom des linken Schläfenbeins bei einer 38jährigen Frau. Neben einer seit der Kindheit bestehenden Schalleitungsschwerhörigkeit links besteht seit 3 Monaten eine kollaterale periphere Fazialisparese, außerdem eine thermische Unerregbarkeit des Labyrinthes dieser Seite. Das ap-Tomogramm offenbart links einen glatt begrenzten Destruktionsbezirk, der basal am Fundus des inneren Gehörganges beginnt und sich nach lateral bis zum Kuppelraum erstreckt. Die Bogengänge sind weitgehend zerstört. Die obere Pyramidenkante fehlt in einer Ausdehnung von 1,5 cm unter Einschluß der Eminentia arcuata (*Pfeile*). Amboßkörper und Hammerkopf sind zerstört; das Cholesteatom hat keinen Kontakt zum Trommelfell

b) Dorsaler Bereich der Verschlußmembran 1: Landet die Zelle (K 2) in der Wand der Tuba auditiva, dann entsteht ebenfalls ein Nasenrachenpolyp [Fälle: 206, 231, 271]. Haftet sie (K 3) jedoch an jenem Bereich des Recessus, von dem die 4 Bläschen der primären Paukenhöhle ausgehen, dann entwickeln sie sich in der Paukenhöhle [142], den pneumatischen Zellen des Mastoids [78, 99, 168, 233], der Jochwurzel [233, 299] oder des Os petrosum [61, 65, 92, 208, 213] zum Cholesteatom weiter (s.o.).

Wenn die Schalleitungsstrukturen des Tympanons nicht involviert sind, kann das in der Tiefe des Schläfenbeins verborgen wachsende Epidermoid bis zum Auftreten der ersten Symptome (manchmal erst im Erwachsenenalter!) eine beträchtliche Größe erreichen. Zu solchen klinischen Zeichen gehören: Trigeminusneuralgie, Fazialisparese, Schwindel, Schalleitungs- und/oder Perzeptionsschwerhörigkeit [61, 187]. Auch bei großen Ohrmißbildungen (Atresia auris congenita) wurden kongenitale Cholesteatome hinter der Atresieplatte (!) gefunden [152, 243, 272].

3.2.1.4 Speicheldrüsenchoristom der Tube, des Mittelohrs und der Tonsille

Definition: Äußerst seltener, zumeist gestielter Pseudotumor aus dystopem Speicheldrüsengewebe in der Tube, im Mittelohr und im Bereich der Tonsilla palatina. Er besteht aus seromukösen Drüsenazini, die in Fettgewebe eingebettet sind, und ist mit Flimmerepithel bedeckt [222, 236, 323, 335, 357]. Auch im dysplastischen Mittelohr und neben Gesichtsdysplasien wurden sie gefunden [55, 60, 151], sogar gemeinsam mit einem kongenitalen Cholesteatom in der gleichen Paukenhöhle [266].

Bisherige Pathogenese-Vorstellung: Entstehung durch „Keimversprengung“ [266], keine näheren Angaben zum Versprengungsmodus.

Neue Pathogenese-Hypothese: Während alle großen und viele kleinen Speicheldrüsen (harter und weicher Gaumen, Wange, Lippen) ektodermalen Ursprungs sind, gehen andere kleine Speicheldrüsen (Zungenkörper und -grund, Rachenhinterwand) aus dem Endoderm hervor. Das Ektoderm des Mandibularbogens bedeckt neben seiner äußeren Oberfläche auch die rostrale Hälfte seiner Innenseite. Die letztere ist die Matrix der ektodermalen Speicheldrüsen. Kaudal von der Insertionslinie der Membrana buccopharyngea liefert die endodermale Bedeckung des Mandibularbogens die Schleimhaut für den Zungenkörper und damit auch die endodermale Matrix der meisten der o.g. kleinen Speicheldrüsen.

An der inneren Verbindungslamelle 1 entsteht eine mandibulär-hyoidale LIAD. Hier verläßt die adhärente mandibuläre (speicheldrüsenbildende) Endodermzelle (Abb. 24: Zelle D) ihre Matrix und wird mit der shiftenden hyoidalen Lamelle nach kaudal verschleppt und landet (wenn sie vom dorsalen Schlundtaschenendoderm ausgeht) im Bereich der Tube oder des Mittelohrs [Fälle: 1, 177] oder (bei ventralem Ursprung) in der hyoidalen Region der Tonsilla palatina [Fälle: 245, 317].

Dermoide, kongenitale Cholesteatome und Speicheldrüsenchoristome in der Tube sowie im Mittelohr stellen zusätzlich zu den embryonalen Befunden anschauliche teratologische Indizien für die Ausbildung und Rückverlagerung der inneren Verbindungslamelle 1 dar. Entgegen den Darstellungen in den Lehrbüchern wird die 1. Schlundtasche demnach schon zurückgebildet, bevor der Rec. tubo-tympanicus entsteht. Die Pathogenese der präaurikulären Anhänge und der Otapostaxis belegt außerdem, daß die 1. Kiemenfurche bzw. die daraus hervorgehende äußere Verbindungslamelle 1 zurückgebildet werden, bevor der äußere Gehörgang entsteht.

3.2.1.5 Epithelzysten der Parotis

Definition: In der Glandula parotis lokalisierte und mit kubischem, zylindrischem oder geschichtetem Plattenepithel ausgekleidete Zysten, in deren Wand (analog zu den lateralen Halszysten) lymphatisches Gewebe eingelagert sein kann [101]. Ihre Größe variiert von haselnuß- bis hühnereigroß. Bisher sind etwa 100 Fälle publiziert worden. Im Gegensatz dazu besitzen die hyomandibulären Zysten in der Parotis, entsprechend ihrer Pathogenese, eine Auskleidung mit verhornendem Plattenepithel (s. Abschn. 3.2.2.3.2).

Bisherige Pathogenese-Hypothese: Die Entstehung ist unbekannt, allerdings wird die Abstammung von Parotisepithelzellen erwogen [38, 226].

Neue Pathogenese-Hypothese: An der inneren Verbindungslamelle 1 besteht eine lokale interepitheliale Adhäsion (LIAD) zwischen dem mandibulären und dem hyoidalen Endoderm. Eine daran beteiligte, Rachenschleimhaut bildende Endodermzelle verläßt ihren Mutterzellverband und wird bei der Rückbildung der inneren Verbindungslamelle 1 nach rostral in die Mundhöhle mitgenommen. Sie landet dabei an jener Stelle, wo sich die Parotisanlage befindet; mit ihr bleibt sie verbunden. Bei der Entstehung des Ductus parotideus wird sie mit der Parotisanlage in die mesenchymale Tiefe verlagert und entwickelt sich in der Drüse zur Epithelzyste.

3.2.2 Durch Epithelretention entstehende branchiogene Choristome

Definition: Branchiogene Fisteln und -zysten sind mit Epithel ausgekleidete, eng- bis weitlumige Hohlräume, deren Öffnungen auf den Kiemenbogengrenzen (KBG) 1 bis 4 lokalisiert sind (Abb. 31) und die Weichteile des Halses sowie der Schläfenregion und gelegentlich auch

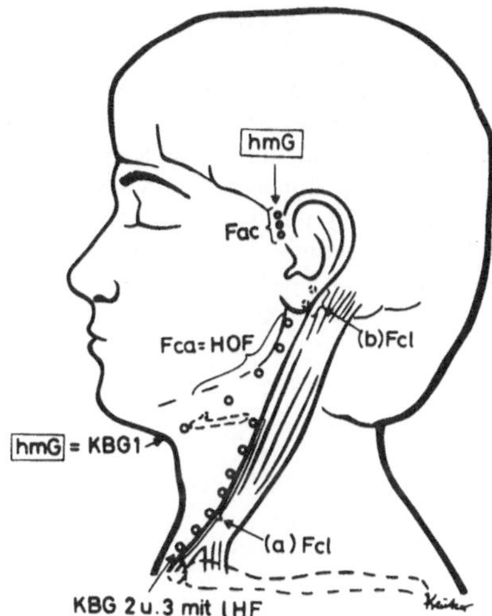

Abb. 31. Lage der äußeren Fistelöffnungen auf den kutanen Kiemenbogengrenzen (*KBG*) *1 bis 3*. *Fac* Fistula auris congenita, *HOF* Hals-Ohr-Fisteln, *Fca* Fistula collo-auralis, *lHF* laterale Halsfisteln, *a* distale (kollare) Gruppe, *b* proximale (retroaurikuläre) Gruppe der Fistula colli laterale (*Fcl*)

das Schläfenbein entlang der inneren KBG durchziehen. Sie entwickeln sich in der mesenchymalen Tiefe durch Epithelretention und -proliferation und zählen deshalb zu den Überschußmißbildungen. Die komplette Halsfistel (Fistula colli congenita) kommuniziert mit der Schleimhaut des Rachens oder (sehr selten) des Mittelohres (Tabelle 9 A und Abb. 32). Von Virchow (1865) [344] wurde sie „Halskiemenfistel" genannt.

Nach der Lokalisation, dem Verlauf in der mesenchymalen Tiefe, der Epithelauskleidung und der Teratogenese sind verschiedene Fistelgruppen unterscheidbar. mangels klarer Vorstellungen über die Pathogenese basierten frühere Klassifizierungen nie auf teratogenetischen Überlegungen [268]. Deshalb wird nachfolgend eine Gruppierung auf einer solchen Basis vorgeschlagen (Tabelle 9).

3.2.2.1 Laterale Halsfisteln und -zysten der Kiemenbogengrenzen 2 bis 4

Definition: Die Bezeichnung Fistula colli congenita tragen die kongenitalen Fisteln der Kiemenbogengrenzen (KBG) 2 bis 4. Ihre äußeren Öffnungen liegen alle nahezu auf einer Linie, die mit dem Vorderrand des M. sternocleidomastoideus identisch ist. Dies entspricht den Kiemenbogengrenzen (KBG) 2 bis 4, die sich beinahe berühren, weil die beiden Kiemenbögen III und IV extrem schmal bleiben und im Prinzip keinen Anteil zur äußeren Epithelbedeckung des Halses beisteuern. Die äußeren Fistelöffnungen liegen hier gewöhnlich im distalen Drittel, gelegentlich aber auch höher [362]

Tabelle 9. Klassifikation der branchiogenen Fisteln auf teratogenetischer Grundlage

Bezeichnung der Fistel	Kiemenbogen-grenze (KBG)	Embryonale Ausgangsstruktur	äußere Öffnung (Abb. 31)	Fistelverlauf in der Tiefe (Abb. 37 und 39)	innere Öffnung
A. Mit der Schleimhaut des Rachens oder des Mittelohrs kommunizierend					
komplette hyomandibuläre Fistel	KBG 1 „first cleft"	Verschlußmembran 1	a) suprameatal	über dem Gehörgangsdach	Cavum tympani,
			b) inframeatal (Abb. 37 und 38)	durch die Karotisgabel	Fossa supratonsillaris (FST)/ vord. Gaumenbogen
laterale Halsfistel	KBG 2	Verschlußmembran 2	seitlicher Hals (Abb. 32 und 33)	durch die Karotisgabel	FST oder hinterer Gaumenbogen
laterale Halsfistel	KBG 3	Verschlußmembran 3	distaler, seitlicher Hals	direkt zur ➜	Hypopharynxseitenwand
laterale Halsfistel	KBG 3	Verschlußmembran 4	distaler, seitlicher Hals	ggf. durch den Larynx	Rec. piriformis
B. Mit dem Gehörgang kommunizierend					
Fistula auris congenita	KBG 1	Rest der äußeren Verbindungslamelle 1	suprameatal (Abb. 39 und 40)	gewöhnlich blind endend	Narbenstrang zum Gehörgangsdach
Hals-Ohr-Fistel, hyomandibuläre Fistel	KBG 1 „first cleft"	Rest der äußeren Verbindungslamelle 1	inframeatal (Abb. 41, 42, 43)	Stamm des N. facialis zieht medial/lateral vom Fistelgang!	offen oder über Narbenstrang zum Gehörgangsboden

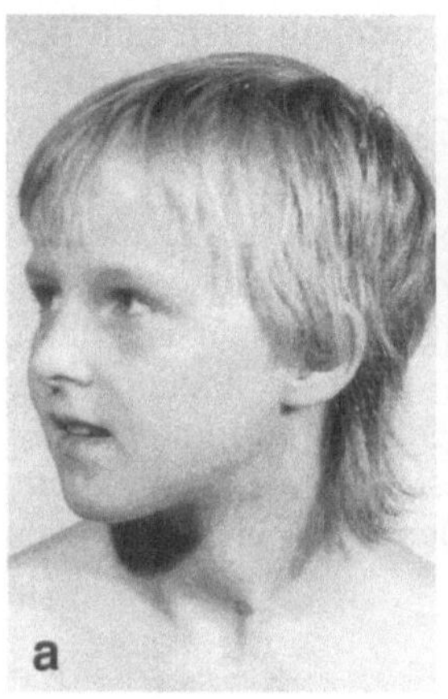

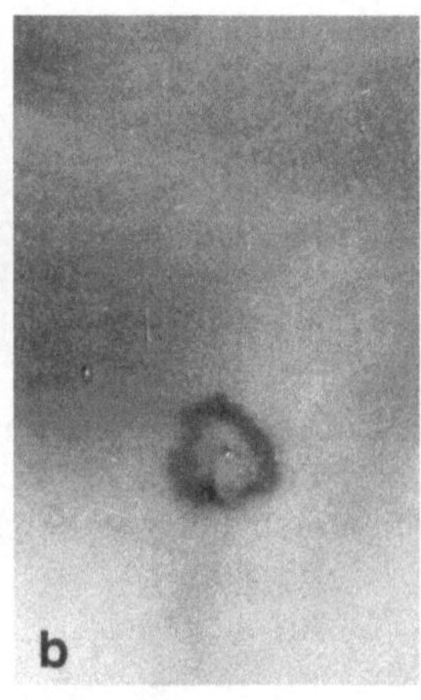

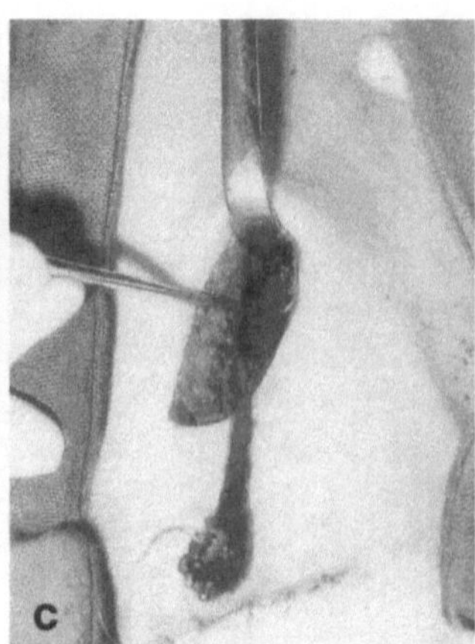

Abb. 32a–c. a Sezernierende, komplette laterale Halsfistel mit (distaler) Fistelöffnung am Vorderrand des M. sternocleidomastoideus (Kiemenbogengrenze 2). Der aszendierende Fistelgang zieht durch die Karotisgabel und mündet am hinteren Gaumenbogen. **b** Sekrettropfen an der Fistelöffnung. **c** Der Fistelgang ist mittels zweier Stufenschnitte präpariert

(Abb. 31, 32, 33). Die Auskleidung des Fistelganges ist variabel, weil sowohl das verhornende Plattenepithel der äußeren Körperoberfläche als auch das Schleimhautepithel an der Fistelentstehung beteiligt sein kann. Dementsprechend enthält eine laterale Halszyste entweder eine klare, mehr oder weniger mukoide Flüssigkeit oder einen trüben, breiigen Detritus. Die Fistelsekretion (Abb. 32) oder eine abszedierende Entzündung geben gewöhnlich Anlaß zur Arztkonsultation.

Die häufigsten Fisteln dieser Gruppe sind die der KBG 2, deren Gänge infolge der Halsentwicklung besonders lang sind (Abb. 32 und 33). Sie verlaufen lateral auf der V. jugularis interna und kaudal vom Venter posterior des M. biventer nach kranial [194], wenden sich in Höhe des Kieferwinkels nach medial und durchqueren die Karotisgabel, um an der Rachenschleimhaut zu enden. Die innere Fistelöffnung liegt in beliebiger Höhe auf der inneren KBG 2, die von der Fossa supratonsillaris über den hinteren Gaumenbogen bis zum Zungengrund zieht.

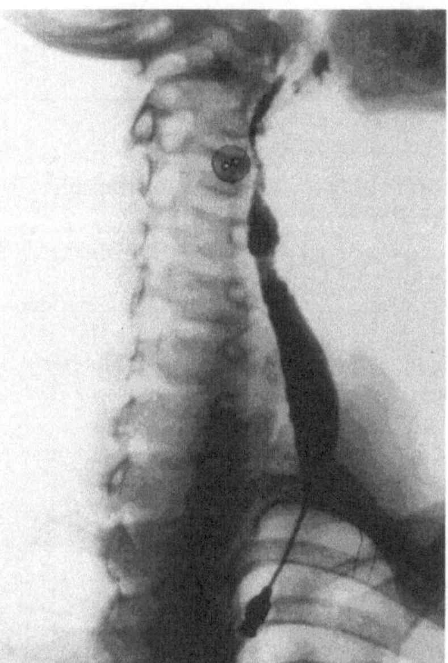

Abb. 33. Röntgendarstellung einer mit Kontrastmittel gefüllten lateralen Halsfistel der Kiemenbogengrenze 2 bei einem 27jährigen Patienten. Der lange Fistelgang ist teilweise zystisch dilatiert, verläuft durch die Karotisgabel und mündet im Rachen am oberen Ende des hinteren Gaumenbogens. Histologisch: Auskleidung mit mehrreihigem Zylinderepithel

Die Fistelgänge der KBG 3 ziehen nach kurzem subkutanen Anstieg zur Schleimhaut des Hypopharynx und manchmal auch des Larynx. Sie verraten sich klinisch durch die schlucksynchrone Einziehung der äußeren Fistelöffnung.

Die Fisteln der KBG 4 sind extrem selten. Ihr Ductus verläuft zunächst nach kaudal; um – analog zum Verlauf der Nn. recurrentes – auf der rechten Körperseite unter der A. subclavia und links unter dem Aortenbogen hindurchlaufend zu wenden und, paratracheal verlaufend, zum Rec. piriformis bzw. zum Larynx zurückzuziehen [205, 295].

Die Länge der Fisteln ist Folge der Aszension des Kopfes bzw. Schlundes gemeinsam mit den inneren Fistelöffnungen, an der jedoch nicht die 4. Kiemenbogenarterien (Aorta und A. subclavia dextra) teilnehmen. Zumeist behalten die äußeren Öffnungen mehr oder weniger ihre ursprüngliche herznahe Lage bei. Analog den Verhältnissen bei den Halsanhängen findet sich auch manchmal eine äußere Fistelöffnung auf dieser Linie in Höhe des Kieferwinkels [362] oder hinter dem Ohr [254], wenn sie an der Aszension des Kopfes beteiligt war.

Durch Abriß des Fistelganges von einem und/oder von beiden Oberflächenepithelverbänden, welche durch die Fistel ursprünglich miteinander verbunden wurden, entsteht eine inkomplette innere bzw. inkomplette äußere Fistel oder eine Zyste (Abb. 34). Allerdings ist diese einleuchtende Vorstellung über die Entstehung von Halszysten nicht unwidersprochen geblieben und eine

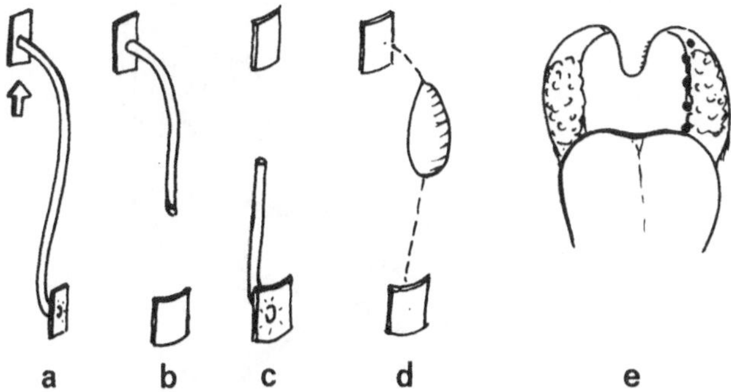

Abb. 34a–e. Fistelformen und Entstehung einer dysontogenetischen Zyste. **a** Komplette Fistel (der *Pfeil* deutet die Aszension des Kopfes bei der Halsentwicklung an); **b** inkomplette innere Fistel; **c** inkomplette äußere Fistel; **d** Zyste; **e** Lokalisation der inneren Öffnungen der lateralen Halsfisteln der Kiemenbogengrenze 2 auf dem hinteren Gaumenbogen und in der Fossa supratonsillaris

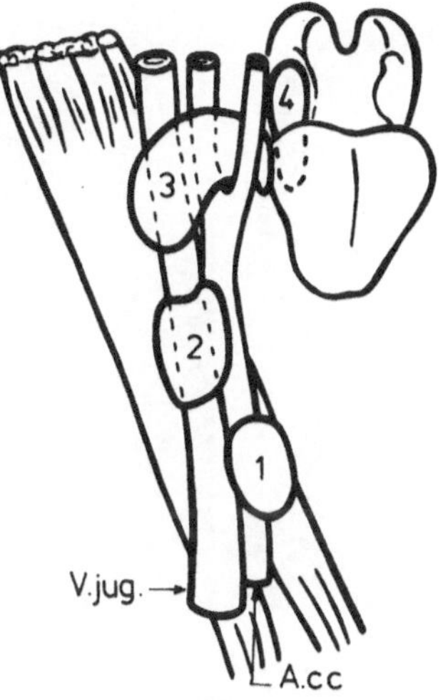

Abb. 35. Lage der branchiogenen lateralen Halszysten in der Gefäßnervenscheide des Halses. Positionen *1* bis *3*: Zysten liegen der V. jug. int. direkt an. *Position 1:* aus einer Fistel der Kiemenbogengrenzen (*KBG*) *2* oder *3* (auch *4*?) hervorgehend. *Positionen 2 bis 4:* aus einer Fistel der KBG 2 entstehend. *Position 3:* In der Karotisgabel reitende Zyste. *Position 4:* Submuköse branchiogene Zyste der lateralen Pharynxwand

eigenständige Entstehung der Zysten aus Halslymphknoten angenommen worden [328]. Ihre Epithelauskleidung entspricht jener der lateralen Halsfisteln [167]. Analog zu diesen wurde auch über bilaterale Halszysten berichtet [217]. Erblichkeit wurde ebenfalls beobachtet [12].

Die Zysten der 4. Kiemenbogengrenze scheinen schon zu Beginn der Halsentwicklung durch Abriß der noch kurzen Fistelgänge zu entstehen, denn sie liegen in Höhe des unteren Drittels am Vorderrand des M. sternocleidomastoideus oder im vorderen, oberen Mediastinum bzw. epipleural [188].

Innere inkomplette Fisteln kommen wahrscheinlich häufiger vor, als man allgemein annimmt, sie sind gewöhnlich symptomlos, da sie ihren Inhalt in den Pharynx entleeren. Sie bilden die sog. seitlichen Divertikel im Hypopharynx [50].

Laterale Halszysten: Sie entstehen aus den Fistelgängen durch bilaterale Ablösung des Fistelganges vom Epithel der äußeren und inneren Körperoberflächen und können entlang aller Kiemenbogengrenzen in den Halsweichteilen vorkommen. Es gibt daher auch seltenere Zystenlokalisationen, an die besondere therapeutische Konsequenzen geknüpft sind und die der Halschirurg erkennen muß (Abb. 35). Einerseits eine Halszyste, die in der Karotisgabel reitet, andererseits eine laterale Halszyste, die ausschließlich submukös in der lateralen Wand des Meso- bzw. Hypopharynx liegt [50]!

Wenn sich die submuköse Zyste infiziert, dann wird diese anfangs symptomarm wachsende, innere Vorwölbung der lateralen Pharynxwand sehr schmerzhaft. Die differentialdiagnostische Abgrenzung von anderen entzündlichen Prozessen (abszedierende Lymphadenitis, Peritonsillarabszeß, Parapharyngealabszeß) ist von größter Bedeutung, weil die submuköse laterale Halszyste nicht inzidiert, sondern marsupialisiert werden sollte. Denn mit der Einbeziehung des Zystenlumens in das Lumen des Pharynx durch die Resektion der medialen Zystenwand ist die Entwicklung einer ganzen Kette nachfolgender Abszeßrezidive, wie sie mehrfach beschrieben wurden [250], zu verhindern.

Auch eine der V. jugularis interna außen anliegende, infizierte laterale Halszyste ist differentialdiagnostisch manchmal nur schwer von anderen entzündlichen Halsprozessen abzugrenzen (Abb. 36).

3.2.2.2 *Komplette hyomandibuläre Fisteln*

Die hyomandibuläre Grenze (KBG 1) besitzt einen supra- und einen inframeatalen Abschnitt. Aus der Schläfenregion kommend, verläuft sie beim Menschen vor der Helix ascendens zum Dach des Gehörgangs, entlang der Gehörgangsvorderwand zum Gehörgangsboden und von hier hinter dem Kieferwinkel absteigend in die Regio submandibularis aus, wo sie oberhalb des Zungenbeins in der Halshaut endet (Abb. 1, 2 und Abb. 31).

Bisher ist nur über sehr wenige Patienten mit einer kompletten Fistel der KBG 1 berichtet worden (Abb. 37). Diese Fisteln sollten keinesfalls mit den völlig anders entstehenden Hals-Ohr-Fisteln (s.u.), die ebenfalls auf der hyomandibulären Grenze liegen, aber ausschließlich zum Gehörgang ziehen und ganz anders entstehen als komplette Fisteln, verwechselt werden. Die suprameatalen kompletten Fisteln münden stets ins Mittelohr ein [131a, 265, 281]. Die infraaurikulären kompletten Fisteln, einschließlich jener mit einer äußeren

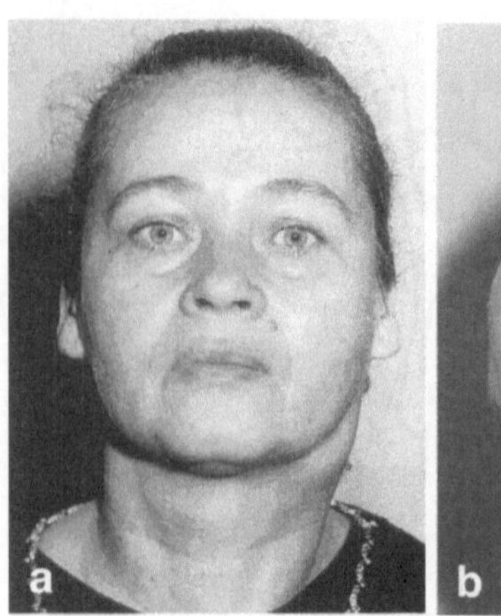
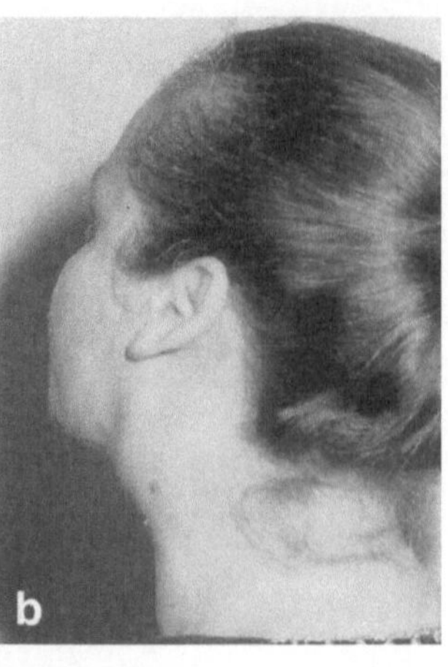

Abb. 36a, b. Infizierte laterale Halszyste der Kiemenbogengrenze 2 links bei einer 51jährigen Patientin. Die seit 10 Wochen bestehende, progrediente, dolente und derbe, jedoch etwas verschiebliche (!) und nicht gerötete (!) Schwellung am Vorderrand des proximalen Drittels des M. sternocleidomastoideus wurde aufgrund der Untersuchung eines Probepunktates unter der Diagnose „produktiv-proliferative Lymphknotentuberkulose" 4 Wochen stationär mit INH, RMP und PZA tuberkulostatisch behandelt. Tuberkulintest (2 TE) 15 mm positiv. 4 Wochen später ergab eine erneute Punktion der unverändert bestehenden Halsschwellung „keinen Anhalt für Tumor oder Tuberkulose". Der Inhalt der mit der Umgebung entzündlich verbackenen, hühnereigroßen Zyste bestand aus klarem Schleim. Die histologische Untersuchung der Zystenwand ergab eine Auskleidung vorwiegend mit hochzylindrischem und teilweise auch flachem Epithel, daneben gemischtzellulär infiltriertes Bindegewebe, zahlreiche Lymphozyten, Plasmazellen, eosinophile Granulozyten und segmentkernige Granulozyten sowie einzelne Riesenzellen vom Fremdkörpertyp

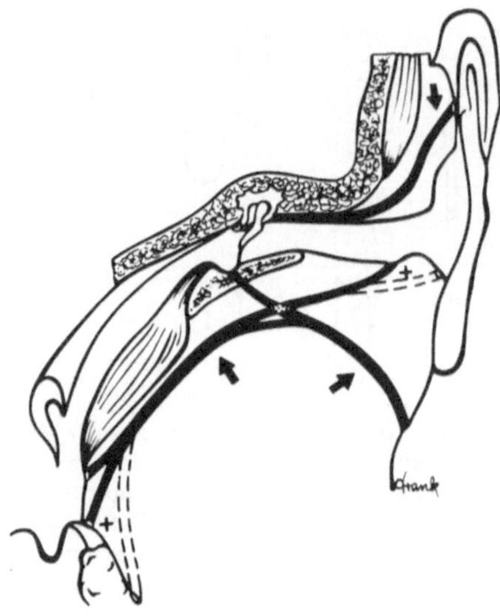

Abb. 37. Mit der Schleimhaut kommunizierende (komplette) Fisteln der Kiemenbogengrenze 1 („first cleft"): Die suprameatalen Fisteln verlaufen im Gehörgangsdach bis zum Cavum tympani und die unterhalb des Gehörgangs gelegenen in den Halsweichteilen bis zur Pharynxschleimhaut. *Schwarz* Fälle aus der Literatur, *gestrichelt* Fall 1 von Pourcelli [281] und eigene Beobachtung (Abb. 38)

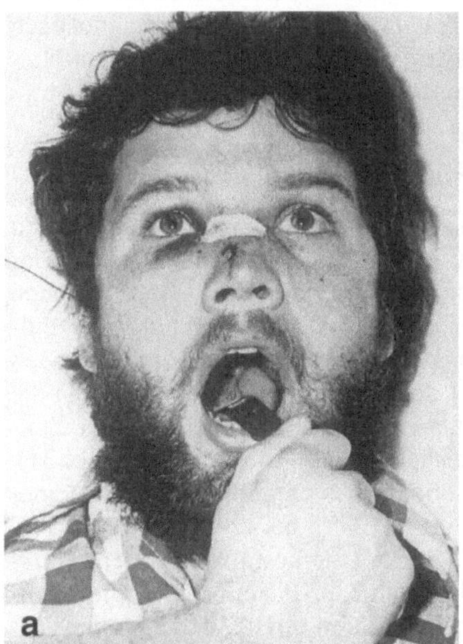
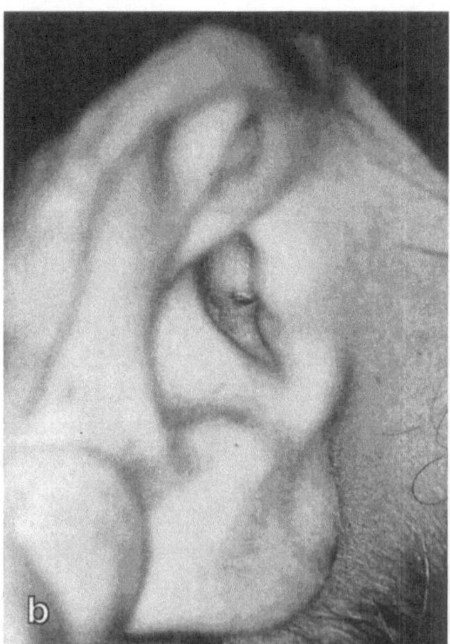
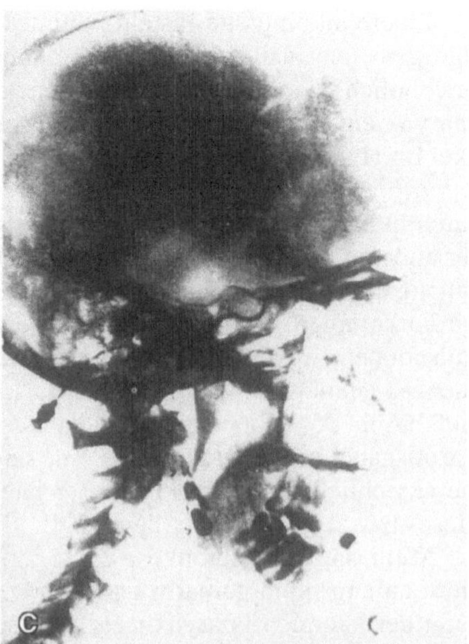

Abb. 38a–c. Komplette infraaurikuläre Fistel der Kiemenbogengrenze 1. **a** Die eingeführte Metallsonde beult die Schleimhaut des vorderen Gaumenbogens unmittelbar oberhalb der Zunge vor (Zustand nach Tonsillektomie). **b** Die Fistelöffnung am Boden des äußeren Gehörgangs. **c** Kontrastmittel-Darstellung des Fistelverlaufes zwischen *oberem* und *unterem weißem Pfeil.* Infolge des narbigen Verschlusses der pharyngealen Fistelöffnung hat das am unteren Ende angesammelte Kontrastmittel den Fistelgang hier zystisch erweitert (nicht operiert)

Öffnung am Gehörgangsboden (Abb. 38) ziehen entweder zum Pharynx [344] (Abb. 38) oder ins Mittelohr [77, 84, 339: Fall 1].

3.2.2.3 Mit dem Gehörgang kommunizierende hyomandibuläre Fisteln (Zysten)

Definition: Hyomandibuläre Fisteln [191] sind sog. „Ohrfisteln", die suprameatal oder inframeatal auf der Kiemenbogengrenze 1 angesiedelt sind und offen oder über einen Narbenstrang mit dem Dach oder dem Boden des (ektodermalen!) äußeren Gehörgangs kommunizieren (Abb. 39). Sie sind ausschließlich mit verhornendem Plattenepithel nebst Hautanhangsgebilden ausgekleidet. Durch diese Besonderheiten unterscheiden sie sich grundsätzlich von den kompletten Fisteln der Kiemenbogengrenzen 1 bis 4, die mit der (endodermalen!) Rachen- oder Mittelohrschleimhaut in Verbindung stehen und total oder partiell von Schleimhaut ausgekleidet sind.

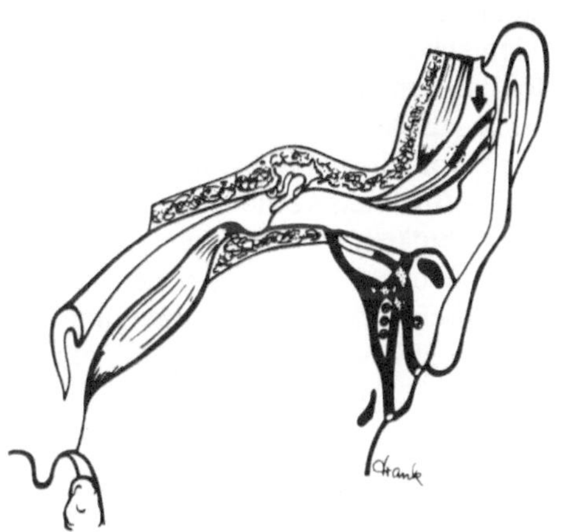

Abb. 39. Mit dem Gehörgang kommunizierende Fisteln der Kiemenbogengrenze 1 („first cleft"): Die suprameatalen Fisteln werden Fistula auris congenita genannt und die unterhalb des Gehörgangs in den Halsweichteilen verlaufenden als Hals-Ohr-Fisteln bzw. hyomandibuläre Fisteln bezeichnet. Sie alle stehen entweder offen oder über einen Narbenstrang mit dem Dach oder dem Boden des Gehörgangs in Verbindung

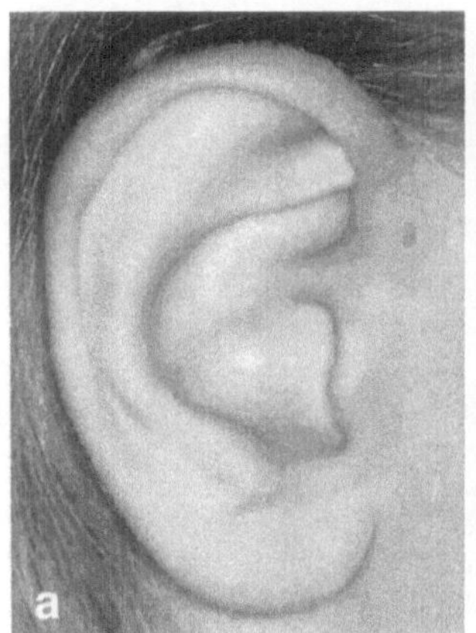

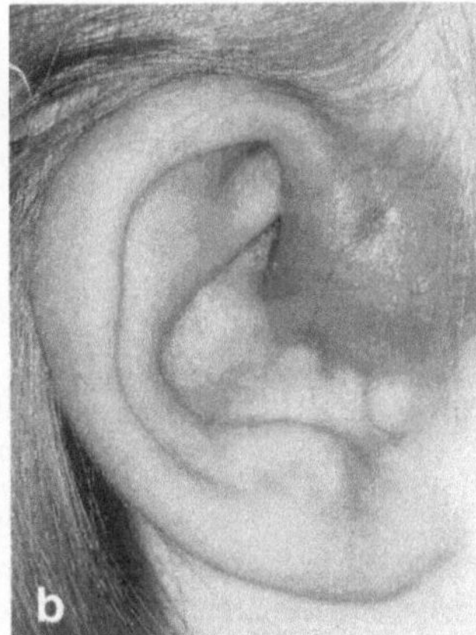

Abb. 40a, b. Präaurikuläre Fistel (Fistula auris congenita). **a** Reizloser Zustand, **b** abszedierende Fistel

Fistula auris congenita

Definition: Auf dem suprameatalen Abschnitt der hyomandibulären Grenze gelegene, präaurikuläre (!) Fistel, die nach mehr oder weniger kurzem, absteigenden Verlauf blind endet und gewöhnlich über einen Narbenstrang mit dem Dach des äußeren Gehörgangs kommuniziert [316]. Bisher wurden nur wenige Fisteln mit offener Kommunikation zum Gehörgangsdach beschrieben. Die äußere Fistelöffnung liegt gewöhnlich *vor* der helix ascendens, manchmal *auf* ihr und gelegentlich vor dem Crus helicis [49, 172], wobei ihr Ductus jedoch stets vor dem Ohrmuschelknorpel in die Tiefe zieht. Gelegentlich sind sie nur durch ein flaches Hautgrübchen (engl. „notch") angedeutet (Abb. 40a).
Synonyma: Ohrfistel, suprameatale hyomandibuläre Fistel (engl.: sinus).

Bei einer Abszedierung in dieser präaurikulären Region (Abb. 40b), in der über 99% aller „Ohrfisteln" liegen [66], sollte stets an eine infizierte Fistel gedacht und nach Abklingen der Entzündung (Inzision) die Fistelexstirpation vorgenommen werden.
Häufigkeit: Angaben schwanken zwischen 0,9 und 6,0% bei Europäern und zwischen 10 bis 14% bei den afrikanischen und asiatischen Populationen [304]. Bilaterales Vorkommen bei 20% [300].

Hals-Ohr-Fisteln und -zysten

Definition: Die Hals-Ohr-Fistel [248] ist eine auf dem inframeatalen Abschnitt der hyomandibulären Grenze gelegene, kongenitale Fistel, die nach aufsteigendem Verlauf durch die Parotis zieht, den Stamm des N. facialis auf seiner Innenseite [59, 76, 174] oder Außenseite [30, 41, 221] kreuzt oder diesen schlingenförmig umgibt [69, 325, 360] und mit dem Gehörgangsboden offen oder über einen Narbenstrang in Verbindung steht (Abb. 39 und 41).

Der Fistelkanal zieht stets antero-lateral vom Venter posterior des M. biventer [194], der vom II. Kiemenbogen abstammt. In Gehörgangsnähe kann er nach medial umbiegen und eine kürzere oder längere Strecke mit diesem parallel verlaufen [320, 359], bevor er in diesen inseriert (Abb. 39). In der Nähe des Gehörgangs findet sich bei den inframeatalen Fisteln sehr häufig dystoper Knorpel in der Fistelwand. Dieser wird ganz offenbar vom gehörgangsnahen Ektodermanteil des Fistelkanals im umgebenden Mesenchym induziert (vgl. präaurikuläre und Halsanhänge, bei denen das gleiche Phänomen zu

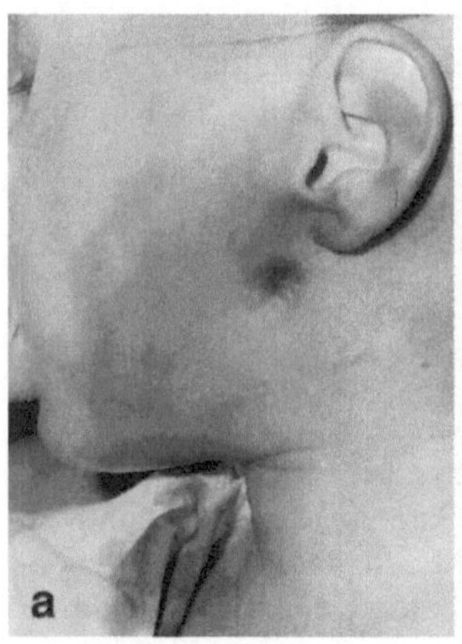

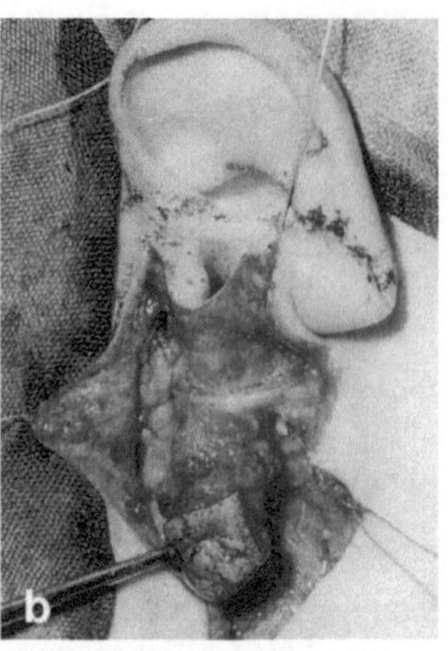

Abb. 41a, b. Hals-Ohr-Fistel (Fistula hyomandibularis) links bei einem 3jährigen Mädchen. **a** Breite, eingezogene Narbe nach mehreren Inzisionen des rezidivierenden vermeintlichen Wangenabszesses durch den Kinderchirurgen. **b** Operationssitus: Der Stamm des N. facialis kreuzt hier den Fistelgang auf seiner medialen und lateralen Seite, indem er eine Schlinge bildet und sich davor für eine kurze Strecke wieder zu einem Nerven vereinigt. Die Wand des Fistelganges ist in der Nähe des Gehörgangs durch eine Knorpelhülse versteift. Neben anderen Befunden stützt auch dieser interessante Befund die Hypothese über die Entstehung der Hals-Ohr-Fistel aus einem am Gehörgangsboden persistierenden Rest der äußeren Verbindungslamelle 1 (Induktion der Chondroblastenbildung im Mesenchym durch das Gehörgangsepithel)

beobachten ist). Die äußere Öffnung der inframeatalen Fistel kann direkt unter dem Ohr [131, 157, 179], am Kieferwinkel [349, 363] oder submandibulär [2] liegen. *Synonyma:* Ohr-Hals-Fistel, inframeatale hyomandibuläre Fistel.
Häufigkeit: Sie ist nicht ganz so selten, wie es allgemein angenommen wird [20, 107, 281, 282]: etwa 1% aller operierten Fisteln einer HNO-Klinik.

Bei einer Infektion ähnelt das klinische Bild dem einer abszedierenden Lymphadenitis colli oder einer sezernierenden Otitis, wenn sich die Fistel über die Öffnung im Gehörgangsboden entleert [59, 190, 339: Fall 2]. Die Verkennung der wirklichen Diagnose hat immer wieder schwerwiegende Folgen für den Patienten, weil der Gesichtsnerv bei der Operation gefährdet ist.

Hyomandibuläre Zysten können in jeder Höhe entlang der Kiemenbogengrenze 1 liegen (Abb. 42). Bei proximalster Position kann sich die Zyste von kaudal her in das Cavum conchae vorwölben (Abb. 43) oder subaurikulär in der Parotis liegen [62, 180]. Ihre Auskleidung besteht ausschließlich aus verhornendem Plattenepithel. Diese hyomandibulären Parotiszysten sind differentialdiagnostisch von den Epithelzysten der Parotis abzugrenzen, die durch eine Keimversprengung entstehen und nie mit verhornendem Plattenepithel ausgekleidet sind (vgl. Abschn. 3.2.1.4).

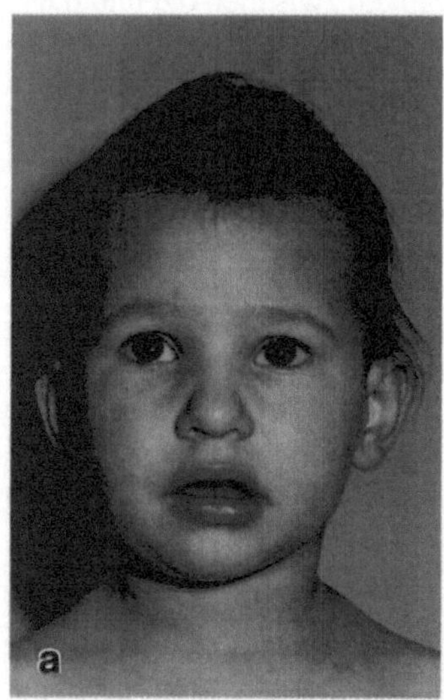

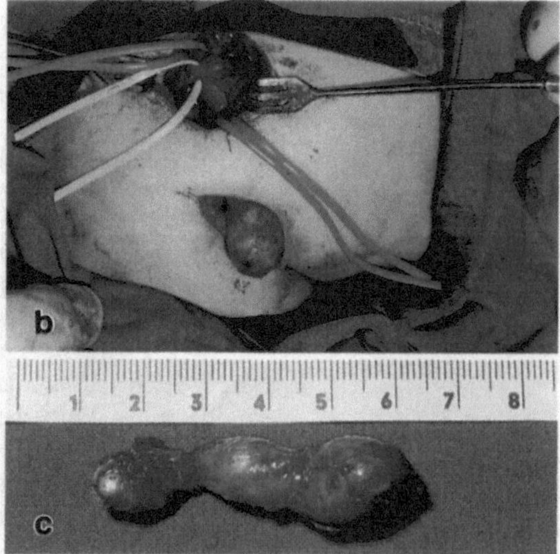

Abb. 42a–c. Hyomandibuläre Zyste rechts bei einem 2,5jährigen Mädchen. **a** Die prallelastische, glatte, indolente Halsschwellung befindet sich unmittelbar unter dem Angulus mandibulae. **b** Operationssitus: Bei der Präparation setzt sich die Zyste entlang der Kiemenbogengrenze 1 nach proximal in einen schlanken Hals fort, der in Richtung zum Gehörgangsboden verläuft. Deshalb wird über einen zweiten, präaurikulären Zugang zunächst der Stamm des N. facialis aufgesucht (von *gelber Schlinge* unterfangen). Der Nerv kreuzt den Zystenhals (der kranial und kaudal vom Nerven *blau unterfangen* ist) auf dessen lateraler Seite. Operationspräparat: Die Schnittfläche am Hals der 5,3 cm langen Zyste zeigt im geöffneten Lumen einen weißen, breiigen Detritus und die ringförmige Knorpeleinlagerung, die sich nur in der gehörgangsnahen Zystenwand befindet. Das kleine, kuppenförmige Zystenende wurde von der Wand des Gehörgangsbodens nachträglich entfernt. Zystenauskleidung: verhornendes Plattenepithel mit vielen Talgdrüsen und Haaren, Einlagerung von reifem Faserknorpel

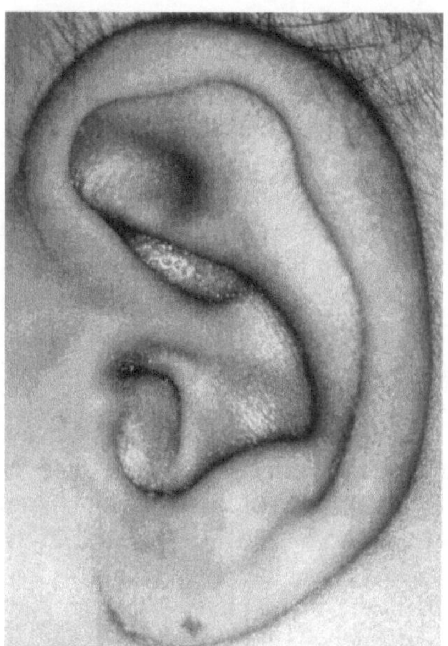

Abb. 43. Inframeatale hyomandibuläre Zyste bei einem einjährigen Mädchen. Bei dieser dorsalsten Lokalisation einer solchen Zyste ist der Gehörgangsboden bis zum Verschluß des Gehörgangslumens vorgewölbt. Die Zystenwand ist partiell durch Knorpel versteift, die Auskleidung besteht aus verhornendem Plattenepithel mit Haarbälgen und Talgdrüsen

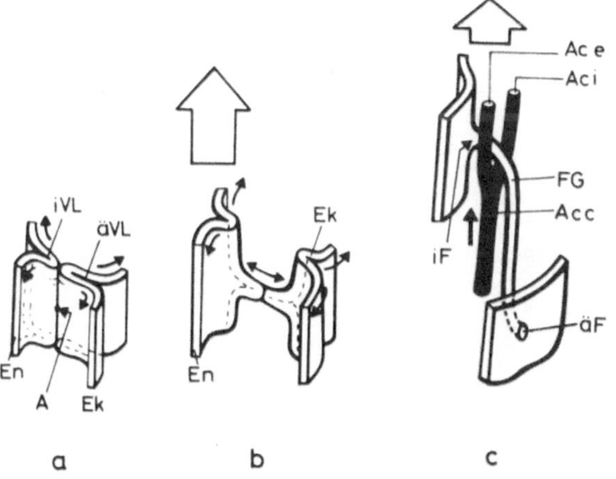

Abb. 44a–c. Pathogenese einer mit der Schleimhaut kommunizierenden Fistel der Kiemenbogengrenze 2. **a** Zwischen der äußeren (*aVL*) und der inneren Verbindungslamelle (*iVL*) hat sich eine lokale interepitheliale Adhäsion (*A*) herausgebildet. **b** Bei der Verlagerung der beiden Verbindungslamellen (*schwarze Pfeile*) auf die äußere und innere Körperoberfläche entsteht ein Fistelgang (*FG*) durch Epithelproliferation (Neubildung!). **c** Die innere Fistelöffnung (*iF*) wird bei der Aszension des Kopfes (*weiße Pfeile*) nach kranial verlagert, wodurch der FG in die Länge gezogen wird. *Acc* A. carotis communis, *Ace* A. carotis externa, *Aci* A. carotis interna, *Äf* äußere Fistelöffnung, *Ek* Ektoderm, *En* Endoderm

3.2.2.4 Pathogenese der branchiogenen Fisteln

Bisherige Pathogenese-Hypothese der kompletten branchiogenen Fisteln: Branchiogene Fisteln und Zysten werden fälschlicherweise allgemein als Hemmungsmißbildungen angesehen, wobei fiktive epitheliale Gänge und Buchten, die angeblich aus den Kiemenfurchen und Schlundtaschen hervorgehen, „nicht zurückgebildet werden“ bzw. „offenbleiben“ sollen. Die uneinheitliche Auffassung zur Genese der branchiogenen Fisteln und Zysten offenbart die allgemeine diesbezügliche Ratlosigkeit, die bis heute besteht. Sie ist zweifellos die Folge der unklaren und fehlerhaften Vorstellungen über die Umbildung der Kiemenbogenregion (s. Abschn. 3.1.1):

Laterale Halsfistel: 1. Durchbruch des (von der Schlundtasche ausgehenden) „Ductus pharyngobranchialis“ in die (angeblich aus den Kiemenfurchen 2 bis 4 gebildete) „Vesicula cervicalis“ [362]. 2. Rest der äußeren Öffnung des „Sinus cervicalis“ [362] bzw. unvollständiger Verschluß der Kiemenfurche. 3. Rest des Ductus thymopharyngeus [351].

Fistula auris congenita: 1. Rest der 1. Kiemenfurche [83, 98, 336]. 2. Mangelnde Verschmelzung der Ohrhöcker 2 und 3 [23, 56, 66].

Branchiogene Zysten: 1. Epithelreste des (inneren) Ductus pharyngobranchialis oder des (äußeren) Ductus cervicobranchialis [362]. 2. Vergrabene Zellreste der Schlundtaschen. 3. Keimversprengung: Parotisgewebe wird während des fetalen Lebens in Halslymphknoten eingeschlossen [38, 101]. 4. Rest des Ductus thymobranchialis [182]. 5. Metaplasie des Lymphgefäßendothels [328]. 6. Die wirkliche Entstehung ist bis heute unbekannt [288].

Hals-Ohr-Fistel: 1. Nach überwiegender Auffassung soll sie ein Rest der 1. Kiemenfurche sein [40]. 2. Eine durch den II. Kiemenbogen hindurchziehende „Verbindung zwischen den Resten der 1. und 2. Kiemenfurche“ [11, 300]. 3. Nicht regulärer Abbau der von Hochstetter 1948 beschriebenen (äußeren) Verbindungslamelle, wobei „persistierende Epithelreste zum Material für eine Fistel“ werden [128]! Die Gründe für diese Epithelpersistenz werden leider nicht genannt. Dieser sehr interessanten Hypothese soll anschließend weiter nachgespürt werden.

A. Neue Pathogenese-Hypothese der kompletten Fisteln der KBG 1 bis 4: Sie entstehen relativ unabhängig vom Schicksal der Kiemenbogenderivate Gesicht und Ohr, denn die Dysplasien beider Regionen kommen mit und ohne Fisteln vor. Andererseits finden sich die meisten Fisteln ohne Gesichts- und Ohrdysplasien.

Wie bei allen epithelialen Mißbildungen beginnt die anormale Entwicklung mit einer lokalen interepithelialen Adhäsion (LIAD). Hier ist es jeweils eine lokale ekto-endodermale Adhäsion innerhalb einer der Verschlußmembranen 1 bis 4. Bei der Rückverlagerung der äußeren und der inneren Verbindungslamellen auf die äußere und innere Körperoberfläche behalten alle beteiligten Ektoderm- und Endodermzellen die Verbindung mit ihrem Mutterepithelverband bei (Abb. 44a). Die auf die shiftenden Verbindungslamellen einwirkenden Zugkräfte sind der spezifische Reiz, der die adhärenten Zellen zur Proliferation anregt. So entsteht zwischen den auseinanderweichenden Verbindungslamellen ein von vornherein hohler Epithelkanal, der die äußere mit der inneren Körperoberfläche verbindet (Abb. 44b).

Da die dorso-ventrale Ausdehnung der Verschlußmembran 2 (VM 2) beim menschlichen Embryo am längsten ist und sie daher zeitlich auch am längsten existiert (bevor die von ventral nach dorsal fortschreitende Rückbildung vollendet ist), besteht hier die größte Chance für die Ausbildung einer solchen lokalen interepithelialen Adhäsion (LIAD), und die relative Häufigkeit der lateralen Halsfisteln (und -zysten) dieser Kiemenbogengrenze (KBG) ist dadurch leicht zu verstehen. Die kompletten hyomandibulären Fisteln entstehen (analog den Halsfisteln der anderen KBG) ebenfalls aus einer lokalen endo-ektodermalen Adhäsion, jedoch an der Verschlußmembran 1. Deren wesentlich kürzere Existenz (maximal bis 38./39 Tag p.c.) im Vergleich zu den Verschlußmembranen 2 und 3 (bis ca. 41. Tag) bedeutet, daß hier die Gelegenheit zur Ausbildung einer LIAD deutlich eingeschränkt ist, womit sich die Rarität der Fisteln dieser Gruppe erklärt.

Bei einem Wachstumsstopp des I. und/oder II. Kiemenbogens in der 6. Embryonalwoche (infolge vorzeitiger Involution der Kiemenbogenarterie, s. Abschn. 3.2.3), aus dem Gesichts- bzw. Ohrdysplasien hervorgehen, werden die äußeren und inneren Verbindungslamellen 1 und 2 verspätet auf die entsprechenden Körperoberflächen zurückverlagert, und die Verschlußmembran 2 existiert sogar noch länger als normal. Dies erklärt die häufig zu beobachtende Kombination von Gesichts-/Ohrdysplasien mit lateralen Halsfisteln (aber auch mit der Fistula auris congenita, s.u.).

B. Neue Pathogenese-Hypothese der mit dem Gehörgang kommunizierenden hyomandibulären Fisteln (Zysten): Die große Häufigkeit der Fistula auris congenita, d.h. der suprameatalen Fisteln, die bei Haustieren wie Pferden, Schafen u.a. noch häufiger als beim Menschen gefunden werden [313], läßt Entstehungsbedingungen vermuten, die in der Nähe physiologischer Entwicklungsvorgänge zu suchen und zweifellos an die Gehörgangsentwicklung gebunden sind. Denn sowohl die supra- wie die inframeatalen hyomandibulären Fisteln werden nur gefunden, wenn der Gehörgang normal entwickelt oder zumindest rudimentär vorhanden ist. Gehörgangsaplasie und hyomandibuläre Fisteln schließen sich aus.

Diese nur mit verhornendem Plattenepithel ausgekleideten Fisteln entwickeln sich aus Resten der äußeren Verbindungslamelle 1 (äVL 1), die nach dem Verschluß

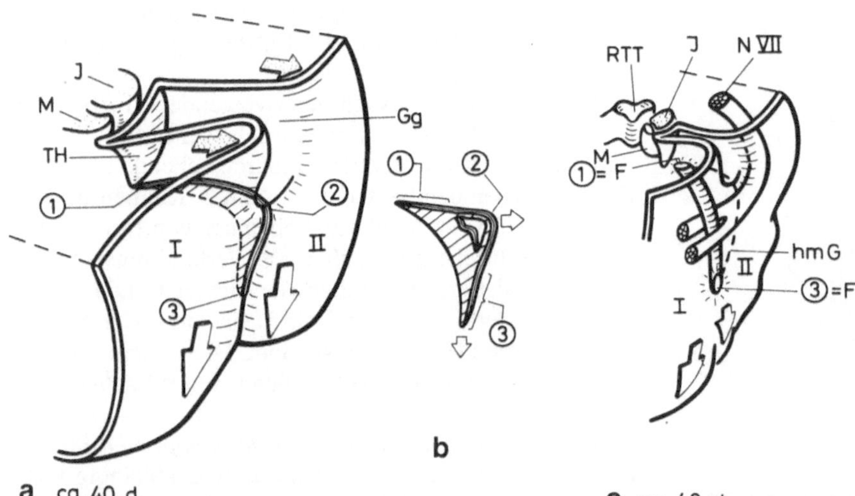

Abb. 45a–c. Pathogenese der Hals-Ohr-Fisteln und hyomandibulären Zysten. **a** Zu Beginn der Gehörgangsentwicklung besteht noch ein Rest der äußeren Verbindungslamelle 1 (*gestrichtelt*), der dadurch über die Kante abgebogen wird. Damit ist seine weitere Verlagerung auf die Körperoberfläche verhindert (vgl. Abb. 19). **b** Während des Gehörgangs- (*gepunktete Pfeile*) und Gesichtswachstums (*weiße Pfeile*) entfernt sich der Krümmungsscheitel (*2*) der über Eck gebogenen Epithelfalte von ihren beiden Enden (*1* und *3*), und es entsteht eine Zugspannung. Diese ist am Krümmungsscheitel am größten und führt hier zum Abriß von der Epitheloberfläche. Die dystope Epithelduplikatur verläuft in der Gewebstiefe weiterhin auf der hyomandibulären Grenze (*hmG*) und verbindet den Gehörgangsboden (*1*) mit der infraauralen Halshaut (*3*). **c** Der etwa am 43. Tag p.c. die hmG nach ventral überschreitende N. facialis (*N VII*) kreuzt den Fistelgang (*F*) in dessen unmittelbarer Nähe. *I* Incus, *M* Malleus, *TH* Trommelfellhügel, *I* Mandibularbogen, *II* Hyoidbogen, *RTT* Rec. tubotympanicus. Die Fistula auris congenita entsteht am Gehörgangsdach analog

der 1. Kiemenfurche bei einer (im Rahmen der biologischen Schwankungsbreite stets möglichen) etwas vorzeitig einsetzenden Gehörgangsentwicklung nicht mehr vollständig auf die Gesichtsoberfläche zurückverlagert werden konnte [254].

Die Gehörgangsentwicklung beginnt etwa ab 39. Tag p.c. am hyoidalen Trommelfellhügel, welcher der hyomandibulären Grenze kaudal direkt anliegt (s. Abschn. 3.1.4.2). Normalerweise ist die Rückverlagerung der äußeren Verbindungslamelle 1 zu diesem Zeitpunkt gerade abgeschlossen. Im Rahmen der biologischen Schwankungsbreite können sich beide Entwicklungsvorgänge geringfügig überschneiden, so daß noch ein Rest der äußeren VL vorhanden ist, wenn die Gehörgangswände rund um den Trommelfellhügel herum proliferieren, d.h. sich nach lateral vorwölben. Dabei wird der supra- oder der inframeatale VL-Rest über seine Kante gerkümmt. Die Folge ist, daß er nun nicht mehr auf die Körperoberfläche zurückverlagert werden kann. Er verbindet das Epithel des Gehörgangs über Eck mit dem des Gesichtes (Abb. 45). Bei der Vertiefung des Gehörgangs reißt die sich immer mehr anspannende Epithelduplikatur entlang ihrer Kante vom Oberflächenepithel ab, während ihr mediales und ihr kaudales Ende mit dem Epithel der Oberfläche in Verbindung bleiben. Dabei wird der vorher über Eck gebogene Kanal gestreckt und etwas medialwärts verlagert.

Suprameatal: Mit der allmählichen Verbreiterung der starren Schädelbasis entsteht gegenüber dem suprameatalen Fistelkanal eine nach lateral gerichtete Kraft, wodurch das am Gehörgangsdach fixierte (kaudale) Fistelende fast ausnahmslos abreißt. Ein dabei entstehender Narbenstrang zwischen Gehörgang und blindem Fistelende zeigt ihre einstige Verbindung an.

Inframeatal: Der aus dem Hyoidbogen rostralwärts auswachsende N. facialis überquert die hyomandibuläre Grenze in der Tiefe, und je nachdem, wann die Fistelkante abreißt und verlagert wird (wenige Stunden früher oder später), dringt der Nerv, der den Verlauf des inframeatalen Fistelkanals kreuzt, medial oder lateral davon ins Mesenchym ein. Wenn er dabei jedoch gegen den zarten Fistelstrang stößt, spaltet er sich gabelförmig auf, wobei sich das Nervenblastem rostral vom Nerven wieder vereinigt [284].

Aufgrund ihrer histologischen (!) Charakteristika (knorpelversteifte Kanalwand, Auskleidung mit verhornendem Plattenepithel) und ihrer Lage zum Gehörgang wurden die Hals-Ohr-Fisteln fälschlicherweise vielfach für einen zweiten Gehörgang, d.h. für eine Verdoppelungsanomalie, gehalten [20, 30, 77, 97, 221, 325, 346, 359]. Dabei wird die bereits von Hochstetter [150] hervorgehobene induktive Rolle des Trommelfellhügels (d.h. der Ossikulaanlage) für die Gehörgangsentstehung übersehen. Eine echte Gehörgangsverdoppelung mit zwei Ohrmuscheln, zwei Trommelfellen und Mittelohren dürfte auf eine rudimentäre Verdoppelung des Kopfes zurückzuführen sein.

Branchiogene Fisteln entstehen (analog den durch Epithelversprengung erzeugten Fehlbildungen) erst *nach* dem Verschluß der Kiemenfurchen und Schlundtaschen als Überschußmißbildungen. Sie entstehen unter dem normalen Epithelniveau durch Epithelretention und -proliferation (Epithelneubildung). Auch sie zählen zu den Choristomen.

Die Entwicklung der präaurikulären suprameatalen Fisteln aus dem Rest der äußeren Verbindungslamelle 1 liefert neben anderen teratologischen und embryonalen Beweisen ein weiteres Indiz für den Verlauf der bereits geschlossenen 1. Kiemenfurche rostral vom Ohrhöcker 3 (d.h. vor der Helix ascendens) und damit auch für die Rostralkrümmung der hirnnahen Abschnitte der Kiemenbögen I und II (s. Abschn. 3.1.3).

3.2.3 Mesenchymale branchiogene Fehlbildungen (Dysplasien)

Definition: Entwicklungsdefizit hinsichtlich der Größe und der Form der branchiogenen Gesichts- und/oder Ohrstrukturen als Folge einer frühembryonalen Durchblutungsstörung ihrer Blasteme im Mandibular- und Hyoidbogen. Als Ursache gilt eine vorzeitige Involution der Kiemenbogenarterien, die wegen der Mesenchymlücken und Epithelduplikaturen an den Kiemenobergrenzen Endarterien sind (s. Abschn. 3.1.2.1). Je früher die involutionsbedingte Ischämie einsetzt, um so stärker ist der daraus resultierende Dysplasiegrad. Alle Dysplasiegrade lassen sich deshalb in eine teratologische Reihe einordnen.

Bisher korrespondierte der von den Embryologen ermittelte Verlauf der Kiemenbogengrenze 1 (hyomandibuläre Grenze) im Ohrbereich des Adulten nicht mit jenen Grenzen, die bei den isolierten Mißbildungen des Gesichtes oder des Ohres respektiert, d.h. niemals überschritten (!) werden: Selbst bei monströsen isolierten Gesichtsdysplasien (z.B. Otozephalie) sind der vermeintlich mandibuläre Malleus und der Incus sowie die gesamte Ohrmuschel stets normal (!) entwickelt. Korrespondierend dazu sind bei der isolierten Ohrdysplasie stets alle Ossikula und selbst bei diskreten Fehlbildungen der Ohrmuschel auch die angeblich mandibuläre Helix ascendens fehlgebildet.

Dieser Widerspruch zwischen der embryologischen Lehrmeinung und den objektiven teratologischen Befunden verhinderte bis heute die Aufklärung der kausalen Genese der Gesichts- und Ohrdysplasien. Denn als Folge des von den Embryologen ermittelten falschen Verlaufes der hyomandibulären Grenze im Ohrbereich wurde eine Dysfunktion der Kiemenbogenartieren als Ursache für die Gesichts- und Ohrdysplasien allgemein nicht in Betracht gezogen. Die mit den Methoden der theoretischen Embryologie ermittelte hyomandibuläre Grenze (Abschn. 3.1) löst diesen Widerspruch auf.

3.2.3.1 Syndrom des I. Kiemenbogens (Gesichtsdysplasie inkl. Ohrdystopie)

Definition: Beim Mandibularbogensyndrom bzw. Syndrom des I. Viszeralbogens [291, 292] bestehen Dysplasien des Unter- und/oder des Oberkiefers unterschiedlicher Schweregrade [155, 156]. Die zumeist vorhandene Mandibula-Dysplasie geht immer mit einer mehr oder weniger auffälligen Dystopie des Schläfenbeins i.S. einer Verlagerung des Mittelohrs und der Ohrmuschel nach rostral und nach kaudal einher [114, 152, 158]. Die Concha und der Gehörgang sind dabei gewöhnlich normal entwickelt. Lediglich der Steigbügel kann beim Syndrom des I. Kiemenbogens infolge Verdrängung durch den dystropen N. facialis kompetitiv dysplastisch sein (Abb. 48).

Agnathie und Otozephalie
Definition: Agnathie = angeborene, extreme Kleinheit (selten ein Fehlen) des Unter- und des Oberkiefers mit kreisförmiger, kleiner Mundöffnung, fehlender Zunge und einer dadurch bedingten mehr oder weniger extremen Schläfenbein-Dystopie. Die Pyramidenoberkanten fallen dabei steil nach lateral ab, wodurch ihre Unterseiten und manchmal auch die Paukenhöhlen einschließlich des gut ausgebildeten Hammers und Amboß miteinander fusionieren können (Synotie, Otozephalie). Die im übrigen normal entwickelten Ohrmuscheln sind auf der Ventralseite des Kopfes (nicht des Halses!) lokalisiert; sie können ebenfalls in der Medianebene mit ihren kaudalen Enden fusionieren, da sie gemeinsam mit der Pyramide nach kaudal und anterior verlagert sind. Als Derivate des I. Kiemenbogens können die vordere Gehörgangswand und der Tragus fehlen (Abb. 46). Bei Persistenz der Membrana bucco-pharyngea bildet die kleine, zungenlose, lateral von den rudimentären Wangen begrenzte Mundhöhle einen Blindsack ohne Verbindung mit dem Pharynx. Bei stärkerer Dysplasie des Oberkiefers ist auch eine Choanalatresie möglich.

Diese nicht lebensfähige Monstrenbildung kommt beim Menschen seltener vor [Fälle: 21, 42, 173, 199, 358], jedoch relativ häufig bei anderen Spezies wie z.B. beim Schaf oder Kaninchen [178].

Lebensfähige Formen des Mandibularbogensyndroms
Sehr viel häufiger trifft man auf weniger stark ausgeprägte Gesichtsdysplasien, die hinsichtlich des Verteilungsmusters der betroffenen Gesichtsregion(en) unterschiedliche Namen tragen. Sie sind gewöhnlich bilateral, jedoch durchaus auch hier mit seitendifferenter Stärke ausgeprägt:

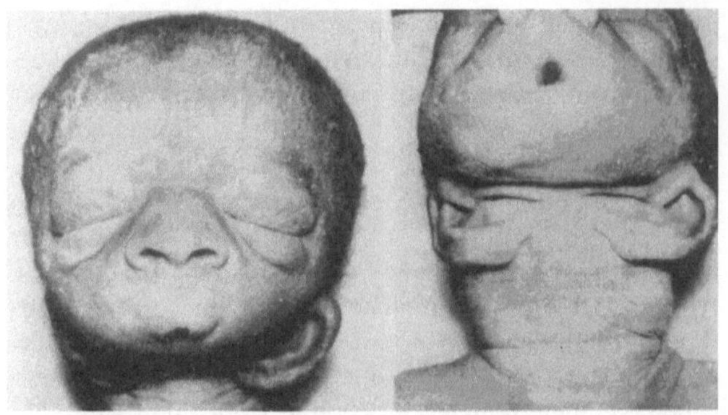

Abb. 46. Agnathie oder Otozephalie (aus: Black [370], Abb. 1). Aus der mehr oder weniger vollständigen Aplasie des Unter- und Oberkiefers sowie der Aglossie resultiert eine fehlende Aufrichtung der Schläfenbeinregion aus ihrer Embryonalstellung. Als Derivat des I. Kiemenbogens fehlt der Tragus. Das Overshift des proximalen Hyoidbogens kann bis zur Verschmelzung der Ohrmuscheln und der Hammer-Amboß-Komplexe beider Seiten in der Mittellinie (Synotie) führen

Die Dysplasien des Unterkiefers variieren von einer minimalen, nur röntgenologisch erfaßbaren, vorwiegend einseitigen Hypoplasie des Proc. condylaris bis zur Aplasie des Ramus mandibulae [175]. Die weiter distalen Unterkieferregionen sind so gut wie nie betroffen [276]. Hochgradige Fehlbildungen mit Aplasie auch des Corpus mandibulae [57] sind relativ selten. Das Kiefergelenk ist gewöhnlich ebenfalls dysplastisch, es kann sogar fehlen [120, 237].
Pierre-Robin-Syndrom (Dysostosis mandibularis): Der teratologische Hauptbefund ist die Mikroretrognathie, d.h. ein zu kleiner Unterkiefer, weshalb die gewöhnlich normal entwickelte und daher relativ zu große Zunge rückverlagert wird (Glossoptose). Durch die Verlegung des Atemwegs steht bei Säuglingen die Dyspnoe klinisch im Vordergrund. Bei 60–80% (!) der Fälle wird auch eine Gaumenspalte angetroffen. Die immer auch nachweisbare Ohrdystopie (Ohrmuscheltiefstand) ist nicht behandlungsbedürftig und wird deshalb kaum einmal erwähnt (Abb. 47).
Franceschetti-Klein-Zwahlen-Syndrom (Dysostosis mandibulo-facialis, Berry-Treacher-Collins-Syndrom). Der Hauptbefund ist eine Hypoplasie des Unter- und des Oberkiefers sowie des Jochbeins. Die Jochbeindysplasie bzw. -aplasie gilt als Leitsymptom, da sie einen Tiefstand der lateralen Liedspalte und damit einen antimongoloiden Lidachsenverlauf bewirkt, der das klinische Erscheinungsbild beherrscht. Außerdem sind Lidkolobome, eine Makrostomie mit fliehendem Kinn („Vogelgesicht"), hochgewölbter Gaumen (selten auch Spaltgaumen), präaurikuläre Anhänge und eine Fistula auris congenita möglich. Auch Aplasien der Kaumuskulatur und der Parotis wurden beschrieben. Bei 52% der Pati-

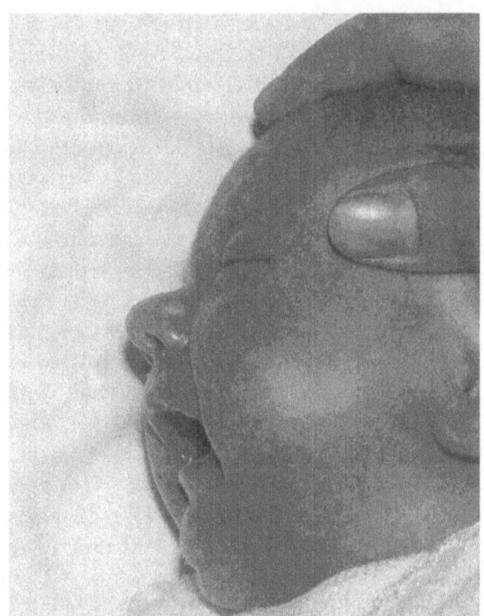

Abb. 47. Pierre-Robin-Syndrom (Syndrom des I. Kiemenbogens). Als Folge der Entwicklungshemmung des Mandibularbogens während der 6. Woche besteht eine isolierte, starke Hypoplasie des Unterkiefers beiderseits, wobei die (sich bereits in der 5. Woche sehr stark entwickelnde) Zunge relativ zu groß ist. Sie verlegt beim Neugeborenen den Larynxeingang und verursacht eine Dyspnoe. Beide Ohren sind hier normal entwickelt

enten mit Franceschetty-Syndrom ist das Ohr normal entwickelt [207], deshalb zählen sie zum Mandibularbogensyndrom. Bei ihnen kann allerdings eine kompetitive Stapesdysplasie eine Schalleitungsschwerhörigkeit verursachen, wobei aber alle anderen schalleitenden Strukturen am Außen- und im Mittelohr normal entwickelt sind. Jene Patienten mit einer gleichzeitigen Ohrdysplasie bilden eine besondere Form des hyomandibulären Syndroms (s.u.).

Isolierte bilaterale Oberkiefer-Dysplasie (Dysostosis maxillo-facialis): Hochgradige Hypoplasie der Maxilla und des Jochbeins, hoher enger Gaumen, antimongoloide Lidachse, relativ vorspringender Unterkiefer. Die Ohren sind normal entwickelt.

Unilaterale Unterkieferdysplasie: Im Gegensatz zu den vorangehenden bilateralen Dysplasien handelt es sich hier um einseitige Dysplasie-Lokalisationen, wodurch das Kinn zur dysplastischen Gesichtsseite abweicht (Gesichtsskoliose). In isolierter Form ohne Ohrdysplasie ist sie ziemlich selten (vgl. Abb. 49).

3.2.3.2 Syndrom des II. Kiemenbogens (Ohrdysplasien)

Eine isolierte Ohrdysplasie ohne Mandibularbogenfehlbildung wird als Syndrom des II. Viszeralbogens bezeichnet [292]. In schwerer Ausprägung (Anotie, Mikrotie 2°) ist sie äußerst selten, als leichtere Form dagegen häufiger. Diese entsteht erst am Ende der 6. Woche, wenn die Entwicklung der Ohrblasteme schon relativ weit vorangeschritten ist. Die dadurch ziemlich genau bestimmbare teratogenetische Terminationsperiode korrespondiert mit der weiter unten vorgestellten neuen Patogenese-Hypothese.

3.2.3.3 Syndrom des I. und II. Kiemenbogens (Hyomandibuläres Syndrom)

Dysmorphie-Syndrome

Viel häufiger, als allgemein angenommen wird, kommen Fehlbildungen der beiden Viszeralbögen gemeinsam vor. Viele Publikationen belegen diese Tatsache [42, 81, 85, 155, 156, 184, 291, 292, 308]. Die meisten Otologen richten ihre Aufmerksamkeit jedoch ausschließlich auf die Anomalien der Ohrregion, obwohl die von ihnen registrierten Dystopien der Ohrmuschel oder des N. facialis auf eine kollaterale Gesichtsdysplasie z.B. in Form einer Hypoplasie des Proc. condylaris schließen lassen. Diese ist aber häufig nur röntgenologisch nachweisbar!

Neben den Gesichts- und Ohrdysplasien kommen immer wieder auch Anomalien des okzipito-vertebralen Übergangs und der Halswirbelsäule [73] sowie ein Mikrophthalmus, Lidkolobome, epibulbäre Dermoide, subkonjunktivale Lipome und andere Fehlbildungen vor. Auf der Grundlage der gefundenen verschiedenen Kombinationsmöglichkeiten der Mißbildungen (Unter-, Mittelgesicht, Ohr, Auge, Okziput, Wirbelsäule) wurden zahlreiche Dysmorphiesyndrome aus der Taufe gehoben (sie sollen hier nicht besprochen werden), denen jedoch nach neuerer Erkenntnis ein einheitlicher vaskulärer Entstehungsmechanismus zugrunde liegt (s. Abschn. 3.2.3.4). Dabei bilden die Ohrdysplasien fast immer einen wesentlichen Bestandteil dieser Syndrome (Abb. 48). Das bereits angeführte Franceschetty-Syndrom ohne Ohrdysplasie bildet eine Ausnahme von dieser Regel.

Bei allen Kiemenbogensyndromen kommen epitheliale Mißbildungen (präaurikuläre Anhänge, Fistula auris congenita, laterale Halsfisteln und Wangenfisteln) häufiger als in der Normalpopulation vor. Das ist auf die verlängerte Existenz der embryonalen Epithelduplikaturen beim Wachstumsstop der Viszeralbögen zurückzuführen, wodurch hier die Chance für die Ausbildung einer lokalen interepithelialen Adhäsion vergrößert ist. Denn die normale mesenchymale Proliferation und das dadurch bewirkte Volumenwachstum der Viszeralbögen bilden den Motor für die termingerechte Beseitigung der Epithelduplikaturen durch ihre Verlagerung auf die jeweilige Körperoberfläche. Dieser Wachstumsprozeß wird hier zunächst abgebrochen und nach Ablauf einer mehr oder weniger langen Ischämieperiode später wieder fortgesetzt (s. Abschn. 2.1.3).

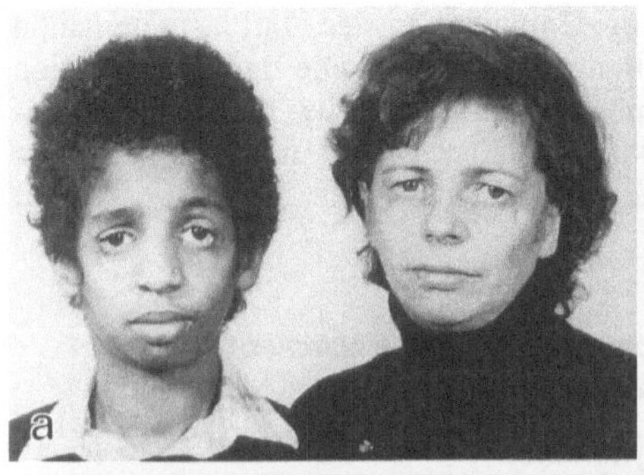

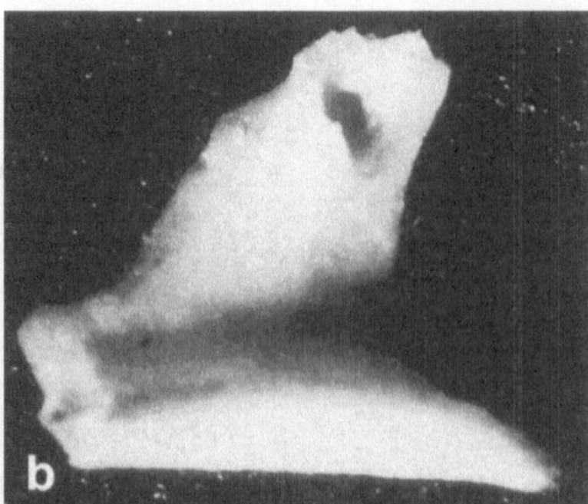

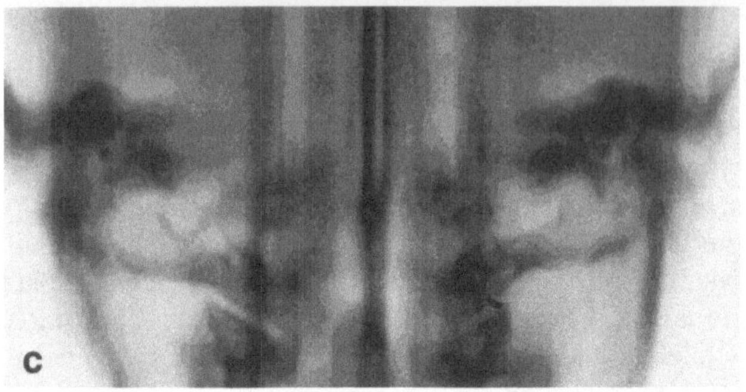

Abb. 48a–c. Franceschetti-Syndrom (Dysostosis mandibulo-facialis, Syndrom des I. und II. Kiemenbogens) bei Mutter und Sohn. **a** Ansicht von vorn (antimongoloide Lidachsen, bilaterale Hypoplasie der Jochbeine und des Unterkiefers). **b** Bei beiden besteht eine bilaterale Schalleitungsschwerhörigkeit, die durch die kompetitive Stapesdysplasie infolge Dystopie des N. facialis verursacht ist. Die übrigen Ohrstrukturen sind gering dysplastisch (angedeutete Klappohren bei engen und steilen Gehörgängen bds.). Im jeweils operierten rechten Ohr fand sich (bei Mutter und Sohn) neben dem dysplastischen Stapes ein dysplastischer, be-weglicher Hammer-Amboß-Komplex ohne Gelenk (Tympanoplastiken: H.-J. Gerhardt). **c** Die Tomographie der Felsenbeine bei der Mutter offenbart eine nach lateral abfallende obere Pyramidenkante beiderseits als Ausdruck der Schläfenbeindystopie (lateraler Tiefstand und gleichzeitige Anteriorverlagerung)

Ohrdysplasien
An den mesenchymalen Fehlbildungen des Ohres können alle Strukturen des äußeren und des Mittelohrs beteiligt sein. Im Gegensatz zu den epithelialen Fehlbildungen kommen hier alle Schweregrade – von den angedeuteten Hypoplasien bis zu sehr schweren Dysplasien bzw. Aplasien – vor, so daß sich die Befunde in eine teratologische Reihe einordnen lassen (Tabelle 10).

Inzidenz der Ohrdysplasien (insgesamt): ca. 1:5000.
Lokalisation: Uni- und bilaterales Vorkommen sind möglich. Dabei kann der Schweregrad beiderseits gleich (Abb. 48) oder unterschiedlich ausgeprägt sein (Abb. 49).

Kleine Ohrdysplasien (Pikkolodysplasien): Hier beschränken sich die kongenitalen Veränderungen ausschließlich auf das Mittelohr in Form von geringgradigen Ossikuladysplasien, knöchernen Brückenbildungen (Synostosen) oder kompetitiven Steigbügeldysplasien, die durch einen dystopen N. facialis verursacht werden etc.
Schwere [9] *oder große Ohrdysplasien* [244] sind durch einen fehlenden Gehörgang gekennzeichnet. Hier befindet sich anstelle des Trommelfells eine partiell oder total knöcherne Atresieplatte, die in unterschiedlicher Stärke ausgebreitet sein kann.

Tabelle 10. Teratologische Reihe bei Ohrdysplasien

Klassifikation	Ohrmuschel	Gehörgang	Trommelfell	Paukenhöhle	Ossikula	Schalleitungs-schwerhörigkeit
1. Piccolodysplasie	normal	normal	normal	normal	Synostosen (S) Kettenunterbrechung (U) Fußplattenankylose (F)	20–40 dB
2. Atresia auris minima (kleine Dysplasie)	Klappohr ↓ Mikrotie 1° (2°)	normal ↓ Stenose	normal ↓ klein	normal	normal/S, F, U Manubrium kurz bis fehlend	30–50 dB
3. Atresia auris congenita (große Dysplasie)	Mikrotie 1° ↓ Mikrotie 3° ↓ Anotie	Aplasie Aplasie	↓ Atresieplatte dto.	normal ↓ klein ↓ (Aplasie)	S, F, U Ossikula: klein → aplastisch Stapes: primäre + sek. Dysplasien	50–60 dB

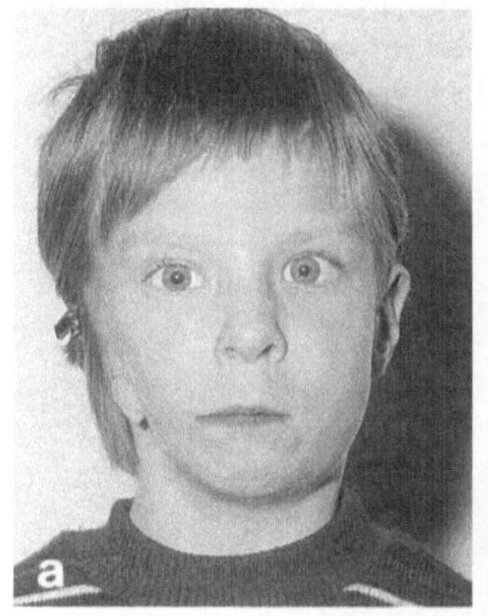
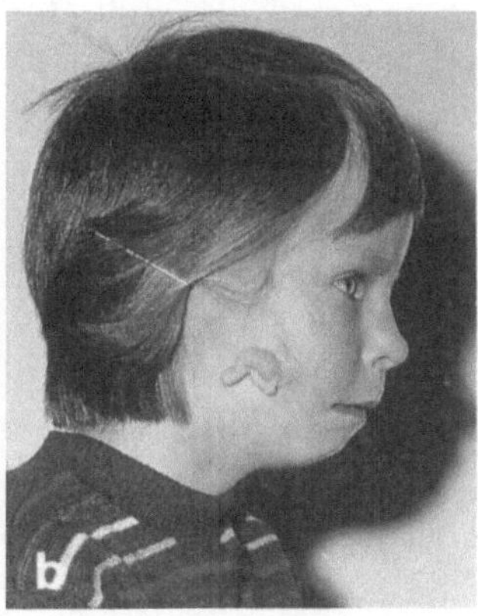

Abb. 49a, b. Unilaterales Syndrom des I. und II. Kiemenbogens rechts. Es besteht eine schwere Mikrosomia faciei rechts mit hochgradiger Hypoplasie des Ramus mandibulae, des Oberkiefers und des Jochbeins, eine Aplasie des Ramus zygomaticus sowie eine Makrostomie (offene Wangenspalte) neben einer subkutanen Wangenspalte (Narbe zwischen Mundwinkel und bukkalem Anhang) rechts. Im Bereich des Hyoidbogens finden sich: Anotie rechts, Tiefstand und Anteriorverlagerung des lateralen Anteils der Felsenbeinpyramide, eine starke Dystopie des gestreckt durch die sehr kleine Paukenhöhle verlaufenden N. facialis. Labyrinth normal ausgebildet. Der große bukkale Aurikularanhang täuscht ein „Wangenohr" (Melotie) vor. Er entsteht durch Keimversprengung aus dem Ohrhöcker 5, der schon ab Mitte der 5. Woche vorhanden ist und der 1. Kiemenfurche anliegt

Ohrmuschel- und Gehörgangsdysplasien: Die verschiedenen Formen der Otapostaxis zählen nicht zu den mesenchymalen Ohrmuscheldysplasien; sie sind das Ergebnis einer frühembryonalen Epithelversprengung (s. Abschn. 3.2.1.2).

Das Klappohr (Tassen-, Becherohr) repräsentiert den mildesten Grad einer Ohrmuscheldysplasie und zeigt eine verkürzte Helix ascendens und einen nach außen gerollten Helixoberrand. Der Gehörgang ist zumeist normal weit, wenn auch gelegentlich Gehörgangsaplasien beschrieben werden (Abb. 50a, b).

Die Mikrotie 1° zeigt eine Verkleinerung der Ohrmuschel bei deutlicher Unterentwicklung der Form, wobei sich die einzelnen Ohrmuschelanteile noch differenzieren lassen (Abb. 50c). Der Gehörgang ist hier häufig eng oder atretisch, wobei ein Narbenstrang an seiner Stelle in die Tiefe führen und an einem lateral von der Atresieplatte gelegenen Cholesteatom enden kann [139]. Dieses geht aus einer sehr engen Gehörgangsanlage hervor, die (bei Ossikuladysplasie) durch einen nur sehr kleinen Trommelfellhügel induziert worden war. Die Narbe zeigt den Abrißt des zarten Epithelstranges an.

Bei der *Mikrotie 2°* bildet das Ohrmuschelrudiment eine vertikale, oft wulstige Haut-Knorpelleiste, deren oberes, leicht nach anterior gekrümmtes Ende der dysplastischen Helix entspricht (Abb. 51a). Sein kaudales Ende besteht aus dem fast immer gut ausgebildeten, relativ großen Ohrläppchen. (Dieses entwickelt sich erst nach der Kiemenbogenperiode und damit unabhängig von der Funktion der A. hyoidea.) Gewöhnlich besteht auch eine Gehörgangsaplasie.

Bei der *Mikrotie 3°* (Abb. 51b) besteht die dysplastische Ohrmuschel nur noch aus einem flachen, hakenförmig gekrümmten, Knorpel enthaltenden Hautwulst, der kleiner ist als das damit verbundene und normal entwickelte Ohrläppchen. Daneben existieren stets auch eine Gehörgangsaplasie und eine hochgradige kollaterale Gesichtshypoplasie.

Die Anotie, d.h. die völlig fehlende Ohrmuschel bei Gehörgangsaplasie, ist äußerst selten und kommt auch ohne Aurikularanhang vor (Abb. 49).

Mittelohrdysplasien: Die stürmische Entwicklung der Mikrochirurgie während der letzten 40 Jahre offenbarte eine Fülle von dysplastischen Mittelohrbefunden, die sich hinter einer Atresieplatte oder einem kleinen Trommelfell mit anormaler oder gar fehlender Kontur verbergen können [11, 165, 239, 241, 242, 302]:

Bei sehr schwerer Ohrdysplasie kann der (hyoidale) Proc. styloides nach proximal verlängert und keulenartig verdickt sein und von kaudal in die Atresieplatte übergehen [146, 148, 306, 366]. Ein (von oben kommender) ebenfalls mit der Atresieplatte verschmolzener Hammergriff [117, 153, 160, 322] stellt einen teratologischen Hinweis auf die (bis heute umstrittene) hyoidale Herkunft des Hammer-Amboß-Komplexes dar. Hier ist die

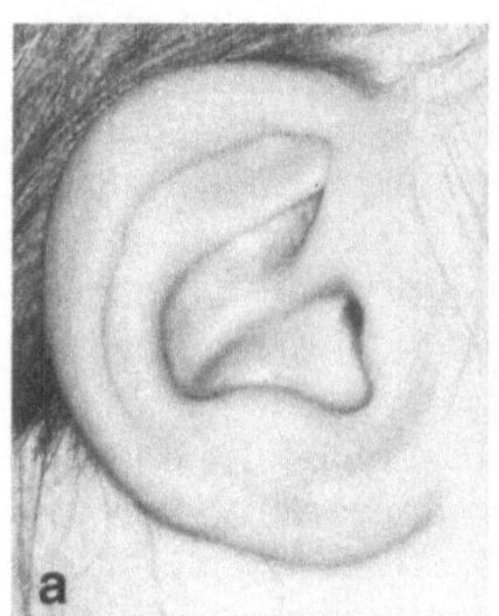
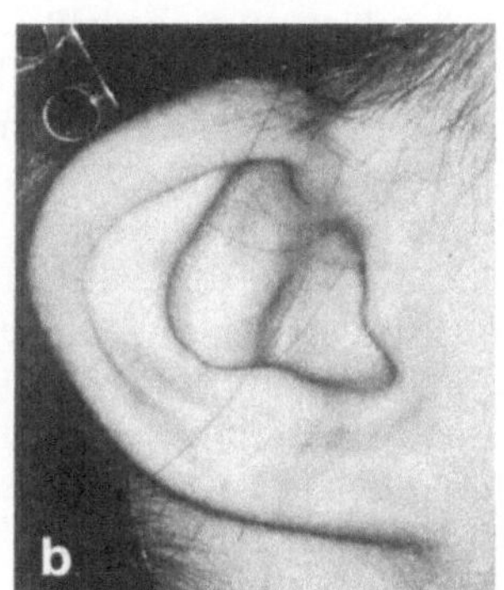
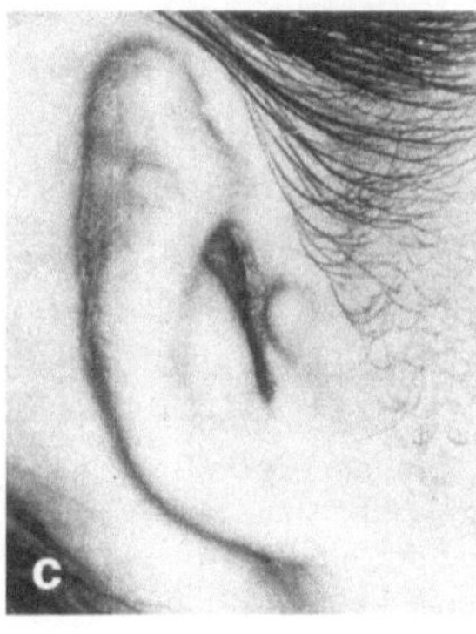

Abb. 50a–c. Teratologische Reihe der Ohrmuscheldysplasien ohne Gehörgangsaplasie. **a** Klappohren (verbreiterter und verstärkt nach außen gerollter oberer Helixrand, der winklig, d.h. unrund, in die Helix ascendens übergeht sowie fehlendes Crus posterior anthelicis). **b** Klappohr (Helix ascendens stärker verkürzt). **c** Mikrotie 1° mit präaurikulärem Anhang

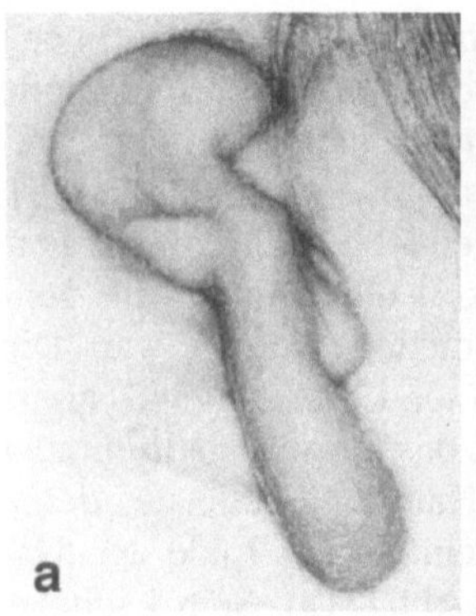
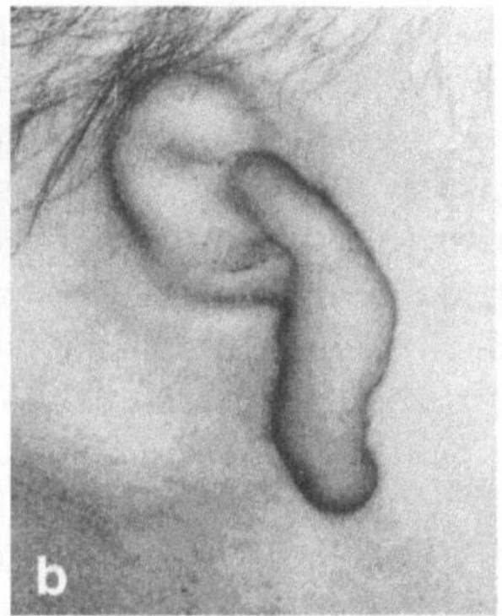
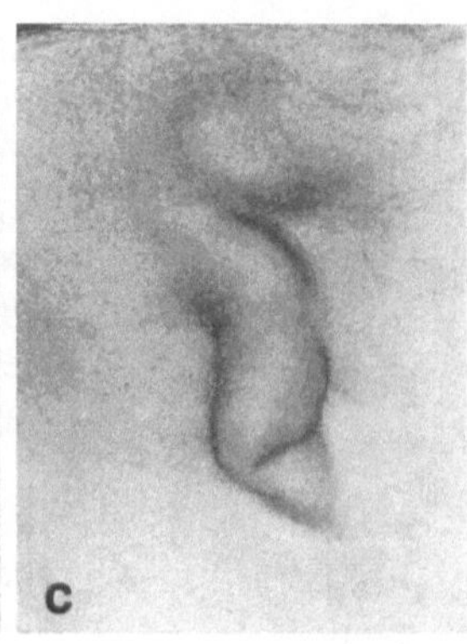

Abb. 51a–c. Teratologische Reihe der Ohrmuscheldysplasien mit Gehörgangsaplasie. **a** Mikrotie 2°, **b** und **c** Mikrotie 3°

Abgliederung dieses Blastems vom Reichert-Knorpelblastem ausgeblieben, wobei der Urzustand persistiert. Bei solchen Fällen verläuft die Chorda tympani auf der Außenseite der Atresieplatte [10, 319].

Paukenhöhle: Sie kann bei den extrem seltenen, schwersten Dysplasien völlig fehlen. Gewöhnlich ist sie jedoch mehr oder weniger hypoplastisch oder normal groß. Davon ausgehend, ist postnatal auch bei kleinen und bei großen Ohrmißbildungen eine Pneumatisationsentwicklung möglich, so daß alle Pneumatisationsgrade im Mastoid und im Felsenbein angetroffen werden [11, 116, 243].

Auch bei Mikrotie mit Gehörgangsaplasie können sich hinter einer Atresieplatte eine Otitis media acuta, ein Mukotympan mit einem Mukomastoid und eine akute Mastoiditis entwickeln!

Gehörknöchelchen: Die teratologische Reihe beginnt mit der sehr seltenen totalen Aplasie. Bei hochgradiger Dysplasie fehlen die Fortsätze und das Hammer-Amboß-Gelenk. Bei Entstehung der Dysplasie *vor* dem 39. Tag ist die Articulato incudo-mallearis nur durch einen Sulcus auf der Außenseite des Hammer-Amboß-Komplexes angedeutet (Abb. 52a). Dies ist ein relativ häufiger Befund. Bei einem Entwicklungsstop *nach* dem 41. Tag ist das Gelenk gut ausdifferenziert.

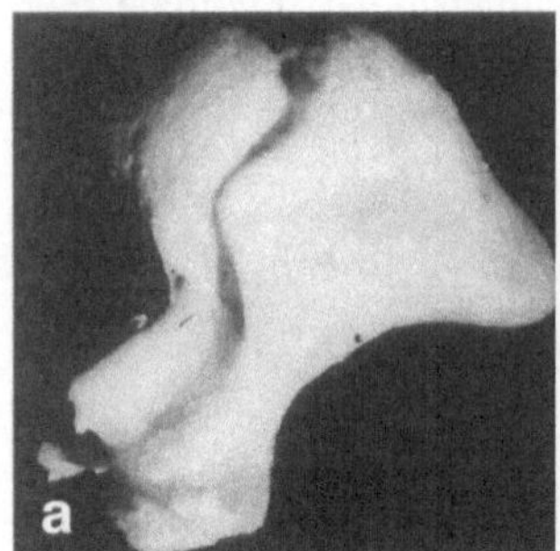
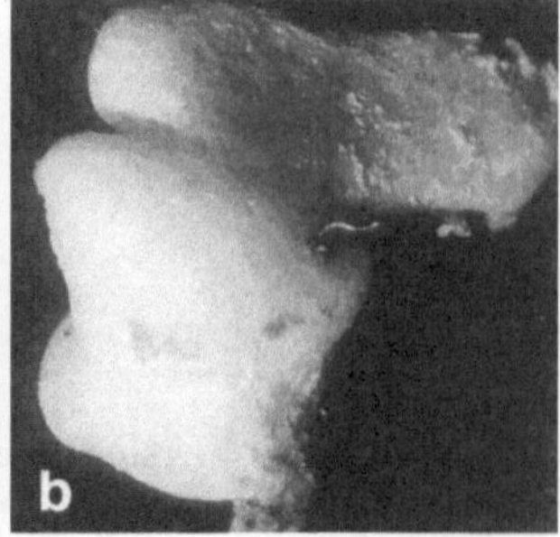

Abb. 52a, b. Ossikula-Dysplasien. **a** Hammer-Amboß-Komplex ohne Inkudomalleargelenk und ohne Trennung des Manubriums vom Proc. longus incudis. **b** Dysplastischer Hammer-Amboß-Komplex bei einer Mikrotie 2°, Gehörgangsatresie und massiver Atresieplatte. Hammergriff und Proc. longus sind nur bindegewebig ausgebildet, daneben kleiner Stapes mit fixierter Fußplatte

Knochenbrücken (Synostosen) können die Ossikula mit dem Tegmen tympani oder der mit der lateralen Wand des Attikus verbinden und die Beweglichkeit behindern. Der Proc. longus incudis, der erst Ende der 6. Woche durch eine Mesenchymverdichtung sichtbar wird (unsichtbar ist er schon in der 5. Woche präformiert), ist bei einer Störung kurz vor diesem Termin verkürzt oder nur durch ein fibröses Band angedeutet (Abb. 52c).

Der Stapes ist der am häufigsten betroffene Teil der Ossikulakette [11], da seine Dysplasien das Ergebnis von zwei Störungsursachen sein können: *1. Nutritive (primäre) Dysplasie.* Wie beim Hammer und Amboß ist diese durch eine Hypoplasie gekennzeichnete Fehlbildung auf eine Dysfunktion der A. hyoidea zurückzuführen (s. Abschn. 3.2.3.4). Die Stapesschenkel sind plump und dick, die Fußplatte klein, das For. intercrurale kann vollständig knöchern verschlossen sein. *2. Kompetitive (sekundäre) Dysplasie.* Das Stapesblastem ist durch den vorverlagerten (dystopen) N. facialis (s. Abschn. 3.2.3.5) im Rahmen eines Dysmorphie-Syndroms mit Beteiligung des Unterkiefers partiell oder total in seiner Entwicklung gehemmt worden. Es wird zum Promomtorium gedrängt, legt sich um den Nerven, der die Fußplatte partiell oder total verdeckt, herum. Das Blastem kann auch auf dem Nerven reiten, wobei es durch den Nerven eingedellt wird und der Stapesbogen um 90° „gedreht" erscheint (Abb. 53).

Eine überschießende rillenförmige Aushöhlung der tympanalen Stapesfußplatte kann außer der tympanalen auch die vestibuläre Schicht eröffnet haben, und es besteht die extrem seltene tympano-subarachnoidale Liquorfistel, die eine rezidivierende otogene Menigitis verschulden kann [34, 215, 327].

Beim säulenförmigen Steigbügel fehlt das Foramen intercrurale, die Fußplatte ist klein, der Schaft einseitig rillenförmig ausgehölt [25, 154]. Diese Dysplasieform kommt nur im Zusammenhang mit einer (oft klinisch

Abb. 53. Kompetitive Stapesdysplasien bei vorverlagertem N. facialis. Von den angegebenen Autoren sind nur einige im Literaturverzeichnis aufgeführt

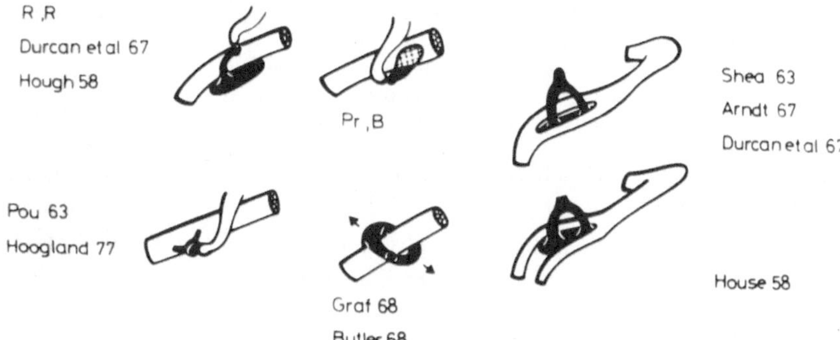

inapparenten) Gesichtshypoplasie vor und wird beim Franceschetty-Syndrom am häufigsten angetroffen (Abb. 54). Es werden Zahlen bis zu 48% angegeben [189, 327]. Das Fehlen des Foramen intercrurale könnte das Ergebnis seines frühembryonalen Wiederverschlusses vor dem Ende der 6. Woche sein, d.h. wenn sich die A. hyoidea zurückbildet, solange das Stapesblastem noch bindegewebig ist.

Die Zweiteilung des M. tensor tympani und des M. stapedius ist äußerst selten. Die Sehne des letzteren kann verknöchert sein oder völlig fehlen.

Gefäßanomalien: Eine A. stapedia persistens wurde bei ca. 1:5000 aller Patienten, bei denen eine Probetypanotomie durchgeführt worden war, gefunden [162, 176, 302]. Ein hochstehender Bulbus venae jugularis kann das gesamte Hypotympanon ausfüllen und sich sogar als blauer Schatten hinter dem Trommelfell andeuten. Dieser Befund ist häufiger als allgemein vermutet wird [361]. Er fand sich z.B. bei 6% von 256 histologisch untersuchten Felsenbeinen [261]; die rechte Seite soll bevorzugt sein [85].

Innenohrdysplasien beim Syndrom des I. und II. Viszeralbogens: Mehr oder weniger diskrete Innenohrdysplasien können Bestandteil des hyomandibulären Syndroms sein [5], bei schwerer Dysostosis mandibulofacialis sogar bei 40% aller Fälle [155]. Dies läßt auf eine partielle Mitversorgung des Labyrinthes durch die A. hyoidea schließen. Bei der schweren Atresia auris congenita wurden sie histologisch bei 33% [9, 10] und radiologisch in 11% [170] der Fälle nachgewiesen. Bei milderen Graden von Ohrdysplasien ist vorwiegend der laterale Bogengang betroffen.

3.2.3.4 Pathogenese der Gesichts- und Ohrdysplasien

Die Ätiologie und Pathogenese der Dysmorphien des Gesichtes und des Ohres gelten noch weitgehend als unbekannt [95]. Nur bei etwa 10% der Fälle sind mit multiplen Fehlbildungen in anderen Körperregionen Hinweise auf exogene Noxen gegeben [172]. Dazu gehören die Embryopathien nach Intoxikationen mit

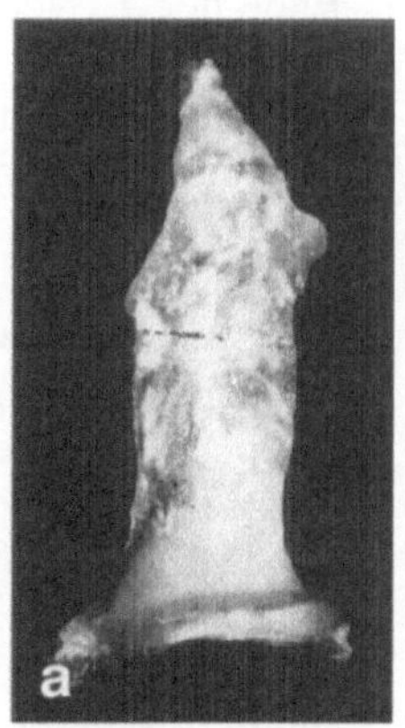

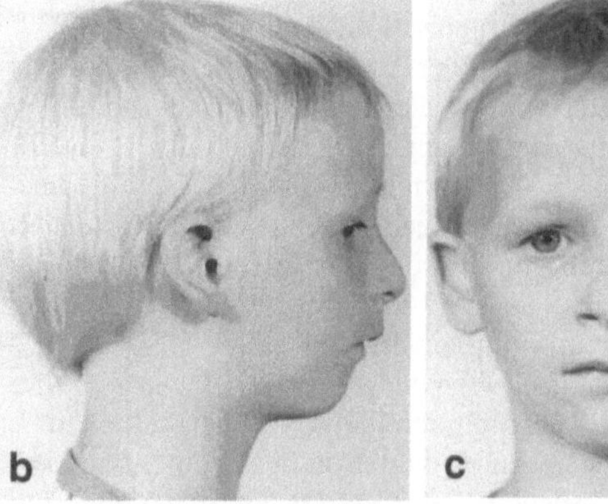

Abb. 54a–c. Kolumellaförmiger Stapes des rechten Ohres mit kleiner, beweglicher Fußplatte (**a**) bei einem bilateralen Syndrom des I. und II. Kiemenbogens in der Ausprägung einer Dysostosis mandibulo-facialis (**b, c**). Bei angedeuteten Klappohren beiderseits sind die Gehörgänge und Trommelfelle normal. Synostose von Hammer und Amboß, die am Tegmen tympani knöchern fixiert sind. Proc. longus incudis bindegewebig ausgebildet. N. facialis vorverlagert und ohne Knochenschale über der Nische des ovalen Fensters verlaufend. Links bildet der Stapes ein flaches Knochenplättchen, das dem dystopen N. facialis von ventral anliegt, kleine ankylotische Fußplatte. Bei der Mutter des Jungen fanden sich gleiche Befunde an den äußeren und Mittelohren

Tabelle 11. Terminplan der chirurgischen Rehabilitation von Ohrmißbildungen (F = funktionell, K = kosmetisch)

Seite	„kleine" Ohrmißbildung	„große" Ohrmißbildung
unilateral (relative Operationsindikation)	F: ab 5. Lebensjahr	F, K: ggf. ab 16. Lebensjahr
bilateral (absolute Operationsindikation)	F: ab 5. Lebensjahr	F: ab 5. Lebensjahr K: ab 16. Lebensjahr

Thalidomid bzw. die Fetopathien nach Infektionen mit Rötelviren, Toxoplasma gondii oder bei Diabetes der Mutter.

Entscheidend für die Lokalisation und den Schweregrad der entstehenden Mißbildung ist weniger die Spezifität der exogenen Noxe als ihre Dosis und der Zeitpunkt ihrer Einwirkung. Nach Thalidomid-Schädigung traten neben dem Dysmelie-Syndrom auch schwere Gesichts- und Ohrdysplasien auf [22, 186, 219, 262, 270]. Die letzteren waren bei 62% der Fälle bilateral, im Vergleich dazu kommen endogene Ohrdysplasien nur bei etwa 30% bilateral vor.

Die Mehrzahl der Gesichts- und Ohrdysplasien ist demnach endogenen Ursprungs. In den wenigsten Fällen sind sie Bestandteil von Mißbildungssyndromen auf ganzchromosomaler Grundlage wie der Trisomie 13–15, Trisomie 21 oder 22 (Mongolismus, Down-Syndrom) u.a. Für die meisten der genannten Dysplasien wirkt die anzunehmende Ursache ausschließlich lokal.

Herkömmliche Pathogenese-Hypothese für endogene Dysplasien: Die genetische Determiniertheit steht für viele Autoren außer Zweifel [91, 134]. Der Transformationsmechanismus vom genetischen Code bis zur Mißbildungsentwicklung ist aber noch umstritten, was sich in verschiedenen Hypothesen äußert. 1. Störung übergeordneter zerebraler Organisationszentren [155, 178, 227, 277, 303]. 2. Störung der Viszeraltaschen-Endoderms [321]. 3. Ruptur embryonaler Gefäßanastomosen [277]. 4. Primärer Mesodermmangel im Bereich des I. und II. Kiemenbogens. 5. Das Syndrom des I. Viszeralbogens (wozu fälschlicherweise auch die Ohrdysplasien gezählt werden!), sei auf eine Störung der A. stapedia-Funktion zurückzuführen [214, 274]. Diese Gefäß-Hypothese wird nachfolgend komplettiert.

Neue Pathogenese-Hypothese: Die Genese aller Gesichts- und Ohrstrukturen hängt von der 4. bis zur 7. Woche von der normalen Funktion der Kiemenbogenarterien ab (s. Abschn. 3.1.2.1). Da es sich dabei um Endarterien handelt, hat eine Dysfunktion den Entwicklungsstopp aller Blasteme, die im Versorgungsbereich der Arterie liegen, zur Folge. Je früher diese vaskuläre Funktionsstörung einsetzt, um so weniger ist die Ausbildung von Größe und Gestalt vorangeschritten und um so gravierender ist die resultierende Fehlbildung [214]. Die recht unterschiedlichen Mißbildungsmuster der Gesichts- und Ohrfehlbildungen erlauben den Schluß, daß verschiedene Embryonalarterien für die Entstehung von Gesichts- und Ohrdysplasien verantwortlich sind. Diese werden normalerweise erst nach dem Abschluß der Organogenese der Gesichts- und Ohrstrukturen zurückgebildet. Der humorale (?) Befehl zum Beginn des normalerweise physiologischen Vorgangs der Gefäßinvolution kann offenbar vorzeitig ausgelöst werden, wodurch er eine teratogene Wirkung bekommt.

Eine vorzeitige Rückbildung der A. mandibularis in der zweiten Hälfte der 4. Woche führt zur Agnathie. Die von der Funktion der A. stapedia abhängigen Ohrblasteme im Hyoidbogen entwickeln sich dabei normal. Je später die Dysfunktion der Kiemenbogenarterie 1 beginnt, um so deutlicher ist später doch noch ein winziger Unter- und Oberkiefer nachweisbar (teratologische Reihe!).

Ab Anfang der 5. Woche versorgt die definitive A. pharyngea ventralis den gesamten Mandibularbogen und mit dessen vorwiegend nach ventral gerichtetem Wachstum ab Mitte/Ende der 5. Woche nur noch den distalen Unterkiefer. Die Blasteme des jetzt dazukommenden proximalen Unterkiefers und des Oberkiefers werden etwa ab 33. (35.) Tag bis zum 45. Tag p.c. von der A. stapedia aus dem Truncus hyostapedialis versorgt. Jede einzelne seiner Äste, die getrennt jeder der drei Gesichtsetagen und das Ohr versorgen, kann zu beliebiger Zeit während dieses Zeitraumes vorzeitig involieren. Daraus resultieren isolierte Dysplasien des Unter- oder des Mittegesichts bzw. des Ohres, wobei als Folge der zeitlichen Variabilität des Involutionsbeginns alle Schweregrade möglich sind. Eine hochgradige Dysplasie der Ossikula und eine Aplasie der Ohrmuschel entstehen, wenn die teratogene Ursache schon vor dem Ende der 5. Woche wirksam wird. Das ist aber äußerst selten.

Da die Entwicklung der gesamten proximalen Hyoidbogenregion von der Funktion der A. hyoidea abhängt, werden bei vorzeitiger Rückbildung die Blasteme des äußeren und des Mittelohrs von der Ischämie gleichschwer betroffen. Dies erklärt die annähernde Übereinstimmung hinsichtlich des Schweregrades der Dysplasien beider Ohrregionen, die von verschiedenen Autoren hervorgehoben wird [138, 170, 356].

Schwere Mißbildungsformen sind gewöhnlich bilateral ausgebildet, nur selten unilateral, dagegen leichte Dysplasien vorwiegend unilateral. Dies ist die Folge der seitendifferenten Entwicklungsgeschwindigkeit beim jungen Embryo, über die mehrere Autoren berichtet haben. Wenn die arterielle Dysfunktion erst gegen Ende der 6. oder Anfang der 7. Woche einsetzt, dann ist die Organogenese auf einer Seite oft schon vollendet, und auf der Gegenseite stehen Wachstum und Differenzierung der Gesichts- und Ohrstrukturen erst kurz vor dem Abschluß.

3.2.3.5 Pathogenese der Ohrdystopien

Definition: Ohrdystopien sind angeborene Anomalien der Lage bzw. des Verlaufes normaler oder dysplastischer Strukturen, die außerhalb der normalen Variationsbreite gelegen sind. Sie werden auf unphysiologische frühembryonale Verlagerungsbewegungen zurückgeführt, d.h. vorwiegend auf eine verstärkte Rostralkrümmung des proximalen Hyoidbogens. Die stets gleichzeitig vorhandene Unterkieferhypoplasie bewirkt dazu noch eine unvollständige Aufrichtung der Schläfenbeinregion aus ihrer Embryonalstellung [114].

Die obligate Kombination von Ohrdystopie und Mandibuladysplasie begründet den Verdacht, daß beide Fehlbildungen miteinander im kausalen Zusammenhang stehen und der hyoidalen Dystopie-Entwicklung eine passagere Ischämie resp. eine Stoffwechselstörung im Mandibularbogen zugrunde liegt. Der Verlust der physiologischen Stützfunktion des noch bindegewebigen und stoffwechselaktiv versteiften Meckel-Knorpelblastems infolge einer vorzeitigen Involution des Ram. mandibulae der A. stapedia vor dem Ende der 6. Woche scheint das entscheidende pathogenetische Prinzip darzustellen (vgl. Abschn. 3.1.2.2). Dabei verschwindet der relative Überdruck im Inneren des Meckel-Knorpelblastems, es erschlafft und wird durch die pulssynchronen Volumenschwankungen der Herz- und Gehirnanlagen zusammengepreßt und verkürzt. Der Hyoidbogen wird dabei überkrümmt (Abb. 55) und die in seinem hirnnahen Abschnitt lokalisierte Schläfenbeinanlage mehr als normal nach rostral und ventral verlagert (Overshift).

Das mit dem proximalen Ende des Meckel-Knorpelblastems verbundene hyoidale Hammer-Amboß-Blastem wird dabei ebenfalls mehr als normal rostralwärts und gleichzeitig etwas nach ventral verlagert. Solche stark dystopen Ossikula sind mehrfach beschrieben worden [239, 241, 242, 264, 305], wobei dieser Befund „embryologisch schwer zu erklären" war [164]. Möglicherweise kommt die Ossikuladystopie häufiger als vermutet vor, da diskrete Grade nur schwer erkennbar sind. Auch das Kiefergelenk bildet hier keine stabile Landmarke, weil der Proc. condylaris solcher Patienten mehr oder weniger dys- oder aplastisch ist. Bei der Agnathie unterbleibt die Drehung der Pyramiden in der Schädelbasis um die Sagittalachse, dadurch werden die Ohranlagen nicht aus ihrer beinahe horizontalen Embryonalstellung ventrolateral an der Schädelbasis aufgerichtet. Infolge des Overshiftes können sie sich in der Medianlinie sogar ineinander verkeilen und fusionieren (Synotie).

Im Schläfenbein bewirkt die (häufig nur röntgenologisch nachweisbare) Dystopie des Labyrinthblockes auch ein Overshift des N. facialis. Dabei liegt das Ggl. geniculi weiter rostral als normal, und der sichtbare tympanale Nervenabschnitt ist mehr oder weniger stark paukenwärts verlagert. Auch die Befunde der Fazialis-Dystopien bilden eine teratologische Reihe (Abb. 56).

Das Overshift ist auch an der dystopen Position der Ohrmuschel (Abb. 46 und 58) und des Felsenbeins

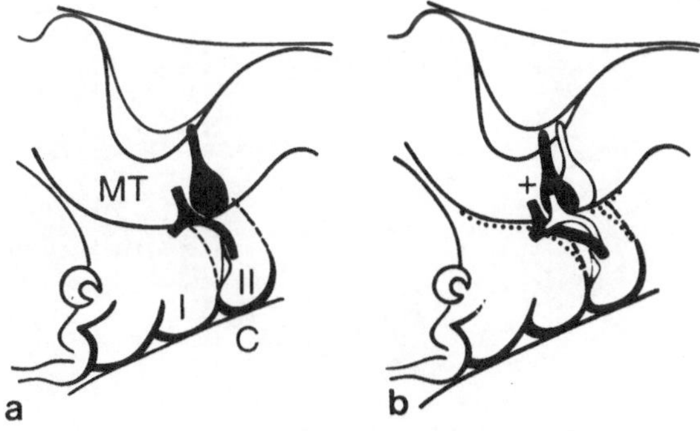

Abb. 55a, b. Dystopie (Overschift und Ventralverlagerung) der proximalen Hyoidbogenregion und ihre Ursachen. **a** Normal entwickelte Kiemenbogenregion und Brückenbeuge am Ende der 6. Embryonalwoche. **b** Bei einer Ischämie im Mandibularbogen (*I*) verliert das noch bindegewebige Meckel-Knorpelblastem seinen Turgor und wird zwischen dem pulsierenden Herzwulst (*C*) und der Anlage des Metenzephalons (*MT*) zusammengedrückt. Indem sich dabei der Mandibularbogen verkürzt, wird das proximale Ende des Hyoidbogens (*II*), das die Blasteme der Ohrmuschel, der Ossikula und den tympanalen Abschnitt des N. facialis beherbergt, verstärkt nach rostral gekrümmt und gleichzeitig nach ventral verlagert (+)

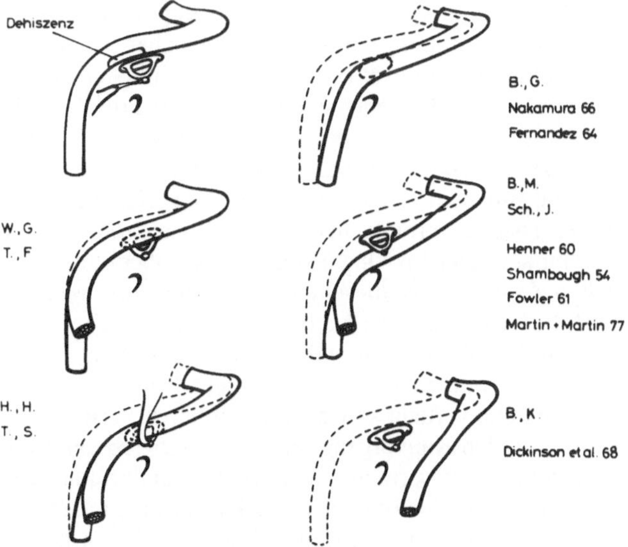

Abb. 56. Dystopien des N. facialis im Cavum tympani. Alle Grade der Vorverlagerung bilden eine teratologische Reihe. *Gestrichelt,* Normalverlauf des Nerven

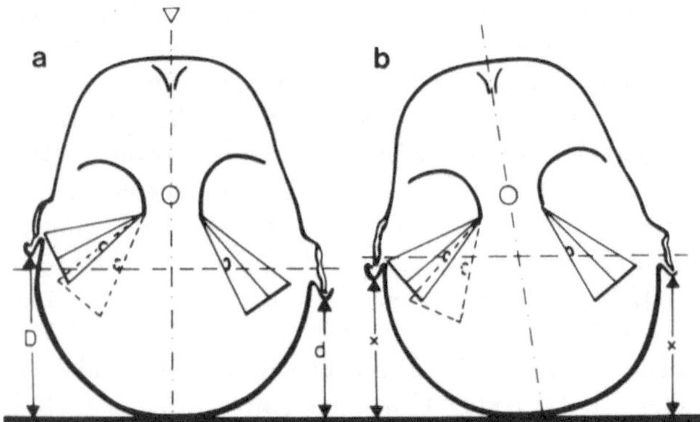

Abb. 57a, b. Schläfenbeindystopie. **a** Bei der tomographischen Untersuchung des Schläfenbeins bildet der rechte Winkel zwischen der Midansagittalebene des Kopfes und der Unterlage das Kriterium für die korrekte Lagerung. Im Falle einer Schläfenbeindystopie differieren dabei die Abstände der Ohrmuscheln zur Unterlage (*D, d*), und die Rostralposition des Felsenbeins wird im Bild erfaßt. **b** Wählt man dabei jedoch einen gleich großen Ohrmuschelabstand zur Unterlage (*x, x*), dann wird die Felsenbeindystopie nicht dargestellt

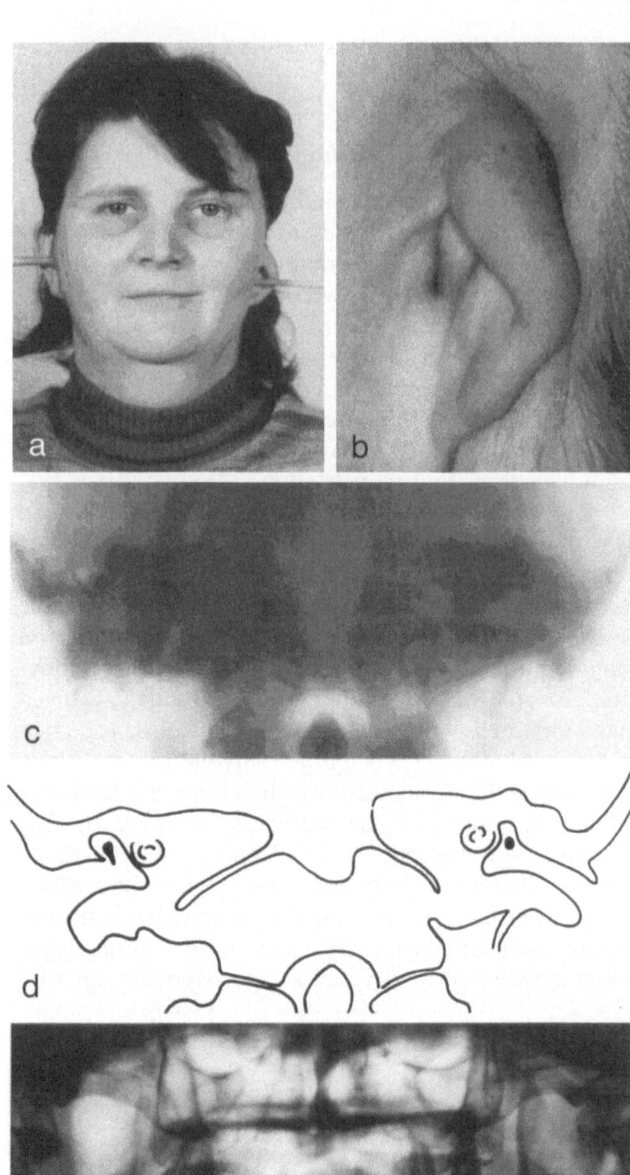

Abb. 58a–e. Gehörgangssonderversuch zum Nachweis der Schläfenbeindystopie links beim Syndrom des I. und II. Kiemenbogens. **a** Die unterschiedliche Höhe der beiden Gehörgangssonden offenbart den Tiefstand der Gehörgangsöffnung und der dysplastischen Ohrmuschel (Klappohr **b**) auf der Seite der Gesichtsdysplasie. **c, d** Das ap-Tomogramm der Felsenbeine zeigt die Kaudalverlagerung des lateralen Pyramidenabschnittes links. **e** Orthopantomogramm vom Unterkiefer dieser Patientin. Die Hypoplasie des Ramus mandibulae links (als Folge der embryonalen mandibulären Stoffwechselstörung und Ursache für die Ohrdystopie) ist deutlich zu erkennen

(Abb. 57 und 58) nachweisbar, wobei die zusätzliche Ohrmuscheldrehung um die Transversalachse (s. Abschn. 3.1.4.3) die Analyse erschwert. Das laterale Ende der Pyramide und die Ohrmuschel sind nach ventral (bukkal) und zugleich nach kaudal verlagert.

3.3 Der Irrtum der Reichert-Gauppschen Theorie

Die Reichert-Gauppsche Theorie beschreibt den vermeintlichen Orts- und Funktionswechsel der beiden chondralen Kiefergelenkknochen der Reptilien, Artikulare und Quadratum, beim phylogenetischen Übergang zu den Säugern. Sie sollen ihre Funktion im Dienste des Kauapparates aufgegeben und den Platz und die Funktion der Extrakolumella im Säugermittelohr eingenommen bzw. übernommen haben (Abb. 59).

Die mit dem Ortswechsel der Knorpelanlagen i.S. dieser Theorie verbundenen funktionellen Probleme im Kauapparat und im Ohr erscheinen so überwältigend, daß sie schon aus diesem Grunde unwahrscheinlich sind. Beide Organe werden bei den immer mobiler werdenden Warmblütern besonders stark beansprucht [130]. Denn pro Zeiteinheit mußte nun mehr Nahrung aufgenommen und verdaut sowie zur schnelleren Verwertbarkeit durch den Kauvorgang (einem Neuerwerb der Säuger) zerkleinert werden. Es ist ein Grundprinzip der Evolution, daß eine besonders stark beanspruchte Struktur ihre Funktion nicht aufgibt, sondern sich den neuen Bedürfnissen (hier dem Kauen) durch strukturelle Veränderungen anpaßt. Eine analoge Situation ergibt sich für das Mittelohr, dessen Bedeutung als Fernsinnesorgan

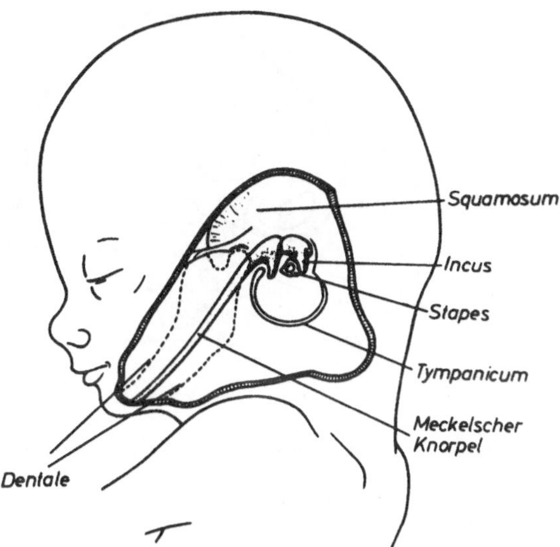

Abb. 59. Darstellung des angeblichen Ursprungs von Hammer und Amboß aus dem Quadratum und Artikulare (dem primären Kiefergelenk der Nichtsäuger) nach der inzwischen widerlegten Reichert-Gauppschen Theorie (aus: Frick und Stark [100], Abb. 14). Vgl. Abb. 18

bei den Warmblütern enorm steigt und (auch nicht vorübergehend) unentbehrlich ist. Außerdem funktioniert die Schalldrucktransformation schon bei den Reptilien ganz ausgezeichnet, zumal das eigentliche Verstärkerprinzip im Mittelohr, die Größendifferenz von Trommelfell und For. ovale, fast unverändert geblieben ist [140].

Ungeachtet dieser Tatsachen wurden zahlreiche embryologische und topographisch-anatomische Argumente zur Stützung dieser Theorie gesammelt [100, 109, 110, 111, 322]. Andere Autoren sagten bereits früher mit überzeugenden vergleichend-anatomischen Befunden dieser Theorie den Kampf an.

Die embryonalen Befunde, die einst zur Entstehung dieser Theorie führten, wurden dargelegt (s. Abschn. 3.1.2.2). Mit der Aufdeckung der Rostralkrümmung der beiden Viszeralbögen und ihrer Ursachen konnte nachgewiesen werden, daß der zentrale embryologische Befund dieser Theorie, die morphologische Einheit von Meckel-Knorpelblastem und Hammer-Amboß-Blastem, nicht ursprünglich ist, sondern das Ergebnis einer frühembryonalen Fusion darstellt [255, 256]. Die objektiven Befunde bei den epithelialen und mesenchymalen Mißbildungen, welche die hier beschriebene hyomandibuläre Grenze am äußeren und im Mittelohr respektieren, liefern weitere natürliche Beweise *gegen* diese Theorie.

Das Artikulare und das Quadratum treten als Einzelelemente am sog. „squamoso-dentalen" Kiefergelenk der Säuger nicht mehr in Erscheinung. Diese „Maskierung" ist ein Anpassungsergebnis an die neuen Erfordernisse, d.h. an die mechanische Mehrbelastung des Kiefergelenks. Dabei kam es zur Mobilisierung beider Kiefergelenksknochen und zur weiteren Differenzierung an Ort und Stelle. Das fhrte zu einer erheblichen Funktionsverbesserung des Kauapparates [252, 256].

Die Anhänger der Reichert-Gauppschen Theorie erkannten nicht, daß sich die Phylogenese des Kiefergelenks bei der Individualentwicklung der Säuger unter Verwendung der angestammten Gelenkstrukturen i.S. des biogenetischen Grundgesetzes wiederholt. Dabei sind folgende Entwicklungsschritte zu erkennen:

Artikulare: ***1. Abtrenntung*** (Mobilisierung) des großen Blastems vom dorsalen Ende des Meckel-Knorpelblastems. Sie bedeutete eine erhebliche Reduzierung der zur Versteifung des Stützgerüst-Blastems erforderlichen Energie (= Entwicklungsökonomie). *2.* Teilnahme am *Rostralshift.* Sie führte zur Anteriorverlagerung des Kiefergelenks. *3. Fugenlose Verschmelzung (Synostose)* des Blastems, das weiterhin knorpelig (!) vorgebildet wird, mit dem desmalen Dentale zum Proc. condylaris (sie erfolgte auch mit den anderen desmalen Unterkieferknochen). Die Reduktion der Knochen zum monossären Unterkiefer lieferte eine erhöhte Stabilität. Diese phylogenetische Verschmelzung von desmalem und chondralem Knochen am Unterkiefer wird bei jedem Säugerembryo rekapituliert!

Quadratum: ***1. Abtrennung*** (Mobilisierung) von der Schädelbasis durch Ausbildung eines zusätzlichen quadratosquamosalen Gleitgelenks. Das Quadratbein bildet dabei weiterhin die Gelenkpfanne für das Artikulare, weil es *2.* ebenfalls am Rostralshift teilnimmt. Dadurch wurden nun auch horizontale (Kau-)Bewegungen des Unterkiefers ermöglicht. *3. Fehlende Knochenbildung* und Umwandlung zum faserknorpeligen Discus articularis. Die obere Kiefergelenkabteilung dieses Doppelgelenks ist das eigentliche neue Säugerkiefergelenk. Unter Verwendung aller ursprünglichen Bauelemente erreicht die Evolution des Vertebraten-Kiefergelenks damit seine höchste Stufe. Auch beim Säugerembryo entwickelt sich die phylogenetisch ältere, untere Kiefergelenkabteilung zwischen den Derivaten des Quadratum und des Artikulare wesentlich früher als die neue, obere Gelenkabteilung!

Extrakolumella: Die Mittelohrveränderungen der Säuger sind eine unmittelbare Folge der Kiefergelenk-Veränderungen: Bei den meisten Reptilien ist zwischen den Stapes und das Trommelfell eine eingliedrige Extrakolumella interponiert. Mit der Abtrennung des großen Artikulare-Blastems vom Meckel-Knorpelblastem und seinem Rostralshift wurde nun unmittelbar *vor* der Anlage der Extrakolumella der Weg frei; und es konnte jetzt selbst ausgiebiger als vorher dem allgemeinen Rostralshift folgen, was wiederum andere Auswirkungen hatte. Auch hier sind die folgenden Entwicklungsschritte erkennbar:

1. Teilnahme am Rostralshift und vorübergehende Verschmelzung mit dem proximalen, schmalen Ende des Meckel-Knorpelblastems (beim menschlichen Embryo ab Mitte der 5. Woche). 2. Massenzunahme, Änderung der Schwingungsrichtung (von der koaxialen zur rotatorischen) und Zweiteilung zu Hammer und Amboß. Das neue Gelenk wirkt als Rutschkupplung, indem es latenzzeitfrei (!) die Energiespitzen großer Schwingungsamplituden des Schalls abpuffert. Es bildet so ein Glied der aufeinander abgestimmten Reihe der Innenohrschutzmechanismen [352]. 3. Verknöcherung. Bei dieser gesamten Umwandlung bleiben die ursprünglichen Verbindungen mit dem Trommelfell und dem Stapes erhalten!

Die Strukturen des äußeren und des Mittelohres bilden nicht nur eine funktionelle, sondern auch eine embryonale und eine phylogenetische Einheit.

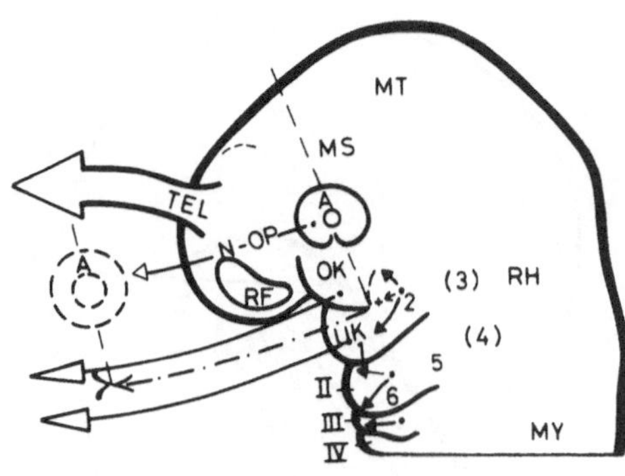

Abb. 60. Entwicklung des Gesichtes und der Wangen durch ein balkonartiges, von der Basis der Gehirnanlage ausgehendes Auswachsen (*Pfeile*) des Ober- (*OK*) und des Unterkieferfortsatzes (*UK*) nach ventral. Die gegenseitige Lagebeziehung zwischen dem Auge und der Mundkommissur bleibt dabei unverändert. *A* Augenanlage, *II* bis *IV* Kiemenbögen, *2* bis *6* „Ohr“höcker, *MS* Mesenzephalon, *MT* Metenzephalon, *MY* Myelenzephalon, *N OP* N. opticus, *RH* Rhombenzephalon, *RF* Riechfeld, *TEL* Telenzephalon

4 Wangenregion

4.1 Bukkale Verschlußmembran und Wangenbildung

Die Wange entwickelt sich zwischen dem Mandibularbogen und dem Proc. maxillaris in der präaurikulären Region. Sie erstreckt sich vom Kiefergelenk bis zur Lippenkommissur. Bis zum Ende der 5. Woche befindet sich die Kommissur der relativ breiten Mundspalte unmittelbar vor dem Ohrhöcker 2, d.h. nahe der Hirnbasis (Abb. 23). Aber auch die Augenanlage befindet sich auf gleicher Höhe noch unmittelbar am Dienzephalon. Die Mundspalte nimmt jetzt den gesamten ventralen „Gesichts“durchmesser ein, man spricht von einem „physiologischen Makrostoma“ des Embryos (Abb. 62). Dieser Vorstellung liegt aber ein Irrtum zugrunde, was nachfolgend erörter wird.

Mit der Telenzephalisation entsteht beim Menschen die anteriore Schädelbasis, unter der sich gleichzeitig das Gesicht entwickelt. Von der Schädelbasis ausgehend, wachsen dabei der Ober- und der Unterkiefer balkonartig nach ventral aus. Synchron dazu verlagern sich die Augen (bei Entstehung des N. opticus) und die Mundkommissur (bei Bildung der Wangen) nach ventral, wobei sie ihre, von Anfang bestehende, topographische Beziehung unverändert beibehalten (Abb. 60).

Die Wange entsteht also nicht durch eine Verkleinderung der Mundspalte (so wird in den Lehrbüchern behauptet), sondern durch eine Gewebsneubildung hinter der Mundkommissur im Bereich der anfangs sehr kleinen maxillomandibulären Verschlußzone. Hier befindet sich auf der Linie zwischen der Mundkommissur und der Kiefergelenkanalge anfangs eine kurze Mesenchymlücke zwischen dem Proc. maxillaris und dem Mandibularbogen, die durch die bukkale Verschlußmembran überbrückt wird. Auf dem Grunde dieser kurzen Wangenfurche auf jeder Gesichtsseite berühren sich zwei Epithellamellen unterschiedlicher genetischer Determinierung: außen das zukünftige Gesichtsepithel und innen das zukünftige Mundschleimhautepithel.

Die zur Wangenbildung führende Mesenchymproliferation geht wahrscheinlich vom Ohrhöcker 2 aus, wobei die bukkale Mesenchymlücke (offenbar phylogenetisch bedingt) proximal zunächst weiterhin den Oberkieferfortsatz und den Mandibularbogen trennt. Auf diese Weise entsteht zunächst immer auch eine bukkale Verschlußmembran, die dadurch verlängert wird. Die Mundkommissur wird so ständig nach ventral verschoben. Dabei entsteht auch der Ductus parotideus (analog einem Fistelkanal) durch Epithelproliferation, indem die ohrnah angelegte Drüse am Entstehungsort verbleibt und nur die Öffnung in der Wangenschleimhaut gemeinsam mit allen Wangenschichten nach ventral verlagert wird. Auf dieser Basis erfolgt auch die ohrferne Verlagerung von versprengten hyoidalen Epithelkeimen entlang der Wangenverschlußlinie, aus denen bukkale Anhänge bzw. ein sog. Wangenohr hervorgehen (Abb. 49 und 61 und Abschn. 3.2.1.1).

Die Rückbildung der bukkalen Verschlußmembran erfolgt durch eine zeitgerechte Verlagerung des Epithels der Wangenfurchen auf die innere bzw. äußere Wangenoberfläche, wodurch in der Tiefe die normale mesenchymale Fusion erfolgen kann. Dieser Prozeß beginnt an der Mundspaltenkommissur und schreitet nach proximal fort.

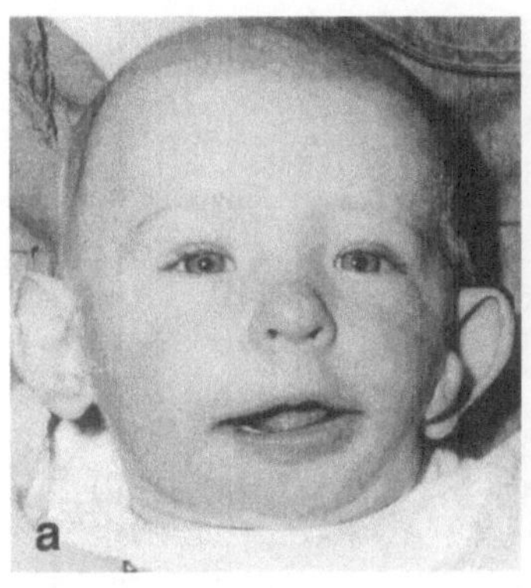

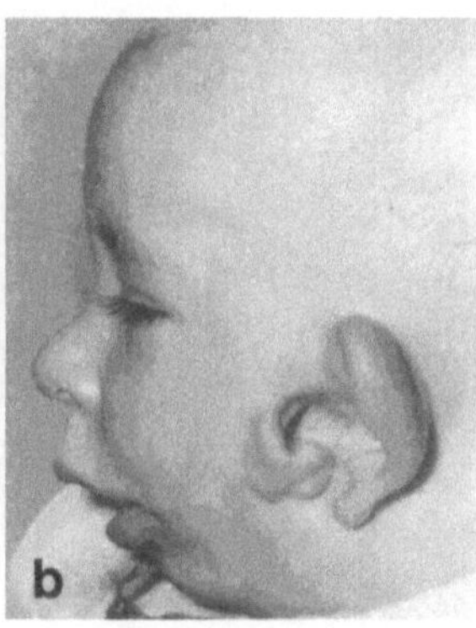

Abb. 61a, b. Bilaterale Makrostomie (= offene Wangenspalte) mit lateraler Fortsetzung als gedeckte Wangenspalte bis zum Kiefergelenk links bei einer Dysostosis mandibulo-facialis (Syndrom des I. und II. Kiemenbogens) beiderseits. Außerdem bestehen ein großer bukkaler Aurikularanhang, der ein sog. „Wangenohr" (Melotie) vortäuscht, sowie eine Tragus- und eine Gehörgangsaplasie links und Klappenohren beiderseits. (Der Zustand der Mittelohren ist noch unbekannt)

4.2 Quere Gesichtsspalte – eine Rupturspalte

Synonyma: Wangenspalte, Meloschisis, Makrostomie, lateralte Gesichtsspalte (engl. lateral facial cleft), Fissura facialis transversa, Fissura buccalis congenita.

Definition: Uni- oder bilaterale Vergrößerung der Mundöffnung (offene Spalte) durch Lateralverlagerung der Lippenkommissur, die schließlich das Ohr erreichen kann. Gleichzeitig bestehen stets eine kollaterale, schwere Gesichtsdysplasie und Ohrdystopie. Lateral von der Lippenkommissur ist die Wange im Bereich einer gedeckten Spalte strichförmig eingezogen. Im Bereich der ehemaligen bukkalen Mesenchymlücke ist die mehr oder weniger vollständig fehlende Wangenmuskulatur durch Bindegewebe ersetzt.

Herkömmliche Pathogenese-Hypothese: Fehlende Verschmelzung des Ober- und des Unterkieferfortsatzes.

Neue Pathogenese-Hypothese [27]: Bei einer Entwicklungsunterbrechung des Gesichtes infolge vorzeitiger Involution der A. stapedia (ggf. auch der A. hyoidea = Ohrdysplasien) in der 6. Embryonalwoche wird das Volumenwachstum des Ober- und Unterkieferfortsatzes gestoppt, und die äußere und innere Wangenfurche werden nicht nivelliert. Da die bukkale Verschlußmembran nicht rechtzeitig zurückgebildet wird, können die Myoblasten nicht termingerecht und damit überhaupt nicht mehr fusionieren. Wenn von der Mitte der 7. Woche an die A. pharyngea ventralis (A. carotis ext.) die Versorgung des Gesichtes übernimmt, ist hier nur noch eine Fusion durch Fibroblasten möglich, und es entsteht (analog den Verschlußzonen am Gaumen sowie am Neuralohr) eine gedeckte Spalte, deren Kennzeichen hier die Muskellücke ist.

Wenn der Embryo ab Ende der 7. Woche Mundöffnungsbewegungen durchführt, kann diese gedeckte Spalte mehr oder weniger weit einreißen, und es entsteht eine offene (Postfusions-)Rupturspalte. Diese setzt sich gewöhnlich nach lateral in den Rest der gedeckten Spalte fort (Abb. 61).

5 Nasenboden, primärer und sekundärer Gaumen (Normalentwicklung)

Der HNO-Arzt wird nur relativ selten in erster Instanz mit einer der zahlreichen Fehlbildungen des primären und des sekundären Gaumens bzw. des Nasenbodens konfrontiert, da die meisten zum Aufgabengebiet des Kieferchirurgen gehören. Die durch eine Fehlbildung des weichen Gaumens bedingten Funktionsstörungen der Tube oder der Nase machen allerdings eine Kooperation mit dem Otologen und dem Rhinologen wünschenswert.

Im Interesse einer optimalen Zusammenarbeit sollte der Otorhinolaryngologe unbedingt bestimmte Fehlbildungszustände dieses Grenzgebietes kennen. Dazu gehören:

1. eine globulo-maxilläre Nasenvorhof- oder Mundvorhofzyste. Diese im globulo-maxillären Fusionsbereich entstehende Zyste wölbt im Vestibulum nasi den Boden basi-lateral vor und verdrängt gleichzeitig den Nasenflügel nach lateral. Im Vestibulum oris sitzt sie gewöhnlich dem Oberkieferknochen, den sie etwas eindellt, von anterior an.
2. ein Nasen(boden)zahn,
3. die submuköse Gaumenspalte oder die velopharyngeale Insuffizienz. Manchmal wird der HNO-Arzt anläßlich einer Rhinophonie um eine Untersuchung gebeten, bei der er dann statt einer behinderten Nasenatmung eine Rhinophonia aperta diagnostiziert und die zugrundeliegende Ursache erkennen muß. Hier wäre natürlich eine Adenotomie kontraindiziert!
4. Am häufigsten jedoch behandelt er (nachdem der Kieferchirurg eine offene Gaumenspalte geschlossen hat) beim gleichen Patienten eine kindliche chronische Schalleitungsschwerhörigkeit, wenn eine fehlbildungsbedingte, hartnäckige Tubenfunktionsstörung zum Mukotympanon geführt hat.
5. Nach der Operation einer gedeckten oder offenen Lippen-Kiefer-Gaumen-Spalte besteht nicht selten eine erhebliche Septumdeviation mit nasaler Obstruktion, die eine Indikation zur Septumplastik darstellt.
6. Letztlich entsteht die Choanalatresie bei der Entwicklung des primären und des sekundären Gaumens.

Aus den genannten klinischen Gründen ist die Normalentwicklung des Nasenbodens bzw. des Gaumens auch

Gegenstand dieser Arbeit. Dabei lernen wir eine dritte Art von Epithelduplikaturen an einer der frühembryonalen Mesenchymlücke kennen, die in der Kiemenbogenregion nicht vorkommt – die Epithelmauer (EM). Am primären Gaumen ist diese schon vor ca. 100 Jahren von Hochstetter entdeckt worden. Da es am embryonalen Kopf jedoch in drei verschiedenen Regionen Epithelmauern gibt, erhielt hier jede von ihnen eine ortsbestimmende Zusatzbezeichnung:

a) Am primären Gaumen entstehen zwei, d.h. eine rechte und eine linke globulo-maxilläre Epithelmauer.
b) am sekundären Gaumen eine mittelständige palatinale Epithelmauer.
(Der Vollständigkeit halber sei auch die dritte Lokalisation genannt: Es ist [c] in der dorsalen Verschlußlinie des Gehirns und des Rückenmarks die sehr lange dorsale Epithelmauer.)

Der Nasenboden und der gesamte primäre und sekundäre Gaumen entstehen am Dach der primären Mundbucht (Stomatodeum) auf der äußeren Kopfoberfläche durch Anbauten aus Mesenchym und Ektoderm. Diese werden Fortsätze bzw. Wülste genannt. Die Schleimhaut beider Nasenhöhlen sowie die der nasalen und der palatinalen Oberflächen des primären und des sekundären Gaumens ist also ausschließlich ektodermalen Ursprungs.

Trotz dieser einheitlichen Herkunft der Epithelbedeckung der Gesichts- und Gaumenfortsätze, die den Nasenboden bilden, differenziert sich diese in zwei verschiedene Epithelarten: auf der Nasenseite zu respiratorischem Epithel (flimmerntragendes mehrschichtiges Zylinderepithel) und auf der Mundseite zu geschichtetem Plattenepithel. In der Fusionszone der Gaumenfortsätze besteht innerhalb der sich flächig aneinanderlegenden Epithelverbände, deren Zellen zur Fusionszeit noch uniform sind, eine unsichtbare Differenzierungsgrenze. Sie stellt eins der beiden Epithelmauer-Merkmale dar. Ihr zweites ist die in dieser Epithelduplikatur weiterhin persistierende embryonale Spalte zwischen den Fortsätzen.

Am Gaumen ist diese kapillare Spalte zwischen den beiden Blättern des Fusionsepithels lichtmikroskopisch nicht erkennbar. Deshalb wird heute allgemein die Auffassung vertreten, innerhalb der Epithelmauer seien die beiden Epithelblätter miteinander verklebt, verwachsen oder verschmolzen [260]. Diese Deutung beruht aber ganz offensichtlich auf einem Irrtum (1. Fehldeutung der normalen Gaumenentwicklung)! Denn die Pathogenese der offenen Spalten (aller Lokalisationen einschließlich der Anlage des Zentralnervensystems) offenbart, daß diese schweren Mißbildungszustände nur entstehen können, solange die Epithelmauer existiert. Die seltenen Postfusionsrupturspalten (sie entstehen durch Ruptur einer sehr schwachen submukösen bzw. gedeckten Spalte) bilden hierbei eine Ausnahme. Die physiologische Gaumenspalte persistiert also in Form der Epithelmauer so lange, bis diese Epithelduplikatur termingerecht zurückgebildet worden ist.

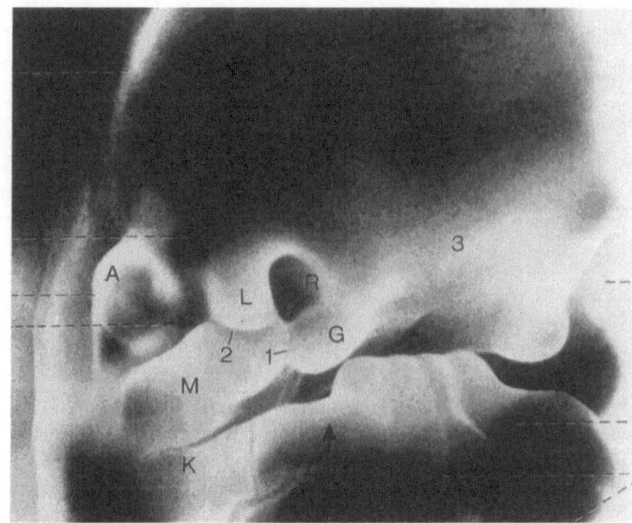

Abb. 62. Globulo-maxilläre (Hochstettersche) Epithelmauer (*1*), lakrimale Epithelmauer (*2*) und Neuroporus rostralis clausus externus (*3*) bei einem menschlichen Embryo von 8,8 mm SSL = Anfang der 6. Embryonalwoche (aus: Blechschmidt [45], S. 63, Beschriftung ergänzt). Der Proc. maxillaris (*M*) hat im rostralen Anteil der Riechgrube (*R*) bereits einen direkten Kontakt zum Proc. globularis (*G*) und bildet mit diesem den rostralen Anteil der globulo-maxillären Epithelmauer. *A* Augenanlage, *K* Mundkommissur (sie ist hier etwas nach lateral eingerissen), *L* Proc. lateralis des Proc. frontalis

5.1 Primärer Gaumen mit den „globulo-maxillären (Hochstetterschen) Epithelmauern"

Die Hochstettersche Epithelmauer (EM) ist eine vertikale Epithelduplikatur, die den Boden der Riechgrube mit dem Dach der primären Mundhöhle verbindet (Abb. 62). Sie entsteht aus den ektodermalen Deckgeweben, wenn sich am Ende der 5. Embryonalwoche zunächst zwei zum Stirnfortsatz gehörende Wülste unterhalb jeder Riechgrube aneinanderlegen: der mediale Nasenfortsatz (Proc. globularis) auf der einen und anfangs nur der laterale Nasenfortsatz (Proc. lateralis) auf der anderen Seite. Sie bilden den hinteren, kürzeren Anteil der Hochstetterschen Epithelmauer. Dem Proc. lateralis legt sich sehr bald der unterhalb der Augenanlage von lateral nach medial auswachsende Oberkieferfortsatz (Proc. maxillaris) von kaudal an, und er findet ebenfalls mit dem medialen Proc. globularis Kontakt. Die auf diese Weise rostral ergänzte und noch weiter auswachsende EM wird deshalb insgesamt globulo-maxilläre EM genannt.

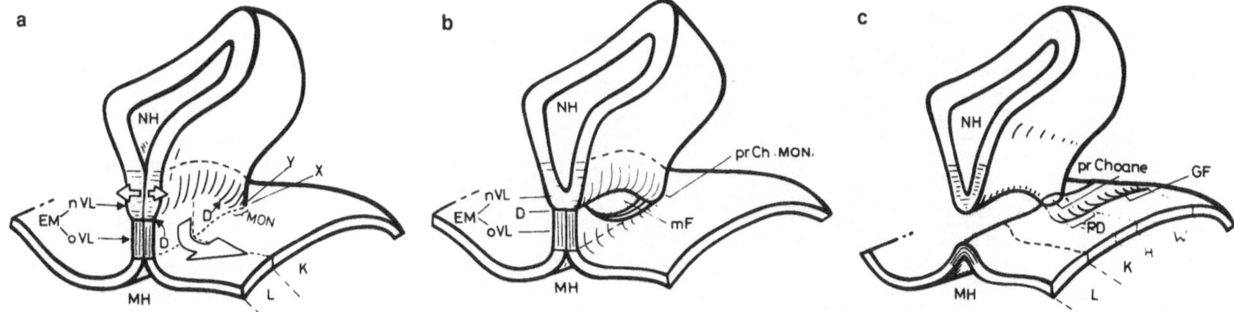

Abb. 63a–c. Normalentwicklung des primären Gaumens beim Menschen. **a** Die globulo-maxilläre (Hochstettersche) Epithelmauer (*EM*) entsteht durch den Kontakt des medialen Nasenfortsatzes auf der einen und des lateralen Nasenfortsatzes sowie des Proc. maxillaris auf der anderen Seite. (Dargestellt ist nur die Epithelbedeckung.) Sie besteht aus der oralen Verbindungslamelle (*oVL*), dem zukünftigen Mundhöhlenepithel, und der nasalen VL (*nVL*), aus der respiratorisches Epithel hervorgeht. Beide Epithelarten stoßen entlang der beiden Differenzierungsgrenzen (*D*) aneinander. Am kaudalen Ende der EM bestehen die oVL und die nVL jeweils aus nur einer Epithellage; dieser Abschnitt heißt Membrana oro-nasalis (*MON*). **b** Die Rückbildung der EM erfolgt durch die systematische Epitheltrennung entlang der beiden Differenzierungsgrenzen von kaudal nach rostral. Erst sie ermöglicht die mesenchymale Fusion (*mF*). Dabei wird die oVL verlagert (*weißer Pfeil*) und in das Mundhöhlenepithel integriert. Mit der Streckung der MON rupturiert sie zur primären Choane (*pr CH*). Seitlich von jeder der primären Choanen entsteht am Dach der primären Mundhöhle (*MH*) die noch sehr kurze Anlage des harten Gaumens als Längswulst (*PD*). Dieser setzt sich nach kaudal in die anfangs deutlich längere Anlage des weichen Gaumens (*W*) fort. *NH* primäre Nasenhöhle, *L* Lippenanlage, *K* Kieferanlage

Das zwischen den genannten Fortsätzen eingeschlossene Epithel muß beseitigt werden, damit die mesenchymale Fusion zwischen ihnen erfolgen kann. Nach der heute allgemein vertretenen Auffassung wird es durch das penetrierende Mesenchym zerstört (2. Fehldeutung der normalen Gaumenentwicklung). Denn die große Mehrheit der Epithelzellen läßt Degenerationszeichen vermissen [104, 105], und einige Autoren [12a, 348] fanden hier die mitotische Aktivität sogar vermehrt.

Aufbau der globulo-maxillären Epithelmauer [245a, 260] (Abb. 63):

a) Nasale Verbindungslamelle (nVL). Dieser nasale Anteil der Epithelmauer oberhalb der Differenzierungsgrenze besteht aus dem prospektiven respiratorischen Epithel der vorderen basalen Nasenhöhle [348] und ist durch höhere Zellen gekennzeichnet (Abb. 63a).
b) Orale Verbindungslamelle (oVL). In diesem oralen Anteil unterhalb der Differenzierungsgrenze besteht ein flaches bis kubisches Epithel; von ihm leitet sich ein Teil der Plattenepithelbedeckung der äußeren und inneren Lippe, des Alveolarkammes und des vorderen Gaumens bis zum For. incisivum ab.

Mit Hilfe der theoretischen Embryologie (Analyse der normalen und der teratogenen Entwicklungen) konnte der Fusionsvorgang an den Epithelmauern aufgeklärt werden, der nach folgenden Prinzipien abläuft:

1. Das im Fusionsbereich in Form einer Epithelmauer versenkte Epithel geht nicht zugrunde, sondern es wird wiederverwendet (eine begründete Ausnahme bildet die palatinale Verbindungslamelle am harten Gaumen, s.u.).
2. Die zeitliche Regelmäßigkeit, die relativ große Geschwindigkeit und die strenge räumliche Orientierung der Epithelmauer-Rückbildung von hinten nach vorn basieren auf der Epitheltrennung entlang der Differenzierungsgrenze. Hier werden die Zellen unterschiedlicher genetischer Determinierung nach dem Reißverschlußprinzip streng richtungsbestimmt voneinander geschieden.

Der mesenchymale Wachstumsdruck in den Fortsätzen bewirkt, daß die orale VL entlang der Differenzierungsgrenze von der nasalen VL termingerecht abgetrennt und sofort oralwärts verlagert wird (Abb. 63c). Die orale VL verbleibt jedoch an Ort und Stelle Die gleichartig determinierten Zellen jeder VL verwachsen entlang der Differenzierungsgrenze miteinander, wodurch zunächst die epitheliale Fusion zustande kommt. Erst nach der Verlagerung der oralen VL haben die Mesenchymzellen beider Fortsätze Gelegenheit zur gegenseitigen Vernetzung. Mit dieser termingerechten mesenchymalen Fusion wird die Normalentwicklung gesichert.

Das weitere Schicksal beider Verbindungslamellen ist jedoch verschieden (Abb. 63b und 64a, b): Von der in situ verharrenden nasalen VL werden die beiden (nicht flächig verwachsenen!) Epithellamellen wieder voneinander getrennt, und das zwischen ihnen entstehende Lumen wird Teil der sich dadurch vergrößernden Nasenhöhle, deren Boden dadurch abgesenkt wird [348]. Die orale VL wird jedoch termingerecht oralwärts verlagert, wobei sich ihre beiden Lamellen ebenfalls wieder voneinander trennen und in das Mundhöhlenepithel inte-

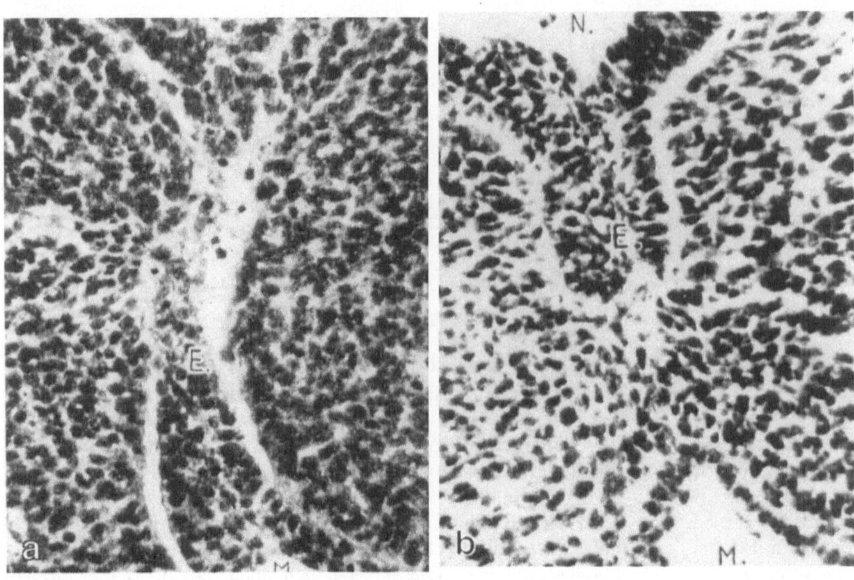

Abb. 64a, b. Globulo-maxilläre (Hochstettersche) Epithelmauer in Rückbildung bei einem menschlichen Embryo etwa am 38. Tag p.c., 11 mm SSL (aus: Töndury 1950/51, Abb. 6, zit. b. [245]). **a** Die Epitheltrennung entlang der Differenzierungsgrenze ist gerade erfolgt und die orale Verbindungslamelle (*E*) erst geringfügig verlagert. In der Epithellücke zwischen ihr und der nasalen Verbindungslamelle, die in situ verbleibt, beginnt gerade die mesenchymale Fusion. **b** Die orale Verbindungslamelle ist in das Epithel der Mundhöhle (*M*) integriert. Die nasale Verbindungslamelle besitzt ein deutlich höheres Epithel; etwas später werden sich ihre beiden Epithelblätter wieder voneinander trennen und den Boden der sich dadurch vergrößernden primären Nasenhöhle auskleiden

griert werden. Mit der termingerechten Fusion der Osteo- und Myoblasten ist die Entwicklung des primären Gaumens gesichert.

5.2 Sekundärer Gaumen mit der „palatinalen Epithelmauer"

Anfang der 6. Woche erscheinen die beiden Gaumenfortsätze als Auswüchse am dorso-lateralen Dach der primären Mundhöhle. Sie beherbergen auf jeder Seite, in rostro-kaudaler Anordnung, die Anlagen des harten und des weichen Gaumens. Die erstere entspringt der lateralen Zirkumferenz der primären Choane und ist daher anfangs sehr kurz. Die Anlage des weichen Gaumens, die sich kaudal von der primären Choane befindet, umfaßt jetzt noch den Hauptteil des Gaumenfortsatzes (Abb. 63b).

Am Ende der 7. Embryonalwoche, nach starker Längsstreckung der beiden primären Choanen, legen sich beim menschlichen Embryo die beiden Gaumenfortsätze und das Nasenseptum eng aneinander. Dabei entstehen im Bereich der palatinalen Epithelmauer an den Anlagen des harten und des weichen Gaumens unterschiedliche Kontaktepithelzonen [245a, 247] (Abb. 65a bis d):

a) Am zukünftigen *harten* Gaumen entstehen die rechte und die linke horizontale septo-palatinale Verbindungslamelle (spVL 1 und 2) und die vertikale palatinale Verbindungslamelle (pVL).
b) Am zukünftigen *weichen* Gaumen werden die beiden vertikalen, d.h. die nasale und die orale palatinale Verbindungslamelle (n-pVL und o-pVL) gebildet.

Die genannten Epithelbarrieren müssen auch hier beseitigt werden, damit eine mesenchymale Fusion zustande kommen kann. Über den Beseitigungsmodus divergieren die Anschauungen erheblich. Nach der Meinung der einen Autorengruppe soll die Epithelduplikatur durch das Mesenchym zerstört werden, nach der Überzeugung der anderen behalten die meisten Zellen ihre strukturelle und metabolische Integrität und gehen nicht zugrunde. Von beiden Gruppen wird übersehen, daß das Kontaktepithel des sekundären Gaumens ebenfalls eine Epithelmauer bildet, die innerhalb jeder ihrer beiden Epithellamellen eine Differenzierungsgrenze besitzt und zwischen beiden Lamellen eine kapillare Spalte in sich birgt. Diese Differenzierungsgrenze ist schon wenige Wochen nach der normalen Fusionszeit beim Spaltfeten an den Gaumenfortsätzen deutlich sichtbar [247].

Die Lage der Differenzierungsgrenzen differiert am harten und am weichen Gaumen. Am harten Gaumen liegt sie am dorsalen Ende der vertikalen palatinalen Verbindungslamelle, d.h. dort, wo sie sich auf dem Frontalschnitt mit den beiden septo-palatinalen VL zur Y-förmigen Figur vereinigen (Abb. 65a). Am weichen Gaumen liegen die Diferenzierungsgrenzen etwa in mittlerer Höhe der vetikalen palatinalen Verbindungslamelle (Abb. 65c).

Zu einem gentisch determinierten Zeitpunkt kommt es an den beiden Differenzierungsgrenzen annähernd synchron zu einer Trennung zwischen dem potentiell nasalen und dem oralen Epithel (Abb. 65b und d). Dieser zentrale Schlüsselvorgang beginnt vorn am Foramen incisivum und schreitet, reißverschlußartig angeordnet, nach hinten bis zur Uvula fort.

Durch den mesenchymalen Wachstumsdruck (erkennbar am starken Volumenwachstum während die-

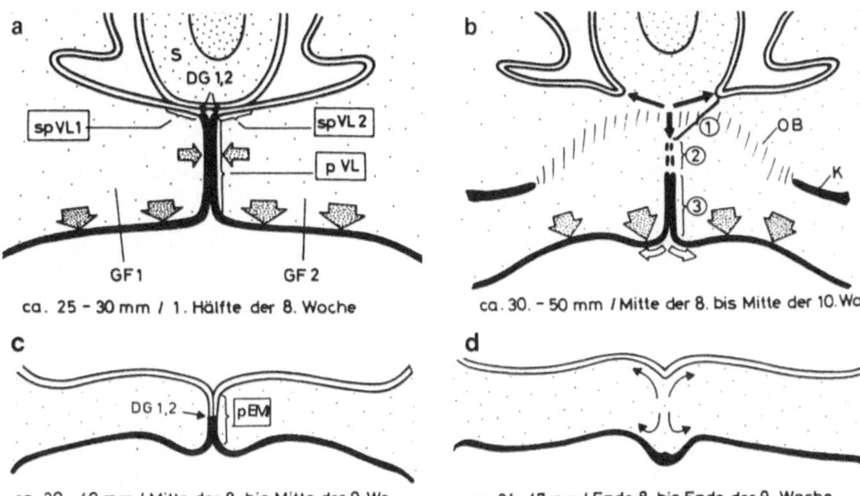

Abb. 65a–d. Normalentwicklung des sekundären Gaumens beim Menschen. *Harter Gaumen.* **a** Die sehr hohe Epithelmauer hat hier die Form eines T. Sie besteht aus drei Kontaktepithelzonen: die vertikale, palatinale Verbindungslamelle (*pVL*) zwischen den beiden aufgerichteten Gaumenfortsätzen (*GF 1* und *2*) und die beiden horizontalen, septo-palatinalen VL (*spVL 1* und *2*) zwischen den beiden GF und der Septumunterkante. An den beiden Differenzierungsgrenzen (*DG 1* und *2*) stoßen das potentiell respiratorische (mehrreihiges Zylinderepithel mit Flimmern) und das Gaumenepithel (geschichtetes Plattenepithel) aneinander. **b** Am harten Gaumen sind zwei Fusionszonen zu unterscheiden. *Dorsale Fusionszone:* Hier findet eine rasche mesenchymale Fusion (*1*) durch die zeitlich determinierte, synchrone Epitheltrennung entlang der DG 1 und 2 und die Epithelverlagerung (*schwarze Pfeile*) statt. Das ermöglicht die termingerechte Fusion der Osteoblasten (*OB*). *Ventrale Fusionszone:* Langsame mesenchymale Fusion durch Fraktionierung (*2, 3*) des restlichen vertikalen Kontaktepithels zu Epithelinseln, die zu Epithelperlen auswachsen. *Helle Pfeile* mesenchymaler Wachstumsdruck, *K* Gaumenknochen. *Weicher Gaumen.* **c** Die vertikale, palatinale Epithelmauer (*pEM*) ist hier sehr niedrig, und die DG 1 und 2 liegen auf mittlerer Höhe. **d** Nach der Epitheltrennung an den DG erfolgt die Epithelverlagerung sofort in ganzer Höhe, wodurch die Myoblasten termingerecht fusionieren können

ser Zeit) werden die frisch voneinander getrennten Verbindungslamellen rasch in unterschiedliche Richtungen verlagert:

A. Am harten Gaumen werden die rechte und linke septo-palatinale VL nach lateral verlagert, wobei sie zur Auskleidung der basalen Nasenhöhle beitragen. Dadurch ist die septo-palatinale mesenchymale Fusion beiderseits vorbereitet und gesichert. Die sehr hohe vertikale palatinale VL wird nur ein kurzes Stück oralwärts verlagert, denn die Anlage des harten Gaumens ist beim Menschen und einigen Anthropoiden aus entwicklungsdynamischen Gründen besonders dick bzw. hoch. (Die Pulsationen des Gehirns werden über das Septum auf die Gaumenanlage übertragen. Damit der Kontakt zwischen den Fortsätzen stabil bleibt, sind hier die Fortsätze besonders dick und werden mit starker Kraft gegeneinandergepreßt.) Der größte Anteil der palatinalen VL persistiert deshalb beim Menschen zwischen den Gaumenfortsätzen. Nur im dorsalen Fusionsbereich der Anlage des harten Gaumens wird mit der initialen Epithelverlagerung die primäre mesenchymale Fusion erreicht. Da sich hier die noch niedrige Schicht der Osteoblasten befindet, können auch diese termingerecht fusionieren, wodurch die Normalentwicklung gesichert ist.

Der ventrale Rest der palatinalen VL zerfällt allmählich, von nasal nach oral fortschreitend, zu Epithelinseln, die später zu Epithelperlen auswachsen. Diese liegen in der Submukosa der Raphe palati und werden bekanntlich bis zum Ende des 3. postnatalen Lebensjahres in die Mundhöhle abgestoßen. Über diese Epithelfraktionierung kommt es beim Menschen an der Anlage des harten Gaumens neben der frühen und raschen primären zu einer späteren sekundären mesenchymalen Fusion.

B. An der Anlage des weichen Gaumens, die nur halb so hoch wie die des harten ist, umfaßt die initiale Epithelverlagerung sofort die ganze Fusionshöhe. Dabei werden die orale und die nasale Verbindungslamelle jeweils in ganzer Ausdehnung in entgegengesetzte Richtungen verlagert und in das jeweilige Nasen- bzw. Gaumenepithel integriert. Auf diese Weise erfolgt hier nur eine primäre mesenchymale Fusion, an der die Myoblasten termingerecht teilnehmen und die Normalentwicklung sichern.

Um die Lokalisation und die embryonalen Ausgangsstrukturen der Fehlbildungen des Nasenbodens, des Nasenrückens und des Nasendaches verständlich zu machen, geben die folgenden vier Abbildungen eine

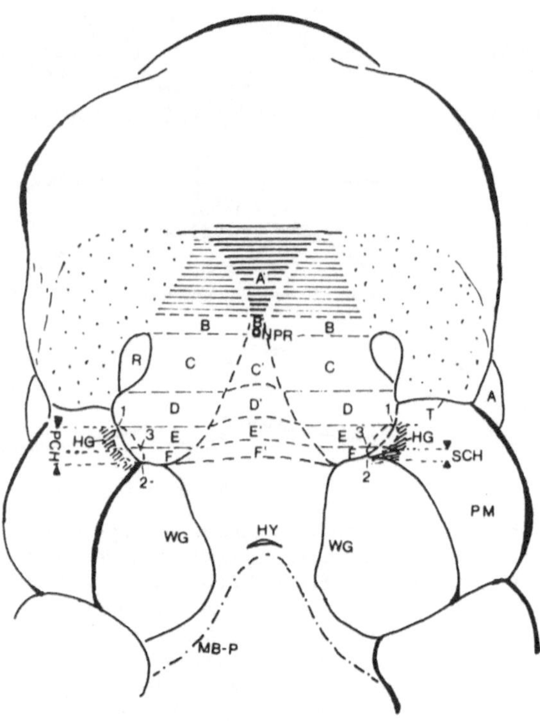

Abb. 66. Lokalisation der Anlagen der Mittelgesichtsstrukturen im Stirnfortsatz eines menschlichen Keimlings von 10,3 mm SSL = 37. Tag p.c. Ansicht von ventral. Die ventralen Anteile der Kiemenbögen I und II sowie der Herzwulst sind entfernt (aus: Peter [267], Abb. 11). Vgl. die Abb. 62 und 68. *A* Aus der Basis des Proc. frontalis (*horizontal gestrichelt*) geht der Nasenrücken hervor. Der vertiefte Anteil (*A', verstärkt horizontal gestrichelt*) wird als Area triangularis bezeichnet. Die beiden Processus nasales mediales (*B–F*) und der Sulcus internasalis (*B'–F'*) beherbergen verschiedene Anlagen, die jeweils die gesamte Breite zwischen den Riechgruben- bzw. -säckchen (*R*) einnehmen. – *B* Anlage der Nasenspitze mit Neuroporus rostralis clausus externus (*NPR*). – *C* Anlage des Nasenstegs und des Nasenseptums (vorderes Drittel), das in der Nasenhöhle die Riechspalte medial und im Gesicht die Nasenlöcher medial begrenzt. Aus ihr geht auch die Crista galli hervor. – *D* Anlage des primären Gaumens (zwischen Unterrand der Nasenlöcher und Vorderrang der primären Choanen = *PCH, gestrichelt begrenzte, ovale Flächen*). Daraus entstehen der mediane Anteil der Oberlippe und des Alveolarfortsatzes sowie ein mittlerer Septumanteil, der die Schädelbasis etwa an der Spina ethmoidalis vor dem Planum sphenoidale erreicht. – *E* Anlage des hintersten Septumanteils. Sie verwachst später mit den Anlagen des harten Gaumens (*HG, schräg gestrichelt*), d.h. mit dem noch kurzen, vorderen Anteil der beiden Gaumenfortsätze. Die Area infranasalis (*E'*) liegt zwischen den vorderen zwei Dritteln der primären Choane. – *F* Anlage der Septumhinterkante, die schräg von hinten-oben nach vorn-unten verläuft. Sie inseriert einerseits an der Schädelbasis (*2-2*) und andererseits am sekundären Gaumen (*3-3*). Sie begrenzt von medial jeweils das hintere Drittel jeder primären Choane, das auf jeder Seite zur sekundären Choane wird. *MB-P* (-.-.-) ehemalige Insertionslinie der Membrana buccopharyngea (Ektoderm-Endoderm-Grenze)

vergleichende Darstellung der Lokalisationen der embryonalen Anlagen sowie der daraus hervorgehenden adulten Derivate wider (Abb. 66 bis 69).

5.4 Fehlbildungen des Gaumens

Lippen-Kiefer-Gaumenspalten verschiedener Grade und Kombinationen gehören zu den häufigsten Mißbildungen (Abb. 67a–c); ihre Inzidenz beträgt 1:500. Trotz intensiver Forschung gibt es aber (analog zur Normalentwicklung) bis heute keine zufriedenstellende Darstellung der Pathogenese aller am primären und sekundären Gaumen vorkommenden Mißbildungen.

Die Pathogenese der offenen und der gedeckten sowie der atypischen Lippen-Kiefer-Gaumen-Spalten, der Gaumenfisteln und -zysten kann wegen der Beschränkung des vorgegebenen Rahmens hier nicht ausführlicher behandelt werden. Der für die zahlreichen herkömmlichen und für eine ganz neue Pathogenese-Hypothese interessierte Leser wird auf einige Arbeiten im Literaturverzeichnis verwiesen [245a, 246]. Ganz allgemein gilt jedoch, daß die Epitheltrennung entlang der Differenzierungsgrenzen an jedem Ort unterbleiben

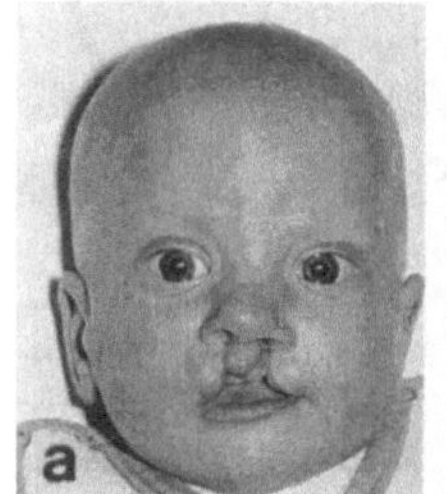

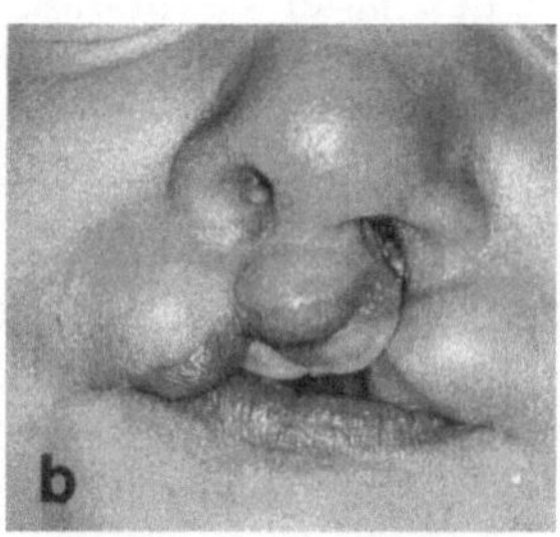

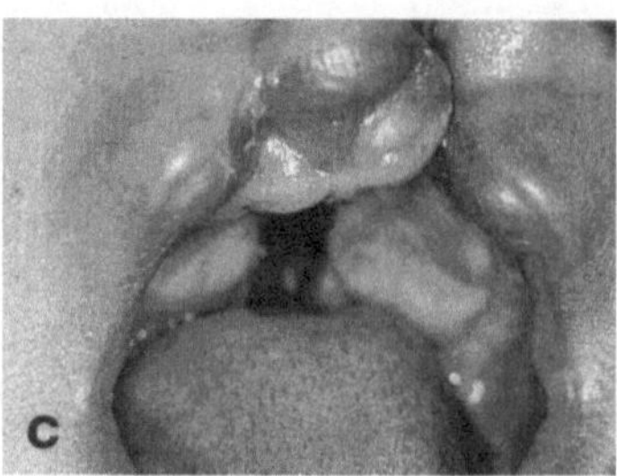

Abb. 67a–c. Spalten des primären und des sekundären Gaumens. **a** Rechts: inkomplette Hasenscharte = seitliche Oberlippenkerbe, die sich in eine subkutane Lippenspalte fortsetzt (L1 LIII K0 G0 S0). *Links:* Wolfsrachen (Cheilognathopalatoschisis) = komplette Lippen-Kiefer-Gaumenspalte (L3 K3 G3 S3). **b** Dislozierung des (linken) Nasenflügels auf der Seite der offenen Spalte nach lateral. **c** Ansicht der klaffenden Gaumen-Segel-Spalte von oral beim gleichen Patienten

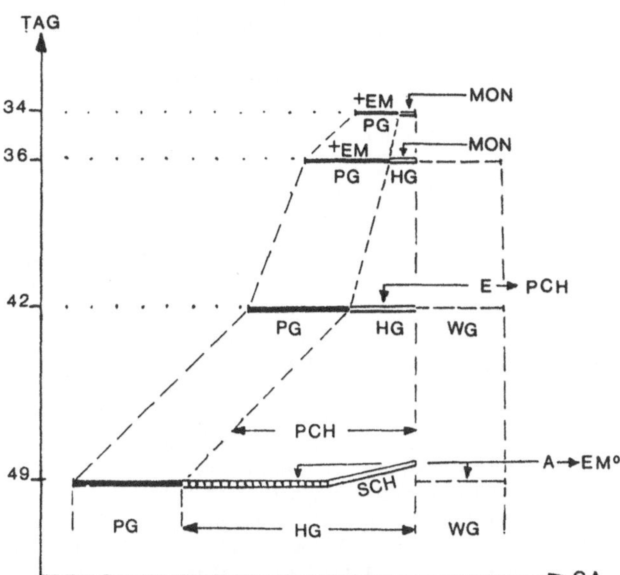

Abb. 68. Längenverhältnisse und Lageveränderungen der Anlagen des primären und des sekundären Gaumens (*GA*) im Verlauf ihrer frühen Entwicklung. Durch die Rostralverlagerung der Anlage des primären Gaumens (*PG*) mit der globulomaxillären Epithelmauer (+EM) werden die primären Choanen (*PCH*) und gleichzeitig die Anlagen des harten Gaumens (*HG*) in den Gaumenfortsätzen stark gestreckt. Die sekundäre Choane (*SCH*) ist jeweils der kaudale Rest der PCH nach dem Verschluß des anterioren Anteils (*gestrichelte Doppellinie*) durch die horizontalisierten (*H*) Gaumenfortsätze, wobei die palatinale Epithelmauer (*EM°*) entsteht. *MON* Membrana oro-nasalis, *E* Ruptur der MON und Entstehung der primären Choane (*PCH*), *WG* weicher Gaumen

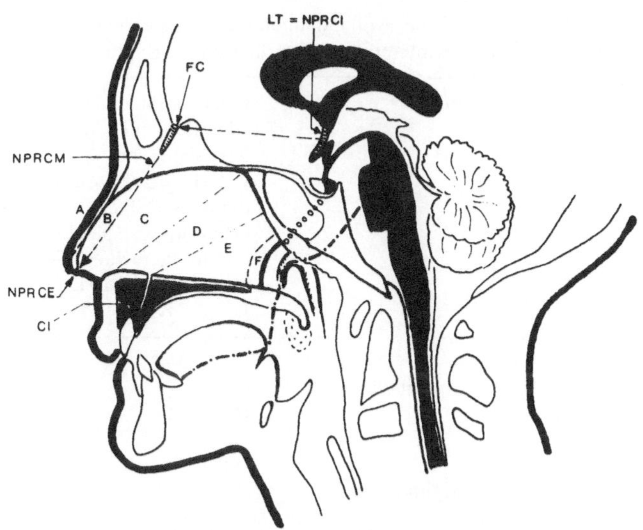

Abb. 69. Derivate des Proc. frontalis und Schicksal des Neuroporus rostralis beim adulten Menschen. Die Abschnitte *A* bis *F* der adulten medianen Nasenstrukturen (Rücken und Septum) gehen aus den analog gekennzeichneten embryonalen Anlagen der Abb. 66 hervor. Nach dem Verschluß des kleinsten Neuroporus rostralis (*NPR*) etwa am 25. Tag p.c. wird seine ehemalige Lage innerhalb der drei daran beteiligten Wandschichten sehr bald unsichtbar. In jeder Schicht existiert jedoch ein umschriebener Ort, der dem ehemaligen NPR entspricht und dessen Kenntnis für die Aufklärung der Pathogenese der Mißbildungen der basalen Verschlußzone unabdingbar ist. Es sind daher zu unterscheiden: 1. ein Neuroporus rostralis clausus externus (cutaneus) *NPRCE* = Unterseite der Nasenspitze, 2. ein NPR clausus internus (*NPRCI*) = Lam. terminalis diencephali (*LT*) und 3. ein NPR clausus mesenchymalis = Foramen caecum cranii (*FC*) und ein schmaler anteriorer Septumanteil (*gestrichelter Pfeil*). Er wird bei der Entwicklung der vorderen Schädelbasis (Telenzephalisation) von der LT fort nach rostral verlagert. CI Can. incisivus, °°°°° Verlauf des Duct. craniopharyngeus, -.-.-.-.- ehemalige Insertionslinie der Membrana oropharyngea (bucco-pharyngea) = Ektoderm-Endoderm-Grenze im Mund und im Rachen

(→ offene Spalte unterschiedlichen Sitzes) oder verspätet einsetzen kann (Osteo- und Myoblasten können nicht mehr fusionieren, sondern ur noch Fibroblasten → gedeckte Spalten). Die submuköse Spalte kann sekundär rupturieren (wofür Epithelperlen an den Spalträndern zeugen). Außerdem entstehen am Ort einer sehr kleinen lokalen interepithelialen Adhäsion (LIAD) über eine eng umschriebene Epithelretention und -proliferation Gaumenfisteln bzw. -zysten, die sowohl am primären wie am sekundären Gaumen ganz unterschiedliche Lokalisationen aufweisen können (Tabelle 12).

Im Mittelpunkt der normalen und der pathologischen Entwicklung des primären und des sekundären Gaumens stehen die Vorgänge der Epitheltrennung entlang der Differenzierungsgrenzen. Die Aktivitäten des Mesenchyms spielen dabei im Vergleich zu der des Epithels nur eine sekundäre Rolle, denn sie bewirken erst *nach* der Epitheltrennung eine rasche Verlagerung der Verbindungslamellen. Eine total oder partiell fehlende Epitheltrennung entlang der Differenzierungsgrenzen einer Epithelmauer entspricht teratogenetisch einer lokalen interepithelialen Adhäsion (LIAD) an einer Verschlußmembran oder einer Verbindungslamelle (s. Tabelle 12).

Die Mißbildungsformen des primären und des sekundären Gaumens sind weitgehend analog. Nach dem Ausdehnungsgrad der Spalten lassen sich die offenen und die gedeckten (submukösen) jeweils in teratologische Reihen einordnen. Unter Verwendung von Buchstaben für die Region (L Lippe, K Kiefer, G sekundärer, harter Gaumen, S Segel) und Zahlen für den Grad (offen: 1–3, gedeckt: I–III) sind u.a. folgende klinische Formen möglich:

a) Am primären Gaumen (in zunehmender Ausdehnung): L1K0 → L2K0 → L3K1 → L3K2. – L3K0-Spalten kommen aus entwicklungsmechanischen Gründen nicht vor [246]. b) Am sekundären Gaumen (in abnehmender Ausdehnung): G2S3 → G1S3 → G0S3 → G0S2 → G0S1 → Uvula bifida.

Die Kombination offener Spalten des primären und des sekundären Gaumens ist relativ häufig.

Tabelle 12. Synopsis der Mißbildungen des primären und des sekundären Gaumens auf teratogenetischer Grundlage (D Differenzierungsgrenze, LIAD lokale interepitheliale Adhäsion, → Ruptur der submukösen Spalte)

Region/Epithelduplikatur	Lokalisation einer großen oder kleinen LIAD an den DG 0 persistierend x stark verspätete Epitheltrennung (ETR) (x) gering verspätete ETR - termingerechte ETR * sehr kleine LIAD				Mißbildungen (Beispiele) (L Lippe, K Kiefer, G primärer, harter Gaumen, S Segel)
	L	K	G	S	
					Offene Nonfusionsspalten (jeweils Grad 1–3 möglich):
Primärer Gaumen: rechts/links	0	–	–	–	1. laterale Oberlippenspalte (Cheiloschisis, Hasenscharte)
	0	0	–	–	2. laterale Lippen-Kiefer-Spalte
					Submuköse (gedeckte) Spalten (alle Grade möglich):
	(x)*	x	–	–	3. minimale (subkutane) lat. Lippenspalte (minimal cleft lip)
globulo-maxilläre Epithelmauer	x	x	–	–	4. submuköse laterale Oberlippen-Kieferspalte
					Kombinierte, submuköse und offene Spalten:
Nasenepithel	0←x	x	–	–	5. partiell offene laterale Lippen (Postfusionsruptur-)Spalte + submuköse laterale Lippen-Kiefer-Spalte
—DG—					
Mundschleimepithel	x	0	–	–	6. submuköse Lippen- und offene Kieferspalte (atyp. Spalte)
	0(x)*	0	–	–	7. Bindegewebsbrücke(n) in offener LK-Spalte
					Fissurale Fisteln (F) und Zysten (Z):
	–	Z*–	–	–	8. globulo-maxilläre Nasenvorhofzyste
					Offene Nonfusionsspalten (alle Grade):
Sekundärer Gaumen: (Mittellinie)	–	–	–	–0	9. Uvula bifida
	–	–	–	0	10. offene Segelspalte
	–	–	0	0	11. offene Gaumen-Segelspalte
					Submuköse (gedeckte) Spalten:
palatinale Epothelmauer	–	–	x	x	12. submuköse Gaumen-Segelspalte
	–	–	(x)	(x)	13. Velopharyngeale Insuffizienz
Nasenepithel					Kombinierte, offene und submuköse Spalten:
—DG—	–	–	(x)	→0	14. offene (Postfusionsruptur-)Gaumen-Segelspalte
Mundschleimhautepithel	–	–	0	x	15. atypische offene und submuköse Gaumenspalte (Gaumenloch)
					Fissurale Fisteln (F) und Zysten (Z):
	–	–	–Z*–	–	16. medio-palatinale Zyste
	–	–	Z—	–	17. Fistel (Zyste) des Ductus naso-palatinus
primärer + sekundärer Gaumen					Alle Kombinationen bis zur offenen, totalen Spalte des primären und sekundären Gaumens sind möglich ...

5.3 Primäre und sekundäre Choanen

5.3.1 Normalentwicklung der Choanen

Die beiden hinteren Nasenöffnungen entstehen am hinteren-unteren Ende der beiden Riechgruben (Abb. 63a, b). Hier ist jeweils die Höhe der globulo-maxillären Epithelmauer in einem eng umschriebenen Bereich auf zwei Zellschichten, d.h. eine von der nasalen und eine von der oralen Verbindungslamelle abstammenden, reduziert [93, 117a]. Diese horizontale Epithelduplikatur wird Membrana oro-nasalis bzw. bucco-nasalis genannt.

Wenn sich gegen Ende der 6. Woche die Schädelbasis stark zu strecken beginnt (synchrones Vorwachsen von Gehirn und Gesicht), wird der primäre Gaumen immer mehr nach rostral verlagert, und die Membrana oro-nasalis reißt sehr rasch ein. Die so entstehende, noch sehr kleine hintere Nasenöffnung wird primäre Choane genannt. Der bei der weiteren Entwicklung erzielte Raumzuwachs der Nase erfolgt (entgegen der Meinung vieler Autoren) nicht kaudal auf Kosten der kleinen primären Mundhöhle, sondern sie ist das Ergebnis der Verlagerung des primären Gaumens nach rostral (Abb. 68).

Anfang der 6. Woche sind die Anlagen des harten Gaumens sehr kurz und beschränken sich auf die laterale Begrenzung der noch kleinen primären Choanen. Der daran kaudal anschließende größere Rest der Gaumenfortsätze birgt die Anlagen des weichen Gaumens (Abb. 63c). Die anhaltende Streckung der Rhinobasis nach rostral bewirkt bis zum Ende der 7. Woche eine ungeheure Vergrößerung der primären Choanen zu zwei parallel ausgerichteten, weiterhin horizontal gestellten, ovalen Öffnungen, deren sagittaler Durchmesser letztlich etwa das Dreifache der Länge des primären Gaumens beträgt. Die Anlagen des harten Gaumens werden dabei entsprechend verlängert und übertreffen bald die Länge der Anlagen des weichen Gaumens um etwa das Zweifache.

Auch die zwischen den primären Choanen befindliche, anfangs winzige Septumhinterkante wird bei der Choanenstreckung in die Länge gezogen; das gleiche erlebt die mit der Rhinobasis verbundene Septumoberkante. Die kaudalen Enden beider Kanten treffen sich in Nähe der Hypophyse im Zentrum der Rhinobasis. Die vorderen zwei Drittel der freien (fast horizontal ausgerichteten) Hinterkante des noch niedrigen Septums fusionieren Ende der 7. Woche mit den Gaumenfortsätzen, die aus der vertikalen in die Horizontalposition gedreht sind, d.h. das Septum vereinigt sich nur mit den Anlagen des harten Gaumens. Dabei wird der größte Teil der primären Choanen verschlossen. Das hintere Drittel der Septumhinterkante bleibt dabei frei und begrenzt weiterhin den noch offenen, pharyngealen Rest der primären Choanen, die jetzt „sekundäre" Choanen genannt werden (Abb. 68).

5.3.2 Choanalatresie

Definition: Partieller oder totaler, knöcherner oder membranöser Verschluß der sekundären Choane als Folge der nicht rupturierten Membrana oro-nasalis. Die atretische Choane ist infolge Dysplasie der umgebenden Knochen (Os maxillare, palatinum, jugulare) schmaler und niedriger als die normale. Außer diesem Syndrom des I. Kiemenbogens sind bei der Choanalatresie auch Ohrdysplasien und Augenfehlbildungen möglich.

Bei totaler Choanalatresie sind die Nasenatmung und vor allem der Abfluß des Nasenschleims in den Pharynx verhindert. Fast regelmäßig entwickelt sich eine chronische Sinusitis. Beim Neugeborenen verursacht die bilaterale Choanalatresie schwere asphyktische Zustände, weil es erst innerhalb der ersten drei Wochen die Mundatmung erlernt.

Häufigkeit: 1:5000 bis 1:8000 [84a], Geschlechtsverhältnis und Seitenlokalisation sind ausgeglichen. Die teratogenetische Terminationsperiode umfaßt den 40. bis 43. Tag.

Pathogenese: Die häufigen Begleitanomalien „deuten auf eine heterogene oder multifaktorielle Ätiologie hin" [84a]. Für andere Autoren liegt der Atresie eine Persistenz der nicht rupturierten Membrana oro-nasalis zugrunde, wobei die begleitende Hypoplasie der Gesichtsstrukturen auf ein reduziertes oder fehlendes Wachstum des embryonalen Rahmens der Membrana oro-nasalis gegen Ende der 6. Embryonalwoche hindeutet [331]. Dabei wächst das Mesenchym der Anlage des harten Gaumens vom lateralen Rahmen der primären Choane her zwischen die beiden Epithelblätter der persistierenden Membran, bis das Naseseptum erreicht ist. Der Gaumenfortsatz dieser Seite ist damit von vornherein horizontalisiert und durch diese epitheliale Schiene auch sofort mit dem Septum verbunden. Die mesenchymale Fusion zwischen dem Gaumenfortsatz der atretischen Seite und dem Septum sowie ggf. auch mit dem Gaumenfortsatz der kontralateralen Seite erfolgt hier stets termingerecht. Da auf der Atresie-Seite auch kein Kontaktepithel beseitigt zu werden braucht, können im Zusammenhang mit einer Choanalatresie nie offene oder submuköse Spalten des harten Gaumens entstehen!

Das hintere Drittel der persistierenden Membrana oro-nasalis, die potentielle sekundäre Choane, steigt vom Hinterrand des harten Gaumens schräg nach hinten-oben zur Schädelbasis auf. Auch hier wachsen aus der Peripherie Fibro- und Osteoblasten zwischen die beiden Epithellamellen der Membran ein und manchmal auch vom Chondrokranium her einige Chondroblasten. In die knöcherne und/oder membranöse Atresieplatte sind deshalb manchmal auch Knorpelinseln eingelagert. Multiple zentrale Löcher bzw. bindegewebige Dünnstellen kommen ebenfalls darin vor.

6 Nasendach und Internasalregion

Die im äußeren Aspekt ein Organ bildende Nase wird bekanntlich in Form der beiden Riechplakoden paarig angelegt. Diese Zweiteilung der Nase bleibt tatsächlich bei den sich voneinander unabhängig weiterentwickelnden beiden Nasenanlagen anatomisch und funktionell erhalten. Lediglich die beiden medialen Nasenfortsätze verschmelzen in der Mittellinie zum unpaaren Septum nasi, Nasensteg, primären Gaumen und dem Philtrum (Abb. 67).

Die mesenchymale Nasenmatrix ist jedoch schon *vor* dem Erscheinen der beiden Riechplakoden am Dach des Stomatodeums durch die basale Mesenchymlücke zweigeteilt (Abb. 70). Dies ist eine streifenförmige, sagittale Zone in der Mittellinie am Dach des Stomatodeums, die kaudal an der Rachenmembran (Membrana bucco-pharyngea) beginnt und rostral am Neuroporus rostralis endet.

Beim Verschluß dieser basalen Mesenchymlücke können Fehler auftreten, die zur Entstehung der sog. epithelialen Mißbildungen der Nasenwurzel, des Nasenrückens und des Nasendaches führen. Dagegen hängt es von der normal großen, verkleinerten oder fehlenden Anlage der beiden Riechplakoden ab, ob sie im benachbarten Mesenchym das Wachstum der medialen und lateralen Nasenwände normal, vermindert oder überhaupt nicht induzieren können (mesenchymale Mißbildungen).

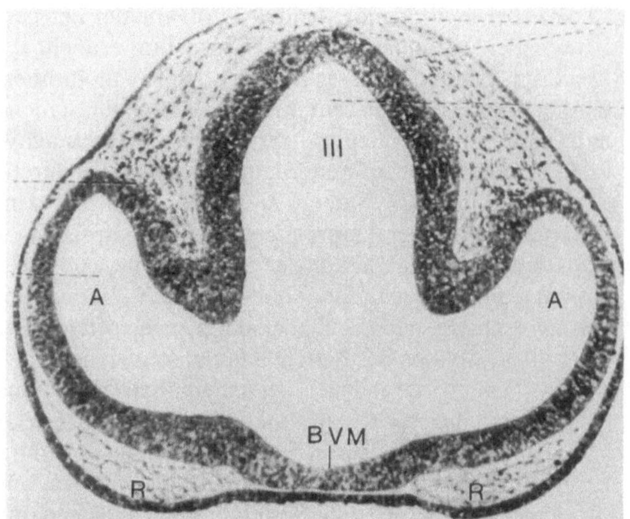

Abb. 70. Basale Verschlußmembran (*B VM*) am Kopf eines menschlichen Embryos mit 28 Somitenpaaren, ca. 4 mm SSL = 26./27. Tag p.c. (Der Schnitt wurde nahe dem geschlossenen Neuroporus rostralis durch die B VM geführt.) Diese Epithelduplikatur überbrückt die Mesenchymlücke am Dach des Stomatodeums sowie am Boden des Dienzephalons, wo Oberflächenektoderm und Neuroektoderm miteinander im unmittelbaren Kontakt stehen. Die B VM trennt von vornherein die beiden Anlagen der Nase (*R*) in der Mittellinie voneinander; diese werden als Epithelverdickungen (Riechplakoden) erst am 28. Tag sichtbar. *A* Sehventrikel, *III* Ventriculus III diencephali (aus: Blechschmidt [44], Abb. 223, Beschriftung ergänzt)

Mit der Ausbildung der beiden parallelen Riechsäcke entstehen am Boden der Nasenhöhlen drei weitere Mesenchymlücken (Abschn. 5): Wenn hier die beiden globulo-maxillären und die unpaare palatinale Epithelmauern zurückgebildet werden, bieten sich also noch weitere Möglichkeiten zur Entstehung von epithelialen Fehlbildungen im Nasenbereich (Tabelle 12). Wie bei kaum einem anderen Organ müssen also bei der Nasenentwicklung eine ganze Reihe von kritischen Teilentwicklungen durchlaufen werden, die jeweils zu ganz spezifischen Fehlbildungen Anlaß geben können.

6.1 Normalentwicklung am Dach des Stomatodeums

Auch in diesem Abschnitt werden embryologische Begriffe verwendet, die man in den Lehrbüchern noch nicht vorfindet. Ihre Einführung war jedoch erforderlich, um mit definierten Begriffen embryonale Entwicklungen, die bisher nur wenig untersucht worden sind, klar beschreiben zu können.

6.1.1 Dorsale und basale Verschlußzone, Neuroporus rostralis

In der 4. und 5. Embryonalwoche besteht am Dach des Stomatodeums bzw. am Boden der prächordalen Gehirnanlage in der Mittellinie eine streifenförmige Mesenchymlücke (Abb. 3 E, 62, 66 und 70). Diese wird durch eine Epithelduplikatur überbrückt, die als basale Verschlußmembran bezeichnet werden soll. Hier stehen die neuroektodermale Bodenplatte der Anlagen des Di-, des Mes- und der rostralen Hälfte des Metenzephalons mit dem Oberflächenektoderm vom Dach des Stomatodeums in direktem Kontakt. Beim Adulten entspricht dies an der knöchernen Schädelbasis der Distanz vom For. caeum cranii bis zur Clivus-Mitte; am Gehirn umfaßt dieser Abschnitt die basale REgion von der Lamina terminalis diencephali nach kaudal über das Chiasma opticum, das Infundibulum der Hypophyse, das Tegmentum mesencephali bis zur Mitte der Brücke (Abb. 66 und 69).

Am Dach der Gehirnanlage erreicht der Verschlußvorgang der Neuralrinne zum Neuralrohr bereits am 25. Tag den rostralsten Punkt (Abb. 71a, b). Dabei kommt es jedoch zunächst nur zur epithelialen und noch nicht zur mesenchymalen Fusion: Mit dem Kontakt der beiden Neuralwülste ist hier vorerst die dorsale Epithelmauer entstanden und nach der Epitheltrennung entlang der beiden Differenzierungsgrenzen die *dorsale* Verschlußmembran (Abb. 11c). Die vorgegebene Beschränkung verbietet hier eine nähere Behandlung dieser interessanten Entwicklungsvorgäge am ZNS (Publikation in Vorbereitung). Auch in Form der dorsalen Verschlußmembran besteht die Mesenchymlücke in der dorsalen Fusionszone fort. Durch das bilterale Einwachsen des Mesenchyms wird diese aber immer schmaler, bis die mesenchymale Fusion in der dorsalen Mittellinie vollendet ist. Sie schreitet an der Gehirnanlage von kaudal nach rostral fort und erreicht etwa zwischen dem 32. und 35. Tag den Ort des ehemals kleinsten Neuroporus rostralis.

Am Boden der Gehirnanlage erfolgt der Verschluß der *basalen* Mesenchymlücke ebenfalls durch das von bilateral einwachsende Mesenchym. Auch dieser Vorgang schreitet von kaudal nach rostral fort und endet ebenfalls zwischen dem 32. und 35. Tag am ehemaligen Neuroporus rostralis.

6.1.2 Neuroporus rostralis clausus mesenchymalis, cutaneus und internus (Foramen caecum cranii)

Im Bereich des kleinsten ehemaligen Neuroporus rostralis besteht die physiologische Mesenchymlücke am längsten. Die Fusionszeit der Chondroblasten ist jedoch genetisch streng determiniert. Erfolgt die mesenchyma-

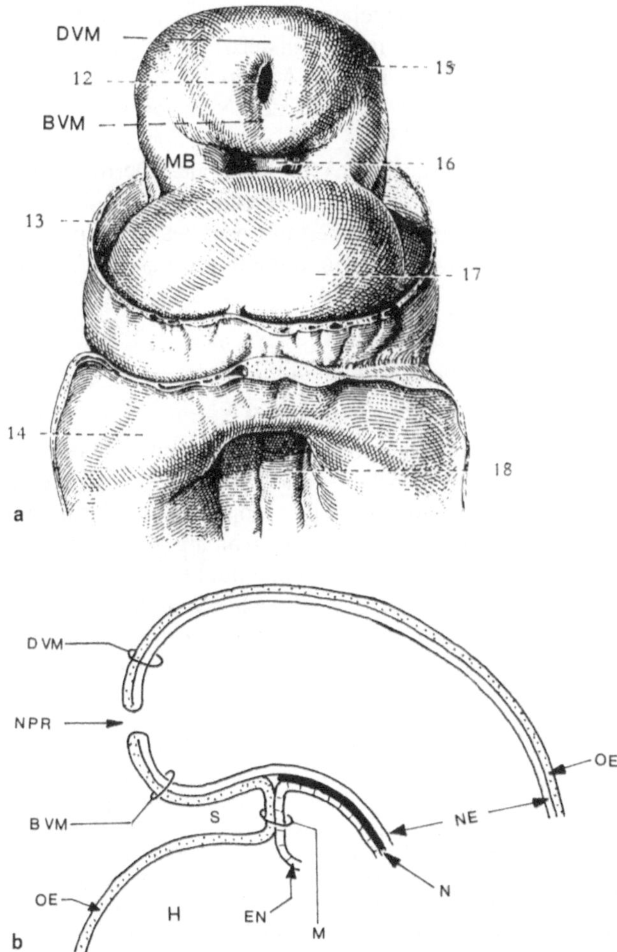

Abb. 71a, b. Neuroporus rostralis und Stomatodeum (*S*) bei einem menschlichen Embryo mit 17 Somitenpaaren, ca. 25. Tag p.c. **a** Ansicht von ventral (aus: Blechschmidt [44], Abb. 190, Beschriftung ergänzt). **b** Mediansagittalschnitt bei einem etwa gleichalten Embryo (schematisch). Am Prosenzephalon steht der Neuroporus rostralis (*12* , *PR*) kurz vor dem Verschluß. Die Membrana bucco-pharyngea (*16, M*) ist noch intakt. Zwischen ihr und dem NPR erstreckt sich in der basalen Mittellinie des Prosenzephalons (Dienzephalons) die basale Verschlußmembran (*B VM*), bei der Neuroektoderm (*NE*) und Oberflächenektoderm (*15, OE*) ohne mesenchymale Zwischenschicht miteinander in direktem Kontakt stehen. Die beiden Mandibularbögen (*MB*) bilden Säulen, die senkrecht auf dem Herzwulst (*17, H*) stehen, ohne sich zunächst in der ventralen Mittellinie gegenseitig zu berühren. *DVM* dorsale Verschlußmembran, *N* Notochorda, *13* Amnion, *14* Endoderm

le Fusion zu spät, dann können die Chondroblasten nicht mehr daran teilnehmen, sondern nur noch die Fibroblasten, und es entsteht hier statt des Knochengewebes eine Narbe. Diese etwas zu späte mesenchymale Fusion ereignet sich regelmäßig im Bereich des ehemaligen Neuroporus rostralis. Dieser entspricht beim Adulten dem For. caecum cranii in der vorderen Schädelbasis. Genaugenommen ist es eine umschriebene, kanalförmige Knochenlücke, die durch Bindegewebe verschlossen ist. Entwicklungsbedingt stellt sie eine anatomische Struktur dar, die an der Grenze zum Pathologischen angesiedelt ist und als ein (sehr kleines) physiologisches Cranium bifidum occultum bezeichnet werden kann.

Für das Verständnis der Nasenentwicklung aus dem Sulcus internasalis des etwa 4 mm langen Embryo (Abb. 3 C) bis zur adulten Nase ist die Kenntnis der Lage des Neuroporus rostralis beim Adulten unabdingbar: Im Hautbereich liegt der Neuroporus rostralis clausus cutaneus (externus) etwa an der Nasenspitze, und im Hirnbereich stellt die Lamina terminalis diencephali den Neuroporus rostralis clausus internus dar (Abb. 67). (Es sei nicht verschwiegen, daß die kutane wie die zerebrale Lokalisation von verschiedenen Autoren ganz unterschiedlich angegeben wird.) Die sehr lange Achse des Neuroporus rostralis clausus mesenchymalis verläuft von der Nasenspitze unmittelbar unter dem Nasenrücken entlang zur Schädelbasis und endet im Foramen caecum cranii.

Die Entwicklung der Mittellinienstrukturen der Nase, des Gaumens und des Rachendaches hängt vom normalen oder pathologischen mesenchymalen Verschlußvorgang in der basalen Verschlußzone und ganz besonders in unmittelbarer Nähe des Neuroporus rostralis ab. Da die Mesenchymlücke hier besonders lange existiert, ergibt sich hier auch eine große Chance zur Ausbildung von lokalen interepithelialen Adhäsionen, von denen die meisten sinzipitalen Fehlbildungen des Gehirns, die oft auch die Nasenregion tangieren, ausgehen.

6.1.3 Einfluß des Rhinenzephalons auf die Nasenentwicklung

Mesenchymale Dysplasien der äußeren Nase treten häufig (möglicherweise sogar immer) in Kombination mit Fehlentwicklungen des Riechhirns auf [331]. Dies legt die Vermutung nahe, daß zwischen diesen beiden funktionell verbundenen Bereichen bereits während der embryonalen Entwicklung kausale Zuammenhänge existieren. Dabei scheint die Anlage des Rhinenzephalons (aus dem der Bulbus und Tractus olfactorius etc. hervorgehen) die bestimmende Rolle zu spielen, wenn sie beim gerade 4 Wochen alten Embryo im Oberflächenektoderm die Ausbildung der Riechplakoden induzieren (Abb. 7o). Die beiden Areae olfactoriae induzieren später ihrerseits im Mesenchym des medialen Stirnfortsatzes die Proliferation der medialen und lateralen Nasenfortsätze, aus denen die entsprechenden Wände der adulten Nase hervorgeht. Über diese Kausalkette von Entwicklungsvorgängen (Rhinenzephalon → Riechplakoden → Nasenfortsätze) scheinen sich dysplastische

Veränderungen des Rhinenzephalons auch auf die Entwicklung der mesenchymalen Nasenstrukturen negativ auszuwirken.

6.2 Fronto-nasale Fehlbildungen

Aus der knappen embryologischen Einführung ergibt sich, daß im Bereich der Rhinobasis (d.h. dem daraus hervorgehenden Nasenrücken, Septum und dem Nasendach) zwei Gruppen von Fehlbildungen einzeln oder gemeinsam vorkommen können: epitheliale und mesenchymale Fehlbildungen.

6.2.1 Epitheliale paranasale und Nasenfehlbildungen

Definition: Bei den epithelialen Nasenmißbildungen handelt es sich um Mißbildungen der vorderen Schädelbasis und der Nase mit ganz unterschiedlicher äußerer Erscheinung und unterschiedlichem innerem Gewebsaufbau, die jedoch von einer gemeinsamen embryonalen Ausgangsstruktur ausgehen. Sie sind auf der Körpermittellinie oder paramedian lokalisiert. Sie gehen aus Verschlußstörungen der basalen Mesenchymlücke und der Msenchymlücke im Bereich des Neuroporus rostralis hervor. Dabei handelt es sich sowohl um Überschußmißbildungen (Choristien) in Form der Dermalfisteln und -zysten sowie der extrazerebralen Gliome als auch um Hemmungsmißbildungen in Form des Cranium bifidum occultum und der sinzipitalen und basalen Zephalozelen.

6.2.1.1 Cranium bifidum occultum basalis und Hypertelorismus

Definition: Das Cranium bifidum occultum basalis ist eine angeborene Knochen- (und Dura-)lücke im Bereich der basalen Verschlußzone des Kopfes ohne Herniation der intakten Leptomeninx. In Abhängigkeit von der Lokalisation der basalen Knochenlücke und einer evtl. Begleitfehlbildung ist die klinische Symptomatik sehr verschieden [32]. Beim Hypertelorismus handelt es sich um einen vergrößerten Abstand der medialen Lidkom-

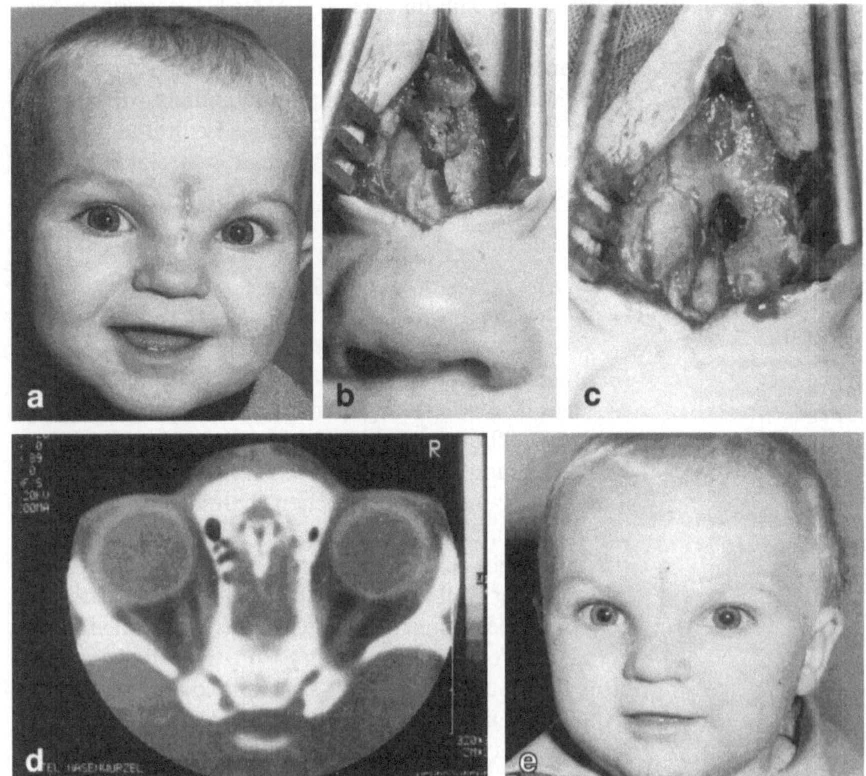

Abb. 72a–e. Fronto-nasale Fistel (Nasenrückenfistel). **a** T-förmige, im oberen Abschnitt stark eingezogene Narbe im Bereich der Glabella, die unmittelbar oberhalb der kongenitalen Fistelöffnung auf der Mittellinie des Nasenrückens endet. 1,5 Jahre vorher bestand im Glabellabereich eine kastaniengroße Schwellung, deren eitriger Inhalt durch Horizontalschnitt vom Kinderchirurgen entleert wurde. Danach folgten noch 4 weitere chirurgische Eingriffe an dieser Stelle. Beim letzten, vor 1/2 Jahr, war durch einen Längsschnitt auf dem Nasenrücken eine partielle Fistelexstirpation erfolgt. Danach weiter Sekretion aus der Fistel. **b** Der Fistelgang ist partiell exponiert. Er zieht durch eine 6 mm breite Knochenlücke zwischen den beiden auseinandergedrängten Nasenbeinen und auf dem verbreiterten Oberrand der knorpeligen Lamina quadrangularis und dann zwischen den beiden Blättern der gespaltenen knöchernen Lamina septi des Siebbeins zum Foramen caecum bzw. zum anterioren Ende der zweigeteilten Crista galli. **c** Die Fistel endet an der pulsierenden Dura. Ihre Auskleidung besteht aus verhornendem Plattenepithel, das Lumen enthält Zelldetritus und viele Haare. **d** Das axiale Tomogramm zeigt die gespaltene Crista galli und die Kerbe im Knochen der Glabella (Cranium bifidum occultum) und schließt ein intrakraniales Dermoid aus. **e** 3 Monate post operationem

missuren (Augenweitstand) im Zusammenhang mit einer sinzipitalen Knochenlücke (Cranium bifidum occultum oder Cranium bifidum cysticum = Zephalozele) oder lediglich einer Knochenverdünnung. Er ist das Leitsymptom der epithelialen Mißbildungen der anterioren Schädelbasis.

Wie bereits ausgeführt, handelt es sich beim Foramen caecum cranii um eine reguläre anatomische Struktur, die im Grenzbereich zur pathologischen Entwicklung angesiedelt ist und ein Cranium bifidum occultum basalis von sehr kleiner Ausdehnung darstellt.

Im Nasenbereich kann der Hypertelorismus mit einer vertikalen Aufspaltung des sonst normal entwickelten Septumknorpels, einer Septumaplasie, Breitnase sowie einer Hypo- oder Aplasie der Nasenbeine verbunden sein.

6.2.1.2 Nasenrückenfistel und -(Epi)Dermoid

Synonyma: 1. Nasenrückenfistel, fronto-nasale(r) Dermalsinus, Pilonidalsinus, Pilonidalfistel, Dermoidfistel, 2. Nasen-Dermoid, fronto-nasale(s) Dermoidzyste, Dermoidkystom, midline dermoid, Cholesteatom, Perlgeschwulst, Pilonidalzyste, Haarnestzyste, Epidermoid.
Definition: Ein kongenitales Dermoid ist eine von verhorntem Plattenepithel ausgekleidete Zyste, deren Wand Anhangsgebilde der äußeren Haut in Form von Haaren, Schweiß- und Talgdrüsen enthält. Bei einem Epidermoid fehlen die Hautanhangsgebilde. Embryogenetisch besteht zwischen Dermoiden und Epidermoiden kein Unterschied [338]. Der Dermalismus ist ein mit verhorntem Plattenepithel ausgekleideter Fistelgang unterschiedlicher Tiefenausdehnung, der Hautanhangsgebilde enthalten kann.
Häufigkeit: Von 1883 Patienten mit kongenitalem Dermalismus des ganzen Körpers fanden sich bei 0,8% solche am Nasenrücken [67]. Von allen am Körper angetroffenen Dermoiden fand man in der Mayo-Klinik sogar 3% am Nasenrücken bzw. 7,6% an Kopf und Hals [333]. Da aber viele dieser Befunde nicht publiziert werden, ist die wirkliche Inzidenz der Dermoide und Dermalfisteln des Kopfes kaum zu bestimmen [275]. Eine familiäre Häufung der fronto-nasalen Fisteln ist mehrfach nachgewiesen worden [229, 232, 275].

Im Nasenbereich liegt die Fistelöffnung auf der Mittellinie der Glabella (Abb. 72) und von hier ventralwärts auf dem Nasenrücken in jeder Höhe bis zur Basis des Nasenstegs [67, 309]. Nach kurzem, senkrechten Eindringen biegen die Fistelgänge nach rostral um, indem sie im gewöhnlich bilamellar geteilten oder verbreiterten Nasenseptum annähernd parallel zum Nasenrücken verlaufen und in Richtung Schädelbasis ziehen. Sie können diese erreichen und sogar bis ins Endokranium eindringen und im Epiduralspalt, im Subduralraum oder im Frontalhirn enden [63, 290].

Im Nasenseptum findet sich im Verlaufe des Fisteltraktes nicht selten ein Dermoid. Wenn dieses stark wächst, kann es auch mehr oder weniger horizontal nach posterior vordringen und, bei inkompletter Fistel, den genauen Ausgangsort des Dermoids verschleiern. Stets findet sich hier jedoch zumindest ein Teil des Dermoids in jener Region, durch die einst der embryonale Fistelgang verlief. Solche Fälle sind wiederholt publiziert worden [209: Fall 5; 278: Abb. 2; 309: Fall 4].

Neben der fronto-nasalen Fistel besteht häufig gleichzeitig auch eine Verbreiterung der Nase [229] und ein mehr oder weniger deutlich ausgeprägter Hypertelorismus, was auf eine mögliche Involvierung des Endokraniums hindeuten soll [350].

Der komplette Dermalsinus mündet in den Subarachnoidalraum ein, weshalb er eine offene Pforte zum Liquorraum darstellt, durch die Bakterien eindringen können. Seine äußere Öffnung ist manchmal nur sehr schwer zu entdecken. Bei rezidivierenden Meningitiden unklarer Ursache ist stets auch nach einer solchen Ursache zu fahnden [37, 141, 210, 340]. An der ethmoidalen und an der sphenoidalen Schädelbasis kann der komplette Dermalsinus auch eine atraumatische (primäre, idiopathische) spontane Rhinoliquorrhoe verursachen [31, 32, 163, 212], deren Ursache gelegentlich sehr schwer nachzuweisen ist [144].

6.2.1.3 Fronto-nasale extrazerebrale Gliome

Synonyma: Gliahamartom, Gliachoristom, Neurogliom, Gliose, Fibrogliom, heterotopic brain tissue, ectopic brain, ectopic glioma.
Definition: Außerhalb des Zentralnervensystems befindliche, vorwiegend paramedian gelegene, tumorförmige Ansammlung von Gliagewebe. Über einen Stiel aus Glia- oder Bindegewebe kann das Gliom (Knochengewebe durchsetzend) mit dem Gehirn oder dem Rückenmark verbunden sein. Dies ist bei 15 bis 25% der Fälle zu beobachten. Im Gegensatz zu den Enzephalozelen enthält dieser Stiel jedoch nie einen mit Flüssigkeit gefüllten Raum, der mit den Ventrikeln oder dem Subarachnoidalraum in Verbindung steht.
Histologie: Gut umschriebener, jedoch kapselloser Tumor aus reifen Gliazellen (vorwiegend Astrozyten und ihre Fortsätze) und Bindegewebe, dessen Anteil mit fortschreitendem Alter zunimmt. Echte Neurone sind selten; sie können aber bei Feten und Neugeborenen in diesen Tumoren noch zahlreich sein [64, 147]. In dystoper Position bleiben sie jedoch funktionslos und degenerieren deshalb mit fortschreitendem Alter. Relativ häufig enthalten Gliome auch Plexus-chorioideus-Formationen und Ependymzellen mit oder ohne Hohlraumbildung.

Bei kleineren Gliomen des Gesichtes, des Oropharynx und des Schädeldaches besteht röntgenologisch oft kein Knochendefekt [200]), wogegen dieser bei

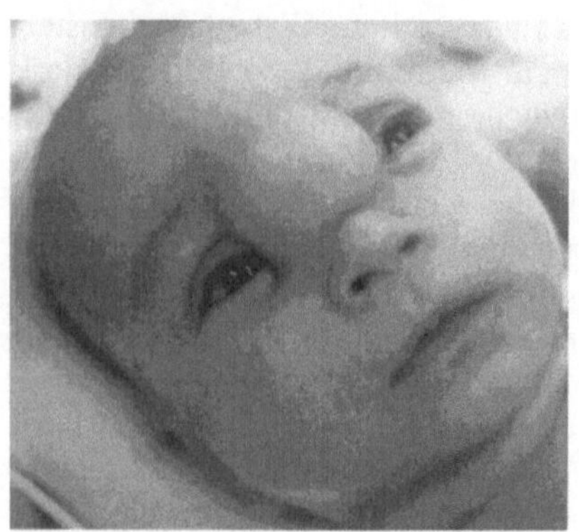

Abb. 73. Extrazerebrales Gliom der Nasenwurzel (Foto: Neurochirurg. Klinik der Charité)

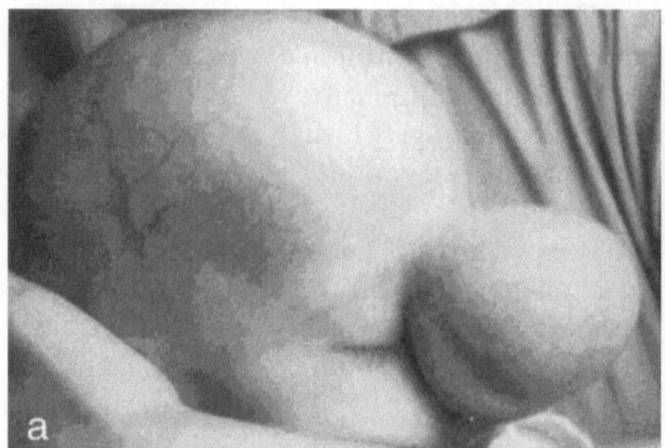

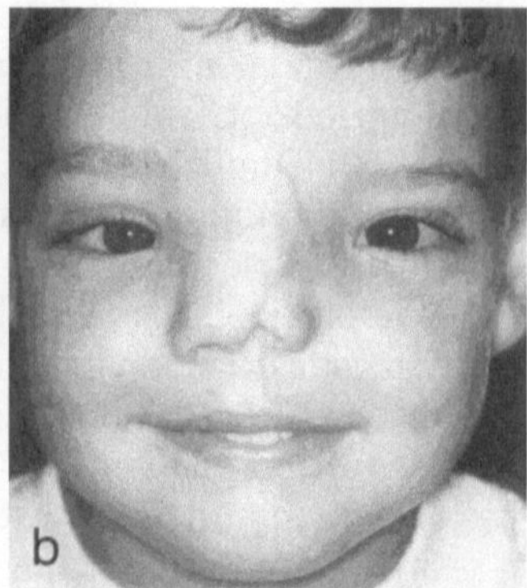

Abb. 74a, b. Sinzipitale Meningoenzephalozystozele. **a** Präoperativer Befund, **b** 4 Jahre post operationem (Operateur: Prof. Dr. S. Vogel, Neurochirurgische Klinik der Charité). Ausgeprägter Hypertelorismus

gestielten Gliomen regelmäßig nachweisbar ist [347]. Bezogen auf die Gewebstiefe ist ihre Lage recht unterschiedlich: In der Gesichtsregion (Abb. 73) sind die extranasalen Gliome mit 60% zweimal so häufig wie die intranasalen, sie können sogar miteinander kommunizieren (10%). Die extranasalen liegen vorwiegend im paranasalen Subkutangewebe [204, 205, 353], die intranasalen Gliome in der Submukosa der Nasenhöhle [147, 205]. Noch seltenere Lokalisationen in der Gesichtsregion sind die Orbita [235], der Nasopharynx [204, 238, 364], der weiche Gaumen [53], die laterale Rachenwand [204, 311, 312], die Fossa supratonsillaris [7]. Der pharyngeale Sitz kann eine kongenitale Atemnot verursachen [64]. Auch eine Kommunikation mit dem Endokranium ist möglich [204].

Kombinationen: Gliome des Gesichtes können auch mit einer Verbreiterung des Nasenrückens [51, 249] oder mit Hypertelorismus einhergehen [147, 347].

6.2.1.4 Sinzipitale und basale Zephalozelen

Synonyma: Zephalozele, Kephalozele, Kranioschisis cystica, Cranium bifidum clausum cysticum.

Definition: „Zephalozele" ist eine Sammelbezeichnung, hinter der sich ganz verschieden strukturierte Fehlbildungszustände des Gehirns und seiner Hüllen bei geschlossenem Neuralrohr verbergen. Diese kommen sowohl in der dorsalen wie in der basalen Verschlußzone des Gehirns vor. Es handelt sich dabei jeweils um eine kongenitale Vorwölbung der Leptomeninx allein (Meningozele) oder von Leptomeninx und Gehirngewebe (Enzephalozele, Enzephalozystozele) durch einen angeborenen, medianen oder paramedianen Knochen- *und* Duradefekt unter intakter Haut. Die Epidermis kann allerdings infolge starker Dehnung sehr dünn sein und am Scheitel der Vorwölbung sekundär perforieren (Abb. 74).

Die sinzipitalen Zephalozelen sind unmittelbar um das Foramen caecum angeordnet, wobei letzteres in den Knochendefekt, der das Cranium bifidum kennzeichnet, einbezogen sein kann. Die paramediane Lokalisation überwiegt, und je nach der Lage entlang der basalen Verschlußzone werden sie verschieden benannt (Tabelle 13).

Der sehr häufig deutlich ausgebildete Hypertelorismus bzw. ein weiter Nasenrücken gelten als äußere Hin-

Tabelle 13. Einteilung der sinzipitalen und basalen Zephalozelen (C) nach Nager [233]

Lokalisation der Knochen-Dura-Lücke und der Zele	Bezeichnung	übergeordneter Begriff
Unmittelbar rostral vom Foramen caecum	1. C. naso-frontalis	1.–3. Cephaloceles fronto-ethmoidales
bilateral vom Foramen caecum	2. C. naso-ethmoidalis	(C. sincipitales)
vordere Orbita	3. C. naso-orbitalis	3. vordere
hintere Orbita	4. C. spheno-orbitalis	> orbitale Zephalozelen
hintere Orbita + Fossa pterygopalatina	5. C. spheno-maxillaris	4. hintere
paraseptal, vorn	6. C. transethmoidalis	6.–8. Cephaloceles naso-pharyngeales
paraseptal, hinten	7. C. spheno-ethmoidalis	
Nasenrachen	8. C. spheno-nasopharyngealis	
Nasenrachen	9. C. basi-occipito-nasopharyngealis	

weise auf das Vorhandensein eines Hirnhaut- oder Hirnbruches. Bei intranasalem Sitz hilft der Nachweis von Pulsationen und der prallelastischen Konsistenz des Tumors vor einer tragischen Verwechslung mit Nasenpolypen.
Häufigkeit: Zephalozelen kommen bi ca. 1:4000 Neugeborenen vor [249]. Darunter findet sich die sinzipitale Lokalisation bei etwa 15% und die basale bei 10% der Zephalozelen, und hier überwiegt ganz entschieden der transethmoidale Typ in Form der intranasalen Enzephalozelen.

6.2.1.5 Pathogenese der epithelialen Nasenmißbildungen

Über die Ätiologie der geschlossenen Mißbildungen (Dysraphien) des ZNS gibt es bis heute noch keine Klarheit [285]. Im Mittelpunkt der Meinungsdifferenzen über die Genese der Zephalozelen steht zumeist die Frage nach dem Primat des Defektes: Knochendefekt vor ZNS-Pathologie oder umgekehrt? Es wird bedauert, daß es noch keine gemeinsame Pathogenese-Hypothese gibt, in welcher *alle* Formen der Dysraphien des Zentralnervensystems vereint werden.
Bisherige Pathogenese-Hypothese: Sinzipitale Zephalozelen sollen am Ort des ehemaligen Neuroporus rostralis in der vorderen Schädelbasis entstehen [74, 245]. Nähere Zusammenhänge werden jedoch nicht angegeben. Dabei fehlen aber Vorstellungen, wie jene Zelen fern vom Neuroporus rostralis in der langen dorsalen und in der basalen Verschlußzone des ZNS entstehen. Extrazerebrale Gliome sollen u.a. aus bereits embryonal abgeschnürten, sehr kleinen Enzephalozelen hervorgehen [51]. Dermalsinus und (Epi-)Dermoide der basalen und der dorsalen Verschlußzone sind nach der einhelligen Auffassung aller Autoren die Folge einer unvollständigen Trennung des Oberflächenektoderms vom Neuroektoderm. Dieser logische Denkansatz wird anschließend weiter verfolgt.
Neue, einheitliche Pathogenese-Hypothese: Die auferlegte Beschränkung erlaubt nur eine gedrängte Darstellung der neuen Gedanken. Dabei ist die basale Verschlußmembran die gemeinsame epitheliale Ausgangsstruktur für *alle* epithelialen Nasenmißbildungen resp. für alle Dysraphie-Formen an der Rhinobasis. Analoges gilt für die sehr lange dorsale Verschlußzone am Rücken und am Kopf, die ja am Neuroporus rostralis mit der basalen Verschlußzone zusammentrifft (vgl. Abb. 71b).

Wie an den embryonalen Epithelduplikaturen anderer Körperstellen können auch hier zwischen dem Oberflächen- und dem Neuroektoderm lokale interepitheliale Adhäsionen (LIAD) entstehen. Von deren Größe und ihrer Existenzzeit hängt es ab, welche Mißbildungen sich letztlich daraus entwickeln, wenn das von bilateral einwachsende Mesenchym die beiden Epithelblätter auseinanderdrängt und dabei an den Zellen der LIAD eine Zugspannung wirksam wird (Tabelle 2: A, B, D, E).
A. Sehr kleine, persistierende LIAD: Daran sind nur sehr wenige Zellen beteiligt; die LIAD kann im Bereich der basalen Verschlußmembran median oder paramedian angeordnet sein. Von ihr können ganz verschiedene Fehlbildungen ausgehen.
1. Epithelversprengung von außen nach innen: Eine Oberflächenektodermzelle, deren genetische Determinierung darin besteht, verhornendes Plattenepithel zu bilden, löst sich aus ihrem Mutterzellverband. Sie bleibt am Neuroektoderm haften und am falschen Ort, d.h. im Basalbereich des Di-, Mes- oder Metenzephalons entsteht daraus ein endokraniales basales (Epi-)Dermoid oder Speicheldrüsenchoristom. Diese Fehlbildungen werden hier nicht besprochen (Tabelle 14: Nr. 4a und 4b).
2. Epithelversprengung von innen nach außen: Eine oder mehrere an der LIAD beteiligten Neuroektodermzellen lösen sich aus ihrem Mutterzellverband und werden mit dem Oberflächenektoderm von der Basis der Gehirnanlage fortgeschleppt. Außerhalb des Gehirns entwickelt sich im Subduralraum, im Knochen der Schädelbasis oder in der Subkutis des Nasenwurzelbereichs, der Submukosa der Nasenhöhle bzw. des Rachens ein extrazerebrales Gliom (Tabelle 14: Nr. 5).
3. Epithelretention und Epithelproliferation: Keine der an der LIAD beteiligten Zellen verläßt ihren Mutterzellverband. Die entstehende intraepitheliale Zugspannung veranlaßt an der LIAD eine Zellproliferation, woraus ein Zellstrang entsteht, der die Hautoberfläche mit der Gehirnanlage verbindet (komplette Fistel). Innerhalb des Zellstranges entsteht später eine „Oberfläche", an der die abgestorbenen Zellen als Detritus liegenblieben, der ggf. nach außen abgestoßen wird. Er kann sich aber auch an beliebiger Stelle des Fistelkanals zum Epidermoid ansammeln. Mit dem Auswachsen der Rhinobasis nach rostral wird ein solcher zarter Strang aus Ektodermzellen gewöhnlich von der Basis der Gehirnanlage abgeschert bzw. abgerissen. Sein inneres Ende kann dann jedoch weiterhin bis ins Endokranium reichen (Tabelle 14: Nr. 1).

Für die mehrfach beschriebene familiäre Häufung der fronto-nasalen Fisteln könnte ein in der jeweiligen Sippe genetisch determinierter, gering verspäteter Verschluß des Neuroporus rostralis verantwortlich sein: Dabei ergibt sie eine vermehrte Gelegenheit zur Ausbildung einer kleinen LIAD, die dann bei einigen Angehörigen der Sippe verwirklicht wird.

B. Größere, nicht persistierende LIAD: 4. An einer größeren LIAD wird die termingerechte mesenchymale Fusion dementsprechend in einem größeren Bezirk verhindert, und zahlreiche Chondroblasten können zum genetisch determinierten Zeitpunkt nicht in der Mittellinie fusionieren. Etwas später erfolgt dann doch

Tabelle 14. Synopsis der aus einer lokalen interepithelialen Adhäsion an der basalen Verschlußmembran entstehenden paranasalen und Nasenmißbildungen. Basale Verschlußmembran (bVM) = Neurodektoderm (NE)/Oberflächendektoderm (OE)

Lokale interepitheliale Adhäsion (LIAD) Länge	Existenzzeit	Folge Rhinobasis	Lokalisation an der	Mißbildung
sehr klein	permanent	Proliferation des OE	Nähe des For. caecum cranii	1. fronto-nasale Fistel mit/ohne (Epi-)Dermoid
sehr klein	permanent	Proliferation des OE	Siebbein, Keilbein, Clivus	2. kongenitale rhino-basale Liquorfistel
klein (normalerweise passagere Existenz)	permanent	Proliferation des OE	Keilbein	3. persistierender Ductus craniopharyngeus mit/ohne Liquorrhoe
sehr klein	permanent	Keimversprengung nach Abriß vom OE	überall an bVM: For. caecum bis Clivus	4. Intrakraniales basales a) Dermoid ohne Fistel b) Speicheldrüsenchoristom
klein bis sehr klein	permanent	Keimversprengung nach Abriß vom NE	überall an bVM: para-, intranasal, Rachendach	5. extrazerebrales (intra-, extrakraniales, para-, intranasales) Gliom
klein bis mittelgroß	passager, verspätete Rückbildung	Fusion ohne Chondroblasten: → Knochenlücke, → Verbreiterung der Schädelbasis	überall an bVM: bevorzugt nahe For. caecum	6. Cranium bifidum (clausum) occultum → Hypertelorismus
klein bis mittelgroß	passager, verspätete Rückbildung	Knochen- und Duralücke + extrakraniale Verwölbung: a) nur Leptomeninx, b) + Gehirngewebe	überall an bVM: bevorzugt nahe For. caecum	7. sinzipitale und basale Zephalozelen (stets mit Cranium bifidum clausum): a) → Meningozele cranialis b) → Enzephalo(zysto)zele

noch die Trennung der LIAD, wobei jetzt nur noch Fibroblasten an der mesenchymalen Fusion teilnehmen können. Das Ergebnis ist eine größere Knochenlücke, die nur mit Narbengewebe verschlossen ist (Cranium bifidum occultum). Auch im Bereich der Dura (Knochenhaut) ist diese Lücke vorhanden (Tabelle 14: Nr. 6).

Der durch die Gehirnpulsationen verursachte intrakranielle Druck bewirkt im Bereich der Knochenlücke und der angrenzenden instabilen basalen Verschlußzone (wo nur wenige Chondroblasten an der Fusion teilnahmen und nur eine sehr dünne Knorpelschicht entstanden ist) durch Dehnung eine Verbreiterung der Fusionszone (Hypertelorismus) und unmittelbar prä- oder postnatal eine Vorwölbung des Narbengewebes. Daran können entweder nur die Leptomeninx (Meningocele cranialis) oder auch das Gehirngewebe beteiligt sein (Enzephalozele, Enzephalozystozele) (Tabelle 14: Nr. 7a und b).

C. Größere, nur partiell persistierende LIAD: *5. Passagere größere LIAD und umschriebene Epithelretention:* Hierbei handelt es sich um die Kombination der LIAD-Konstellationen 3 und 4. Eine größere LIAD kann etwas frühzeitiger als bei Punkt 4 zurückgebildet werden, wobei aber ein kleiner Rest davon persistiert. An der mesenchymalen Fusion nehmen im Bereich der ursprünglichen LIAD weniger Chondroblasten als normal teil, woraus zwar ein Hypertelorismus, aber keine Knochenlücke und daher auch keine Zephalozele entstehen. Analog der Situation 3 (Epithelretention) entwickelt sich gleichzeitig ein Dermalsinus (Tabelle 14: Nr. 1 und 6).

6.2.2 Mesenchymale Nasenmißbildungen

Definition: Bei den mesenchymalen Nasenmißbildungen sind die aus dem Mesenchym gebildeten medialen und lateralen Nasenwände gering bis schwer hypoplastisch oder sogar aplastisch. Die unterschiedlichen Schweregrade lassen sich in eine teratologische Reihe einordnen. Sie scheinen die Folge einer fehlerhaften Induktion der ektodermalen Riechplakoden durch eine dysplastische Anlage des Rhinenzephalons mit nachfolgend zu kleiner oder gar fehlender Ausbildung der Nasenfortsätze zu sein. Sie stellen Hemmungsmißbildungen (Dysplasien) dar.

Bei der geringgradigen, bilateralen Hyporhinie sind die äußere und die innere Nase klein ausgebildet, und es bestehen zumeist auch kleine Choanen. Wegen der beiden unterentwickelten medialen Nasenfortsätze erreicht das Nasenseptum nicht die erforderliche Höhe, und es resultiert ein medianer Sulcus nasi, der die Doggennase kennzeichnet. Bei hypo- oder aplastischem Nasenseptum kann auch der gesamte primäre Gaumen fehlen. Hier kommt es embryonal zur direkten Vereinigung der beiden Proc. maxillares, die bis zur Medianebene auswachsen und allein die Oberlippe bilden. Neben der

Plattnase oder Doggennase kann hier auch eine subkutane mediane Oberlippenspalte oder eine offene mediane (Postfusionsruptur-)Spalte der Oberlippe auftreten.

Bei einer hochgradigen Hyporhinie fehlt der hintere Nasenausgang, und die nur winzige embryonale Nasenanlage führte zur Ausbildung eines rüsselförmigen, hinten blind endenden Nasenschlauches (Proboszis). Beim Proboscis (uni)lateralis ist die kontralaterale Nasenhälfte gewöhnlich ebenfalls mehr oder weniger hypoplastisch und besitzt jedoch zumeist noch eine Choane. Der Proboszis inseriert infolge der Hypoplasie des medialen Stirnfortsatzes relativ weit dorsal. Wenn gleichzeitig ein sehr schwerer Hypertelorismus (mit dünnem oder gar defektem supraorbitalem Knochen) besteht, dann wird der nach dorsal verlagerte Proboszis zusätzlich nach lateral über das Augenlid verlagert [331, dortige Abb. 42a, b]. Die bilateral hochgradie Hyporhinie erscheint in Form des Proboscis medialis, bei welchem die beiden Probosces in der Mittellinie miteinander zu einem einlumigen, rüsselförmigen Gebilde, bei dem das Nasenseptum aplastisch ist, fusionierten. Bei der Arhinie fehlt die Entwicklung der äußeren Nase und der Nasenhöhlen total; auch sie kommt uni- oder bilateral vor. Teratologische Reihe: Normale Nase – Hyporhinie – Proboszis – Arhinie.

Infolge der Unterentwicklung der medialen Nasenfortsätze verringert sich der mediale Augenabstand; deshalb weisen die rein mesenchymalen Nasenmißbildungen (ab einer kritischen Mindestausprägung) einen Hypotelorismus auf. Auch hier läßt sich eine teratologische Reihe nachweisen, an deren extremem Ende die Zyklopie steht.

6.2.3 Kombination von epithelialen und mesenchymalen Nasenfehlbildungen

Mesenchymale Nasenfehlbildungen sind sehr oft mit epithelialen Nasenfehlbildungen kombiniert. Dies liegt sehr nahe, da infolge des hypoplastischen Stirnfortsatzes auch die Mesenchymlücke in der basalen Verschlußzone und jene um den Neuroporus rostralis herum länger als normal bestehen bleiben. Dabei besteht eine vermehrte Gelegenheit zur Ausbildung von lokalen interepithelialen Adhäsionen (LIAD). Bei einer solchen Kombination ist die Analyse der daraus entstehenden Mißbildungen erheblich erschwert.

Die Analyse eines einzigen Falles aus der Literatur [181, dortige Abb. 13] soll diese Problematik veranschaulichen (Abb. 75): Die Diagnose des Autors lautet „Doppelnase mit Teildefekt der Nasenbeine und drei Nasenlöchern“. Es handelt sich hier um eine Doggennase (Spaltnase) mit einem extrem niedrigen Septum (= mesenchymale Fehlbildung). Dazu kommen mehrere Einzelsymptome einer gleichzeitigen epithelialen Fehlbildung: eine Verbreiterung des Sulcus nasi und ein auffälliger Hypertelorismus, weiterhin eine tiefsitzende fronto-nasale Fistel und Teildefekte der Nasenbeine. Pathogenetisch addieren sich hier beim Embryo zu einer Verkleinerung der Nasenfortsätze (offenbar infolge zu kleiner Anlage der Riechplakoden) eine ausgedehnte sinzipitale LIAD, die sich aber verspätet wieder zurückbildete. Dadurch wurde die termingerechte Fusion der Chondroblasten verhindert, was die Entstehung von Knorpelverdünnungen bzw. -defekten nahe der Mittellinie und eine Aufweitung der zu schwachen basalen Fusionszone (Hypertelorismus) zur Folge hatte. Die fronto-nasale Fistel entstand aus einem persistierenden, sehr kleinen LIAD-Rest durch Epithelretention und -proliferation. Ein (mesenchymal bedingter) Hypotelorismus wird bei einer solchen Kombinationsmißbildung durch den (epithelial bedingten) Hypertelorismus aufgehoben.

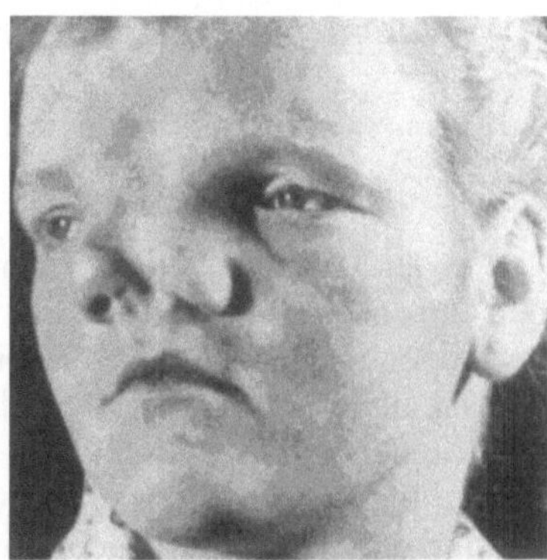

Abb. 75. Kombination einer mesenchymalen (**1.**) und einer epithelialen (**2.**) Nasendysplasie (aus: Kindler [181], Abb. 13). Die Bildlegende lautet dort: „Doppelnase mit Teildefekt der Nasenbeine und drei Nasenlöchern, drittes Nasenloch ohne Choane.“ Es handelt sich jedoch um 1. eine Doggennase (Spaltnase) mit extrem niedrigem Septum nasi; 2. eine fronto-nasale Fistel, Teildefekte der Nasenbeine und Hypertelorismus (Cranium bifidum occultum sincipitalis)

Die Klassifizierung der mesenchymalen Nasenmißbildungen steht erst am Anfang. Die Verfeinerung dieses rohen Gerüstes erfordert eine gründliche Auswertung möglichst vieler der bisher publizierten Fälle (eine solche ist in Bearbeitung).

6.2.4 Nasenverdoppelung

Die echte Nasenverdoppelung (Rhinodymie) mit der Ausbildung von zwei kompletten Nasen, von denen jede zwei Nasenlöcher aufwies, wurde erst in wenigen Fällen publiziert [331, dortige Abb. 46]. Spalt- oder Doggennasen sind jedoch im Gegensatz zur allgemeinen Annahme keine Andeutungen einer Doppelnase, sondern sie zählen zu den Hemmungsmißbildungen (Dysplasien) der Nase.

7 Mundboden und anteriore Halsregion

7.1 Frühentwicklung der ventralen Branchialregion

In der ventralen Branchialregion treten die Kiemenbögen in der Mittellinie einerseits mit den analogen Bögen der Gegenseite und andererseits mit der ventral davon gelegenen Herzanlage in Verbindung. – Über diese interessanten topographischen Beziehungen zwischen der Kiemenbogenregion und der Herzanlage liegen bisher nur lückenhafte Untersuchungsergebnisse bzw. Bilddokumente vor. Dieser Kenntnismangel über die hier ablaufende Normalentwicklung begründet auch die herkömmlich fehlende konkrete Vorstellung über die Pathogenese der Fehlbildungen dieses Bereiches.

7.1.1 Kardio-branchiale Verschlußzone und kardio-mandibuläre Verschlußmembran

Die ventrale Kiemenbogenregion umfaßt einerseits den *vor* der Membrana bucco-pharyngea gelegenen Boden des ektodermalen Stomatodeums und den des *hinter* ihr gelegenen endodermalen Schlunddarms, der kaudal bis zur Lungenknospe reicht. In der ventralen Mittellinie und einer paramedian angrenzenden, schmalen Zone besteht hier beim menschlichen Embryo in der 4. Woche eine Mesenchymlücke. Die vorliegenden Ergebnisse weisen noch nicht ganz sicher aus, welche Zellschichten unterschiedlicher genetischer Determinierung hier miteinander im direkten Kontakt stehen. Es ist dies einerseits das gut erkennbare ektodermale und endodermale Oberflächenepithel der vier Kiemenbögen und andererseits wahrscheinlich der noch einschichtige myoepikardiale Mantel der Herzanlage (Herzschleife), die den relativ großen Herzwulst ausfüllt (Abb. 76). Diese ventrale Mesenchymlücke erhält hier die Bezeichnung kardio-branchiale Verschlußzone. Ob Anfang der 4. Woche entlang dieser ganzen Zone eine Epithelduplikatur ausgebildet wird, das ist noch unklar (wahrscheinlich ist das jedoch nicht der Fall). Dann wäre sie dementsprechend als kardio-branchiale Verschlußmembran (VM) zu benennen.

Im anterioren Abschnitt der kardio-branchialen Verschlußzone ist zwischen den beiden Mandibularbögen anfangs ganz sicher eine zweischichtige Gewebsduplikatur vorhanden, wo Zellen unterschiedlicher genetischer Determinierung miteinander in direktem Kontakt stehen. Sie besteht aus dem intermandibulären ekto-endodermalen Mundbodenepithel und dem noch einschichtigen Myoepikard und erhält hier die Bezeichnung kardio-mandibuläre Verschlußmembran (Abb. 76 und 77a). Aus teratologischer Sicht ist diese ventrale intermandibuläre Zone besonders interessant, denn daraus entwickeln sich alle ventralen stomalen Strukturen von der Unterlippe bis zum Zungengrund sowie die Schilddrüse und der Thymus (Tabelle 15), und hier entstehen auch die Fehlbildungen der ventralen Mundhöhlenregon und des anterioren Halses.

Beim menschlichen Embryo ist das Epithel des Mandibularbogens in der 4. Embryonalwoche durch die Insertion der Rachenmembran (Membrana bucco-pharyngea) in zwei Zonen unterteilt (Abb. 71a, b und 77a): a) in die rostral von der Membran gelegene ektodermale und b) die kaudal davon befindliche endodermale Epithelzone. Diese ekto-endodermale Grenze verläuft entlang der inneren bzw. stomalen Wölbung des I. Kiemenbogens von ventral nach dorsal. Ventral unterteilt sie den Bereich der kardio-mandibulären Verschlußmembran, und dorsal kreuzt sie das Rachendach bzw. die Hirnbasis unmittelbar kaudal vom ektodermalen Rec. cranio-pharyngeus (Rathkesche Tasche, vgl. Abb. 66 und 69). Mit dem Zerreißen der Rachenmembran am

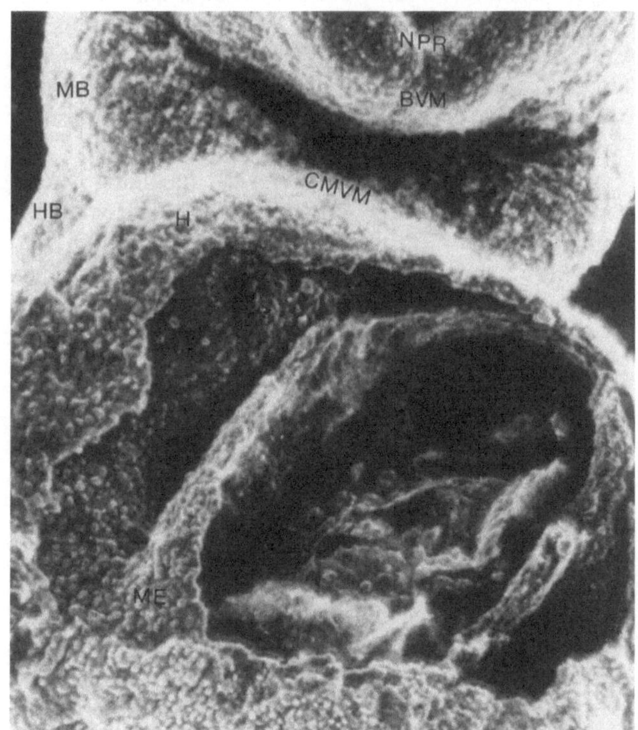

Abb. 76. Kardio-mandibuläre Verschlußmembran (*CMVM*) am Boden des Stomatodeums (und am rostralen Ende des Schlunddarms hinter der Membrana bucco-pharyngea) bei einem menschlichen Embryo mit 13 Somiten, 3 mm SSL = etwa 23. Tag p.c. (REM-Aufnahme aus: Jirasek [171], Abb. 71, Beschriftung ergänzt). Man erkennt deutlich, wie das intermandibuläre Oberflächenektoderm am Boden des Stomatodeums zwischen den beiden Mandibularbögen (*MB*) im Bereich der intermandibulären Mesenchymlücke den myoepicardialen Mantel (*ME*) der Herzschleife (hier teilweise eröffnet) berührt. Das Ektoderm ist am Herzwulst (*H*) partiell entfernt, wodurch die Bildung der CMVM sichtbar wird. *BVM* basale Verschlußmembran, *HB* Hyoidbogen, *NPR* Neuroporus rostralis

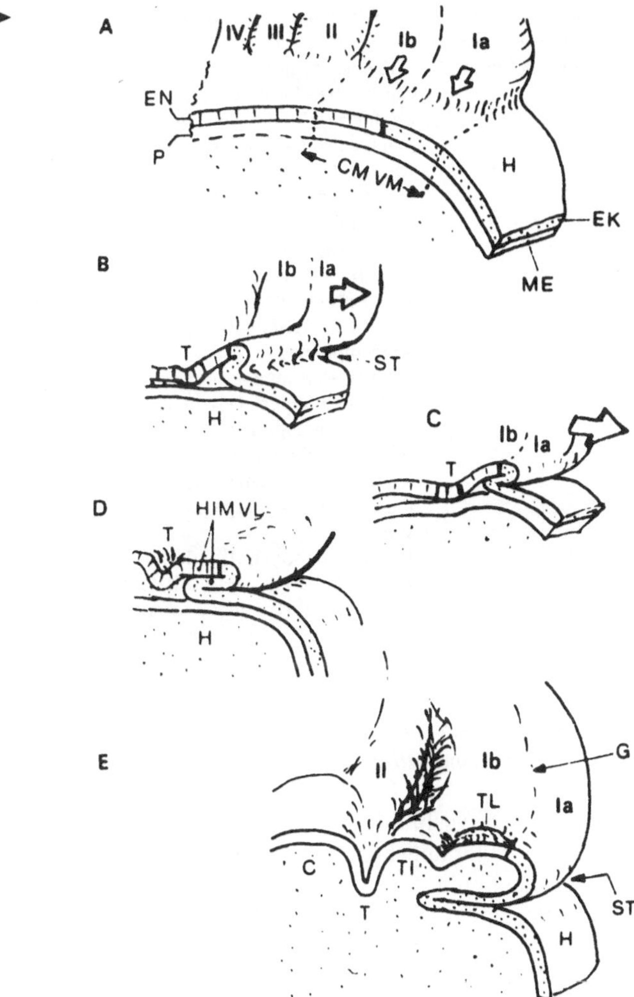

Abb. 77A–E. Entstehung der horizontalen intermandibulären Verbindungslamellen aus der kardio-mandibulären Verschlußmembran (schematische Darstellung). **A** Mediansagittalschnitt durch den Boden des Schlunddarms bei einem menschlichen Embryo am Ende der 4. Woche kurz nach dem Einreißen der Membrana bucco-pharyngea. Diese inserierte an der Innenseite des Mandibularbogens (*Ia, Ib, gestrichelte Linie*). Das Mesenchym der Kiemenbögen (*I* bis *IV*) erreicht die ventrale Mittellinie noch nicht. Hier besteht eine Mesenchymlücke, die von einer Epithelduplikatur, der kardio-branchialen Verschlußmembran überbrückt wird. Ihr rostraler, zwischen den beiden Mandibularbögen gelegener Anteil wird als kardio-mandibuläre Verschlußmembran (*CMVM*) bezeichnet. Deren äußere Lamelle besteht rostral aus Ektoderm (*EK, Ia*) und kaudal aus Endoderm (*EN, Ib*), die innere Lamelle besteht aus der myoepicardialen Zellschicht der Herzanlage (*ME*). Indem das Mesenchym Anfang der 5. Woche gegen die ventrale Mittellinie vordringt (*kleine weiße Pfeile*), verschmälert sich die CMVM. **B, C** Gleichzeitig werden die beiden rostralen Kiemenbögen (infolge ihres Volumenwachstums) gegenüber dem Herzwulst (*H*) nach rostral verlagert (*große weiße Pfeile*). Dabei kommt es zu einer Auffaltung der endo-ektodermalen Epithelschicht der CMVM, die vom Myoepikard der Herzanlage abgehoben wird. Zwischen dieser neuen, mesenchymfreien Epithelfalte (Verbindungslamelle) und dem Herzwulst entsteht gleichzeitig der Sulcus transversus colli (*ST*). **D** Bei dieser neu entstandenen, horizontalen intermandibulären Verbindungslamelle (*HIM VL*) stehen das Mundboden-Endoderm und das Hals-Ektoderm miteinander im direkten Berührungskontakt. **E** Nach der mesenchymalen Fusion in der ventralen Mittellinie entstehen aus der HIM VL der Medianbereich des Zungenkörpers, des Mundbodens, des Unterkiefers und der Unterlippe. *C* Copula, *T* Anlage des Ductus thyreoglossus, *TL* Tuberculum impar, *TL* Tuberculum laterale

Ende der 4. Embryonalwoche wird die Ekto-Endoderm-Grenze in der Wand der Mundhöhle und des zukünftigen Epipharynx unsichtbar.

7.1.2 Horizontale intermandibuläre Verbindungslamelle

Das rasche Volumenwachstum der Gehirnanlage und der ersten beiden Kiemenbögen (Viszeralbögen), aus denen das Gesicht und das Ohr hervorgehen, bewirkt eine Ventralverschiebung der beiden Viszeralbögen gegenüber der in situ verbleibenden und relativ langsamer wachsenden Herzanlage. Dabei geht beiderseits die ventrale Verbindung zwischen den Kiemenbogenartieren 1 und 2 und dem Bulbus arteriosus der Herzanlage verloren (A. mandibularis Ende der 4. Woche und A. hyoidea Ende der 5. Woche, s. Abschn. 3.1.2.1). Bei dieser Ventralverschiebung der Viszeralbögen wird die aus Ektoderm und Endoderm bestehende stomale Lamelle der kardio-mandibulären Verschlußmembran von der myoepikardialen Lamelle abgehoben und sofort zu einer horizontalen, nach ventral konvexen Epithelfalte (Verbindungslamelle) ausgezogen (Abb. 77 B bis D). Die beiden Epithelblätter dieser kleinen Falte schließen eine neue Mesenchymlücke zwischen sich ein und erzeugen außerdem eine sagittale Verlängerung der intermandibulären Mesenchymlücke. Diese intermandibuläre Epithelfalte erhält die Bezeichnung horizontale intermandibuläre Verbindungslamelle (him VL). Ihre Unterseite begrenzt gemeinsam mit dem Herzwulst die dabei entstehende und sich sehr rasch vertiefende quere Halsfalte (Sulcus transversus colli). Auch hier stehen Epithelverbände unterschiedlicher genetischer Determinierung im gegenseitigen Kontakt: Aus der oberen Epithellamelle der HIM VL entsteht ekto-endodermale mandibuläre Mundschleimhaut, während aus der unteren Lamelle die mandibuläre Halshaut (der Regio submandibularis) hervorgeht. Der Krümmungsscheitel in der Tiefe der queren Halsfalte entspricht beim Adulten etwa der hyomandibulären Grenze (s. Abb. 1 und 2).

Tabelle 15. Ventrale Kiemenbogenregion und ihre Derivate beim Menschen

Kardio-branchiale Verschlußzone (23. bis ca. 28. Tag)	I. Kiemenbogen: Cardio-mandibuläre Verschlußzone *Ektoderm:* Anlage der Unterlippe Anlage des Unterkiefers Anlage des vorderen Mundbodens Insertion der Rachenmembran *Endoderm:* Anlage der Zunge (vordere zwei Drittel = Tubercula lateralia + Tuberculum impar), Kiemenbogengrenze 1: Arcus palatao-glossus	Intermandibuläre Mesenchymlücke mit Kardio-mandibulärer Verschlußmembran und der daraus als rostrale Verlängerung rasch entstehenden horizontalen intermandibulären Verbindungslamelle, ↓ ab Anfang der 5. Woche: Fissura intermandibularis mit vertikaler intermandibulärer Verbindungslamelle
	II. bis IV. Kiemenbogen: Kardio-pharyngeale Verschlußzone Copula → Zungengrund: II. Kiemenbogen: Ductus thyreo-glossus Kiemenbogengrenze 2: Arcus palato-pharyngeus III. Kiemenbogen: - Kiemenbogengrenze 3 (bilateral paramedian): Ductus thymo-pharyngeus + Gll. parathyreoideae superiores IV. Kiemenbogen: Epiglottis Kiemenbogengrenze 4 (bilateral paramedian): → Gll. parathyreoideae inferiores	Anfang der 4. Woche vor Ausbildung der Copula: vorher: kardio-pharyngeale Verschlußmembran?

7.1.3 Fissura intermandibularis mit vertikaler intermandibulärer Verbindungslamelle

Während der Ausbildung der horizontalen intermandibulären Verbindungslamelle wächst das Mesenchym beider Mandibularbögen ab Anfang der 5. Woche zwischen die beiden Epithelblätter der intermandibulären Verschlußmembran und der himVL ein (Abb. 77a: weiße Pfeile). Indem sich hier das mandibuläre Mesenchym der ventralen Mittellinie nähert, werden nun auch die medialen Enden der Mandibularbögen immer dicker, wodurch zwischen ihnen auf der ventralen Mittellinie die sagittale Fissura intermandibularis entsteht. Diese wird zunehmend schmaler, und beim Epithelkontakt resultiert eine neue, sagittale Epithelduplikatur, die als vertikale intermandibuläre Verbindungslamelle bezeichnet wird (Abb. 78a). Durch den mesenchymalen Wachstumsdruck wird diese Epithelduplikatur schließlich auf die Oberfläche zurückverlagert, wodurch die intermandibuläre mesenchymale Fusion letztlich termingerecht ermöglicht und abgeschlossen wird.

Die ventrale Mandibularbogenregion beherbergt die Anlagen der Zunge, des Mundbodens sowie jeweils den medialen Teil der in der Mittellinie miteinander verschmelzenden Corpora mandibulae einschließlich der entsprechenden Zahnanlagen und der Unterlippe.

7.1.4 Zungenentwicklung

Die Anlage der Zunge ist Anfang der 5. Woche in Form von zwei seitlichen Zungenwülsten, d.h. einem rechten und einem linken Tuberculum laterale, sowie einem medialen Höckerchen, dem Tuberculum impar, erkennbar (Abb. 78a, b). Die drei Wülste entstehen durch lokale Mesenchymproliferation ausschließlich im kaudalen, vom Endoderm bedeckten Anteil des Mandibularbogens, der anfangs nur sehr schmal ist. Sie bilden die vorderen zwei Drittel der Zunge, deren Schleimhaut vom dritten Ast des N. trigeminus innerviert wird. Die Fissura intermandibularis mündet kaudal in einer Vertiefung, welche die beiden lateralen Zungenhöcker gegeneinander abgrenzt und als Fovea intermandibularis bezeichnet werden soll (Abb. 78a). Wenn die beiden Mandibularbögen anschließend sehr stark nach ventral auswachsen, werden die beiden Tubercula lateralia zur definitiven Zunge und die dazwischen befindlichen Fovea zum Sulcus linguae gestreckt. Indem er bei der mesenchymalen Fusion aufgefüllt wird, entsteht daraus die Raphe mediana linguae. Der Zungengrund hinter der Linea terminalis entwickelt sich nur aus einem relativ großen, medianen Höcker, der Copula, die durch die ventrale Vereinigung der Kiemenbögen II bis IV entsteht.

7.1.5 Ductus thyreoglossus und Schilddrüse

Die Anlage der Schilddrüse erscheint Mitte der 4. Woche am Boden des Schlunddarms an der Kreuzung der Kiemenbogengrenze 1 mit der ventralen Mittellinie; hier gehen auch die beiden ersten Schlundtaschen bzw. -furchen ineinander über. Das lokal verdickte Mundbodenepithel ist hier bereits gering unter das allgemeine Epithelniveau abgesenkt (Abb. 79). Diese umschriebene

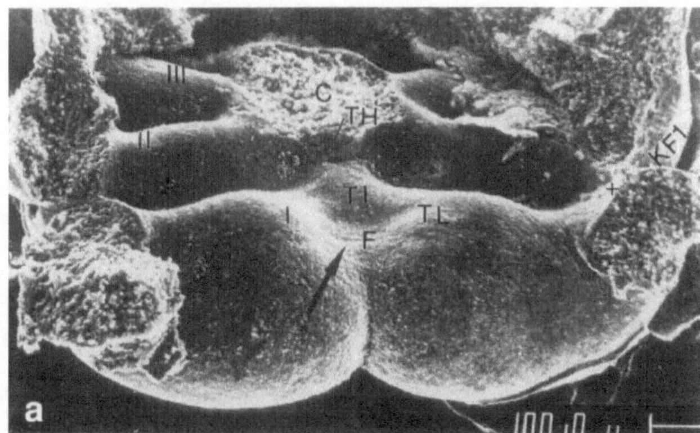

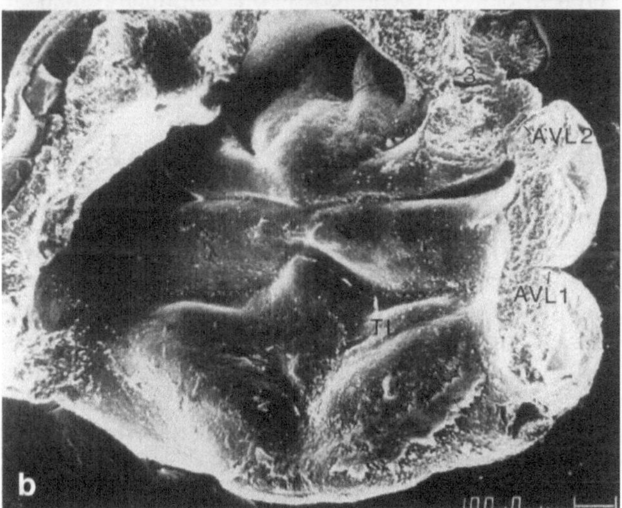

Abb. 78a, b. Umwandlung des embryonalen Mundbodens (REM-Aufnahmen aus: Jirasek [171], Abb. 153 und 154). **a** Am Mundboden eines menschlichen Embryos mit 22 Somitenpaaren (30. Tag p.c. = 4 mm SSL) besteht auf der ventralen Mittellinie zwischen den Mandibularbögen der Sulcus intermandibularis mit der vertikalen intermandibularen Verbindungslamelle (*VIM VL*). Er mündet kaudal in die Fovea intermandibularis ein (*F, Pfeil*). Die kleinen Tubercula lateralia (*TL*) deuten die Anlagen des Zungenkörpers an. Zwischen dem Tuberculum impar (*TI*) und der Copula (*C*) befindet sich der Rec. thyreoglossus (*TH*). *I, II, III* Kiemenbögen, + Verschlußmembran 1 zwischen 1. Kiemenfurche (*KF1*) und 1. Schlundtasche. **b** Beim ca. 32/33 Tage alten menschlichen Embryo (= 5,5 mm SSL) sind die TL bereits stärker ausgebildet. Auf den Schnittflächen der Kiemenbögen am rechten Bildrand erkennt man die äußeren Verbindungslamellen 1 bis 3 (*AVL 1 bis 3*)

Epitheleinziehung trennt etwa eine Woche später das mandibuläre Tuberculum impar von der Copula.

Das winzige Schilddrüsenblastem befindet sich von Anfang an in unmittelbarer Herznähe, weshalb bei der weiteren Entwicklung keine zusätzliche Annäherung, d.h. kein Deszensus, mehr möglich ist! Diese wichtige topographische Korrelation wird in der Literatur zumeist übergangen, indem man von einem „Eindringen“ der Schilddrüsenanlage in das benachbarte Mesenchym und von einer „Wanderung nach kaudal“ spricht [129, 197].

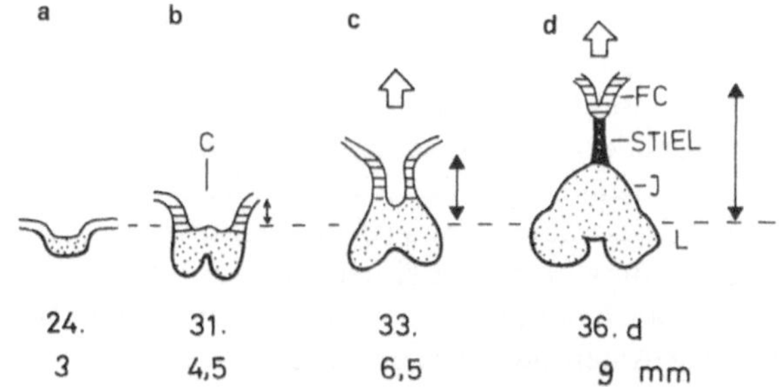

Abb. 79a–d. Entwicklung der Schilddrüse (schematisch). **a** Sie beginnt Mitte der 4. Woche in der kardio-branchialen Verschlußzone als grübchenförmige Einsenkung des hier lokal verdickten Mundbodenepithels (vgl. Abb. 77b–e). **b** Bereits 1 Woche später sind am kurzen Ductus thyreoglossus zwei Epithelarten zu unterscheiden: 1. die Pars epithelialis (*gestrichtelt*) und 2. die Pars thyreoidea (*gepunktet*), an der schon die Zweilappung erkennbar ist. **c, d** Mit der Entfernung des Mundbodens aus der Herznähe während der Aszension des Kopfes entwickelt sich zwischen den beiden Teilen des Dutus thyreoglossus der Stiel der Schilddrüsenanlage, aus dem später der Lobus pyramidalis hervorgeht. Der Abriß des Stieles von der Pars epithelialis erfolgt zwischen dem 36. und 38. Tag p.c. *I* Isthmus, *L* Lobus, *FC* Foramen calcum

Bereits Mitte der 5. Woche sind am Schilddrüsenblastem ein kurzer, hohler Stiel und eine Schilddrüsenknospe als ventrale solide Proliferationszone zu unterscheiden. Der schmale Stiel entsteht bei der Erhöhung der beiden benachbarten Zungenhöcker durch Proliferation beider Epithelarten, die an der Schilddrüsenanlage beteiligt sind: *1. Die Pars epithelialis* besteht aus dem Mundbodenepithel, das zu einer trichterförmigen Einziehung proliferiert und sich nach ventral in einen Epithelstrang fortsetzen kann. *2. Die Pars thyreoidea* besteht aus der soliden Schilddrüsenknospe, die jetzt erste Ansätze einer Zweilappung zeigt. Sie verbleibt in ihrer ursprünglichen herznahen Position (auf dem Truncus arteriosus liegend), was dadurch ermöglicht wird, daß von ihr ein solider Strang aus potentiellem Schilddrüsengewebe nach kranial auswächst (gelegentlich können es auch zwei parallele Stränge sein). Aus ihm geht später der Lobus pyramidalis hervor.

Der aus zwei verschiedenen Epithelarten gebildete Strang zwischen der Schilddrüsenknospe und dem Mundbodenepithel wird Ductus thyreoglossus genannt. Nach Erreichen einer kritischen Länge zerreißt er bereits Mitte der 6. Woche (zwischen dem 36. und 38. Tag p.c.), wobei die Ruptur normalerweise an der Differenzierungsgrenze beider Gewebe erfolgt. Während der Aszension des Kopfes vergrößert sich der Abstand zwischen der pharyngealen Schilddrüsenmatrix und der Schilddrüsenknospe. Dabei bleibt die trichterförmige Epitheleinziehung als Foramen caecum linguae sehr häufig erhalten. Der kaudale, aus Drüsengewebe bestehende Teil des Ductus thyreoglossus persistiert bei etwa 40% der Menschen und wird zum Proc. pyramidalis.

Die Schilddrüsenknospe ist von Anfang an mit dem Stiel der Lungenknospe, die sich ebenfalls in der Mittellinie aus dem Schlunddarm ausstülpt, räumlich eng verbunden und daran fixiert. Bei der Streckung des Halses proliferiert auch der kaudal von der Schilddrüsenanlage befindliche Anteil der Trachea. Dabei wird die Schilddrüsenanlage von der wachsenden Trachea etwa später um einen gewissen Betrag kranialwärts mitgenommen, wodurch sich die Schilddrüse – im Gegensatz zur sich analog entwickelnden und am Primärort verbleibenden Thymusanlage – etwas vom Herzen entfernt und eine Endposition am unteren Hals einnimmt.

7.1.6 Ductus thymobranchiales und Thymus

Die Entwicklung des Thymus verläuft jener der Schilddrüse analog. Im Unterschied dazu ist das Thymusblastem jedoch von vornherein paarig angelegt. Anfang der 4. Woche erscheint es als zwei umschriebene Endodermverdickungen am Boden des Schlunddarms, d.h. bilateral neben der Copula auf dem Grund der beiden 3. Schlundtaschen. Auch hier verbleibt die Drüsenanlage bei der weiteren Entwicklung stets in unmittelbarer Herznähe, während sich die pharyngeale Matrix bei der Aszension des Kopfes davon entfernt. Die allgemeine Darstellung in der Literatur, wonach die Thymusanlage ins Mediastinum „vordringt" und dabei „deszendiert", basiert auf einem Interpretationsfehler.

Analog der Entwicklung der beiden endokrinen Drüsen, die ebenfalls aus lokalen strangförmigen Proliferationen des Schlunddarmepithels hervorgehen (Schilddrüse: Ductus thyreoglossus und Adenohypophyse: Ductus craniopharyngeus), entstehen auch hier zwei passagere Epithelstränge aus Drüsenzellen, welche die Drüsenanlagen mit dem Schlundepithel verbinden. Sie tragen die Bezeichnung Ductus thymo-branchiales. Nach dem Erreichen einer kritischen Länge kommt es hier Ende der 6. Woche zur Abtrennung des Ductus vom Schlundepithel, die normalerweise an der Differenzierungsgrenze erfolgt. Die beiden Drüsenanlagen fusionieren in der 8. Woche retrosternal zu einem einzigen Organ [87].

7.2 Fehlbildungen des Mundbodens und anterioren Halses

Die embryonalen Ausgangsstrukturen für alle in der ventralen Kiemenbogenregion entstehenden Fehlbildungen sind die in der kardio-branchialen und in der intermandibulären Verschlußzone vorhandenen Epithelduplikaturen. Auch hier beginnt die pathologische Entwicklung jeweils an einer lokalen interepithelialen Adhäsion (LIAD). Im Bereich der Differenzirungsgrenze an jedem der drei passager gebildeten Gänge, die vom Mundboden zu den Anlagen der Schilddrüse und der beiden Thymusdrüsen führen, ist eine solche „LIAD" jeweils schon normalerweise vorhanden. Aber anstatt der notwendigen Trennung der unterschiedlich determinierten Epithelverbände kann hier die physiologische LIAD

Tabelle 16. Synopsis der aus einer lokalen interepithelialen Adhäsion (LIAD) in der ventralen Verschlußzone des embryonalen Mundes und Schlundes hervorgehenden epithelialen Mißbildungen

Epithelduplikatur	LIAD zwischen ...	Größe der LIAD	Mißbildung
Kardio-mandibuläre Verschlußmembran	Mundschleimhaut (Endoderm)/(Ektoderm) 1, 3, 4_/_2 Pericard	1. klein, kaudal 2. klein, rostral 3. klein* 4. klein* *) physiologisch	1. retrosternale Intestinalzyste 2. restrosternales (Epi-)Dermoid 3. thyreogene Fehlbildungen 4. Halsthymus, Thymuszyste
horizontale intermandibuläre Verbindungslamelle	Mundschleimhaut (Endoderm)/(Ektoderm) 5, 6, 7, 8, 9_/_6, 7, 9 Ektoderm des ventralen Halses	5. klein 6. klein 7. klein bis groß 8. klein 9. klein	5. oberfl. mediane Halsspalte 6. dystope Speicheldrüsen am ventralen Hals 7. mediane Unterlippen-Unterkiefer-Zungenspalte 8. mediane Zungenfistel 9. Dermoid des Zungenkörpers, Mundbodens, Unterkiefers
vertikale intermantibuläre Verbindungslamelle	Mandibuläres Ektoderm rechte Lamelle/linke Lamelle (Unterkiefer-, Lippenanlage)	(5.) groß (5.) klein	(7.) mediane Unterlippen-Unterkieferspalte (7.) mediane Unterlippenspalte

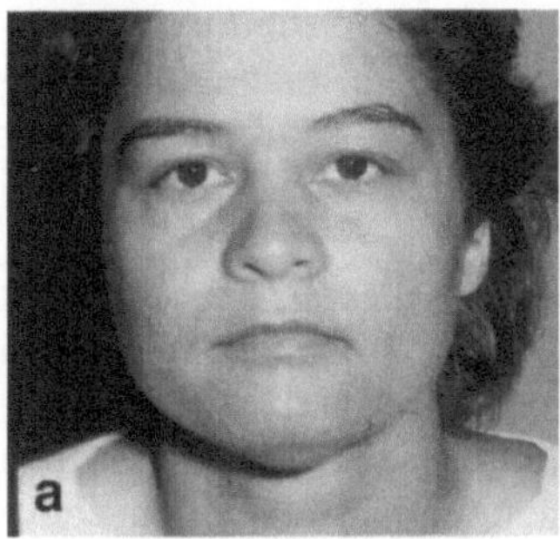

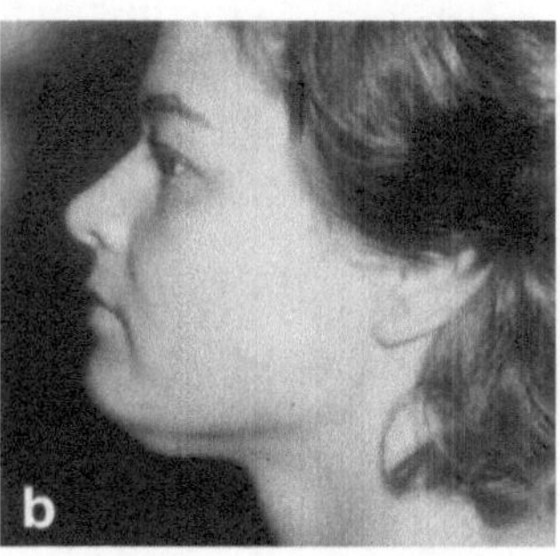

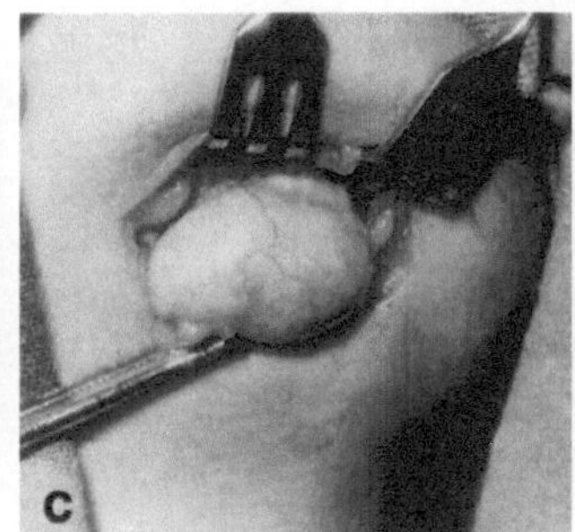

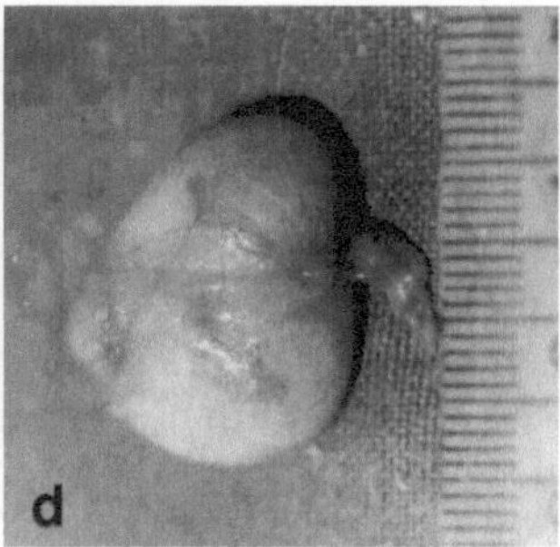

Abb. 80a–d. Mundbodendermoid. **a, b** Seit etwa einem halben Jahr besteht eine indolente, glatte, verschiebliche Midline-Vorwölbung in der Regio submentalis. **c, d** Der kirschgroße, zystische Tumor liegt bei dieser Patientin unterhalb der Mundbodenmuskulatur. Die Zystenauskleidung besteht aus verhornendem Plattenepithel; der gelb-weißlich durch die relativ dünne Wand hindurchschimmernde Zysteninhalt besteht aus Zelldetritus

persistieren und dadurch pathologisch werden. Danach führen auch hier Epithelretention, -versprengung und -proliferation zur Epitheldystopie der verschiedensten Art (Tabelle 16).

7.2.1 Fehlbildungen der intermandibulären Fusionszone

7.2.1.1 Dermoide des Zungenkörpers, Mundbodens und Unterkiefers

Definition: Bei den seltenen Dermoiden des Mundbodens oder des Zungenkörpers [3, 4, 72, 365] handelt es sich um monozystische Raumforderungen, die in der Mittellinie der genannten adulten Strukturen liegen. Die Lokalisation kann sich auf die Submukosa oberhalb des M. genioglossus oder die Subkutis unterhalb der Mundbodenmuskulatur beschränken (Abb. 80), oder der zystische Tumor kann ausschließlich innerhalb der letzteren liegen. Allerdings sind auch sog. Sandwichtumoren mit einer Ausdehnung ober- und unterhalb der Mundbodenmuskulatur beschrieben worden [8]. Ihre Auskleidung besteht aus geschichtetem Plattenepithel oder Zylinderepithel mit oder ohne Flimmerbesatz. Gelegentlich enthielt die Zungen- oder Mundbodenzyste auch Magenepithel [58, 119].

Klinische Symptomatik: Das an Größe zunehmende, indolente, prall-elastische, sublinguale und/oder submentale Dermoid kann durch Verdrängung der Zunge Dysphagien, Artikulationsstörungen und Dyspnoe hervorrufen [126, 209]. Ihre Genese gilt als noch völlig ungeklärt.

7.2.1.2 Oberflächliche mediane Halsspalte

Auf der ventralen Mittellinie des Halses lokalisierte, vertikale, streifenförmige Hautzone mit Schleimhaut-

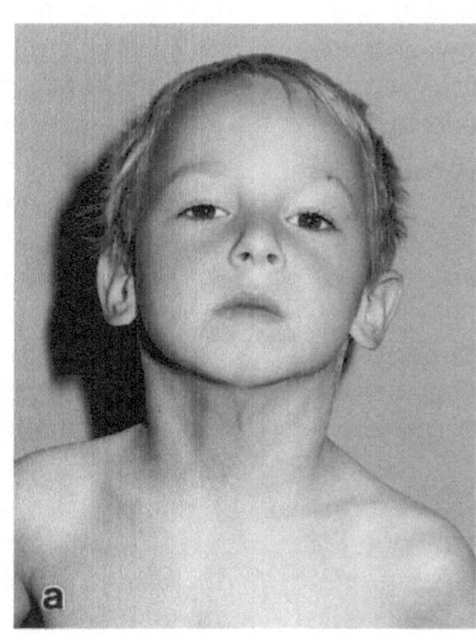

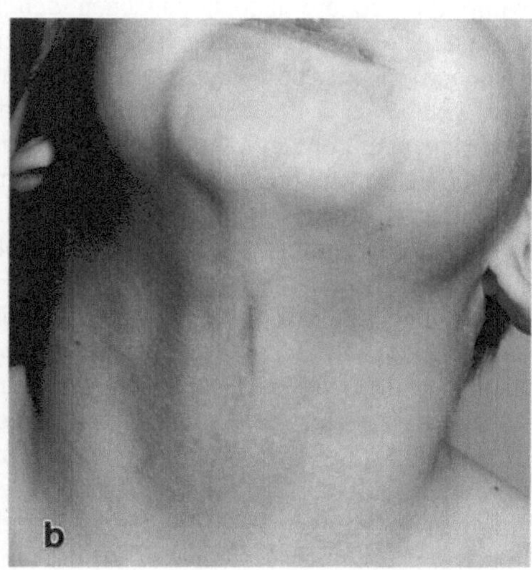

Abb. 81a, b. Oberflächliche mediane Halsspalte. Der vertikale, gerötete Streifen auf der Mitteillinie des anterioren Halses näßte postnatal einige Monate lang. Indem er allmählich trocken wurde, blaßte er gleichzeitig etwas ab. Am oberen Ende der Spalte befindet sich manchmal ein medianer Halsanhang und an ihrem kaudalen Ende eine Fistel mit kurzem Ductus

charakter. Sie bedeckt einen subkutan gelegenen, mehr oder weniger starken und prominenten vertikalen Narbenstrang, der die Dorsalflexion des Kopfes erheblich einschränken kann. Das gerötete Epithel näßt in der ersten Zeit nach der Geburt, um allmählich trocken zu werden. Am kranialen Ende dieses Hautareals befindet sich gelegentlich ein kleiner Hautanhang und am kaudalen eine Fistelöffnung, deren gewöhnlich kurzer Ductus in Richtung Sternum sondierbar ist [368, 369, 371, 372] (Abb. 81).

7.2.1.3 Mediane Unterlippen-, Unterkiefer- und Zungenspalte

Die offene Spalte der ventralen Verschlußzone kann sich auf die Lippen beschränken [169, 367], jedoch den Unterkiefer einschließen [75, 220] und sich nach dorsal auf den Zungenkörper ausdehnen [297] (teratologische Reihe). Die Entstehung der medianen Zungen-, Unterlippen- und Unterkieferspalte ist aus der Kenntnis der embryonalen Fissura intermandibularis problemlos ableitbar. Die begleitende erhebliche Hypoplasie des distalen Unterkiefers offenbart, daß es sich dabei um eine Persistenz der embryonalen Spalte handelt, wobei die intermandibuläre Verbindungslamelle nicht auf die Körperoberfläche zurückverlagert werden konnte (Tabelle 16: Nr. 7).

Neue Pathogenese-Hypothese:
1. (Epi)Dermoide bzw. Zysten der ventralen Mittellinie: Wie an allen anderen Körperstellen entstehen auch sie an einer Mesenchymlücke. Die Entwicklung beginnt bereits ab Anfang der 5. Woche an der *horizontalen* intermandibulären Verbindungslamelle mit einer kleinen lokalen interepithelialen Adhäsion (LIAD) (Abb. 77 und Tabelle 16: Nr. 8 und 9). Diese persistiert und besteht deshalb auch am Grunde der daraus hervorgehenden *vertikalen* intermandibulären Verbindungslamelle. Wenn die letztere jedoch zwischen den beiden stark wachsenden Mandibularbögen durch das einwachsende Mesenchym auf die Körperoberfläche zurückverlagert wird (Abb. 7c), werden die beteiligten Ektodermzellen an der persistierenden LIAD durch die auftretende intraepitheliale Zugspannung zur lokalen Epithelproliferation angeregt, und es entsteht zwischen den beiden sich voneinander entfernenden Epithellamellen (Mundschleimhaut und Halsektoderm) ein Epithelstrang. Durch die frühen Zungenbewegungen wird dieser an einem Ende oder an beiden Enden vom jeweiligen Oberflächenepithel abgetrennt. Die Ansammlung des abgeschilferten Zelldetritus im Fistelgang hat zur Folge, daß dieser zum (Epi-)Dermoid aufgeweitet wird. Da die intermandibuläre Verschlußmembran die bilateralen Anlagen der Zunge, des Mundbodens und des Unterkiefers trennt, können Fisteln und Zysten an jeder Stelle entlang der Mittellinie dieser adulten Strukturen entstehen. In seltenen Fällen persistiert eine solche kongenitale Mittellinien-Fistel der Zunge ohne Abriß von der Mundschleimhaut bis ins Erwachsenenalter [298] (Tabelle 16: Nr. 8).
2. Die oberflächliche mediane Halsspalte entsteht durch Keimversprengung: Im hinteren, endodermalen Anteil der horizontalen intermandibulären Verbindungslamelle (Abb. 77) entsteht eine kleine LIAD zwischen einer oder mehreren mundschleimhaut-bildenden Endodermzellen und dem Ektoderm an der Umschlagsfalte in der Tiefe des Sulcus transversus colli. Beim Einwachsen des Mesenchyms zwischen das stomale und das kollare Epithelblatt werden eine oder mehrere Endodermzellen aus ihrem Mutterzellverband (d.h. aus der stomalen Lamelle) herausgelöst und mit der halshaut-bildenden Ektoderm-Lamelle auf die äußere Körperoberfläche verschleppt. Hier liegen sie auf der Mittellinie zunächst nur am Grund der queren Halsfalte. Während der Entstehung des ventralen Halses (bei dem die Halseingeweide durch Proliferation verlängert werden) entsteht aus einer solchen Insel dystoper Endodermzellen ebenfalls durch Proliferation ein schmaler Schleimhautepithelstreifen (Tabelle 16: Nr. 5).

7.2.2 Thyreogene Fehlbildungen

Definition: Aus dem Ductus thyreoglossus hervorgehende, zu den häufigsten dysembryogenetischen Halstumoren gehörende [36] und auf der ventralen Mittellinie des Halses oder paramedian lokalisierte Zysten oder Schilddrüsenknoten. Die Zysten liegen gewöhnlich unmittelbar unter dem Zungenbein, manchmal aber auch in beliebiger Höhe entlang der stark in die Länge gezogenen ehemaligen Verlaufsstrecke des embryonalen Ductus thyreoglossus. Als Zungengrundzyste können sie beim Neugeborenen im seltenen Fall auch eine Obstruktion des Atemwegs mit letalem Ausgang verursachen [192]. Wenn sich eine Zyste dieser kritischen Lokalisation entzündet, bildet sie aber auch beim Erwachsenen quo ad vitam eine Bedrohung (Abb. 82).

Etwa 75% der medianen Halszysten zeigen sich bereits bei Kindern vor dem 6. Lebensjahr [70]. Eine maligne Umwandlung fand sich bei 0,5 bis 6% der operierten Patienten, jedoch sehr selten bei Kindern, sondern vorwiegend im 5. und 6. Dezennium [70, 195, 216].

Die schmerzlose Zyste auf der Halsmittellinie und/oder ein mit ihr verbundener Gang können alle topographischen Beziehungen zum Zungenbein aufweisen, d.h. davor, dahinter oder durch den Zungenbeinkörper hindurch verlaufen. Deshalb ist die Mitentfernung des Zungenbeinkörpers durch die Operation nach Sistrunk [318] die einzige Gewähr für eine radikale Entfer-

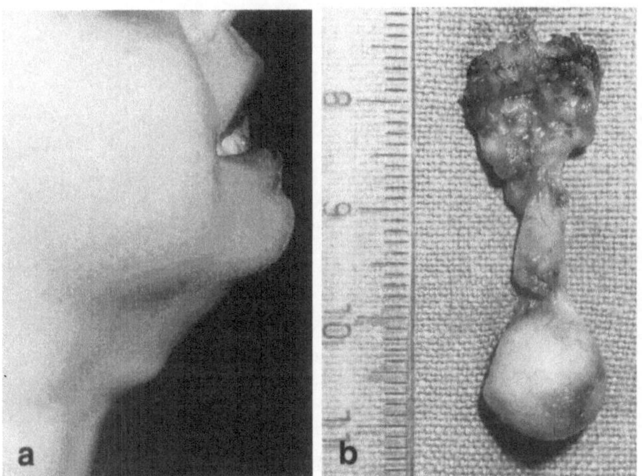

Abb. 82a, b. Mediane Halszyste. **a** Es besteht eine indolente, schluckverschiebliche Midline-Schwellung am vorderen Hals. Eine paramediane Lokalisation ist nicht ungewöhnlich (*DD:* Lymphknoten bewegen sich nicht beim Schlucken!). Wie bei diesem kleinen Patienten ist der häufigste Sitz unmittelbar sub- bzw. praehyoidal. **b** Bei der Exstirpation sollte stets auch der Zungenbeinkörper mitentfernt werden [318]. Die Zystenauskleidung bestand hier aus einem atrophischen Plattenepithel, das in Hornlamellen abschilferte. Im Zystenstiel fand sich Schilddrüsengewebe mit kolloid-gefüllten Follikeln

nung der pathologischen Strukturen [36, 158] (Abb. 82b).

Alte Pathogenese-Hypothese: Die thyreogenen Fehlbildungen sind das Ergebnis eines Rückbildungsfehlers des Ductus thyreoglossus, der angeblich normalerweise resorbiert wird. Dieser Vorgang werde vorzeitig gestoppt [36].

Neue Pathogenese-Hypothese: Der relativ kurze Ductus thyreoglossus wird nicht resorbiert, sondern seine Zellen bleiben erhalten. Die physiologische Ruptur des Ductus thyreoglossus erfolgt normalerweise genau an der Differenzierungsgrenze zwischen der Pars epithelialis und der Pars thyreoidea. Die gemeinsame Ausgangssituation für alle hier vorkommenden Fehlbildungen ist eine Persistenz zur physiologischen lokalen interepithelialen Adhäsion, d.h. die persistierende thyreo-branchiale LIAD (Tabelle 16: Nr. 3). Bei der Entfernung des Kopfes vom Thorax entsteht eine intraepitheliale Zugspannung, die eine spezifischen Proliferationsreiz auf beide Zellarten des Ductus thyreo-glossus bewirkt. Dabei können entweder die Zellen des einen oder des anderen Teils des Ductus besonders stark proliferieren. Nachfolgend ist eine verspätete Ruptur nicht nur an der Differenzierungsgrenze, sondern auch an anderen Stellen innerhalb dieses verlängerten, dünnen Stranges möglich:

a) Ein Abriß innerhalb der Pars thyreoidea bedeutet, daß ein Drüsenrest am Schlundepithel hängenbleibt und gemeinsam mit diesem aszendiert. Es entsteht eine Schilddrüsenektopie. Der dystope Drüsenrest kann mit dem Epithel des For. caecum verbunden bleiben, woraus eine Zungengrundstruma hervorgeht (Abb. 83: A2). Er kann aber auch während der Aszension an jedem Punkt dieses Weges vom Epithel abreißen und hier als Knoten aus dystopem Schilddrüsengewebe liegenbleiben (Abb. 83: A3). Am häufigsten passiert das in Höhe der Lamina thyreohyoidea, also relativ frühzeitig auf diesem Weg.
b) Bei fehlendem termingerechtem Abriß kann die trichterförmige Ausziehung der Pars epithelialis durch den persistierenden intraepithelialen Zug im Ductus thyreoglossus weiter proliferieren und sich kanalförmig verlängern. Verspätet kann dieser Anteil vom Pharynxepithel abreißen, woraus eine Epitheldystopie entsteht, die zu einer Epithelzyste auswächst. Auch sie kann in jeder Höhe lokalisiert sein, z.B. am Zungengrund (Abb. 84), in Zungenbeinnähe oder kaudal des Larynx (Abb. 84: B4 und B5). Von der Rupturstelle hängt auch die Art der an der Zyste beteiligten Gewebe ab: Löst sich dieses dystope Epithel (nunmehr verspätet) an der Differenzierungsgrenze von der Pars thyreoidea, dann entsteht eine reine Epithelzyste, wohingegen die prolongierte Pars thyreoidea als verlängerter Proc. pyramidalis erscheint. Die Epithelauskleidung kann kubisch, zylindrisch oder mehrschichtig sein. Rupturiert der Strang aber weiter kaudal innerhalb des Drüsenepithels, dann findet man in der Wand der Epithelzyste auch Schilddrüsengewebe an (Abb. 84: B6).

Klinisch werden sowohl die reine Schilddrüsenektopie als auch die Epithelzyste, wenn sie eine schmerzlose Schwellung auf der Halsmittellinie verursachen, unter dem Begriff der medianen Halszyste oder Zyste des Ductus thyreoglossus zusammengefaßt [70].

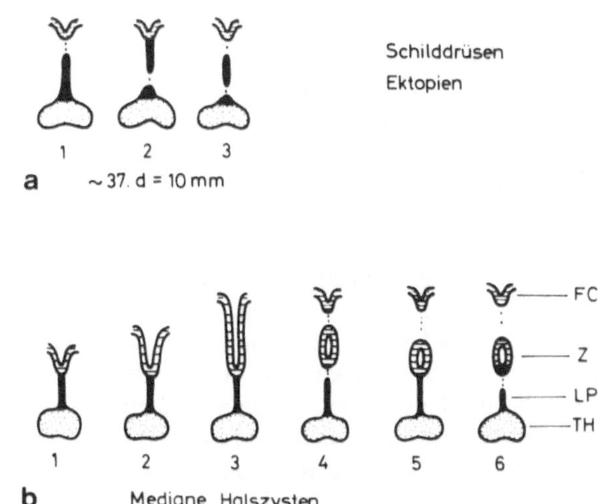

Abb. 83a, b. Formen der Schilddrüsenektopien (**a**) und verschiedene Lagen der medianen Halszysten (**b**). *FC* Foramen caecum linguae, *LP* Lobus pyramidalis, *TH* Schilddrüsengewebe, *Z* Zyste

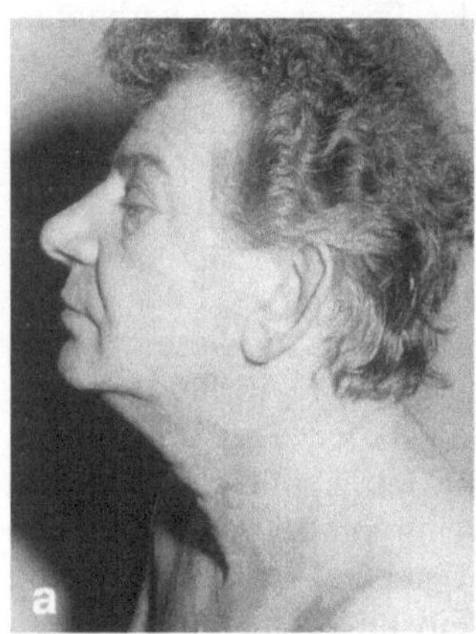

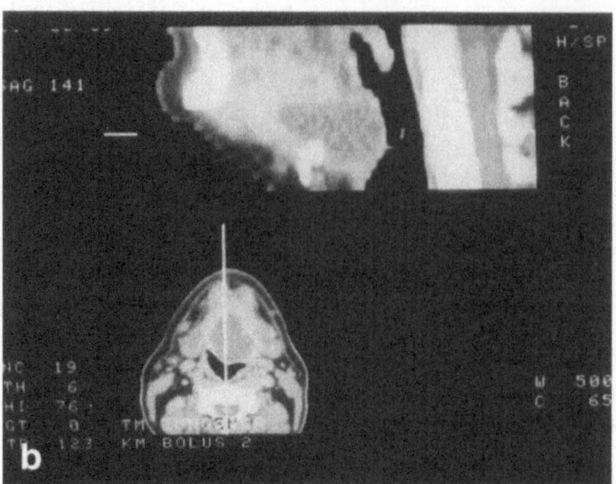

Abb. 84a, b. Zungengrunddermoid. **a** Bei dem 52jährigen Patienten bestanden seit etwa 10 Jahren wiederholt Perioden mit starkem Schluckschmerz und Engegefühl im Hals, zuletzt vor 2 Jahren. Unter Antibiotikatherapie klangen die Beschwerden stets ab. Nun seit 4 Wochen erneut Kloßgefühl und Schluckschmerz, der in beide Ohren ausstrahlt. Besonders starke Beschwerden in Rückenlage. *Befund:* Äußerlich nur angedeutete Vorwölbung des Mundbodens. Demgegenüber ist der Zungengrund prallelastisch vorgewölbt und stark druckempfindlich. Larynx nicht verlegt. Schmerz auch bei Druck gegen den Mundboden oberhalb des Hungenbeins. Normales Schilddrüsenszintigramm. **b** Das CT offenbart eine monströse Zyste, welche die hinteren zwei Drittel der Zunge einnimmt. Sie liegt der oberen und hinteren Fläche des Zungenbeins eng an und erstreckt sich nach kaudal bis zur Epiglottiswurzel. Zystenexstirpation über einen kollaren, suprahyoidalen Zugang. Unter mikroskopischer Sicht gelingt die Abtrennung der narbig versteiften Zystenwand auch von der Schleimhaut des Zungengrundes vollständig. *Histologischer Befund:* Die Zystenwand besteht aus mehrreihigem Zylinderepithel mit Flimmerbesatz, daneben Granulationsgewebe, teilweise schaumzelliger Entzündung und Narbengewebe. Kein Schilddrüsengewebe. CT-Kontrolle nach einem halben Jahr ergibt keinen pathologischen Befund. 4,5 Jahre post operationem ist der Patient noch beschwerdefrei

Eine mediane Halsfistel oder Thyreoglossusfistel entsteht gewöhnlich sekundär, wenn eine infizierte mediane Halszyste perforiert. Diese kann aber auch mehr oder weniger stark paramedian vorkommen, was gelegentlich diagnostische Probleme aufwerfen kann (Abb. 85). Deshalb gilt als wichtiges differentialdiagnostisches Kriterium zur Abgrenzung von lateralen Halsfisteln und Zysten bzw. Halsschwellungen anderer Genese: Alle vom Ductus thyreoglossus ausgehenden Fehlbildungen sind infolge ihrer Anheftung an Luftröhre, Larynx oder Zungenbein schluckverschieblich.

7.2.3 Halsthymus

Definition: Seltene, in zwei Varianten auftretende Thymusdystopie in Form einer Raumforderung in der Gefäßnervenscheide des Halses, die durch einen nach kaudal ziehenden Narbenstrang mit dem vorderen Mediastinum verbunden ist. Ganz selten können dadurch eine Dysphagie, Dyspnoe und eine kollaterale Rekurrensparese verursacht werden [24]. Da viele diesbezüglichen Befunde nicht publiziert werden, kommt diese Fehlbildung sicher häufiger vor, als das durch die Publikationsrate reflektiert wird [289]. Etwa zwei Drittel dieser Befunde werden bereits im Kindesalter, d.h. vor dem 10. Lebensjahr diagnostiziert [87, 294]. Von den lateralen Halszysten werden dagegen in der 1. Lebensdekade nur 2% klinisch auffällig, jedoch 61% im 3. Lebensjahrzehnt! Die Größe variiert von 1 bis 17 cm [310]. Sie kommt gewöhnlich einseitig vor, ganz selten bilateral.

a) Thymuszyste. Es handelt sich zumeist um eine mehrfach gekammerte Zyste, deren Wände analog den sog. lateralen Halszysten von Schleimhautepithel unterschiedlicher Typen ausgekleidet sein können. Das Epithelmuster rangiert vom kubischen zum zylindrischen und mehrschichtigen Plattenepithel. Alle Epithelarten können gleichzeitig vorkommen [87]. Verhornendes Plattenepithel wurde hier jedoch nie angetroffen; insofern unterscheiden sich diese Zysten von den sog. lateralen Halszysten. In jedem Fall befindet sich in der Zystenwand in geringer bis größerer Ausdehnung auch Thymusgewebe, das durch die Existenz von Hassallschen Körperchen im lymphatischen Gewebe charakterisiert ist. Die Lokalisation ist in jeder Höhe des Halses möglich. Die angetroffene kranialste Position befand sich unter dem Venter posterior m. biventeris, d.h. in Höhe der inneren Kiemenbogengrenze 3, die in der Seitenwand des Hypopharynx verläuft.

b) Solider Thymustumor. Seine Größe variiert von der einer Bohne bis zum langgestreckten Tumorstrang, der vom Kieferwinkel nach kaudal bis zum Sternoklavikulargelenk reichen und sich sogar bis ins Mediastinum fortsetzen kann (Abb. 86).

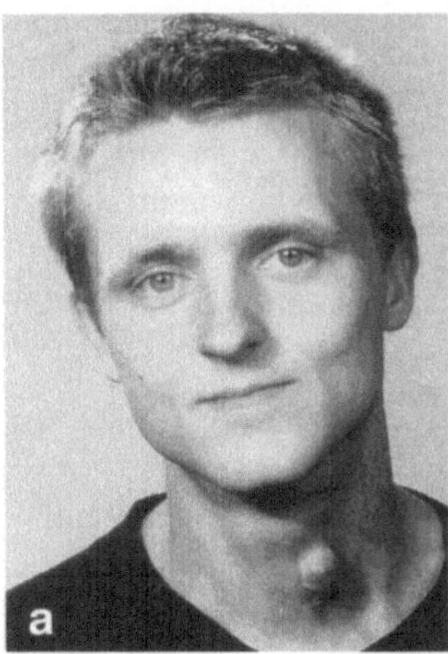

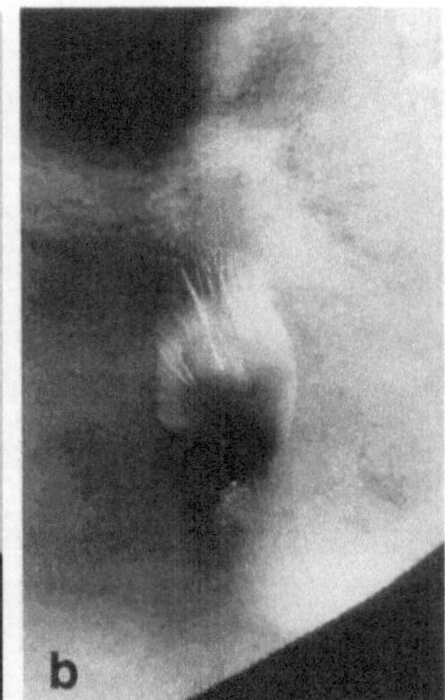

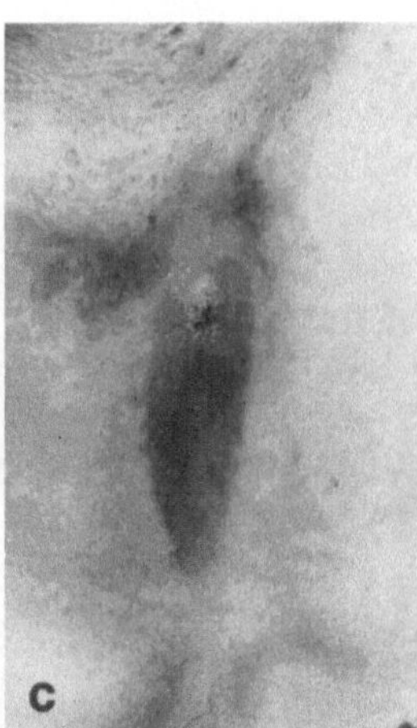

Abb. 85a, b. Mediane Halsfistel. **a, b** Bei dem 24jährigen Patienten bestand seit früher Kindheit eine am vorderen Hals in Höhe des Schildknorpels paramedian gelegene Fistelöffnung, die rezidivierend sezernierte und abszedierte. Im 7. und 8. Lebensjahr waren unter der Verdachtsdiagnose einer „lateralen Halsfistel" insgesamt drei Exstirpationsversuche erfolglos vorgenommen worden. Danach erfolgten mindestens jährliche Abszeßinzisionen an dieser Stelle, zuletzt vor 4 Wochen (Foto vor Abszeßeröffnung). **c** Die Fistelöffnung befindet sich links paramedian in Höhe des Unterrandes der Cartilago thyreoidea im Bereich einer ca. 5 cm langen, stark verbreiterten Längsnarbe, die an ihrem oberen Ende in eine 3 cm lange Quernarbe übergeht. Sie ist schluckverschieblich (was hier offenbar bereits durch die kongenitale Verbindung mit dem Zungenbein verursacht ist und nicht erst postoperativ durch narbige Fixierung entstand). Die Fistelexstirpation erfolgte unter Einschluß des noch vorhandenen (!) Zungenbeinkörpers, wobei das schlaffe Granulationsgewebe unter der breiten Längsnarbe mitentfernt wurde. Dabei ließ sich der Fistelgang jenseits des Zungenbeins, das von der Fistel durchzogen wurde, bis zum Foramen caecum linguae verfolgen. Seit 4 Jahren rezidivfrei

Herkömmliche Pathogenese-Hypothesen: Die Pathogenese der Thymusdystopie gilt als noch unklar. Am wahrscheinlichsten soll es sich um einen sequestrierten Rest des „unvollständig degenerierten" Ductus thymo-branchialis handeln. Auch „Sequestrationsprodukte bei fehlerhafter Involution der Drüse" werden angenommen u.a. [87].

Neue Pathogenese-Hypothese: Ein langer Ductus thymo-branchialis ist bisher nicht beschrieben worden. Eine Degeneration seiner Zellen wäre auch unwahrscheinlich. Vielmehr scheint sich die physiologische Rückbildung (analog den Vorgängen am Ductus thyreoglossus) auf eine lokale Abtrennung des noch kurzen Ductus vom Schlundepithel zu beschränken. Dabei verbleibt die abgelöste Thymusanlage in der ursprünglichen herznahen Position, während sich die branchiogene Matrix bei der Aszension des Kopfes davon entfernt. In Abweichung von diesem Normalvorgang führen verschiedene Entwicklungsmöglichkeiten (analog zur Pathogenese der Fehlbildungen des Ductus thyreoglossus und der lateralen Halsfisteln und -zysten) zu den geschilderten pathologischen Zuständen:

Die gemeinsame Ausgangssituation ist ein fehlender Abriß des Ductus thymo-branchialis vom Schlundepithel, d.h., es persistiert eine physiologische lokale interepitheliale Adhäsion (persistierende thymo-branchiale LIAD). Die jetzt bei der Entfernung des Kopfes vom Thorax auftretende intraepitheliale Zugspannung stellt einen Proliferationsreiz auf die beteiligten Zellen des Ductus dar, wobei zwei verschiedene Entwicklungen einsetzen können (Tabelle 16: Nr. 4):

a) Aus einer exzessiven, strangförmigen Proliferation des Ductus thymo-branchialis resultiert ein solider Thymusgewebsstrang. Dieser verbindet die intrathorakale Thymusdrüse mit dem Rachen und wird (analog der Entwicklung von Ösophagus, Trachea, Nerven und Gefäßen) eine zusätzliche Eingeweidestruktur des dabei entstehenden Halses. Der Strang kann infolge des kranialwärts gerichteten Zuges aus seiner kaudalen, herznahen Anheftung gelöst und kranialwärts gezogen werden, oder er zerreißt später, wodurch neben dem Halsthymus noch ein intrathorakaler Thymus existiert. Infolge der späten Thymusverlagerung nach kranial entsteht dabei stets ein solider Narbenstrang, der vom Halsthymus ins obere Mediastinum führt.
b) An der persistierenden thymo-branchialen LIAD proliferiert neben dem thymogenen Gewebe auch das Epithel der 3. Schlundtasche. Die Weiterentwicklung verläuft analog derjenigen, die zur lateralen Halsfistel bzw. Halszyste führt. Allerdings verbindet der dabei entstehende epitheliale Fistelgang nicht das Schlundtaschen- mit dem Kiemenfurchenepithel (d.h. Hypopharynxwand mit Halsoberfläche), sondern der Gang führt vom Rec. piriformis ins Mediastinum. Infolge der starken mechanischen

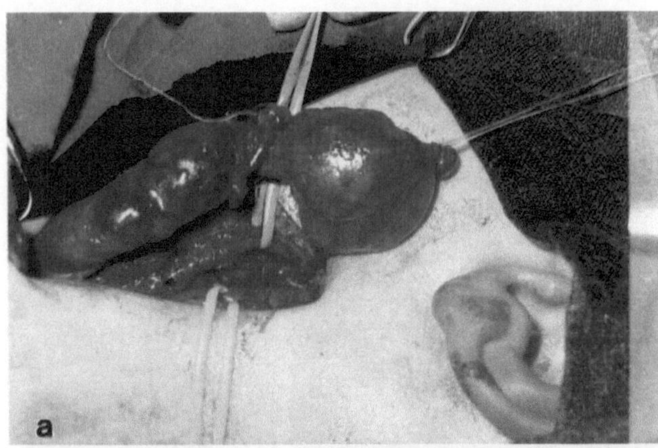

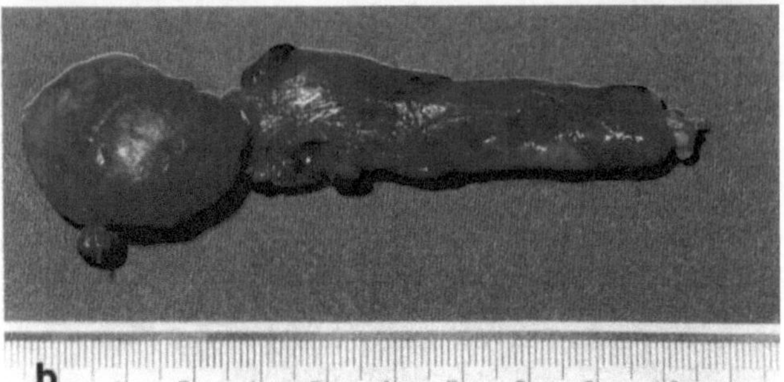

Abb. 86a–c. Halsthymus. **a** An der linken Halsseite des 4,5jährigen Patienten besteht seit einigen Monaten eine mehrknollige, indolente, verschiebliche Schwellung. **b, c** Bei der Operation stößt man in der Halsgefäßscheide zunächst auf mehrere vergrößerte Lymphknoten, die exstirpiert werden. Unmittelbar medial davon befindet sich ein sehr weicher, dünnwandiger Tumor, dessen Oberfläche flache buckelige Erhebungen zeigt. Er ist langgestreckt und liegt der V. jug. int., der A. carotis comm. und dem N. vagus (*gelbe Schlinge*) direkt an. Proximal zieht er durch die Karotisgabel hindurch (Incisur auf Abb. c) nach medial (A. carotis ext. *blau umschlungen*). Unterhalb des Venter anterior m. biventeris schwillt er kugelig bis auf einen Durchmesser von 3x3 cm an und erreicht die Pharynxwand, von der er sich stumpf ablösen läßt. Kaudal wird er immer schmaler; er wird oberhalb der Clavikula, hinter der er ins Mediastinum zieht, abgesetzt. *Histologie:* Thymusgewebe mit Hassallschen Körperchen

Beanspruchung (Mitbewegung durch die Herzpulsationen und koaxiale Zugspannung) reißt dieser Fistelstrang häufig ab. Mit und ohne Ruptur entsteht daraus eine Thymuszyste.

8 Zusammenfassung und Ausblick

Die normale und die pathologische Entwicklung der Strukturen des Hals-Nasen-Ohrengebietes werden in der vorliegenden Arbeit erstmalig unter einem völlig neuen Aspekt dargestellt:

Im Mittelpunkt stehen die zahlreichen frühembryonalen, physiologischen Mesenchymlücken, welche die Anlagen aller genannten Regionen durchziehen. Vor deren Verschluß durch mesenchymale Fusion steht hier in jedem Fall die Rückbildung von Epithelduplikaturen (Verbindungslamellen, Verschlußmembranen, Epithelmauern), durch welche die Mesenchymlücken passager überbrückt werden. Dabei gehen die Epithelzellen nicht zugrunde, sondern sie werden auf die äußere oder innere Körperoberfläche zurückverlagert.

Nach der Ausbildung von lokalen interepithelialen Adhäsionen (LIAD) ist dieses Epithelshift die Basis, auf welcher sowohl Epithelversprengungen als auch Epithelretentionen (Verbleiben in dystoper embryonaler Position) jeweils in Verbindung mit nachfolgender Epithelproliferation stattfinden, woraus die sog. epithelialen Mißbildungen (Choristien und Fissuren) hervorgehen.

Neben den zahlreichen epithelialen Mißbildungen kommen auch primär mesenchymale Fehlbildungen (Dysplasien) im Bereich des Gesichtes und der Ohren sowie der Nase vor. Ihre unterschiedlichen Ursachen werden vorgestellt und auf der Grundlage der neu ermittelten hyomandibulären Grenze begründet.

Der begrenzte Umfang der Arbeit erzwang den Ausschluß der Fehlbildungen von Larynx, Trachea und Ösophagus, der schrägen Gesichtsspalten, Innenohrdysplasien und weiterer äußerst seltener Fehlbildungen. Außerdem konnten die klinischen Erscheinungsbilder und die Pathogenese der zahlreichen epithelialen Fehlbildungen des Nasenbodens und des Nasendaches (Fisteln, Dermoide, Gliome und Zephalozelen) sowie der mesenchymalen Nasendysplasien (Flachnasen, Doggennase bis Arhinie) nur kursorisch behandelt werden.

Aus der Darstellung erwächst aber das Bedürfnis, bestimmten Entwicklungsphänomenen etwas genauer nachzuspüren. Dazu gehören die Normalentwicklung am Dach des Stomatodeums sowie am Boden des frühen Schlunddarmes unter Berücksichtigung der neuen Aspekte dieser Arbeit. Außerdem gilt es, die subzelluläre Struktur der physiologischen wie der pathologischen lokalen interepithelialen Adhäsonen aufzuklären. Zu den physiologischen zählen (soweit es den HNO-Bereich betrifft) die ausgedehnten Differenzierungsgrenzen am primären und am sekundären Gaumen (Nasenboden) sowie die kurzen Differenzierungsgrenzen im Ductus craniopharyngeus, Ductus thyreoglossus und Ductus thymopharyngeus. Auf diesem Wege wird man schließlich auch dem Wesen der pathologischen lokalen interepithelialen Adhäsionen auf die Spur kommen, von denen die zahlreichen epithelialen Mißbildungen ausgehen.

Literatur

1. Abadir WF, Pease WS (1978) Salivary gland choristoma of the middle ear. J Laryngol Otol 92:247–255
2. Aimi K, Takino H (1962) Anomaly of the first branchial cleft. Arch Otolaryng 75:397–400
3. Akerson H, Milford ML (1974) Epidermoid cyst of the tongue. Report of case. J Oral Surg 32:117–120
4. Akinosi JO (1974) Multiple sublingual dermoid cyst. Brit J Oral Surg 12:235–241
5. Alexander G, Bénesi O (1921) Zur Kenntnis der Entwicklung und Anatomie der kongenitalen Atresie des menschlichen Ohres. Mschr Ohrenheilkd 55:195–230
6. Alexander H, Matthiessen M (1967) Histochemistry of the early development of the human central face and nasal cavity with special reference to the movements and fusion of the palatine processes. Acta Anat 68:473–508
7. Alexander TA (1978) Nasal glioma. J Pediatr Surg 13:522–524
8. Al-Khayat M, Kenyon GS (1990) Midline sublingual dermoid cyst. J Laryngol Otol 104:578–580
9. Altmann F (1933) Zur Anatomie und formalen Genese der Atresia auris congenita. Mschr Ohrenheilkd 67:765–822, 917–968, 1042–1052
10. Altmann F (1949) Problems of so-called congenital atresia. Arch Otolaryngol 50:759–788
11. Altmann F (1965) Mißbildungen des Ohres. In: Berendes J, Link R, Zöllner F (Hrsg) Hals-Nasen-Ohrenheilkunde 3, 1. Thieme, Stuttgart, pp 643–667
12. Anand TS, Anand CS, Chaurasia BD (1979) Seven cases of branchial cyst and sinuses in four generations. Hum Hered 29:213–216
12a Anderson H, Matthissen ME (1967) Histochemistry of the early development of the human central face and nasal cavity with special reference to the movements and fusion of the palatine processes. Acta Anat 68:473–508
13. Anson BJ (1965) Die Embryologie und Anatomie des Facialiskanals und des Facialisnerven. Arch Ohr-Nas-Kehlkopfheilkd 184:269–284
14. Anson BJ, Bast ThH (1959) Development of the stapes of the human ear. Quart Bull Northw Univ Med School 33:44–59
15. Anson BJ, Donaldson JA (1973) Surgical anatomy of the temporal bone and ear. Part II. The ear: Developmental Anatomy. 2. Ed, Saunders, Philadelphia, London, Toronto, pp 17–149
16. Anson BJ, Donaldson JA, Warpeha RL, Rensink MJ (1970) The facial nerve, sheath and blood supply in relation to the surgery of decompression. Ann Otol Rhinol Laryngol 79:710–727
17. Anson BJ, Hanson JR, Richany SF (1960) Early embryology of the auditory ossicles and associated structures in relation to certain anomalies observed clinically. Ann Otol Rhinol Laryngol 69:427–447
18. Anson BJ, Harper D-G, Warpeha RL (1963) Surgical anatomy of the facial canal and facial nerve. Ann Otol Rhinol Laryngol 72:713–734
19. Arey LB (1950) Development Anatomy. A textbook and laboratory manual of embryology. Saunders, Philadelphia, London
20. Aronson RS, Batsakis JG, Rice DH, Work WP (1976) Anomalies of the first branchial cleft. Arch Otolaryngol 102:737–739
21. Arnold J (1867) Beschreibung einer Mißbildung mit Agnathie und Hydropsie der gemeinsamen Schlundtrommelhöhle. Virch Arch Pathol Anat 38:145–172
22. d'Avignon M, Barr B (1964) Ear abnormalities and cranial nerve palsies in thalidomide children. Arch Otolaryngol 80:136–140
23. Baarsma EA (1979) Surgical treatment of the infected preauricular sinus. Arch Otorhinolaryngol 222:97–102
24. Bailey LL, Hilde RL Jr, Smith TR, Thompson RJ (1977) Cervico-mediastinal thymic cyst with vocal cord paralysis. Cancer 39:347–349
25. Banham TM (1966) Congenital columella type stapes. A case report of improvement in hearing following stapedectomy. J Laryngol 80:98–100
26. Bast TH, Anson BJ, Richany SF (1956) The development of the second branchial arch (Reichert's cartilage), facial canal and associated structures in man. Quart Bull Northw Univ Med School 30:235–249
27. Baumann H, Otto H-D (1989) Die quere Gesichtsspalte – Diagnose, formale Genese und Rehabilitation. In: Keßler L (Hrsg) Fehlbildungen in der Otorhinolaryngologie – Ätiologie, Diagnostik, Therapie. Barth, Leipzig
28. Baxter A (1971) Dehiscence of the Fallopian canal. An anatomy study. J Laryngol Otol 85:587–594
29. Beck C (1965) Vergleichende Anatomie des Ohres. In: Berendes J, Link R, Zöllner F (Hrsg) Hals-Nasen-Ohrenheilkunde 3, 1. Thieme, Stuttgart, pp 30–47
30. Beck C (1970) Zur Chirurgie der Gehörgangsdoppelung. HNO 18:307–308
31. Beckhardt RN, Setzen M, Carres R (1991) Primary spontaneous cerebrospinal fluid rhinorrhea. Otolaryngol Head Neck Surg 104:425–432
32. Benedict H, Schulz-Coulon HJ (1991) Spontane Rhinoliquorrhoe. Ätiologie – Differentialdiagnose – Therapie. HNO 39:1–7
33. Bénesi O (1928) Mitbeteiligung des Nervensystems an den kongenitalen Mißbildungen des äußeren und mittleren Ohres. In: Alexander G, Marburg O, Brunner H (Hrsg) Handbuch der Neurologie des Ohres 2, 1. Urban u. Schwarzenberg, Berlin, Wien, pp 89–113
34. Bennett RJ (1971) Subarachnoid tympanic fistula due to a congenital defect in the stapedial footplate. J Laryngol 85:169–175
35. Berger A, Altman M, Winter ST (1965) Neonatal asphyxia caused by teratoma of pharynx. Amer J Dis Child 109:584–585
36. Bessède J-P, Chassagnac F, Guibbal J-L, Huth Joelle, Sauvage J-P (1991) Le point sur le traitement chirurgical des kystes du tractus thyréoglosse. J Fr ORL 40:3–6
37. Bettex M (1959) Kongenitale Dermalfistel mit Epidermoidzysten der Cauda equina. Helv paediat Acta 14:372–382
38. Bhaskar SN, Bernier JL (1959) Histogenesis of branchial cysts. Am J Pathol 35:407–423
39. Bicknell MR (1967) „Hairy polyp" of the nasopharynx. J Laryngol Otol 81:1045–1048
40. Bill AH Jr (1956) Cysts and sinuses of the neck of thyroglossal and branchial origin. Surg Clin N Am 36:1599–1611
41. Bill AH, Vadheim JL (1955) Cysts, sinuses and fistulas of the neck arising from the first and second branchial clefts. Am Surg 142:904–908
42. Black FO, Spanier SS, Kohut RJ (1975) Aural abnormalities in partial DiGeorge syndrome. Arch Otolaryngol 101:129–134
43. Blechschmidt E (1955) Entwicklungsfunktionelle Untersuchungen an der menschlichen Ohrmuschel. Acta Anat 25:204–220
44. Blechschmidt E (1961) Die vorgeburtlichen Entwicklungsstadien des Menschen. Eine Einführung in die Humanembryologie. Karger, Freiburg

45. Blechschmidt E (1973) Die pränatalen Organsysteme des Menschen. Hippokrates, Stuttgart
46. Boenig H (1957) Leitfaden der Entwicklungsgeschichte des Menschen. 5. Auflage. Thieme, Stuttgart
47. Bol G, De Klein A (1918) Über einen Fall von Polyotie. Acta Oto-laryngol 1:187–188
48. Bollobás B (1973) Beiträge zur Ätiologie der Dehiszenz des Canalis facialis. Arch Ohr-Nas-Kehlkopfheilkd 204:191–198
49. Bourguet J, Mazéas R, Le Huéron Y (1966) De l'atteinte de deux premières fentes et des deux premiers arcs branchiaux. Rev Otoneuroophthal 38:161–165
50. Boysen ME, de Besch A, Djupeslud G, Thorud E (1979) Internal cysts and fistulae of branchial origin. J Laryngol 93:533–539
51. Bradley PJ, Singh SD (1985) Nasal glioma. J Laryngol Otol 99:247–252
52. Brander T (1939) Zur Kenntnis der Ätiologie der Ohranhänge. Acta Derm-Venereol 20:213–222
53. Bratton AB, Robinson SHG (1946) Gliomata of the nose and oral cavity: a report of two cases. J Pathol Bacteriol 58:643–648
54. Broman I (1899) Die Entwicklungsgeschichte der Gehörknöchelchen beim Menschen. Anat Hefte 11:507–670
55. Brunner RC (1970) Salivary gland choristoma of the middle ear. A case report. Arch Otolaryngol 91:303
56. Brusis T (1974) Gleichzeitiges Vorkommen von degenerativer Innenohrschwerhörigkeit, Vestibularisstörung, beidseitigen Ohr- und lateralen Halsfisteln bei mehreren Mitgliedern einer Familie. Z Laryngol Rhinol Otol 53:131–139
57. Bürger O (1903) Über einen Fall seltener Mißbildung (Hemignathie). Arch Gynäk 68:295–309
58. Bury HPR (1962) A cyst of the tongue containing gastric epithelium. J Pathol Bact 8:560–561
59. Byars LT, Anderson R (1951) Anomalies of the first branchial cleft. Surg Gynec Obstet 93:755–758
60. Caplinger MCB, Hora MJF (1967) Middle ear choristoma with absent oval window: A report of one case. Arch Otolaryngol 85:365–366
61. Cawthorne T (1971) Congenital cholesteatoma. Symposium. Acta Otorhinolaryngol Belg 25:833–836
62. Cerny L, Macák J (1976) Branchiogene Zyste der Parotis. Stomat DDR 26:130–135
63. Clark WD, Bailey BJ, Stiernberg CM (1985) Nasal dermoid with intracranial involvement. Otolaryngol Head Neck Surg 93:1002–104
64. Cohen AH, Abt AB (1970) An unusal case of neonatal respiratory obstruction: Heterotopic pharyngeal brain tissue. J Pediatr 76:119–122
65. Cohen D (1987) Locations of primary cholesteatoma. Am J Otol 8:61–65
66. Congdon ED, Rowhanavongse S, Varamisara P (1932) Human congenital auricular and juxta-auricular fossae, sinuses and scars (including the so-called aural and auricular fistulae) and the bearing of their anatomy upon the theories of their genesis. Am J Anat 51:439–464
67. Crawford JK, Webster JP (1952) Congenital dermoid cysts of the nose. Plast Reconstr Surg 9:235–260
68. Crooker J, Jenkins R (1985) An immunohistochemical study of branchial cysts. J Clin Pathol 38:784–790
69. Crymble B, Braithwaithe F (1964) Anomalies of the first branchial cleft. Br J Surg 51:420–423
70. Cumberworth VL, Bradley PJ (1989) Atypical thyroglossal duct cyst. J Laryngol Otol 103:700–703
71. Curtis AW (1979) Congenital middle ear cholesteatoma: Two unusual cases and review of the literature. Laryngoscope 89:1159–1165
72. Dahlmann B, Livaditis A (1980) Congenital cyst of the anterior half of the tongue. Z Kinderchir 29:244–247
73. Darling DB, Feingold M, Berekman M (1968) The roentgenological aspects of Goldenhar's syndrome. Radiology 91:254–260
74. David DJ, Sheffield D, Simpson D, White J (1984) Frontoethmoidal meningoencephaloceles: Morphology and treatment. Br J Plast Surg 37:271–284
75. Davis AD (1950) Medial cleft of the lower lip and mandible. A case report. Plast Reconstr Surg 6:62–67
76. De Bord RA (1960) First branchial cleft sinus. Arch Surg 81:228–232
77. Denecke HJ (1960) Zur Chirurgie der Ohrmißbildungen unter Berücksichtigung des N. facialis. Z Laryngol Rhinol Otol 39:425–428
78. Derlacki EL, Clemis JD (1965) Congenital cholesteatoma of the middle ear and mastoid. Ann Otol Rhinol Laryngol 74:706–727
79. Desnos I, Martin A (1973) Assocation d'une surdité génétique et d'une hypoacusie de transmission par dysembryome pharyngo-tympanique. Ann Otolaryngol Chir Cervicofac 90:735–738
80. Dietzel K (1961) Über die Dehiszenzen des Fazialiskanals. Z Laryngol Rhinol Otol 40:366–379
81. Dijkstra BKS (1977) Goldenhar's syndrome, oculo-auricular malformation, in a Bantu girl. Pract Otorhinolaryngol 39:101–106
82. Donegan JO (1993) Congenital neck masses. In: Cummings CW (ed) Otolaryngology – Head and Neck Surgery 2, Chapt 86. Mosby, St. Louis, pp 1554–1565
83. Dougall AJ (1974) Anomalies of the first branchial cleft. J Pediat Surg 9:203–205
84. Druss JG, Allen B (1940) Congenital fistula of the neck, communicating with the middle ear. Arch Otolaryngol 31:437–443
85.Edwards WG (1964) Congenital middle-ear deafness with anomalies of the face. J Laryngol 78:152–170
86. Escher F, Fisch U (1982) Zum Problem des kongenitalen (?) Felsenbeincholesteatoms. HNO 30:25–29
87. Fahmy S (1974) Cervical thymic cysts: Their pathogenesis and relationship to branchial cysts. J Laryngol Otol 88:47–60
88. Falin LI (1976) Human Embryology. Atlas. (russ.-engl.) Medizina. Moskau
89. Falk P (1963) Entwicklungsgeschichte, Anatomie, Mißbildungen, Physiologie und Pathophysiologie des Rachens (einschließlich Tonsillen). In. Berendes J, Link R, Zöllner F (Hrsg) Hals-Nasen-Ohren-Heilkunde. 2, 1. Thieme, Stuttgart, pp 1–12
90. Felder H (1975) Benign congenital neoplasms: Dermoids and teratomas. Arch Otolaryngol Head Neck Surg 101:333–334
91. Fernández AO, Ronis ML (1964) Congenital absence of the oval window. Laryngoscope 73:186–197
92. Fisch U (1978) Congenital cholesteatoma of the supralabyrinthine region. Clin Otolaryngol 3:369–376
93. Fischel A (1929) Lehrbuch der Entwicklung des Menschen. Springer, Wien, Berlin
94. Fischer H (1984) Kiemengänge. In: David H, Zetkin M, Schaldach H (Hrsg) Wörterbuch der Medizin. 1. Volk und Gesundheit, Berlin
95. Fleischer-Peters A (1973) Angeborene Wachstumsstörungen des Unterkiefers. Fortschr Kieferorthop 34:64–73
96. Fowler EP Jr (1961) Variations in the temporal bone course of the facial nerve. Laryngoscope 71:937–946
97. Franz H (1959) Über Gehörgangsduplikaturen. Z Laryngol Rhinol 38:16–22

98. Frederici F (1930) De l'interpretation embryologique de la „fistula praeauricularis congenita". Acta Otolaryngol 14:532–547
99. Fried MP, Vernick DM (1984) Dermoid cyst of the middle ear and mastoid. Otolaryngol Head Neck Surg 9:594–596
100. Frick H, Starck D (1963) Vom Reptil- zum Säugerschädel. Z Säugetierheilkd 28:321–341
101. Fujibayashi T, Itoh H (1981) Lymphoepithelial (so-called branchial) cyst within the parotid gland: report of a case and review of the literature. Int J Oral Surg 10:283–292
102. Fuchs H (1905) Bemerkungen über die Herkunft und Entwicklung der Gehörknöchelchen bei Kaninchen-Embryonen (nebst Bemerkungen über die Entwicklung des Knorpelskelettes der beiden ersten Visceralbögen). Arch Anat Entwicklungsgesch, Suppl:1–176
103. Fuchs H (1906) Untersuchungen über die Entwicklung der Gehörknöchelchen, des Squamosums und des Kiefergelenkes der Säugetiere, nebst einigen vergleichend-anatomischen Betrachtungen über Articulare, Quadratum und Gehörknöchelchen. Arch Anat Entwicklungsgesch Suppl:1–90
104. Gaare JD (1976) Cell degeneration during the fusion of the nasal processes in mice. Anat Rec 184:407
105. Gaare JD, Langman J (1977) Fusion of nasal swellings in the mouse embryo: Surface coat and initial contact. Am J Anat 150:461–476
106. Gadow H (1888) On the modifications of the first and second visceral arches, with special reference to the homologies of the auditory ossicles. Philos Trans R Soc London 179:451–485
107. Gaisford JC, Anderson VS (1975) First branchial cleft cysts and sinuses. Plast Reconstr Surg 55:299–304
108. Gstpar H, Baldus S (1967) Befunde am Nervus facialis bei Tympanoplastiken. HNO 15:35–39
109. Gaupp E (1889) Ontogenese und Phylogenese des schalleitenden Apparates bei den Wirbeltieren. Ergebn Anat Entwicklungsgesch 8:990–1149
110. Gaupp E (1911) Beiträge zur Kenntnis des Unterkiefers der Wirbeltiere. III. Das Problem der Entstehung eines „sekundären" Kiefergelenkes bei den Säugern. Anat Anz 39:609–666
111. Gaupp E (1912) Die Reichertsche Theorie (Hammer-, Amboß- und Kieferfrage). Arch Anat, Anat Abt, Suppl:1–146
112. Geyer G (1980) Dysontogenetische Zyste des Mundbodens und des Zungenkörpers (Fallbericht). Laryngol Rhinol Otol 59:596–598
113. Gerhardt HJ, Otto H-D (1970) Steigbügelmißbildungen. Acta Otolaryngol 70:35–44
114. Gerhardt HJ, Otto H-D (1981) The intratemporal course of the facial nerve and its influence on the development of the ossicular chain. Acta Otolaryngol 91:567–573
115. Geißler D (1989) Kriterien am adulten menschlichen Stapes als Indizien für unterschiedliche gestaltbildende Einflüsse während seiner embryonalen Morphogenese. Med Diss, Humboldt-Univ, Berlin
116. Gill NW (1959) Personal experiences of the surgery of congenital atresia of the external auditory meatus and middle ear. J Laryngol 73:223–230
117. Gill NW (1969) Congenital atresia of the ear. A review of the surgical fidings in 83 cases. L Laryngol 83:551–587
117a. Glücksmann A (1934) Die Bildung der Membrana bucconasalis und das Epithelpfropfes der Nase. Z Anat Entwicklungsgesch 102:481–497
118. Goldenhar M (1952) Associations malformatives de l'oeil et de l'oreille en particulier le syndrome dermoide épibulbaire – appendices auriculaires – fistula auris congenita et ses relations avec la dysostose mandibulo-faciale. J Génét Hum 1:243
119. Gorlin RJ, Jirasek JE (1970) Oral cysts containing gastric or intestinal mucosa. Unusual embryologic accident or heterotopia. J Oral Surg 28:9–10
120. Grabb WC (1965) The first and second branchial arch syndrome. Plast Reconstr Surg 36:435–508
121. Gradenigo G (1887) Die embryonale Anlage des Mittelohrs: Die morphologische Bedeutung der Gehörknöchelchen. Hölder, Wien
122. Gradenigo G (1893) Mißbildungen der Ohrmuschel. Arch Ohrenheilkd 34:281–312
123. Graf K (1968) Seltene Verlaufsanomalie des Nervus facialis in der Paukenhöhle. Pract Otorhinolaryngol 30:270–276
124. Graney DO (1993) Developmental Anatomy. In: Cummings CW (ed) Otolaryngology – Head and Neck Surgery 2, Chap 83. Mosby, St. Louis, pp 1517–1929
125. Gray SW, Skandalakis IE (1972) Embryology for surgeons. The embryological basis for the treatment of congenital defects. Saunders, Philadelphia
126. Grevers G, Ihrler S, Vogl T (1991) Aktuelle Diagnostik und Therapie bei Mundbodenzysten. Laryngol Rhinol Otol 70:690–694
127. Grosser O, Politzer E (1953) Grundriß der Entwicklungsgeschichte des Menschen. 4. Aufl. Springer, Berlin, Göttingen, Heidelberg
128. Grudzinski T v, Seifert K (1976) Die Ohr-Hals-Fistel. Kritische Darstellung ihrer Pathogenese sowie ihrer klinischen und chirurgischen Problematik. Z Laryngol Rhinol Otol 55:773–385
129. Guneri A, Ceryan K, Igci E, Kovanlikaya A (1991) Lingual thyroid: the diagnostic value of magnetic resonance imaging. J Laryngol Otol 105:493–495
130. Guyénot ME (1954) L'anatomie comparée des vertbébrés et l'évolution. Bull Soc Zool France 78:291–304
131. Habermann J (1900) Über Verdoppelung des äußeren Gehörganges. Arch Ohrenheilkd 50:102–104
131a. Hall JG, Zimmer J (1958) Congenital praeauricular communicating fistulas: Diagnosis, complications and treatment. Acta Otolaryngol (Stockh) 49:213–220
132. Hamilton WJ Jr, Boyd JD, Mossman HW (1962) Human Embryology. 3. ed. Hefter Sons, Cambridge
133. Hammar IA (1902) Studien über die Entwicklung des Vorderdarmes und einiger angrenzender Organe. I. Abt: Allgemeine Morphologie der Schlundspalten beim Menschen. Entwicklung des Mittelohrraumes und des äußeren Gehörganges. Arch Mikr Anat 59:471–628
134. Hanhart E (1949) Nachweis einer einfach-dominanten, unkomplizierten sowie einer unregelmäßig dominanten, mit Atresia auris, Palatoschisis und anderen Deformitäten verbundenen Anlage zu Ohrmuschelverkrümmerung (Mikrotie). Arch Genetik 24:374–398
135. Hanson JR, Anson BJ (1962) Development of the malleus of the human ear. Quart Bull Northw Univ Med School 36:119–137
136. Hanson JR, Anson BJ, Bast TH (1959) The early embryology of the auditory ossicles in man. Quart Bull Northw Univ Med School 33:358–379
137. Hanson JR, Anson BJ, Strickland EM (1962) Branchial sources of the auditory ossicles in man. Part II. Observation on embryonic stages from 7 to 28 mm (CR length). Arch Otolaryngol 76:200–215
138. Harada O, Ishii H (1972) The condition of the auditory ossicles in microtia. Findings in 57 middle ear operations. Plast Reconstr Surg 50:48–53
139. Hefter E, Ganz H (1969) Bericht über vererbte Gehörgangsmißbildungen. HNO 17:76–78

140. Heinemann D, Thenius E (1967) Die Säugetiere. In: Grzimeks Tierleben. Enzyklopädie des Tierreichs. 10/1. Kindler, Zürich
141. Hemphill JM, Freeman JM, Martinez CR et al. (1982) A new treatable source of recurrent meningitis: Basioccipital meningocele. Pediatrics 70:941–943
142. Henke F (1924) Ein Beitrag zur Kenntnis kongenitaler Mittelohrgeschwülste. Z Hals-Nas-Ohrenheilkd 10:377–382
143. Hertwik O (1920) Elemente der Entwicklungslehre. 6. Aufl, Fischer, Jena
144. Heuberger W (1981) Über die „sogenannte" spontane Rhinoliquorrhoe. Arch Otorhinolaryngol 232:241–244
145. Hinrichsen KV (1990) Humanembryologie. Lehrbuch und Atlas der vorgeburtlichen Entwicklung des Menschen. Springer, Berlin, Heidelberg, New York
146. Hiraide F, Nomura Y, Nakamura K (1974) Histopathology of atresia auris congenita. J Laryngol 88:1249–1256
147. Hirsh LF, Stool SE, Langfitt TW, Schut L (1977) Nasal glioma. J Neurosurg 46:85–91
148. His W (1885) Anatomie menschlicher Embryonen. III. Zur Geschichte der Organe. Vogel, Leipzig
149. Hochstetter F (1891) Über die Bildung der inneren Nasengänge oder primitiven Choane. Anat Anz (Verhandl Anat Ges) 6:145–151
150. Hochstetter F (1948) Entwicklungsgeschichte der Ohrmuschel und des äußeren Gehörganges des Menschen. Denkschr Akad Wiss; Math-naturwiss Kl Wien 108(1):1–50
151. Hociota D, Ataman T (1975) A case of salivary gland choristoma of the middle ear. J Laryngol Otol 89:1065–1068
152. Hoenk BE, McCabe BF, Asnon BJ (1969) Cholesteatoma auris behind a bony atresia plate. Arch Otolaryngol Head Neck Surg 89:470–477
153. Hörbst L (1964) Über die operative Hörverbesserung bei Atresia auris congenita. Mschr Ohrenheilkd 98:281–191
154. Hörbst L, Sauser G (1937) Stapesmißbildung. Arch Ohr-Nas-Kehlkopfheilkd 143:48–51
155. Hövels O (1953) Zur Pathogenese der Mißbildungen des 1. Visceralbogens unter besonderer Berücksichtigung der Dysostosis mandibulo-facialis. I. Mittlg, Z Kinderheilkd 73:532–567
156. Hövels O (1953) Zur Pathogenese der Mißbildungen des 1. Visceralbogens unter besonderer Berücksichtigung der Dysostosis mandibulo-facialis. II. Mittlg, Z Kinderheilkd 73:568–588
157. Hoffmann E (1960) Branchial cysts within the parotid gland. Ann Surg 152:290–295
158. Hoffman MA, Schuster SR (1988) Thyroglossal duct remnants in infants and children: Reevaluation of histopathology and methods for resection. Ann Otol Rhinol Laryngol 97:483–486
159. Holborow CA (1958) A simple nasopharyngeal teratoma. J Laryngol Otol 72:671–672
160. Holmes EM (1949) The microtic ear. Arch Otolaryngol 49:243–265
161. Hoogland GA (1977) The facial nerve coursing across the oval window area. Pract ORL 39:148–154
162. Hoogland GA, Marres HMA (1977) The facial nerve coursing across the promontory with a persistent stapedial artery. Pract ORL 39:338–341
163. Hooper AC (1971) Sphenoidal defects: a possible cause of cerebrospinal fluid rhinorrhea. J Neurol Neurosurg Psychiatry 34:739–742
164. Hough JVD (1958) Malformations and anatomical variations seen in the middle ears during the operations for mobilization of the stapes. Laryngoscope 68:1337–1379
165. Hough JVD (1963) Congenital malformations of the middle ear. Arch Otolaryngol 78:335–343
166. House JW, Sheehy JL (1980) Cholesteatoma with intact tympanic membrane: A report of 41 cases. Laryngoscope 90:70–76
167. Howie AW, Crooker J (1981) The lining of branchial cysts studied by electron microscopy and enzyme histochemistry. J Pathol 135:189–197
168. Huang TS (1986) Double intratemporal congenital cholesteatomas combined with ossicular anomalies. Ann Otol Rhinol Laryngol 95:401–403
169. Iregbulem LM (1978). Median cleft of the lower lip. Plast Reconstr Surg 61:787–789
170. Jafek BW, Nager GT, Strife J, Gayler TW (1975) Congenital aural atresia: an analysis of 311 cases. Trans Am Acad Ophthalmol Otolaryngol 80:588–595
171. Jirásek JE (1983) Atlas of Human Prenatal Morphogenesis. Nijhof, Boston
172. Jörgensen G (1972) Mißbildungen im Bereich der HNO-Heilkunde. Genetisches Referat. Arch Ohr-Nas-Kehlkopf-Heilkd 202:253–262
173. Johnson WW, Cook JB (1961) Agnathia associated with pharyngeal isthmus atresia and hydramnios. Arch Pediat 78:211–217
174. Kaneko T, Kitamura T, Asano H (1974) Anomalies of the first branchial cleft (fistula and cyst). J Laryngol Otol 88:1213–1222
175. Kanzanjan VH (1956/57) Bilateral absence of the ascending rami of the mandible. Br J Plast Surg 9:77–82
176. Kaplan J (1960) Congenital dehiscence of the Fallopian canal in middle ear surgery. Arch Otolaryngol 72:197–200
177. Karduck A, Schulz P (1973) Choristom mit Ausgang vom paukennahen Anteil der Ohrtrompete. HNO 21:190–194
178. Keller W (1941) Beitrag zur kausalen Genese von Kopfmißbildungen bei Säugetier und Mensch unter Berücksichtigung der neuen entwicklungsmechanischen Experimente. Med Diss, Zürich
179. Keohane J (1958) A case of unusual congenital fistula of the auricle. Laryngoscope 68:63–64
180. Kerr J (1963) A cyst of the first branchial cleft. J Laryngol Otol 77:789–796
181. Kindler W (1964) Embryologie und Mißbildungen der Nase. In: Berendes J, Link R, Zöllner F (Hrsg) Hals-Nasen-Ohren-Heilkunde, 1. Thieme, Stuttgart
182. King ESJ (1949) The lateral lympho-epithelial cyst of the neck („branchial" cyst). Aust NZ J Surg 19:109–121
183. Kitamura H (1991) Evidence for cleft palate as a postfuison phenomen. Cleft palate – Craniofacial J 28:195–211
184. Kittel G (1963) Visceralbogenmißbildungen unter Berücksichtigung von Entwicklungsgeschichte und Conterganeinflüssen. Arch Ohr-Nas-Kehlkopfheilkd 181:115–134
185. Kittel G, Fleischer-Peters A (1963) Das Ohr bei Dysostosesyndromen des Schädels. Z Laryngol Rhinol 42:384–397
186. Kittel G, Saller K (1964) Ohrmißbildungen in Beziehung zu Thalidomid. Z Laryngol Rhinol Otol 43:469–490
187. Kleinsasser O, Schlothane R (1964) Die Ohrmißbildungen im Rahmen der Thalidomid-Embryopathie. Z Laryngol Rhinol Otol 43:344–367
188. Kley HA (1978) Epipleurale branchiogene Halszyste. Laryngol Rhinol Otol 57:406–408
189. Kluyskens P, Geldof H (1965) La surdité héréditaire. Acta Otorhinolaryng Belg 19:519–755
190. König WF (1957) Zur Kenntnis der (seltenen) kongenitalen Ohr-Halsfisteln. HNO 6:137–139
191. Küttner H (1913) Die hyomandibularfistel, eine neue Form der angeborenen Halsfistel. Dt Med Wochenschr 39:489–491

192. LaBagnara J Jr (1989) Cysts of the base of the tongue in infants: An unusual cause of neonatal airway obstruction. Otolaryngol Head Neck Surg 101:108–111
193. Ladapo AA (1978) A case of benign congenital hamartoma of the nasopharynx. J Laryngol Otol 92:1141–1145
194. Ladd WE, Gross RE (1938) Congenital branchiogenic anomalies. Am J Surg 39:234–248
195. Laing MR, McLay KA (1988) Ectopic thyroid malignancy in the midline of the neck (A case report and literature review). J Laryngol Otol 102:93–94
196. Lang J (1992) Klinische Anatomie des Ohres. Springer, Wien, New York
197. Langman J (1989) Medizinische Embryologie. Die normale menschliche Entwicklung und ihre Fehlbildungen. 8. Aufl. Thieme, Stuttgart, New York
198. Laskiewicz B, Chalstrey S, Gatland DJ et al. (1991) Congenital cholesteatoma. J Laryngol Otol 105:995–998
199. Leckie GB (1975) Aplasia of the first and second branchial arches. J Laryngol Otol 89:1263–1269
200. Lee CM Jr, McLaurin RL (1955) Heterotopic brain tissue as an isolated embryonic rest. J Neurosurg 12:190–195
201. Leonard J, Alexander D (1968) Anatomic variations in the area of the oval window. Arch Otolaryngol 87:48–55
202. Liston SL (1981) Fourth branchial fistula. Otolaryngol Head Neck Surg 89:520–522
203. Littlewood AHM (1961) Congenital nasal dermoid cysts and fistulas. Plast Reconstr Surg 27:471–488
204. Low NL, Scheinberg L, Anderson DH (1956) Brain tissue in the nose and throat. Pediatrics 18:254–259
205. Lowe RS, Robinson DW, Ketchum LD, Masters FW (1971) Nasal gliomata. Plast Reconstr Surg 47:1–5
206. Lüscher E, Wey W (1965) Mißbildungen von Ohrmuschel und Tuba pharyngotympanica. Großer epipharyngealer Aurikularanhang. Arch Ohr-Nas-Kehlkopfheilkd 184:450–454
207. Maran AGD (1966) The causes of deafness in childhood. J Laryngol 80:495–505
208. Marks PV, Mee EW, Garvan NJ, Chopra B (1987) Late presentation of bilateral congenital cholesteatomas in the middle ear. J Laryngol Otol 101:1066–1069
209. Mathur SK, Menon PRN (1980) Dermoid cyst of the tongue. Report of a case. Oral Surg 50:217–218
210. Matson DD, Ingraham FD (1951) Intracranial complications of congenital dermal sinuses. Pediatrics 8:463–474
211. McAvoy JM; Zuckerbraun L (1976) Dermoid cysts of the head and neck in children. Arch Otolaryngol 102:529–531
212. McCoy G (1963) Cerebrospinal rhinorrhea: A comprehensive review and a definition of the responsibility of the rhinologist in diagnosis and treatment. Laryngoscope 73:1125–1157
213. McDonald TJ, Cody DTR, Ryan RE Jr (1984) Congenital cholesteatoma of the ear. Ann Otol Rhinol Laryngol 93:637–640
214. McKenzie J, Craig J (1955) Mandibulo-facial dysostosis (Treacher Collins Syndrome). Arch Dis Child 30:391–395
215. McNab JRF, Fairburn B (1977) Spontaneous cerebro-spinal fluid otorrhoea. Case report. J Laryngol Otol 91:897–902
216. McNicoll MP, Hawkins DB, England K, Penny R, Maceri DR (1988) Papillary carcinoma arising in a thyroglossal duct cyst. Otolaryngol Head Neck Surg 99:50–54
217. Mees K, Permanetter W (1982) Beidseitige laterale Halszyste – eine seltene klinische Beobachtung. Laryngol Rhinol Otol 61:571–572
218. Michel G (1986) Kompendium der Embryologie der Haustiere. Fischer, Jena
219. Miehlke A, Partsch CJ (1963) Ohrmißbildung, Facialis- und Abducenslähmung als Syndrom der Thalidomidschädigung. Arch Ohr-Nas-Kehlkopfheilkd 181:154–174
220. Millard DR Jr, Wolfe SA, Berkowitz S (1979) Median cleft of the lower lip and mandible. Correction of the mandibular defect. Brit J Plast Surg 32:345–347
221. Minnigerode B, Haubrich J (1965) Angeborene echte Gehörgangsverdoppelung, eine seltene embryogenetische Überschußmißbildung. Z Laryngol Rhinol Otol 44:706–709
222. Mischke RE, Brackmann DE, Gruskin Ph (1977) Salivary gland choristoma of the middle ear. Arch Otolaryngol 103:432–434
223. Mishra SC, Misra M (1978) Mirror image pinna. J Laryngol Otol 92:709–711
224. Moldenhauer W (1877) Die Entwicklung des mittleren und des äußeren Ohres. Morphol Jb 3:106–151
225. Moore KL (1980) Embryologie. Lehrbuch und Atlas der Entwicklungsgeschichte des Menschen. Schattauer, Stuttgart, New York (Übers. 2. Aufl. von 1977)
226. Morris MR, Moore DW, Shearer GL (1987) Bilateral multiple benign lymphoepithelial cyst of the parotid gland. Otolaryngol Head Neck Surg 97:87–90
227. Moss ML (1959) Embryology, growth and malformation of the temporomandibular joint. In: Schwartz L (ed) Disorders of the temporomandibular joint. 6. Saunders, Philadelphia London
228. Moss ML (1973) Funktionelle Schädelanalyse und die funktionelle Matrix. Fortschr Kieferorthop 34:48–63
229. Mühlbauer WD, Dittmar W (1976) Hereditary median dermoid cysts of the nose. Brit J Plast Surg 29:344–350
230. Mündnich K (1939) Über das Hamartom im Bereich der Paukenhöhle. Mschr Ohrenheilkd 73:239–244
231. Münker G (1972) Akzessorische Ohrmuschel in der Ohrtrompete. Z Laryngol Rhinol Otol 51:175–178
232. Müsebeck K, Karst H (1967) Zur familiären Häufung medianer Dermoidfisteln der Nase. HNO 15:326–328
233. Nager GT (1982) Epidermoids (congenital cholesteatomas) involving the temporal bone. In: Sadé J (ed) Cholesteatoma and mastoid surgery. Kugler, Amsterdam, pp 41–59
234. Navratil J (1965) Teratome der Paukenhöhle und der Tuba Eustachii. Acta Otolaryngol 60:360–366
235. Newman NJ, Miller NR, Green WR (1986) Ectopic brain in the orbit. Ophthalmology 93:268–277
236. Noguera JT, Haase FR (1964) Congenital ossicular defects with a normal auditory canal: Its surgical treatment. Eye Ear Nose Throat Monthly 43:37–39
237. Nónay T (1951) Über einen Fall von mandibulo-facialer Dysostose. Confin Neurol 11:73–78
238. Okulski E, Biemer JJ, Alonso WA (1981) Heterotopic pharyngeal brain. Arch Otolaryngol 107:385–386
239. Ombrédanne M (1952) 33 opérations d'aplaise d'oreille avec imperforation du conduit auditif. Technique, constatations opératoires et résultats. Acta Otolaryngol 41:69–109
240. Ombrédanne M (1954) Quelques types de malformations de l'étrier dans les aplasies de l'oreille avec imperforation du conduit. Ann Otolaryngol 71:12–19
241. Ombrédanne M (1959) Les surdités congénitales par malformations ossiculaires. Leur traitement chirurgical chez l'enfant. Arch franc pédiat 16:1318–1344
242. Ombrédanne M (1959) Les surdités congénitales par malformations ossiculaires (1). Leur traitement chirurgical. Ann Otolaryngol 76:425–454
243. Ombrédanne M, Porte L (1962) Cholestéatome primitif de la caisse et aplasie mineure. Ann Otolaryngol Chir Cervicofac 79:427–430
244. Ombrédanne M (1971) Chirurgie des surdités congénitales par malformations ossiculaires. Acta Otorhinolaryngol Belg 25:837–869

245. O'Neil JJ (1951) Aberrant salivary gland tissue in tonsillar fossa. Case report. Eye Ear Nose Throat Monthly 30:142–143
245a. Opitz Ch (1987) Aus der Formanalyse der Fehlbildungen abgeleitete neue Erkenntnisse zur Entwicklung des primären und des sekundären Gaumens. Med Diss B, Humboldt-Univ zu Berlin
246. Opitz Ch, Otto H-D (1987) Ein neues Konzept zur normalen und pathologischen Entwicklung des primären Gaumens. Teil 2: Die formale Genese der offenen und der gedeckten Lippen-Kiefer-Spalten. Anat Anz 163:377–387
247. Opitz Ch, Otto H-D (1987) Die normale und die pathologische Entwicklung des sekundären Gaumens – eine neue Konzeption. Zahn-Mund-Kieferheilkd 77:167–173
248. Oppikofer EK (1946) Hals-Ohrfistel (Fistula collo-auralis congenita) und Trommelfellmißbildung. Pract Otorhinolaryngol 8:515–530
249. Orkin M, Fisher J (1966) Heterotopic brain tissue (heterotopic neural rest), case report with review of related anomalies. Arch Dermatol 94:699–708
250. Ostfeld E, Segal J, Auslander L, Rabinson S (1985) Fourth pharyngeal pouch sinus. Laryngoscope 95:1114–1116
251. Otto H-D (1979) Pathogenese der Aurikularanhänge, Melotie und Polyotie. Arch Otorhinolaryngol 225:45–56
252. Otto H-D (1981) Zwei bisher unbekannte Verlagerungsbewegungen in der Branchialregion des menschlichen Keimlings – dargestellt an der Ontogenese des äußeren und des Mittelohres einschließlich der periaurikulären Region sowie an der Pathogenese ihrer Mißbildungen (Der Irrtum der Reichert-Gauppschen Theorie). Med Diss B, Humboldt-Univ zu Berlin
253. Otto H-D (1983) Pathogenese der branchiogenen Überschußmißbildungen (Choristien). Teil 1: Epithelversprengungen. HNO-Praxis 8:61–170
254. Otto H-D (1983) Pathogenese der branchiogenen Überschußmißbildungen (Choristien). Teil 2: Epithelretentionen (Branchiogene Fisteln und Zysten). HNO-Praxis 8:247–257
255. Otto H-D (1984) Die Rostralkrümmung der proximalen Viszeralbogenabschnitte – eine bisher unbekannte Embryonalbewegung. Anat Anz 155:239–249
256. Otto H-D (1984) Der Irrtum der Reichert-Gauppschen Theorie. Ein Beitrag zur Onto- und Phylogenese des Kiefergelenks und der Gehörknöchelchen der Säugetiere. Anat Anz 155:223–238
257. Otto H-D (1990) Kongenitale Epidermoide des Schläfenbeins. Teil 1: Pathogenese. HNO 38:43–49
258. Otto H-D, Gerhardt HJ, Biedermann F (1984) Pathogenesis of the dysplasias of the face and the ear and dystopias of the temporal region. Int J Pediat Otorhinolaryngol 7:159–172
259. Otto H-D, Opitz Ch (1985) Zur formalen Genese der Spalten, Brücken sowie fissuralen Fisteln und Zysten des primären Gaumens. Lippen-, Kiefer-, Gaumenspalten. 2. Rostocker Expertensymposium 24.–27.4.1985
260. Otto H-D, Opitz Ch (1987) Ein neues Konzept zur normalen und pathologischen Entwicklung des primären Gaumens. Teil 1. Das normale Schicksal der Hochstetterschen Epithelmauer. Anat Anz 163:213–223
261. Overton StB, Ritter FN (1973) A high placed jugular bulb in the middle ear: A clinical and temporal bone study. Laryngoscope 83:1986–1991
262. Partsch CJ (1964) Ohrmißbildungen bei der Thalidomid-Embryopathie. Mpnch Med Wschr 106:290–295
263. Patten BM (1948) Human Embryology. Blahiston, Philadelphia
264. Patyakina OK (1971) A rare case of malformation of the facial nerve and stapes. Vestn ORL 33:103–105
265. Pau HW, Koch F (1979) Hereditäre Kombination von branchiogenen Fisteln und Mittelohrmißbildungen. Z Laryngol Rhinol 58:88–95
266. Peron DL, Schuknecht HF (1975) Congenital cholesteatomas with other anomalies. Arch Otolaryngol Head Neck Surg 101:498–505
267. Peter K (1913) Atlas der Entwicklung der Nase und des Gaumens beim Menschen mit Einschluß der Entwicklungsstörungen. Fischer, Jena
268. Petit P, Werotte N (1982) Fistules et kystes cervico-faciaux. Essai de classification. Acta Stomat Belg 79:219–229
269. Pfalz CR, Redli M (1978) Occult cholesteatoma of the middle ear. Otorhinolaryngol Relate Spec 40:23–31
270. Pfeiffer RA, Nessel E (1962/2) Multiple congenital abnormalities. Lancet 349–350
271. Pirodda E (1965) Dysontogenetic dermoid of the Eustachian tube. J Laryngol Otol 79:546–553
272. Plath P (1970) Cholesteatom bei angeborener Gehörgangsatresie. HNO 18:183–184
273. Plester D (1971) Congenital malformations of the middle ear. Acta Otorhinolaryngol Belg 25:877–884
274. Plester D (1972) Diskussionsbemerkungen zum Vortrag Terrahe, K: Diagnostik der Mißbildungen des Ohres und des Ohrschädels. Arch Ohr-Nas-Kehlkopfheilkd 202:272–273
275. Plewes JL, Jacobson I (1971) Familial frontonasal dermoid cysts – report of four cases. J Neurosurg 34:683–686
276. Poswillo DE (1973) The pathogenesis of the first and second branchial arch syndrome. Oral Surg Oral Med Oral Pathol 35:302–328
277. Poswillo DE (1975) The pathogenesis of the Treacher Collins syndrome (mandibulofacial dysostosis). Br J Oral Surg 13:1–26
278. Pratt LW (1965) Midline cysts of the nasal dorsum: Embryologic origin and treatment. Laryngoscope 75:968–980
279. Proctor B (1964) The development of the middle ear spaces and their surgical significance. J Laryngol Otol 78:631–648
280. Proctor B (1967) Embryology and anatomy of the Eustachian tube. Arch Otolaryngol 86:503–514
281. Purcelli FM (1967) First branchial cleft anomalies. Am Surg 33:785–790
282. Randall P, Royster HP (1963) First branchial cleft anomalies. Plast Reconstr Surg 31:497–506
283. Ranke H von (1893) über eine typische Mißbildung im Bereiche des ersten Kiemenbogens, Wangenohr, Melotus. Münch Med Wschr 40:689–693
284. Rankow RM, Handford JM (1953) Congenital anomalies of the first branchial cleft. Surg Gynec Obstet 96:102–106
285. Rapport RL, Dunn RC Jr, Alhady F (1981) Anterior encephalocele. J Neurosurg 54:213–219
286. Reichert C (1837) Ueber die Visceralbogen der Wirbeltiere im Allgemeinen und deren Metamorphosen bei den Vögeln und Säugetieren. Arch Anat Physiol Wiss Med 120–122
287. Richany SF, Bast TH, Anson BJ (1956) The development of the first branchial arch in man and the fate of Meckel's cartilage. Quart Bill Northw Univ Med School 30:331–355
288. Rickles NH, Little JW (1967) The histogenesis of the branchial cyst. II. A study of the lining epithelium. Am J Pathol 50:765–777
289. Riechelmann H, Wolfensberger M, Coerdt W (1992) Zur Differentialdiagnose der kindlichen Halsschwellung – zervikale Thymuszyste. HNO 40:59–63
290. Roberts AP (1958) A case of intracranial dermoid cyst associated with the Klippel-Feil deformity and recurrent meningitis. Arch Dis Child 33:222–225
291. Rogers BO (1964) Berry-Treacher Collins syndrome: A review of 200 cases (mandibulo-facial dystosis; Franceschetti-Zwahlen-Klein-syndromes). Br J Plast Surg 17:109–137

292. Rogers BO (1964) Rare craniofacial deformities. In: Converse JM (ed) Reconstructive Plastic Surgery. 3/32. Saunders Co., Philadelphia, p 1213
293. Rogers BO (1968) Microtic, lop, cup and protruding ears: Four directly inheritable deformities? Plastic Reconstr Surg 41:218–251
294. Romanet P, Morizot B, Bouilly G, Gabrielle F (1991) Tumeur cervicale à croissance rapide: Kyste thymique. J franc ORL 40:51–53
295. Rosenfeld RM, Biller HF (1991) Fourth branchial pouch sinus: Diagnosis and treatment. Otolaryngol Head Neck Surg 105:44–50
296. Sadé J, Babiacki A, Pinkus G (1983) The metaplastic and congenital origin of cholesteatoma. Acta Otolaryngol (Stockh) 96:119–129
297. Salzer H (1902) Ein Fall von medianer Unterlippen-Kiefer-Zungenspalte. Z Heilkd 23:282–289
298. Samant HC, Gupta OP et al. (1975) Congenital midline fistula of the tongue. Oral Surg 39:34–38
299. Sanna M, Zini C (1982) Congenital cholesteatoma of the middle ear. In: Sadé J (ed) Cholesteatoma and mastoid surgery. Kugler, Amsterdam, pp 29–36
300. Schätzle W, Haubrich J (1975) Pathologie des Ohres. In: Doerr W, Seifert G, Uehlinger E (Hrsg) Spezielle pathologische Anatomie 9. Springer, Berlin Heidelberg New York
301. Schindler M, Hurwitz S, Greenhood H (1954) Teratoid tumor of the nasopharynx in a new born. Ann Otol Rhinol Laryngol 63:887–889
302. Schmalhausen JJ (1923) Der Suspensorialapparat der Fische und das Problem der Gehörknöchelchen. Anat Anz 56:534–543
303. Schmidberger H, Grubbauer HM, Sager WD (1976) Über eine komplexe Fehlbildung des 1. und 2. Kiemenbogens und der 1. Kiemenfurche, Dysostosis temporo-spheno-facialis. Fortschr Röntgenstr Nuclearmed 125:155–163
303a. Schuknecht HF (1974) Pathology of the ear. Harvard Univ Press, Cambridge Mass
303b. Schumacher G-H (1986) Embryonale Entwicklung des Menschen. Volk u Gesundheit, Berlin
304. Schwartz M, Becker PE (1964) Anomalien, Mißbildungen und Krankheiten des Ohres, der Nase und des Halses. In: Becker PE (Hrsg) Humangenetik 4. Thieme, Stuttgart, pp 248–345
305. Schwarz M (1962) Mißbildungen des Ohres. Arch Ohr-Nas-Kehlkopfheilkd 179:327–331
306. Sedee GA (1973) Facial nerve and dysplasia of the temporal bone. ORL (Basel) 35:222–228
307. Sercer A, Mündnich K (1962) Plastische Operationen an der Nase und an der Ohrmuschel. Thieme, Stuttgart
308. Sessions DG, Stallings JD (1972) First and second branchial arche syndrome. Arch Otolaryngol 96:579–583
309. Sessions RB (1982) Nasal dermal sinuses – new concepts and explanations. Laryngoscope 92:1–28
310. Shajrawi I, Gertner R, Fradis M, Podoshin L (1990) Lateral cervical thymic cyst. Otolaryngol Head Neck Surg 102:759–761
311. Shapiro MJ, Irvington NJ, Mix BS (1968) Heterotopic brain tissue of the palate: A report of two cases. Arch Otolaryngol 87:96–100
312. Shapiro MJ, Mix BS (1968) Heterotopic brain tissue of the palate; a report of two cases. Arch Otolaryngol 87:522–526
313. Shcherbatov JJ (1964) Congenital periauricular fistulae. Voprosy Otorinolaring Detskogo Vozrasta 2:55–64
314. Siebenmann F (1894) Die ersten Anlagen von Mittelohrraum und Gehörknöchelchen des menschlichen Embryo in der 4. bis 6. Woche. Arch Anat Entwicklungsgesch 355–365
315. Siemens HW (1921) Zur Kenntnis der sogenannten Ohr- und Halsanhänge (branchiogene Knorpelnaevi). Arch Dermatol 132:186–205
316. Singer R (1966) A new technic for exstirpation of preauricular cysts. Am J Surg 111:291–295
317. Sinha SN, Singh AK (1978) Ipsilateral absence of tonsil and microtia with ectopic salivary gland. J Laryngol Otol 92:1147–1149
318. Sistrunk WE (1928) Technique of removal of cysts and sinuses of the thyroglossal duct. Surg Gynec Obstet 46:109–112
319. Spoendlin H (1956) Histologische Untersuchung bei doppelseitiger Atresiea auris congenita. Pract ORL 18:78–93
320. Stammers FAR (1926) Preauricular fistulae. Brit J Surg 14:359–363
321. Starck D (1959) Ontogenie und Entwicklungsphysiologie der Säugetiere. Handbuch der Zoologie 8/9. de Gruyter, Berlin, pp 1–283
322. Starck D (1975) Embryologie. Ein Lehrbuch auf allgemein biologischer Grundlage. 3. Aufl. Thieme, Stuttgart
323. Steffen TN, House WF (1962) Salivary gland choristoma of the middle ear. Arch Otolaryngol 76:74–75
324. Steinkamp H-J, Knöbler D, Zwicker C, Felix R (1993) Halslymphknotenmetastasen bei unbekanntem Primärtumor. Laryngol Rhinol Otol 72:78–85
325. Stennert E, Arnold R (1973) „Der doppelte Gehörgang". Klinische Studie einer seltenen Mißbildung mit besonderer Berücksichtigung der anatomischen Beziehung zum extratemporalen Facialisverlauf. HNO 21:293–296
327. Stoll W (1978) Seltene Stapesanomalien. Z Laryngol Rhinol 57:291–299
328. Stoll W (1980) Laterale Halszysten und laterale Halsfisteln: Zwei verschiedene Krankheitsbilder. Laryngol Rhinol Otol 59:585–595
329. Streeter GL (1922) Development of the auricle in the human embryo. Contrib Embryol Carneg Instn Washington 14, Publ 277:111–138
330. Streeter GL (1948) Developmental horizons in human embryos. Contrib Embryol Carneg Instn Washington 32:133–204
331. Stupka W (1938) Die Mißbildungen und Anomalien der Nase und des Nasenrachenraumes. Springer, Wien
332. Sullivan JA (1963) Reconstruction of congenital atresia of outer and middle ear. Arch Otolaryngol 78:329–335
333. Taylor BW, Erich JB (1967) Dermoid cysts of the nose. Mayo Clin Proc 42:488–494
334. Taylor BW, Erich JB, Dockerty MB (1966) Dermoids of the head and neck. Minn Med 49:1535–1540
335. Taylor GD, Martin HF (1961) Salivary gland tissue in the middle ear. A rare tumor. Arch Otolaryngol 73:651–653
336. Terrahe K (1972) Diagnostik der Mißbildungen des Ohres und des Ohrschädels. Arch Ohr-Nas-Kehlkopfheilkd 202:85–151
337. Tönnis W (1956) Biologie und Pathologie der Hirngeschwülste. In: Olivecrona AH, Tönnis W (Hrsg) Handbuch der Neurochirurgie 3. Springer, Berlin Göttingen Heidelberg, pp 196–202
338. Toglia IU, Netsky MG, Eben A (1965) Epithelial (epidermoid) tumors of the cranium. J Neurosurg 23:384–393
339. Tom LWC, Kenaely JFX, Torsiglieri AJ (1991) First branchial cleft anomalies involving the tympanic membrane and middle ear. Otolaryngol Head Neck Surg 105:473–477
340. Tytus JS, Pennybacker J (1956) Pearly tumors in relation to the central nervous system. J Neurol Neurosurg Psychiat 19:241–259
341. Ungerecht K (1962) Die Gefährdung des N. facialis bei der operativen Behandlung der angeborenen Hals-Ohrfisteln. HNO 10:197–200

342. Urbantschitsch V (1876) Zur Anatomie der Gehörknöchelchen des Menschen. Arch Ohrenheilkd 11:1–10
343. Urbantschitsch V (1877) Über die als Fistula auris congenita bezeichnete Bildungsanomalie. Mschr Ohrenheilkd 11:84–89
343a. Virchow R (1864) Ueber Mißbildungen am Ohr und im Bereich des ersten Kiemenbogens. Virchows Arch Pathol Anat 30:221–239
344. Virchow R (1865) Ein neuer Fall von Halskiemenfistel. Virchows Arch Pathol Anat 32:518–524
345. Vistness LM, Burt GB, Longenecker CG (1969) Nasal glioma. Plast Reconstr Surg 43:195–197
346. Voigtel FG (1804) Handbuch der pathologischen Anatomie. Hemmerde und Schwetschke, Halle, 1: pp 295, 2: pp 34–35
347. Walker EA, Resler DR (1963) Nasal glioma. Laryngoscope 73:93–107
348. Warbrick JG (1960) Early development of the nasal cavity and upper lip in the human embryo. J Anat 94:351–362
349. Weissman F, Horwitz F (1963) Sinus of the first branchial cleft. Plast Reconstr Surg 31:79–84
350. Weissmann PH, Johnson GF (1964) Concealed extensions of dermoid cysts of the nose. Plast Reconstr Surg 34:373–381
351. Wenglowski R (1913) Über die Halsfisteln und Cysten. Langenbecks Arch Klin Chir 100:789–892
352. Werner R (1986) Altersabhängige Veränderungen der diskoidalen Zwischenschicht des Hammer-Amboß-Gelenkes als indirekter Nachweis seiner Funktion als „Rutschkupplung" – eine vergleichend-anatomische Studie am Meerschweinchen, Hunden und am Menschen. Med Diss, Humbold-Universität, Berlin
353. Whitaker SR, Sprinkle PM, Chou SM (1981) Nasal glioma. Arch Otolaryngol 107:550–554
354. Wildervanck LS (1962) Hereditary malformations of the ear in three generations. Marginal pits, pre-auricular appendages, malformations of the auricle and conductive deafness. Acta Otolaryngol 54:553–560
355. Willis RA (1958) The borderland of embryology and pathology. Butterworth, London
356. Wilson CP (1955) Lateral cysts and fistulae of the neck of developmental origin. Ann Roy Coll Surg Engl 17:1–26
357. Wine CI, Metcalf IE (1977) Salivary gland choristoma of the middle ear and mastoid. Arch Otolaryngol 103:435–436
358. Wood-Jones F, I-Chuan W (1934) The development of the external ear. J Anat (London) 68:525–533
359. Work WP (1972) Newer concepts of first branchial cleft defects. Laryngoscope 82:1581–1593
360. Work WP, Proctor CA (1963) The otologist and first branchial cleft anomalies. Ann Otol Rhinol Laryngol 72:548–562
361. Wullstein SR (1977) Die Folgen des Hochstandes des Bulbus venae jugularis für den unteren Durchlüftungsweg der Paukenhöhle. HNO 25:393–397
362. Wustrow F (1963) Branchiogene Halsfisteln und Halszysten, kongenitale Ohr-Hals-Fisteln und Laryngozelen. In: Berendes J, Link R, Zöllner F (Hrsg) Hals-Nasen-Ohren-Heilkunde. 2, 2. Thieme, Stuttgart, pp 733–746
363. Wyt L (1955) Ein Fall von kongenitaler Hals-Ohren-Fistel (Küttner). Mschr Ohrenheilkd 89:164–166
364. Zarem HA, Gray GF Jr, Morehead D, Edgerton MT (1967) Heterotopic brain in the nasopharynx and soft palate: report of two cases. Surgery 6:483–486
365. Ziesmann B, Laubert A (1989) Dysontogenetische Zysten des Mundbodens. HNO 37:182–185
366. Zühlke D (1972) Chirurgische Behandlung der Mißbildungen des Ohres (exklusiv Ohrmuschel). Arch Ohr-Nas-Kehlkopfheilkd 202:153–202

Nachtrag:

367. Akpuaka FC, Iwozo JC (1990) Reduplikation of the mouth and mandible. Plast Reconstr Surg 86:971–972
368. Andersen BL, Svendsen EP (1978) Midline cervical clefts. Case report. Scand J Plast Reconstr Surg 12:169–170
369. Balcells-Par R, Cancho-Cerquella V, Gil-Vernet JM, Boix-Ochon J (1977) Fente médiane congénitale du cou. Ann Chir Infantile, Paris 18:149–155
370. Black FO, Myers EN, Rorke LB (1973) Aplasia of the first and second branchial arches. Arch Otolaryngol 98:124–128
371. Lardenet J, Simon C, Wayoff M (1984) Fistule mento-sternale – A propos d'un cas. J franc ORL 33:418–419
372. Waldschmidt J, Haße W (1967) Die oberflächliche mediane Halsspalte. Bremer Ärzteblatt 20:38–40

European Archives of Oto-Rhino-Laryngology Suppl 1994/I

Röntgendiagnostik der Ohrmißbildungen

F. Biedermann

Institut für Röntgendiagnostik des Universitätsklinikums Charité, Medizinische Fakultät der Humboldtuniversität Berlin, Schumannstraße 20/21, D-10117 Berlin

Inhaltsverzeichnis

1 Einleitung

1.1 Bedeutung der Röntgendiagnostik der Ohrmißbildungen für die Klinik

Die Bedeutung der Röntgendiagnostik bei der Differenzierung der Ohrmißbildungen wurde schon zeitig erkannt. E. G. Mayer [41] geht in seiner 1930 erschienenen Monographie „Otologische Röntgendiagnostik" bereits ausführlich auf die Darstellung der Mißbildungen des Schläfenbeins im Röntgenbild ein. Er gibt dabei auch die Grenzen an, die der damaligen Röntgentechnik (Aufnahmen in den Spezialeinstellungen nach Schüller, Stenvers und Mayer) gesetzt sind. An eine Darstellung der Dysplasien der Ossicula, der Labyrinthfenster oder des Fazialiskanals war damals noch nicht zu denken.

Muntean wandte 1942 erstmals die Schichtuntersuchung zur Darstellung des Gehörorgans bei einer Aplasie des äußeren Gehörganges an. Mit der damals üblichen linearen Schichttechnik waren die Ergebnisse aber noch recht bescheiden, so daß beispielsweise die Ossicula kaum zu erfassen waren. Immerhin empfiehlt auch schon Muntean, daß die Schichtuntersuchung vor jedem operativen Eingriff zur Klärung der anatomischen Verhältnisse durchgeführt werden sollte. Eine entscheidende Verbesserung der röntgendiagnostischen Möglichkeiten bei Ohrmißbildungen wurde mit der Einführung der hypozykloidalen Tomographie erreicht. Frey u. Mündnich [21] sowie Ombredanne u. François [49] waren die ersten, die über allerdings noch wenige Fälle von Ohrmißbildungen berichteten, welche mit dem Schichtgerät „Polytome" untersucht wurden. In ihrer

1959 erschienenen Monographie „Das Röntgenschichtbild des Ohres“ gaben Mündnich u. Frey [44] nicht nur die Technik der hypozykloidalen Schläfenbeintomographie in den verschiedenen Einstellungen an, sie zeigten auch als erste Tomogramme einer größeren Zahl von 25 Patienten mit Ohrmißbildungen in einer hervorragenden Darstellung.

Da im gleichen Jahr der markante Anstieg von Ohrmißbildungen im Rahmen der Thalidomidembryopathie einsetzte, entstand von seiten der HNO-Kliniken ein großes Interesse an der nunmehr technisch gut entwickelten Tomographie des Gehörorgans. Mündnich [45] bemerkt im Handbuch der Hals-Nasen-Ohrenheilkunde, daß das Röntgenbild wichtigste Hinweise für Prognose und operatives Vorgehen bei den Ohrmißbildungen gibt. Später führt Terrahe [67] über den Wert der Röntgendiagnostik aus: „Ein mißgebildetes Gehörorgan darf nicht ohne genaue tomographische Voruntersuchung operativ angerührt werden. Die Schichtuntersuchung überprüft die Vorbedingungen für einen hörverbessernden Eingriff und übt maßgeblichen Einfluß auf die Wahl des operativen Vorgehens aus.“ Auch Reisner [59] meint, ein mißgebildetes Ohr sollte nicht operiert werden, bevor die anatomischen Details tomographisch dargestellt sind. Hierbei sollte der Radiologe dem Otologen Hilfestellung leisten, damit die Indikation zur Schichtuntersuchung zur richtigen Zeit gestellt wird und das betroffene Kind an einer dazu geeigneten Stelle sorgfältig radiologisch untersucht wird.

Wir haben im Verlauf von rund 30 Jahren bei 577 Patienten mit Ohrmißbildungen, von denen etwa die Hälfte zur Gehörverbesserung operiert wurde, die Erfahrung gemacht, daß die Ergebnisse der Röntgenuntersuchung einen wesentlichen Faktor bei der Indikationsstellung zur Operation bilden. Bei einer einseitigen Mißbildung ist von einer Operation abzusehen, wenn folgende Befunde im Röntgenbild zu erheben sind: hochgradige Dysplasie der Paukenhöhle, atypischer Verlauf des Fazialiskanals, fehlende Pneumatisation, gleichzeitiges Bestehen einer erheblichen Innenohrdysplasie. Bei einer beidseitigen Mißbildung zeigt die Röntgenuntersuchung an, welche Seite die für ein operatives Vorgehen günstigeren anatomischen Voraussetzungen bietet.

1.2 Indikationen zur Röntgenuntersuchung bei Ohrmißbildungen

Für die Indikation zur Tomographie bei einer Ohrmißbildung ist die Wahl des richtigen Zeitpunktes der wesentliche Faktor. Man sollte die Untersuchung erst dann durchführen, wenn der Zeitpunkt für eine Operation in absehbare Nähe gerückt ist. Bei einem älteren Kind gelingt es besser als bei einem Kleinkind, technisch gute Tomogramme anzufertigen. Wiederholungsuntersuchungen, die aus Gründen des Strahlenschutzes nicht erwünscht sind, lassen sich dann vermeiden.

Über den richtigen Zeitpunkt der Operation einer Ohrmißbildung haben sich die Ansichten in den vergangenen 30 Jahren gewandelt. Mündnich [45] empfiehlt 1965, daß die beidseitige Gehörgangsatresie mit 2 bis $2^1/_2$ Jahren operiert werden soll. Bei einseitiger Gehörgangsatresie soll der chirurgische Eingriff bis zum 5. bis 6. Lebensjahr verschoben werden. Livingstone [37], Gill [22] sowie Johnsen et al. [32] empfehlen ähnliche Zeiten. Autoren der letzten Jahre empfehlen dagegen spätere Termine. Weerda et al. [72] führen bei einseitiger Atresie den Ohrmuschelaufbau nach dem 5. Lebensjahr durch, die Rekonstruktion der Mittelohrmißbildung erst im Erwachsenenalter nach eingehender Beratung des Patienten. Bei beidseitiger Atresie empfehlen sie die Versorgung mit Knochenleitungshörgeräten so früh wie möglich und ab 4. Lebensjahr Mittelohraufbau auf dem schlechter hörenden Ohr. Bei gutem Hörgewinn wird mit dem anderen Ohr wie bei einseitiger Atresie verfahren. Hildmann et al. [27] verschieben die Entscheidung für oder gegen eine Operation bei einseitiger Mißbildung bis zu einem Zeitpunkt, in dem der Patient selbstverantwortlich entscheiden kann, also auf das 14.–16. Lebensjahr. Bei beidseitiger Mißbildung sehen sie etwa im 6. Lebensjahr ausreichend günstige Voraussetzungen für eine Operation.

In der HNO-Klinik der Charité wird bei einseitiger Atresie etwa ab 15. Lebensjahr operiert, wenn der Patient mitentscheiden kann, wobei der Berufswunsch eine Rolle spielt. Bei beidseitiger Atresie empfehlen wir die Operation des besseren Ohres ein Jahr vor der Einschulung. Bis dahin erfolgt die Versorgung über ein Knochenleitungshörgerät.

Aus dem empfohlenen Operationstermin ergibt sich der Zeitpunkt für die Röntgendiagnostik: bei einseitiger Atresie nicht vor dem 10. Lebensjahr, bei beidseitiger Atresie nicht vor dem 5.–6. Lebensjahr. Wir konnten so fast immer die Untersuchung ohne Narkose durchführen, eine Ruhigstellung der Kinder für etwa 15 min zur Anfertigung der Schichtserie war ohne größere Schwierigkeiten zu erreichen.

1.3 Strahlenbelastung und Strahlenschutz bei der Röntgendiagnostik der Ohrmißbildungen

Die Probleme der Strahlenbelastung und des Strahlenschutzes dürfen bei der Diagnostik der Ohrmißbildungen nicht außer Acht gelassen werden. Einerseits wird eine größere Zahl von Röntgenaufnahmen benötigt, andererseits handelt es sich um Kinder und Jugendliche, bei denen besonders streng auf die Vermeidung einer unnötigen Strahlenbelastung zu achten ist. So ist der Forderung von Stieve [61] beizupflichten, daß Tomogramme generell auf hochempfindlichen Filmen angefertigt werden sollen. Außerdem sind Universalverstärkerfolien zu verwenden, da sich bei Gebrauch von feinzeichnenden Folien der Dosisbedarf auf das Doppelte erhöht. Cuming u. Mitchell [11] meinen, daß die Zahl der Tomogramme soweit als möglich zu beschränken sei, da ein großer Teil der Strahlung die Linse trifft. Sie begnügen sich mit 18 Aufnahmen für die Untersuchung beider Ohren und erreichen dabei eine akzeptable Linsendosis. Die genetische Strahlenbelastung ist nach Seelentag, zitiert bei Terrahe [64], geringfügig. Bei 25 Ohrschichtaufnahmen ergibt sich eine Gesamtdosis an den Keimdrüsen, die etwa der Dosis bei einer Nasennebenhöhlenaufnahme entspricht. Nach Plattfaut u. Ewen [55] führt eine CT-Untersuchung des Felsenbeins etwa zur gleichen Strahlenbelastung wie eine konventionelle Tomographie. Die Unterschiede in den Stahlenexpositionen sind so gering, daß keine generelle Empfehlung zugunsten der einen oder anderen Technik ausgesprochen werden kann. Wir führen die Röntgenuntersuchung mit so wenig Aufnahmen wie möglich durch, um die Strahlenbelastung niedrig zu halten. Neben den Schläfenbeinaufnahmen nach Schüller und in transorbitaler Projektion erfolgt die Tomographie in ap-Projektion, da sich bei dieser Einstellung für alle Teile des Schläfenbeins relativ günstige Abbildungsmöglichkeiten ergeben. Ein weiterer Vorteil dieser Projektion besteht in der Möglichkeit, beide Schläfenbeine auf einer Schichtserie darzustellen. 8 Tomogramme reichen fast immer für die Darstellung der wichtigsten Innen- und Mittelohrstrukturen aus. Nur zur Abklärung von Dysplasien, die sich auf weitere Teile der Schädelbasis und des Gesichtsschädels erstrecken, sind zusätzliche Röntgenaufnahmen erforderlich (NNH-Aufnahme, Orthopantomogramm, HWS-Aufnahme).

2 Untersuchungstechnik

2.1 Übersichts- und Spezialaufnahmen

Über die Bedeutung von Übersichts- und Spezialaufnahmen in der Röntgendiagnostik der Ohrmißbildungen sind die Meinungen geteilt. Psenner [56] empfiehlt die Anfertigung der Aufnahmen nach Schüller, Stenvers und Mayer vor der Tomographie. Von anderen Autoren werden noch weitere Spezialaufnahmen empfohlen: Von Everberg [15] die Aufnahmen nach Chausse III, Towne sowie die axiale Pyramidendarstellung, von Jensen u. Rovsing [30] die Aufnahmen nach Runström II und Towne sowie von Boulay u. Bostick [9] die Aufnahmen nach Guillen und Towne. Dagegen meint Reisner [59], daß Summationsaufnahmen in Spezialprojektionen zur Diagnostik der Ohrdysplasien wegen ihrer begrenzten Aussage überflüssig seien. Vor der Tomographie sollten höchstens die Aufnahmen nach Schüller angefertigt werden sowie Übersichtsaufnahmen des Schädels, wenn der Verdacht auf eine Dysplasie des Gesichtsschädels oder der Schädelbasis besteht.

Wir halten die Anfertigung folgender Aufnahmen vor der Tomographie für indiziert: Die Aufnahme nach Schüller zur Beurteilung der Ausdehnung des Zellsystems und die transorbitale Darstellung der Felsenbeinpyramiden, um gröbere Veränderungen an den knöchernen Innenohrstrukturen nachzuweisen.

2.2 Konventionelle Tomographie

Die in den Jahren 1942 bis 1956 aus technischen Gründen ausschließlich angewandte lineare Tomographie zur Darstellung der Ohrmißbildungen beurteilte Reisner [59] folgendermaßen: Mit dieser Technik lassen sich zwar optisch schöne Tomogramme erzielen, die gerichtete Störschattenbildung kann jedoch im Einzelfall zu falsch positiven oder falsch negativen Befunden führen, deren Erkennen für den Auswerter erfahrungsgemäß unmöglich ist.

Die hypozykloidale Tomographie wurde bald nach der technischen Realisierung der entsprechenden Geräte auch für die Diagnostik der Ohrmißbildungen eingesetzt. Bei dieser Technik werden viele Einzelheiten des darzustellenden Objektes tangential getroffen, eine gleichmäßige Verwischung ohne gerichtete Störschatten wird dadurch erreicht. In ihrer 1959 erschienenen Monographie „Das Röntgenbild des Ohres“ beschreiben Mündnich u. Frey [44] 6 Projektionen für die optimale Darstellung des Schläfenbeins im Tomogramm und teilen mit, in welcher Projektion die einzelnen anatomischen Details am günstigsten zu erfassen sind. Reisner [59,60] meint, daß mit der ap- und Stenvers-Projektion alle Innen- und Mittelohrdysplasien zu erfassen sind.

Ziel der tomographischen Untersuchung sollte es nicht sein, grundsätzlich alle anatomischen Details in verschiedenen Ebenen darzustellen, sondern mit möglichst wenig Aufwand diejenigen Strukturen zu erfassen, welche für die Diagnostik und Therapie der Mißbildungen entscheidend sind. Diese Beschränkung ist schon im Interesse des Strahlenschutzes notwendig. Spezielle tomographische Projektionen sind zwar für den Geübten eine nützliche Ergänzung, im Grunde jedoch entbehrlich. Frey et al. [20] sind auch unter Berücksichtigung der Computertomographie der Meinung, daß die hypozykloidale ap-Tomographie zur Beurteilung einer Ohrmißbildung ausreicht. Als Ergänzung werden Tomogramme in seitlicher und Stenvers-Projektion empfohlen. Als notwendigen Schichtabstand bei der hypozykloidalen Tomographie des dysplastischen Schläfenbeins geben einige Autoren [11, 49, 52] 2 mm an. Andere fordern dagegen 1 mm Schichtabstand [14, 17, 47].

Reisner u. Gosepath [60] weisen darauf hin, daß bei negativem Befund einer hypozykloidalen Tomographie folgende Mißbildungen vorliegen können: Mittelohrmißbildungen vom „kleinen Typ“, vor allem isolierte Stapesmißbildungen; weiterhin Innenohrmißbildungen an den membranösen Anteilen des Labyrinthes (Scheibe-Typ, Siebenmann-Bing-Typ).

Wir führen die hypozykloidale Tomographie in der ap-Projektion durch, so daß beide Schläfenbeine zugleich dargestellt werden können. Bei einseitiger Dysplasie stellt das mit dargestellte Schläfenbein ein wichtiges Vergleichsobjekt dar. Auch weist die „normale“ Seite nicht selten kleinere Anomalien auf, die bei der klinischen Untersuchung nicht erfaßt wurden. Auch benachbarte Regionen wie Kiefergelenke und kraniovertebraler Übergang stellen sich in der ap-Projektion günstig dar. In beiden Regionen finden sich nicht selten mit einer Ohrdysplasie kombinierte Fehlbildungen. Besteht eine Dysplasie beider Schläfenbeine, lassen sich beide Seiten mit einer Schichtserie erfassen, so daß die ap-Projektion auch Vorteile von seiten des Strahlenschutzes aufweist. Weitere Projektionen mußten wir zur Beantwortung der Fragen, die vom Operateur einer Mittelohrdysplasie gestellt wurden, nicht anwenden.

Als Schichtabstand wählen wir 2 mm, wobei 8 Tomogramme ausreichen, um die wichtigen Mittel- und Innenohrstrukturen darzustellen. Bei komplizierten Dysplasien kann sich die Notwendigkeit ergeben, 2–4 Tomogramme um 1 mm gegenüber der ersten Serie versetzt einzufügen, so daß in der interessierenden Region ein Schichtabstand von 1 mm resultiert. Die Untersuchung wird in Rückenlage durchgeführt und dauert etwa 15 min. Es gelingt bei Kindern von etwa 5 Jahren an, eine Fixierung des Kopfes in dieser bequemen Lagerung über diese Zeit ohne medikamentöse Ruhigstellung zu erreichen.

2.3 Computertomographie

Nach Lloyd et al. [38] sind die Ossicula mit der CT besser darzustellen als mit der konventionellen Tomographie. Die CT sollte ergänzend zur konventionellen Tomographie zum Nachweis pathologischer Veränderungen im Stapesbereich angewandt werden. Valvassori et al. [71] sehen den hauptsächlichen Fortschritt der CT im Vergleich zur konventionellen Tomographie in den Darstellungsmöglichkeiten der Weichteilstrukturen des Mittelohres. Nachteil der CT ist die Schwierigkeit bei der Herstellung anderer Schnitte als der axialen. Zalzal et al. [76] führen die CT bei Ohrmißbildungen in axialer Projektion durch. Die koronare Schnittführung ist bei kleinen Kindern ohne Kooperation schwierig durchzuführen. Mehra et al. [42] vertreten die Meinung, daß die CT der konventionellen Tomographie bei der Darstellung von Ohrmißbildungen überlegen ist. Sie benutzen axiale Scans in 2 mm Abstand sowie koronare Rekonstruktionen. Letztere ergeben allerdings nur wenig aussagefähige Bilder. Grevers et al. [24] untersuchten 20 Mittelohrmißbildungen mit axialen und koronaren Schnitten bei einer Schichtdicke von 1 mm. Falls die Patienten die Hyperextension nicht tolerieren konnten, wurden koronare Rekonstruktionen angefertigt. Sie konnten den Stapes in der überwiegenden Zahl der Fälle nicht identifizieren und meinen, daß die konventionelle Tomographie in der Hand des Geübten auch ein sehr aussagefähiges Verfahren darstellt. Frey et al. [20] sehen die Vorteile der CT in der besseren Erfassung weichteildichter Einschlüsse im Cavum tympani, in der günstigeren Darstellung von Stapes und ovalem Fenster sowie in der klareren Abbildung der labyrinthären und tympanalen Verlaufsstrecke des Fazialis. Dabei ist die koronare der axialen Projektion vorzuziehen. Odrezin et al. [48] brauchen je 12 Schnitte in axialer und koronarer Projektion mit 1,5 mm Schichtdicke in 1 mm Schichtabstand zur Darstellung der Schläfenbeindysplasien. Die koronare Projektion wird aber nur bei spezieller Indikation an die axiale angeschlossen.

Die CT mit dreidimensionaler Rekonstruktion empfehlen Andrews et al. [3]. Während zusätzliche anatomische Einzelheiten dadurch nicht zur Darstellung gelangen, wird als großer Vorteil die Anfertigung der dreidimensionalen Schnitte entsprechend der Sicht des Operateurs angegeben. Zusätzliche anatomische Einzelheiten beschreiben Jahrsdoerfer et al. [29] bei der dreidimensionalen CT. Unter anderem fanden sie Knochenspalten an der lateralen Fläche des Schläfenbeins, durch welche der Fazialis austritt. Sie fordern daher, daß diese Untersuchungstechnik vor jeder Operation einer Ohrmißbildung zur Anwendung kommt.

Wir haben bisher von der Anwendung der CT bei der Röntgendiagnostik der Ohrmißbildungen keinen Gebrauch gemacht. Einmal sind die mit der hypozykloidalen Tomographie erreichbaren Ergebnisse für die präoperative Diagnostik ausreichend. Zum anderen sind die Schwierigkeiten bei der Lagerung der Kinder in Hyperextension für die wichtige koronare Projektion doch beträchtlich.

2.4 Magnetresonanztomographie

Die Magnetresonanztomogaphie spielt bisher bei der Diagnostik der Ohrmißbildungen keine Rolle, weil die knöchernen Strukturen, auf die es hierbei hautpsächlich ankommt, bei diesem bildgebenden Verfahren unzureichend dargestellt werden. Leuwer et al. [36] zeigen aber, daß mit Hilfe der dreidimensionalen MRT-Darstellung eine detailgetreue Wiedergabe der häutigen Innenohrstrukturen und des Fazialis in seinem labyrinthären und tympanalen Anteil gelingt. Sie glauben, daß dadurch die Operationsplanung in der Mißbildungschirurgie erleichtert werden kann.

3 Einteilung der Ohrmißbildungen nach röntgendiagnostischen Gesichtspunkten

3.1 Einteilung der Mißbildungen des äußeren Gehörganges und des Mittelohres

Dem Versuch einer Einteilung der Mittelohrmißbildungen stehen einige Autoren sehr skeptisch gegenüber. So schreibt Terrahe [67], daß die dysmorphischen Veränderungen des Mittelohres ein wechselvolles Bild bieten, welches jedem Versuch, ihr regelloses Nebeneinander zu ordnen, Widerstand leistet. Zühlke [77] meint, eine übersichtliche Beschreibung in der Pauke intraoperativ vorgefundener Fehlbildungen wird durch die fast unbegrenzten Variationen der Gehörknöchelchen und der Paukenhöhlenwände erschwert. Da die Fehlbildungen beliebig miteinander kombiniert sein können, entziehen sie sich jedem Versuch einer Klassifikation. Es hat aber auch nicht an Versuchen gefehlt, die Ohrmißbildungen einer Klassifikation zu unterziehen. Erste Einteilungen an Hand von pathologisch-anatomischen Untersuchungen stammen von Marx [40] und Altmann [1]. Später folgten Einteilungen nach klinischen Gesichtspunkten. So Mündnich [45] im Handbuch der Hals-Nasen-Ohrenheilkunde: „Kleine" Mißbildungen beschränken sich auf die Ossicula, nicht selten auf die bloße kongenitale Fixation der Fußplatte des Steigbügels. „Einfache" Mißbildungen mit teilweiser oder kompletter Gehörgangsatresie. „Schwere" Mißbildungen sind in der Mehrzahl Teilerscheinungen schwerer Schädelmißbildungen oder Folgen von Thalidomidschädigungen. Teunissen u. Cremers [68] analysieren die Operationsbefunde von 144 Patienten mit Ohrmißbildungen und teilten diese in 4 Klassen ein nach dem Grad der Mißbildungen im Bereich der Ossicula sowie des ovalen und runden Fensters. Frey [19] nahm als erster eine Einteilung nach radiologischen Gesichtspunkten auf Grund des Tomographiebefundes vor:

Gruppe 1: Sog. „Kleine Dysplasie". Isolierte Mißbildung der Ossicula bei weitgehend normalem Cavum tympani, vorhandenem Trommelfell und offenem äußeren Gehörgang.

Gruppe 2: Geräumig ausgebildetes Cavum tympani bei fehlendem oder rudimentären äußeren Gehörgang. Atresieblock nicht sehr ausgedehnt. Ossicula meist dysplastisch.

Gruppe 3: Verkleinertes Cavum tympani bei ausgedehntem Atresieblock. Ossicula dysplastisch.

Gruppe 4: Sog. „Große Dysplasie". Stark verkleinertes Cavum tympani bei mächtigem Atresieblock. Ossicula fehlen. Fenestra vestibuli knöchern verlegt.

Gruppe 5: Sog. „Atypische Mißbildungen". Mißbildungen, die sich durch die Art ihres Aufbaues nicht in Gruppe 4 einordnen lassen.

Skepsis gegenüber einer Klassifizierung der Mittelohrmißbildungen erscheint uns berechtigt. Bei der Vielfalt der Dysplasien wird es im Einzelfall häufig Probleme bei der Zuordnung zu dieser oder jener Gruppe geben. Für die Zusammenstellung von Untersuchungsergebnissen ist jedoch ein Einteilungsschema sinnvoll. Auch ist der didaktische Wert eines solchen Schemas zu berücksichtigen, da es dem in diesem Diagnostikbereich noch Ungeübten die grundsätzlichen Möglichkeiten zeigt.

Im Prinzip haben wir die Klassifizierung von Frey benutzt, welche uns für eine Einteilung nach radiologischen Kriterien günstig erscheint. Für die Gruppen 1 bis 4 schließen wir uns vorbehaltlos dieser Einteilung an (Abb. 1–4). Für die Gruppe 5 haben wir eine abweichende Definition gewählt. Die hier von uns eingeordneten Fälle zeigen eine gewisse Regelmäßigkeit in ihrem anatomischen Aufbau bezüglich der Dysplasie. Sie lassen sich nicht in die Gruppen 1 bis 4 einordnen, die im Schweregrad der Dysplasie sowohl des äußeren Gehörganges als auch des Mittelohres eine konforme Zunahme erkennen lassen. Die Fälle der Gruppe 5 zeichnen sich dadurch aus, daß bei einer hochgradigen Dysplasie des Mittelohres der äußere Gehörgang angelegt ist (Abb. 5): Gruppe 5: Erhebliche Dysplasie des Cavum tympani. Ossicula erheblich dysplastisch. Äußerer Gehörgang angelegt (häufig atypischer Verlauf, manchmal verengt, manchmal sehr weit).

3.2 Einteilung der Mißbildungen des Innenohres

Die Klassifizierung der Innenohrmißbildungen ist in gleicher Weise problematisch wie die der Mittelohrmißbildungen. Auch hier sind verschiedene Klassifikationen bekannt. Pellant [51] teilt nach pathologisch-anatomischen Gesichtspunkten ein:

1. Michel-Typ: Komplettes Fehlen des Innenohres.
2. Mondini-Alexander-Typ: Defektbildung der ersten beiden Schneckenwindungen. Die Basalwindung der Schnecke kann dabei verplumpt sein, und es kommen gleichzeitig Mißbildungen des Vestibulums und der Bogengänge vor.
3. Bing-Siebenmann-Typ: Knöchernes Labyrinth normal, membranöse Strukturen im oberen Teil der Schnecke nicht entwickelt.
4. Scheibe-Typ: Normale Form der Cochlea, Mißbildung des häutigen Schneckenanteils. Mißbildungen im Bereich der Bogengänge und des Vestibulums sind möglich.

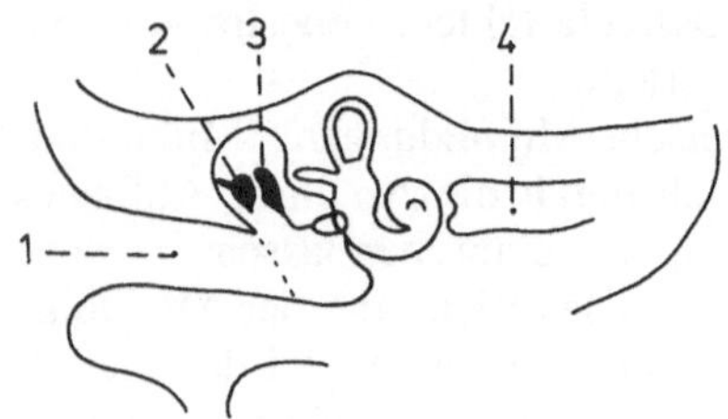

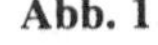

Abb. 1

Abb. 2

Abb. 1. Mittelohrmißbildung der Gruppe 1. *1* Äußerer Gehörgang, *2* Hammer, *3* Amboß, *4* Innerer Gehörgang

Abb. 2. Mittelohrmißbildung der Gruppe 2. *1* Äußerer Gehörgang, *2* Hammer und Amboß, *3* Innerer Gehörgang

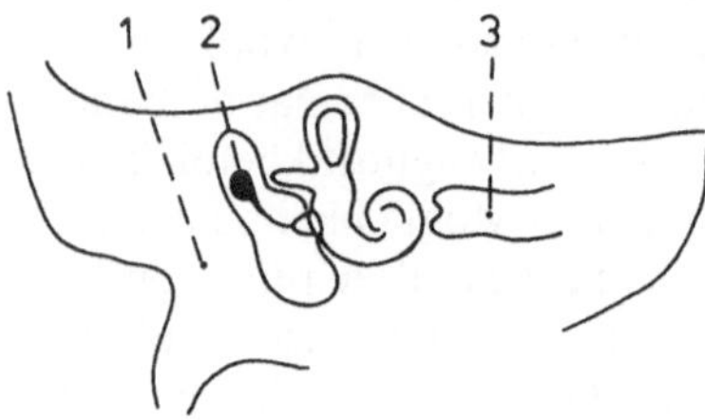

Abb. 3

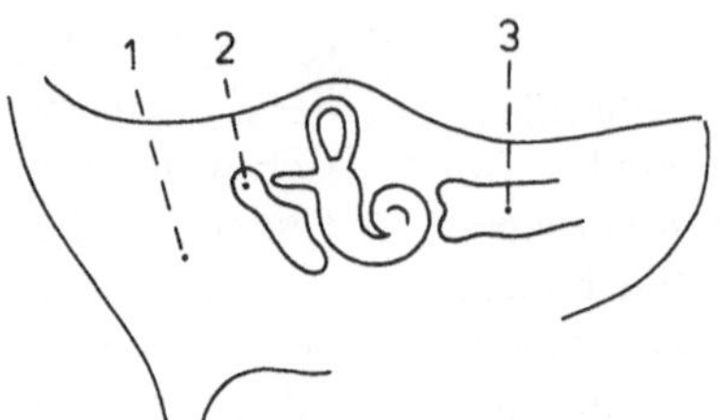

Abb. 4

Abb. 3. Mittelohrmißbildung der Gruppe 3. *1* Atresieplatte, *2* Ossiculum, *3* Innerer Gehörgang

Abb. 4. Mittelohrmißbildung der Gruppe 4. *1* Atresieblock, *2* Paukenhöhle, *3* Innerer Gehörgang

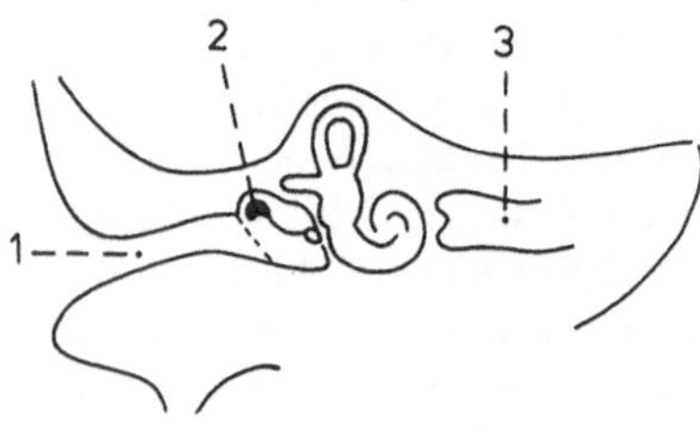

Abb. 5. Mittelohrmißbildung der Gruppe 5. *1* Äußerer Gehörgang, *2* Ossiculum, *3* Innerer Gehörgang

Eine Einteilung der Innenohrmißbildungen nach röntgenologischen Kriterien stammt von Phelps [54]:

Kategorie 1: Schwere Deformierung des Labyrinthes (vollständiges Fehlen des Labyrinthes, sackförmige Deformierung des Labyrinthes oder schwer erkennbare Differenzierung des Labyrinthes mit einem oder mehreren rudimentären Bogengängen)

Kategorie 2: Mäßige Deformierung des Labyrinthes (Fehlbildung der Bogengänge von der Dilatation bis zur Aplasie, Cochleadysplasien vom Mondinityp)

Kategorie 3: Leichte Deformierung des Labyrinthes (lateraler und oberer Bogengang dysplastisch, typisch ist der kurze, weite laterale Bogengang)

Eine weitere Einteilung nach röntgenologischen Kriterien geben Reisner u. Gosepath [60] an, auf welche unter 6.3 näher eingegangen wird.

4 Mißbildungen des äußeren Gehörganges

4.1 Isolierte Stenose oder Aplasie des äußeren Gehörganges

Die isolierte Mißbildung des äußeren Gehörganges ist nach Altmann [2] selten. Höhergradige Mißbildungen des Gehörganges sind gewöhnlich mit solchen der Ohrmuschel oder des Mittelohres vergesellschaftet. Kaseff [33] berichtete über 7 Patienten mit isolierter Stenose oder Aplasie des äußeren Gehörganges, davon hatten 4 einen bilateralen Befund. Cumming u. Mitchell [11] fanden eine isolierte Anomalie des äußeren Gehörganges bei 14 Patienten einseitig und in 4 Fällen beidseitig.

Wir konnten eine isolierte Mißbildung des äußeren Gehörganges nur selten beobachten: dreimal einseitig und zweimal beidseitig. Es handelte sich dabei um Stenosen unterschiedlicher Form, eine Aplasie ohne gleichzeitige Mittelohrdysplasie fanden wir nicht.

Beispiel (Abb. 6a, b): 15 Jahre alte Patientin mit Schalleitungsschwerhörigkeit links bei Gehörgangsstenose links. Ohrmuschel normal ausgebildet. Tomogramm: Knöcherne Innen- und Mittelohrstrukturen normal. Knöcherner äußerer Gehörgang sehr eng, von 5 mm lateral auf 3 mm in der Trommelfellebene sich trichterförmig verengend. Gering ausgedehnte Pneumatisation mit lufthaltigen Zellen.

4.2 Stenose oder Aplasie des äußeren Gehörganges bei Mittelohrmißbildung

Terrahe [67] teilt die Dysplasien des äußeren Gehörganges folgendermaßen ein:

1. Geringgradig verengt, sonst regelrecht konfiguriert. Os tympanicum normal.

Abb. 6a, b. Tomogramm ap. Isolierte Stenose des äußeren Gehörganges. *1* Innerer Gehörgang, *2* Hammer, *3* äußerer Gehörgang

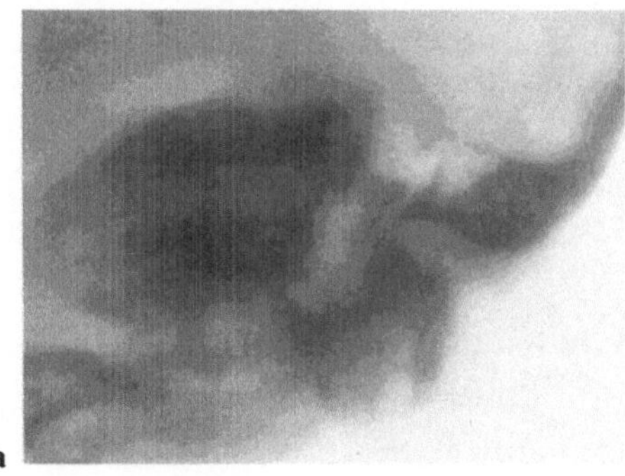

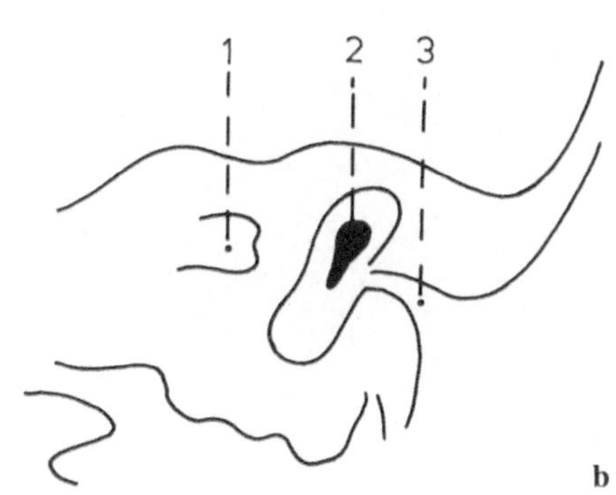

2. Hochgradig verengt, trichterförmig, im Atresiebereich blind endend und oft steil nach oben medial gerichtete Verlaufsachse. Os tympanicum hyperplastisch oder aplastisch. Bei Aplasie bildet statt seiner ein keilförmiger Atresieknochen die untere Begrenzung des spaltförmigen Meatus.
3. Fehlen des Meatus infolge Aplasie des Os tympanicum. Folgende Atresieformen:
   - Kaudal gerichtete Fortsätze der Squama und kranial sich ausdehnende Auswüchse des Paukenhöhlenbodens schließen das Mittelohr ab.
   - Der bis zum Kiefergelenk verlagerte Warzenfortsatz bildet die seitliche Paukenwand.
   - Die Wucherung des Reichertschen Knorpels verschließt die Paukenhöhle, kenntlich an der knöchernen Kontinuität mit dem Proc. styloideus.

Auch wir haben versucht, eine Einteilung nach dem anatomischen Aufbau der Atresieplatte vorzunehmen:

1. Vorwiegende Bildung der Atresieplatte durch die Squama temporalis, die sich weiter als normal nach kaudal entwickelt hatte: 11%.
2. Vorwiegende Bildung der Atresieplatte durch das nach ventral verlagerte Mastoid: 13%.
3. Vorwiegende Bildung der Atresieplatte durch nach kranial gerichtete Verdickungen des Styloidfortsatzes: 5%.

Bei der überwiegenden Zahl der Atresien, 71%, war eine Einordnung nach dem anatomischen Aufbau nicht möglich. Es waren Squama, Mastoid und Styloidfortsatz zu mehr oder weniger gleichen Anteilen an der Bildung der Atresieplatte beteiligt.

Eine Klassifizierung nach röntgenmorphologischen Gesichtspunkten erwies sich als aussichtsreicher:

1. Atresie des Gehörganges durch Weichteilgewebe bei normal angelegtem knöchernen Gehörgang fanden wir bei 1%.
2. Atresie durch eine breite, nicht pneumatisierte Atresieplatte war in 40% zu erkennen.
3. Atresie durch eine breite pneumatisierte Atresieplatte war in 30% sichtbar.
4. Atresie durch eine schmale Atresieplatte (nicht breiter als 4 mm) bestand in 5%.

In 24% der Fälle fanden wir sehr unregelmäßige Formen der Atresieplatte, die sich nicht in eine der vier Gruppen einordnen ließen.

4.3 Gehörgangsdoppelung

Nach Marx [40] waren bis 1926 drei Fälle von Gehörgangsdoppelung in der Literatur bekannt. Außer dem Gehörgang hatte sich dabei noch ein weiterer Gang als Rest der äußeren Visceralfurche erhalten. Altmann [2] schreibt, daß in seltenen Fällen die Lichtung des äußeren Gehörganges durch ein angeborenes Septum in zwei Teile geteilt ist. Beck [4] operierte zwei Fälle von Gehörgangsdoppelung. Er meint, daß echte Gehörgangsdoppelungen selten sind und häufig mit Ohr-Hals-Fisteln oder lateralen Halsfisteln und -zysten verwechselt werden. Gehörgangsdoppelungen stellen eine echte Überschußbildung dar. Ein wichtiger Hinweis für die Diagnose ist das Fehlen einer Verbindung zum äußeren Gehörgang, wie sie bei Ohr-Hals-Fisteln beobachtet wird. Eine echte Gehörgangsdoppelung zeigt neben einem ausgebildeten Gehörgang mit Trommelfell einen danebenliegenden zweiten, mit Haut ausgekleideten Kanal. Er ist durch eine Scheidewand getrennt und endet blind. Rudimentäre Formen sind möglich.

Wir konnten eine Gehörgangsdoppelung bei 7 Patienten nachweisen, bei 2 Patienten beidseitig. Bei den 9 nachgewiesenen Gehörgangsdoppelungen war der kraniale Abschnitt siebenmal sehr eng (Abb. 19a, b). Er endete viermal nach medial zu blind, bevor er die Paukenhöhle erreichte.

5 Mißbildungen des Mittelohres

5.1 Mißbildungen von Paukenhöhle und Ossicula

Nach Helms [26] wird auf etwa 10 000 Geburten durchschnittlich eine „große Mißbildung" des Ohres beobachtet (Kombination von Mikrotie, Gehörgangsatresie und Entwicklungsstörung im Mittelohr). Statistische

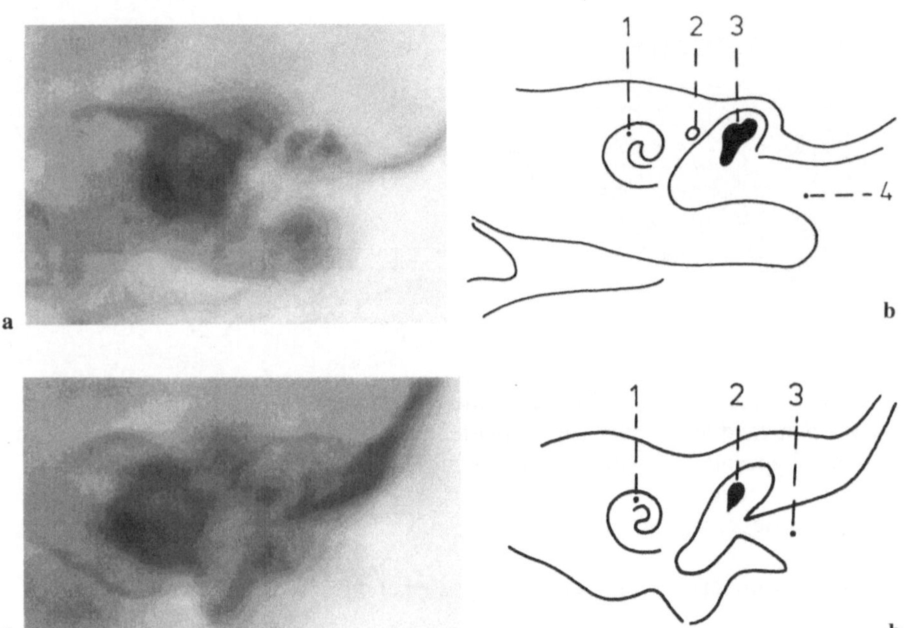

Abb. 7a, b. Tomogramm ap. Isolierte Dysplasie der Ossicula (Gruppe 1). *1* Cochlea, *2* Fazialiskanal, *3* Hammer und Amboß synostosiert, *4* äußerer Gehörgang

Abb. 8a, b. Tomogramm ap. Stenose des äußeren Gehörganges, Dysplasie der Ossicula (Gruppe 2). *1* Cochlea, *2* dysplastischer Hammer, *3* äußerer Gehörgang

Angaben über die Häufigkeit „kleiner Mißbildungen" (angeborene, den Schalltransport beeinträchtigende Veränderungen an der Gehörknöchelchenkette) liegen nicht vor. Frey [17] konnte unter 170 Ohrmißbildungen „kleine Mißbildungen" 13mal nachweisen. Nichtdiagnostizierbar sind die meisten Stapesmißbildungen. Erkennbar sind die kolumellaartigen Verbindungsbrücken im Stapesbereich und knochendichte Ausfüllungen der Fossula fenstrae vestibuli. Reisner u. Gosepath [60] beschreiben die Grenzen in der tomographischen Diagnostik bei den „kleinen Mißbildungen" so, daß Mißbildungen am Stapes und am ovalen Fenster ohne knöchernen Verschluß der Fensternische sowie kleine dysplastische Veränderungen an Teilen von Hammer und Amboß nicht darstellbar sind. Swartz et al. [62] untersuchten 15 Patienten mit isolierten Mißbildungen im Bereich der Ossicula durch CT mit 1,5 mm dicken Schnitten in axialer und koronarer Projektion. Sie konnten Dysplasien im Bereich des Stapes, des Hammerkopfes, des Manubrium mallei, des Amboßkörpers und des langen Amboßschenkels darstellen.

Die Bedeutung der Röntgendiagnostik bei den ausgedehnteren Mittelohrmißbildungen wird in der Literatur nicht angezweifelt. Terrahe [67] hält ein völliges Fehlen der Paukenhöhle für sehr selten. Er fand es bei 590 dysplastischen Ohren nur in 4 Fällen. Auch Reisner [60] meint, daß eine echte Aplasie der Paukenhöhle nicht vorkommt oder zumindest sehr selten ist. Gleichfalls sehr selten sei ein völliges Fehlen der Ossicula.

Nach Hefter u. Ganz [25] ist das familiäre Vorkommen von Stenosen oder Atresien des äußeren Gehörganges nur ganz vereinzelt beobachtet worden. Sie berichten über eine Familie, in der die Mutter und 3 von 4 Kindern verschiedene Mißbildungen im Bereich des äußeren Gehörganges und teilweise auch im Mittelohrbereich aufzuweisen hatten. Altmann [1] gibt die Häufigkeit von Innenohrmißbildungen bei 43 Mißbildungen des Mittelohres mit 38% an, wobei sich der Prozentsatz auf 45% erhöhte, wenn nur die mikroskopisch untersuchten Fälle berücksichtigt wurden. Gosepath u. Reisner [23] fanden bei 101 Patienten mit Ohrmißbildungen in 73 Fällen gemeinsame Mißbildungen des Innen- und Mittelohres.

Wir fanden bei 577 Patienten mit Ohrmißbildungen in 40% Dysplasien auf beiden Seiten des gleichen Patienten. Ohrdysplasien bei Familienangehörigen waren in 10% bekannt. Nach der von uns benutzten Klassifikation war die Häufigkeit der Dysplasien im Mittelohrbereich folgendermaßen verteilt:

Gruppe 1: 20%. Beispiel (Abb. 7a, b): 9 Jahre alter Patient mit Schalleitungsschwerhörigkeit bds. Ohrmuschel bds. normal ausgebildet. Tomogramm: Knöcherne Innenohrstrukturen normal. Paukenhöhle normal. Hammer und Amboß leicht dysplastisch und synostosiert. Äußerer Gehörgang normal. Ausgedehnte Pneumatisation.

Gruppe 2: 15%. Beispiel (Abb. 8a, b): 5 Jahre alter Patient mit Schalleitungsschwerhörigkeit bei Gehörgangsstenose bds. Ohrmuschel bds. normal ausgebildet. Tomogramm: Knöcherne Innenohrstrukturen normal. Paukenhöhle normal groß. Im oberen Rezessus zu kleine und dysplastische Ossicula. Der knöcherne äußere Gehörgang verengt sich trichterförmig nach medial zu und ist in der

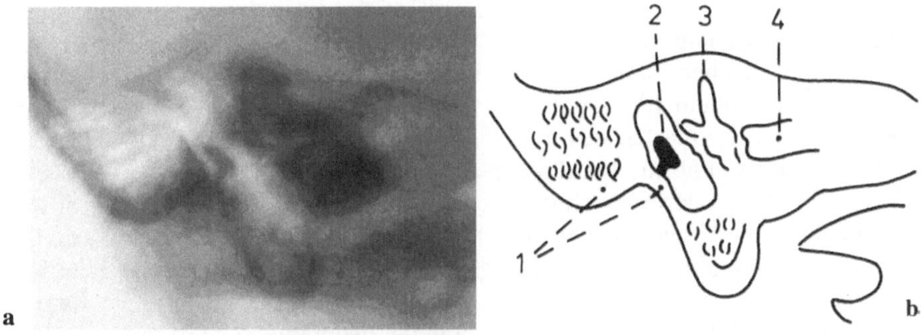

Abb. 9a, b. Tomogramm ap. Etwas verkleinertes Cavum tympani bei Gehörgangsaplasie. Dysplasie der Ossicula (Gruppe 3). *1* Atresieplatte, *2* dysplastische Ossicula, *3* Bogengangssystem mit verkürztem seitlichem Bogengang, *4* innerer Gehörgang

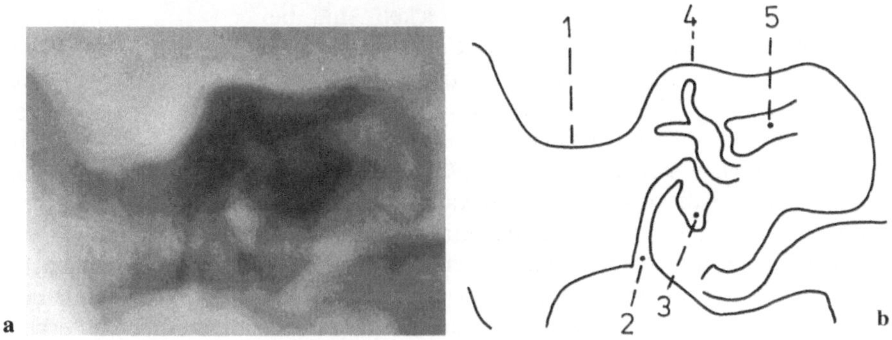

Abb. 10a, b. Tomogramm ap. Stark verkleinertes Cavum tympani bei Gehörgangsaplasie. Fehlende Ossicula. Atypischer Verlauf des Fazialiskanals (Gruppe 4). *1* Atresieplatte, *2* Fazialiskanal, *3* Paukenhöhle, *4* Bogengangssystem, *5* innerer Gehörgang

Trommelfellebene 2 mm weit. Gehemmte Pneumatisation.

Gruppe 3: 35% Beispiel (Abb. 9a, b): 7 Jahre alter Patient mit Mikrotie 1. Grades und Gehörgangsaplasie rechts. Tomogramm: Verkürzter seitlicher Bogengang bei sonst normalen knöchernen Innenohrstrukturen. Paukenhöhle etwas kleiner als normal. Im oberen Rezessus Darstellung eines dysplastischen Ossiculums, das mit der Atresieplatte knöchern verbunden ist. Aplasie des äußeren Gehörganges. Die Atresieplatte wird kranial von der hyperplastischen Squama gebildet und ist hier bei 12 mm Dicke pneumatisiert. Kaudal ist die Atresieplatte 1–2 mm dick.

Gruppe 4: 15% Beispiel (Abb. 10a, b): 16 Jahre alte Patientin mit Mikrotie 2. Grades und Gehörgangsaplasie rechts. Hypoplasie des Unterkiefers rechts. Tomogramm: Knöcherne Innenohrstrukturen normal. Paukenhöhle stark verkleinert, oberer Rezessus und Ossicula nicht ausgebildet. Aplasie des äußeren Gehörganges. Breiter Atresieblock, vom nach ventral verlagerten Proc. mastoideus gebildet bei fehlender Pneumatisation. Die obere Pyramidenkante sinkt lateral vom Labyrinth bis unter das Niveau des lateralen Bogenganges ab. Der Fazialiskanal verläuft weiter ventral als normal durch die Paukenhöhle und zieht durch den Atresieblock zum Foramen stylomastoideum.

Gruppe 5: 15%. Beispiel siehe unter 7.2 (Abb. 17a, b).

Ein knöcherner Verschluß des ovalen Fensters war in der Gruppe 4 in der Hälfte der Fälle nachzuweisen. In der Gruppe 5 war er in etwa 30% der Fälle erkennbar. In den Gruppen 1 bis 3 wurde der Verschluß des ovalen Fensters nur vereinzelt beobachtet.

Zusätzliche Mißbildungen des Innenohres waren häufig zu erkennen. Mißbildungen im Bereich der Pyramidenspitze und des inneren Gehörganges kamen in 15% der Fälle vor. Mißbildungen der Cochlea waren in 10% zu sehen. Besonders häufig fanden sich Mißbildungen des Vestibulums und der Bogengänge (in 40%). In jedem Fall einer Mittelohrmißbildung ist daher die Frage einer gleichzeitigen Innenohrdysplasie zu stellen, besonders dann, wenn eine gehörverbessernde Operation zur Diskussion steht. Der Erfolg der Operation kann durch eine schwere Innenohrdysplasie vollständig zunichte gemacht werden.

Zusätzliche Mißbildungen außerhalb des Ohres fanden wir mit 25% am häufigsten im Bereich des Unterkiefers einschließlich des Kiefergelenkes. Schon seltener, in etwa 20%, bestand eine Kombination zwischen Mittelohrmißbildung und Dysplasie der Oberkiefer-Jochbeinregion. Im Bereich der Schädelbasis und des kraniovertebralen Überganges bestanden Dysplasien kombiniert mit Mittelohrmißbildungen in 10%.

5.2 Abnormer Fazialisverlauf bei Mißbildungen des Mittelohres

Nach Altmann [2] sind Verlaufsänderungen des Nerven innerhalb des Mittelohres in der Regel mit Mißbildungen der Ossicula vergesellschaftet. Der Fazialis kann ober- oder unterhalb des ovalen Fensters frei durch die Paukenhöhle ziehen, dabei sogar zwischen den beiden Steigbügelschenkeln hindurchtreten. Terrahe [67] hält bei schweren Dysplasien des Schläfenbeins den Steilverlauf und die abnorme Verkürzung des Fazialiskanals für typisch. Wenn der Nerv ohne knöcherne Hülle durch die Pauke zieht, bleibt der entsprechende Verlaufsabschnitt tomographisch unsichtbar. Nach Reisner u. Gosepath [60] sind Anomalien der dritten Teilstrecke des Fazialis röntgenologisch am besten darzustellen. Abnorm weite mastoidale Verlaufsstrecken sind bei Ohrdysplasien häufiger als verengte. Bei Labyrinthanomalien sieht man nicht selten eine abnorm weite und atypisch verlaufende erste Teilstrecke. Manchmal wird gerade bei Dysplasien der Fazialiskanal mit seinem gesamten Verlauf sichtbar. Wilbrand [73] hält die tomographische Lokalisation des Fazialiskanals bei Mißbildungen für besonders wichtig, da sein Verhalten zum ovalen Fenster und zur hinteren Paukenhöhlenwand für die Operation entscheidend ist. Wenn der Mastoidfortsatz hypoplastisch ist, ist der Kanal kürzer und verläuft mehr horizontal, so daß der Nerv weiter lateral am Schläfenbein erscheint. In diesen Fällen kann der 2. Teilabschnitt fehlen.

Wir konnten in 30% der Mittelohrmißbildungen einen abnormen Fazialisverlauf im Tomogramm nachweisen. In allen 5 Gruppen waren solche Anomalien zu finden, wobei jedoch die Gruppen 3 und 4 mit fehlendem äußeren Gehörgang eindeutig häufiger betroffen waren (Abb. 10a, b). In der Gruppe 3 finden sich Anomalien im Fazialisverlauf bei fast 50% der Fälle, in der Gruppe 4 bei 60%. Betrachtet man die Pneumatisationsverhältnisse, so kommen Verlaufsanomalien am häufigsten bei gehemmter Pneumatisation vor. Bei ausgedehnter Pneumatisation sind sie dagegen sehr selten.

5.3 Pneumatisation bei Mißbildungen des Mittelohres

Nach Altmann [2] kann auch bei einem schwer mißgebildeten Mittelohr eine gute Pneumatisation vorhanden sein. In der Regel findet sich aber bei schweren Mißbildungen eine gehemmte oder fehlende Pneumatisation. Terrahe [67] fand bei 590 dysplastischen Ohren im allgemeinen ein paralleles Verhalten zwischen Pneumatisationsstörung und Schweregrad der Mißbildung. Im Einzelfall erlaubt aber die Pneumatisation keine Rückschlüsse auf Art und Ausmaß der Mißbildung. Reisner [60] meint, daß bei einer Mittelohrdysplasie vom „einfachen" Typ die Pneumatisation normal oder gehemmt sein kann. Bei Mißbildungen vom „großen" Typ soll die Pneumatisation gehemmt sein.

Wir fanden in 45% unserer Fälle eine ausgedehnte Pneumatisation, in 20% eine gering ausgedehnte Pneumatisation und in 35% eine gehemmte Pneumatisation. Die 3 Pneumatisationstypen teilten sich folgendermaßen auf die 5 Gruppen von Mittelohrmißbildungen auf:

- Gruppe 1 (kleine Dysplasie): 45% ausgedehnte, 40% gering ausgedehnte und 15% gehemmte Pneumatisation.
- Gruppe 2: 80% ausgedehnte, 10% gering ausgedehnte und 10% gehemmte Pneumatisation.
- Gruppe 3: 60% ausgedehnte, 25% gering ausgedehnte und 15% gehemmte Pneumatisation.
- Gruppe 4: (große Dysplasie): 5% ausgedehnte Pneumatisation, 20% gering ausgedehnte und 75% gehemmte Pneumatisation.
- Gruppe 5: 5% ausgedehnte Pneumatisation, 15% gering ausgedehnte und 80% gehemmte Pneumatisation.

Zusammenfassend läßt sich sagen, daß in jeder Gruppe der Mittelohrmißbildungen alle 3 Pneumatisationsgrade zu finden waren. Daher kann im Einzelfall vom Grad der Pneumatisation nicht auf den Schweregrad der Mittelohrmißbildung geschlossen werden. Es ist aber auch deutlich zu erkennen, daß bei den Gruppen 1 bis 3, den leichteren Mißbildungen, jeweils die ausgedehnte Pneumatisation am häufigsten vorkommt, während die gehemmte Pneumatisation wesentlich seltener anzutreffen ist. Umgekehrt verhält es sich bei den Gruppen 4 und 5, den schweren Mißbildungen. Hier überwiegen die Fälle mit gehemmter Pneumatisation erheblich. Eine ausgedehnte Pneumatisation kommt in diesen beiden Gruppen nur selten vor.

6 Mißbildungen des Innenohres

6.1 Mißbildungen der Pyramidenspitze und des inneren Gehörganges

Zum gemeinsamen Vorkommen von Mittel- und Innenohrmißbildungen meint Altmann [1,2], daß die Annahme eines gegenseitigen Abhängigkeitsverhältnisses wenig wahrscheinlich ist entsprechend der verschiedenen Herkunft der beiden Abschnitte. Das wird auch dadurch bestätigt, daß bei den ganz leichten Mittelohrveränderungen genauso hochgradige Innenohrstörungen vorkommen wie bei ganz schweren und umgekehrt. Die Mehrzahl der Innenohrmißbildungen findet sich entweder zusammen mit Mißbildungen des äußeren und mittleren Ohres oder bei der erblichen Innenohrschwerhörigkeit. Innenohrmißbildungen finden sich in etwa 1/3 der Mittelohrmißbildungen. Terrahe [64] meint, daß die Einengung des inneren Gehörganges als regelmäßige Begleiterscheinung ausgeprägter Innenohrmißbildungen anzusehen ist. Bei Aplasie des Labyrinthes kann die Anlage eines inneren Gehörganges ganz ausbleiben. Eine auffallende Aufweitung des inneren Gehörganges

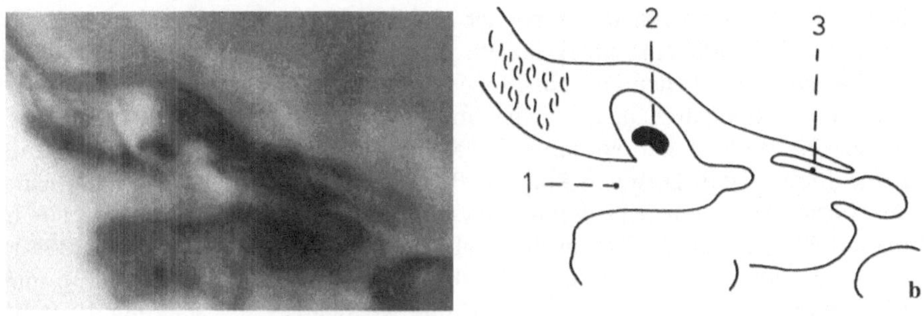

Abb. 11a, b. Tomogramm ap. Dysplastische Pyramidenspitze mit sehr engem inneren Gehörgang. Fehlende Cochlea. Große Paukenhöhle mit dysplastischem Ossiculum (Gruppe 1). *1* Äußerer Gehörgang, *2* dysplastisches Ossiculum, *3* enger innerer Gehörgang

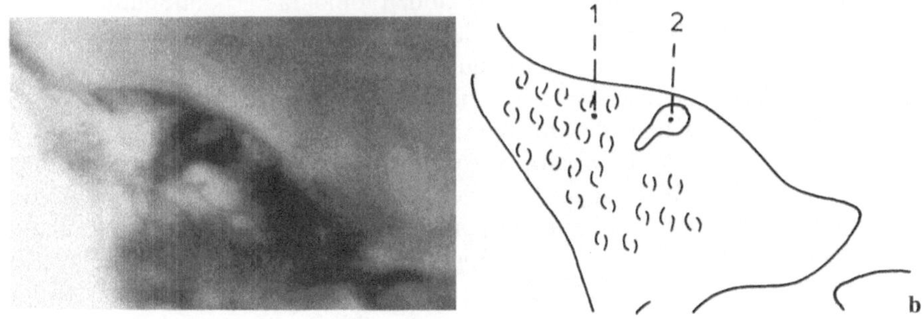

Abb. 12a, b. Tomogramm ap. Gleicher Fall wie Abb. 11. *1* Ausgedehntes Pneumatisationssystem, *2* Labyrinthbläschen mit Bogengangsrudiment

gehört zu den seltenen Befunden und hat keine pathologische Bedeutung. Valvassori [70] berichtet über eine Innenohrmißbildung mit Atresie des inneren Gehörganges, wobei nur ein schmaler Kanal für den Fazialis angelegt war. Wir fanden Dysplasien der Pyramidenspitze in 10% der Ohrmißbildungen. Weitaus am häufigsten handelte es sich dabei um kurze, plumpe Pyramidenspitzen. Wesentlich seltener war eine ausgesprochen flache Pyramidenspitze zu sehen. Dabei sinkt die obere Pyramidenkante bis zum Dach des inneren Gehörganges ab, wobei dieses sogar fehlen kann.

Beispiel (Abb. 11a, b; 12a, b): 17 Jahre alte Patientin mit prälinqualer Taubheit bds. Äußeres Ohr bds. normal ausgebildet. Cochleaimplant geplant. Tomogramm: Dysplastische flache Pyramidenspitze mit sehr engem inneren Gehörgang von 1–2 mm Weite. Schwere Dysplasie des knöchernen Labyrinthes. Es findet sich nur ein „Labyrinthbläschen“ von 3 mm Durchmesser mit einem Bogengangsrudiment. Geräumige Paukenhöhle mit dysplastischem Ossiculum (Gruppe 1). Ausgedehnte Pneumatisation. Dysplasien des inneren Gehörganges fanden wir in 15% der Ohrmißbildungen. Am häufigsten war der kurze und relativ weite innere Gehörgang zu sehen, wobei sich die Weite meist im oberen Normbereich bewegte. Die auffallende Kürze des Gehörganges kommt dabei durch die stets damit in Verbindung stehende kurze Pyramidenspitze zustande. Nur in Einzelfällen waren folgende Dysplasien zu sehen: Ein weiter Gehörgang, eine atypische Form und ein atypischer Verlauf des Gehörganges. Ein Einzelfall war auch eine Aplasie des inneren Gehörganges, wobei für den Fazialis ein Kanal von 1 mm Druchmesser bestand (Abb. 14a, b).

6.2 Mißbildungen des Bogengangsystems und des Vestibulums

Nach Altmann [2] finden sich schwere Mißbildungen der Bogengänge hauptsächlich bei der Atresia auris congenita, doch werden Labyrinthmißbildungen auch bei einseitiger Taubheit durch Tomographie nachgewiesen. Terrahe [64] fand bei Kindern mit doppelseitiger Mißbildung des äußeren und Innenohres eine Dysplasie oder Aplasie des seitlichen Bogenganges am häufigsten von allen Bogengangsanomalien. Auch Frey [18] konnte die Dysplasie des lateralen Bogenganges als häufigste Labyrinthmißbildung nachweisen. Nach Valvassori et al. [70] war das Hörvermögen nicht eingeschränkt, wenn die Innenohranomalie lediglich die Bogengänge oder zusätzlich noch das Vestibulum betraf. Zühlke [77] meint ebenfalls, daß eine hörverbessernde Operation bei einer Mittelohrdysplasie möglich ist, wenn zusätzlich eine isolierte Bogengangsfehlbildung vorliegt. Nach Terrahe [67] ist von der isolierten Dysplasie oder Aplasie nur eines Bogenganges stets der seitliche Bogengang betroffen. Dysplasien oder Aplasien der beiden anderen Bogengänge kommen nur in Verbindung mit einer Dysplasie des seitlichen Bogenganges vor. Mizuno u. Harada [43] beschreiben 3 Fälle von Labyrinthanomalien, die eine normale Funktion von Cochlea und Vestibularis aufwiesen. Es handelt sich dabei um einseitige und beidseitige Vergrößerung oder Verplumpung von Vestibulum und lateralem Bogengang.

Der Nachweis eines dilatierten Vestibulums ist von Wichtigkeit für eine vorgesehene Operation. Freeland [16] teilte 2 Fälle mit, die zu Komplikationen geführt hatten. Im ersten Fall fand sich bei der Mobilisation der fixierten Fußplatte eine unter hohem Druck stehende Perilymphe. Im zweiten Fall hatte eine intermittierende Rhinoliquorrhoe jahrelang bestanden, mehrfache Operationen im Bereich der vorderen Schädelgrube hatten keine Liquorfistel darstellen können. Bei der Revision des Mittelohres stellt sich heraus, daß die Stapesfußplatte fehlte, so daß der Liquor direkt aus dem erweiterten Vestibulum in die Paukenhöhle abfließen konnte. Einen ähnlichen Fall teilte Bottema [8] mit, wo sich bei einem Kind mit rezidivierenden Meningitiden tomographisch ein erheblich erweitertes Vestibulum fand. Bei der operativen Revision fand sich Liquorabfluß aus der ovalen Fensternische. Das weite Vestibulum hatte einen 2 x 2 mm großen Defekt zum inneren Gehörgang zu.

Wir fanden Dysplasien am Bogengangsystem in etwa 50% der Ohrmißbildungen. Am weitaus häufigsten handelte es sich um die isolierte Dysplasie des lateralen Bogenganges. Dysplasien mehrerer Bogengänge kamen in 15% zur Darstellung (Abb. 12a, b). Dabei war stets der laterale Bogengang mitbeteiligt. Eine Kombination des lateralen und hinteren Bogenganges ohne Beteiliging des oberen Bogenganges war nicht nachzuweisen. Die schwerste Dysplasie im Bereich des Bogengangsystems, die Aplasie sämtlicher Bogengänge, konnten wir in 1% der Ohrmißbildungen nachweisen. Dysplasien des Vestibulums trafen wir bei 5% unserer Patienten an. In mehr als der Hälfte dieser Fälle war das Vestibulum größer als normal. Auch bei uns kam es bei einer Stapesoperation zu starken Pulsationen aus dem Vestibulum. Bei den restlichen Fällen war das Vestibulum hypoplastisch, kombiniert mit der Hypoplasie mehrerer Bogengänge.

6.3 Mißbildungen der Cochlea

Valvassori et al. [70] sahen bei 42 Ohren mit ausgeprägter Einschränkung der Cochleafunktion in 35 Fällen eine radiologisch sichtbare Anomalie der Cochlea. Sie meinen, es sei von größerem Wert, die Dysplasien in antomischer Nomenklatur zu beschreiben als nach den früher aufgestellten histopathologischen Befunden (Mondini-Alexander, Michel). Reisner [58] gibt die Weite der basalen Schneckenwindung bei normalen Ohren mit durchschnittlich 6,5 mm bei ap-Projektion an. Unter 80 Fällen mit angeborenem Hördefekt war in 10 Fällen das Lumen der Cochlea auf weniger als 4,6 mm verengt bei gleichzeitiger Verdickung der knöchernen Kapsel. In 8 Fällen fand sich eine Aplasie der Cochlea. Reisner u. Gosepath [60] unterscheiden 4 Typen von Dysplasien der Cochlea:

Typ 1: Es fehlt jegliche Schneckenwindung, dabei kann der Durchmesser der Cochlea normal oder verkleinert sein mit dichter knöcherner Kapsel.

Typ 2: Die Cochlea ist bizarr septiert infolge einer Dysplasie des Modiolus.

Typ 3: Bei einer rudimentären Labyrinthanlage ist die Schnecke ein Teil oder eine Ausbuchtung der rudimentären Blase.

Typ 4: Anomalie vom Typ „Mondini“ mit Fehlen der 1/2 bis 1 1/2 inneren Windungen bei erhaltener basaler Windung.

Phelps [53] nimmt die mit CT erzielten Bilder zur Klärung der Indikation für ein Cochlea-Implant bei Ohrmißbildungen: Wenn der innere Gehörgang einen geringeren Durchmesser als 2 mm aufweist, ist es wahrscheinlich, daß der 8. Hirnnerv nicht angelegt ist. Ein Implant wäre nicht indiziert. Das gleiche gilt für das Vorliegen einer primitiven Otozyste, bei der gewöhnlich der innere Gehörgang fehlt und der Kanal für den Fazialis ventral um die Otozyste zieht. Auch bei einer schweren Labyrinthdysplasie mit dilatiertem Vestibulum und sackförmiger Cochlea besteht keine Indikation für ein Implantat. Als geeignet für ein Implantat wird die Mondini-Deformität angesehen, die aus einer normalen basalen Schneckenwindung und einem sich distal anschließendem „Sack“ besteht.

Dysplasien der Cochlea fanden wir in 10% der Ohrmißbildungen. In Anlehnung an die Einteilung von Reisner u. Gosepath [60] teilten sich diese folgendermaßen auf: Zum ersten Typ mit fehlenden Schneckenwindungen bei normalem oder verkleinerten Durchmesser der Cochlea gehörten 2%. Dem zweiten Typ mit atypischer Form der Schneckenwindungen (unregelmäßiger Verlauf oder unregelmäßige Weite derselben) gehörten ebenfalls 2% an.

Beispiel (Abb. 13a, b): 30 Jahre alte Patientin mit hochgradiger kombinierter Schwerhörigkeit bds. Im Alter von 11 Jahren erfolgloser Versuch einer hörverbessernden Operation außerhalb. Äußeres Ohr bds. normal ausgebildet. Tomogramm: Kleine dysplastische Cochlea, von dichtem Knochen umgeben. Oberer und seitlicher Bogengang hypoplastisch. Paukenhöhle dysplastisch mit engem oberen Rezessus. Ossicula leicht dysplastisch (Gruppe 5). Äußerer Gehörgang normal. Ausgedehnte Pneumatisation.

Der dritte Typ, bei dem die Schnecke nur einen Teil der basalen Windung bildet, fand sich in 1% der Ohrmißbildungen. Am häufigsten, in 5%, bestand die Dysplasie vom Typ „Mondini“ mit Fehlen der inneren 1/2 bis 1 1/2 Windungen bei erhaltener basaler Windung.

6.4 Labyrinthaplasien

Die schwerste Labyrinthmißbildung, die Labyrinthaplasie (Mißbildungstyp Michel) konnte Frey [18] bei 144 mißgebildeten Ohren nur in einem Fall, allerdings auf beiden Seiten, nachweisen. Röntgenologisch fand sich an Stelle des Labyrinthes weitgehend strukturloser Knochen. Phelps et al. [54] fanden bei 56 Patienten mit In-

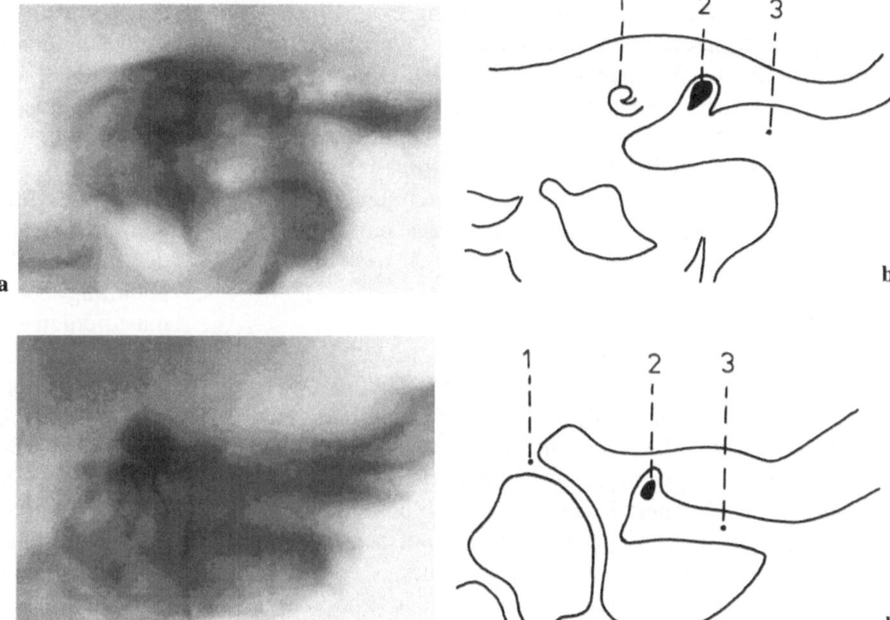

Abb. 13a, b. Tomogramm ap. Dysplasie der Cochlea. Hypoplastischer oberer Rezessus der Paukenhöhle und dysplastische Ossicula (Gruppe 5). *1* Cochlea, *2* Ossicula, *3* äußerer Gehörgang

Abb. 14a, b. Tomogramm ap. Aplasie der gesamten Innenohrstrukturen links bei schwerer Dysplasie der Felsenbeinpyramide. Mittelohrmißbildung der Gruppe 5. *1* Fazialiskanal, *2* dysplastisches Ossiculum in kleiner Paukenhöhle, *3* langer enger äußerer Gehörgang

nenohrdysplasien dreimal ein vollständiges Fehlen des Labyrinthes.

Eine Aplasie des Labyrinthes vom Typ Michel konnten wir in 4 Fällen, weniger als 1%, feststellen.

Beispiel (Abb. 14a, b): 12 Jahre alte Patientin. Taubheit links bei Schalleitungsschwerhörigkeit rechts. Äußeres Ohr bds. normal ausgebildet. Tomogramm: Links schwere Dysplasie der Felsenbeinpyramide. Aplasie der gesamten Innenohrstrukturen (innerer Gehörgang, Cochlea, Bogengangssystem). Hochgradige Hypoplasie der Paukenhöhle mit winzigem Ossiculum (Gruppe 5). Sehr langer und enger äußerer Gehörgang. Fehlende Pneumatisation. Atypisch in flachem Bogen durch die dysplastische Pyramide verlaufender Fazialiskanal. Rechts Mittelohrmißbildung der Gruppe 1.

7 Mißbildungssyndrome

7.1 Syndrom des 1. und 2. Kiemenbogens

Nach Converse et al. [10] sind bei den schweren Formen des Syndroms alle Strukturen des 1. und 2. Kiemenbogens betroffen. Die leichteren Formen zeigen ein Dominieren der Ohr- oder Kieferdysplasie. Sie unterscheiden dabei 4 Typen:

Typ 1: Maximale Ohrdeformität, während die Kieferdeformität klinisch nicht auffällt.

Typ 2: Erhebliche Ohrdeformität, die Unterkieferdeformität ist nicht so erheblich, aber röntgenologisch deutlich zu sehen.

Typ 3: Typische Unterkieferdeformität ohne grobe Ohrdysplasie.

Typ 4: „Mikroformen". Sie sind häufiger als allgemein bekannt. Sie bestehen in einer leichten Gesichtsasymmetrie oder in Ohrdysplasien ohne manifeste Kieferdysplasie.

Bei Patienten mit einem Syndrom des 1. Kiemenbogens sind nach Otto [50] Ohrmuschel und Gehörgang stets normal konfiguriert. Als indirekte Folge der Gesichtshypoplasie können die verschiedenen Ohrstrukturen jedoch Dystopien aufweisen und durch diese wiederum sekundäre bzw. kompetitive Ossiculadysplasien entstehen. Die Dysplasien des Unterkiefers variieren von einer minimalen, nur röntgenologisch erfaßbaren, vorwiegend einseitigen Hypoplasie des Proc. condylaris bis zum Fehlen des gesamten aufsteigenden Astes. Das Kiefergelenk ist gewöhnlich ebenfalls dysplastisch; es kann sogar fehlen. Die distaleren Unterkieferregionen sind so gut wie nie betroffen. Fehlbildungen der Region des 1. und 2. Kiemenbogens, des Gesichtes und des Ohres kommen viel häufiger vor als angenommen. Auch bei scheinbar symmetrischem Gesicht läßt sich auf der Seite der Ohrdysplasie röntgenologisch häufig eine Hypoplasie des Proc. condylaris nachweisen.

Auf Grund der unklaren Vorstellungen zur Pathogenese der Gesichts- und Ohrfehlbildungen wurden die verschiedensten Mißbildungskombinationen in zahlreichen Syndromen zusammengefaßt. Bestimmte Leitsymptome waren entscheidend für die Zuordnung zu diesem oder jenen Syndrom: Die antimongoloide Lidachsenstellung zur Dysostosis mandibulofazialis, epibuläre Dermoide zum Goldenhar-Syndrom, um nur zwei Beispiele zu nennen. Den einzelnen Syndromen wurde sogar eine pathogenetische Sonderstellung bzw. Eigenständigkeit zugeschrieben, obwohl eine klare klinische Abgrenzung in Wirklichkeit nicht möglich ist. Im Grunde bestehen alle Syndrome des 1. und 2. Kiemenbogens aus den gleichen Einzelsymptomen, die jeweils nur in unterschiedlicher Kombination auftreten. Es handelt sich also bei den einzelnen Syndromen jeweils nur um eine besondere Ausprägungsform des pathogenetisch einheitlichen Syndroms des 1. oder 2. Kiemenbogens oder beider Kiemenbögen.

1. *Dysostosis mandibulo-fazialis, Franceschetti-Zwahlen-Klein-Syndrom, Berry-Treacher-Collins-Syndrom:* Terrahe [65] analysierte die Ohrmißbildungen bei 7 Patienten des Syndroms. Der knöcherne äußere Gehörgang ist geringgradig verengt oder hochgradig verengt mit blindem Ende am Atresieblock und steil nach oben medial gerichteter Verlaufsachse. Im Bereich der Paukenhöhle ist der fehlende oder hochgradig eingeengte Recessus epitympanicus charakteristisch. Die Gehörknöchelchen fehlen oder sind stark rudimentär. Die mittlere Schädelgrube kann unter das Niveau des seitlichen Bogenganges sinken. Am Innenohr bestehen in der Regel keine groben Mißbildungen. Charakteristisch war die verengte ovale Fensternische sowie die abnorme Steilstellung des lateralen Bogenganges. Verlaufsanomalien des Fazialiskanals kommen häufiger vor. Über 12 Fälle von Ohrmißbildungen bei diesem Syndrom berichten Lloyd et al. [38]. Sie fanden dabei konstant eine Unterentwicklung und Pneumatisationshemmung des Mastoids. Der äußere Gehörgang ist häufig eng oder komplett bzw. teilweise atretisch. Bei normaler Weite zeigt er einen von kaudal-lateral nach kranial-medial gerichteten Verlauf. Ossicula sind fast immer dysplastisch, die Paukenhöhle ist in ihrer Größe reduziert. Der Verlauf des Fazialiskanals ist gewöhnlich abnormal. Die Cochlea war immer normal dargestellt. Dysplasien am lateralen Bogengang kommen vor. Jahrsdoerfer et al. [28] operierten 11 Patienten mit diesem Syndrom und bemerken, daß es sich um schwere Mittelohrfehlbildungen handelt, die schwierig zu operieren sind. Der dysplastische Komplex Stapes-Fazialis führt oft dazu, daß die Mißbildung nicht zu korrigieren ist.
2. *Dysostosis oculo-auricularis, Goldenhar-Syndrom:* Darling et al. [12] berichten über die röntgenologischen Befunde bei 6 Patienten. An otologischen Befunden beschreiben sie neben präaurikulären Anhängen und blind endenden Fisteln auch Mikrotie sowie Atresie oder rudimentäre Anlage des äußeren Gehörganges. Kirkham [34] beschreibt einen Fall, bei dem auch eine Innenohranomalie bds. bestand: großes dilateriertes Vestibulum und dysplastisches Bogengangsystem. Rees et al. [57] fanden bei 4 Patienten jeweils auch eine Dysplasie der Paukenhöhle mit fehlenden Ossicula. Yanagihara et al. [75] sahen bei einer Patientin mit einseitiger Taubheit und Fazialisparese einen engen inneren Gehörgang von 2 mm Weite gegenüber 6 mm der gesunden Seite.
3. *Dysostosis craniofacialis, Morbus Crouzon:* Über 5 Fälle des Syndroms berichtet Terrahe [66]. Schläfenbein und Gehörorgan zeigen infolge der Exkavation der hinteren Schädelgrube eine extreme Unterentwicklung der Pyramidenbasis mit Hypoplasie des mastoidalen Anteils vom Temporalknochen. Infolge der Vertiefung der mittleren Schädelgrube wird das Tegmen gesenkt und eine Außenrotation der Pyramide um ihre Längsachse mit lateraler Kippung des Labyrinthes, Schrägstellung des inneren und äußeren Gehörganges sowie der Paukenhöhle erreicht. Als Folge davon verläuft der Fazialiskanal im Bereich der mastoidalen Teilstrecke atypisch in schräger laterodorsaler Richtung. Weiterhin kommen Hyperostosen am Gehörgangsdach, am Tegmen und in der Umgebung des inneren Gehörganges vor. Im Mittelohrgebiet finden sich Ossikelfixationen durch tympanale Knochenspangen, Dysplasien der Ossicula sowie Verschluß des ovalen Fensters. Zühlke [77] weist auf Stapesanomalien neben den Gehörgangsstenosen und Atresien hin. Reisner u. Gosepath [60] halten Mittelohrdysplasien vom „kleinen Typ" beim M. Crouzon für charakteristisch.

In der Literatur finden sich Mitteilungen über Ohrmißbildungen auch bei der Akrozephalosyndaktylie (M. Apert) und bei der Dysostosis cleidocranialis, auf die hier wegen des seltenen Vorkommens nicht näher eingegangen werden soll.

Wir fanden Dysplasien des Unterkiefers in 33% der Ohrmißbildungen. Entsprechend dem Schweregrad der Dysplasie des Unterkiefers teilten wir diese Dysplasien in 5 Gruppen ein:

Gruppe 1: Aplasie des gesamten aufsteigenden Unterkieferastes und Dysplasie des horizontalen Unterkieferastes. Diese schwerste Dysplasie fanden wir lediglich bei einem Patienten kombiniert mit einer Mittelohrmißbildung der Gruppe 3.

Beispiel (Abb. 15): 8 Jahre alter Patient mit Schalleitungsschwerhörigkeit bei Mittelohrmißbildung der Gruppe 3. Orthopantomogramm: Aplasie des gesamten aufsteigenden Unterkieferastes und der Kiefergelenkspfanne rechts. Dysplasie des horizontalen Unterkieferastes rechts. Zahnentwicklung regelrecht. Beginnende Hartgewebebildung in den Zahnlagen 38 und 48.

Gruppe 2: Aplasie des Gelenkfortsatzes und Dysplasie des aufsteigenden und horizontalen Unterkieferastes. Eine so erhebliche Dysplasie fand sich in 2% der Ohrmißbildungen.

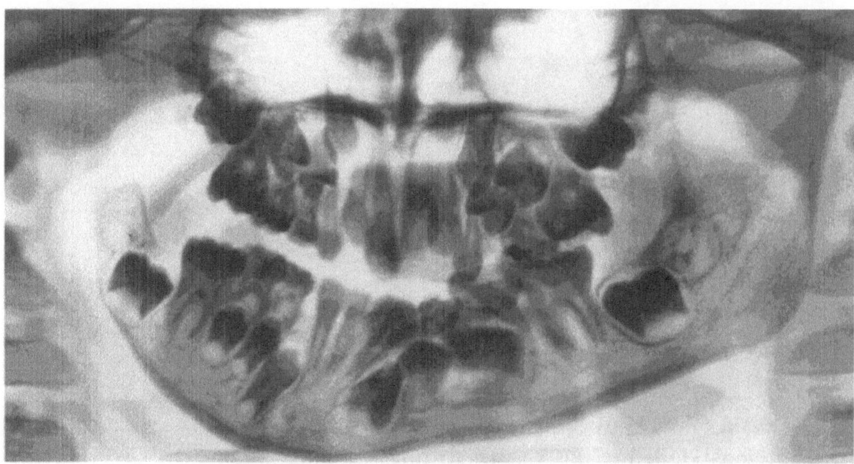

Abb. 15. Orthopantomogramm. Aplasie des gesamten aufsteigenden Unterkieferastes und Dysplasie des horizontalen Unterkieferastes rechts

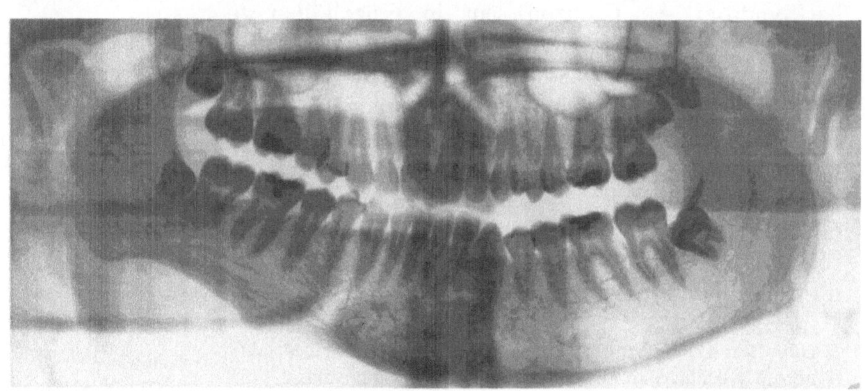

Abb. 16. Orthopantomogramm. Erhebliche Dysplasie des Gelenkfortsatzes rechts sowie Dysplasie des aufsteigenden und horizontalen Unterkieferastes rechts

Gruppe 3: Erhebliche Dysplasie des Gelenkfortsatzes und Dysplasie des aufsteigenden und horizontalen Unterkieferastes. Diese erhebliche Dysplasie sahen wir in 12% der Ohrmißbildungen.

Beispiel (Abb. 16): 10 Jahre alter Patient mit Schalleitungsschwerhörigkeit bei Mittelohrmißbildung der Gruppe 4 rechts. Orthopantomogramm: Erhebliche Dysplasie des Gelenkfortsatzes rechts sowie Dysplasie des aufsteigenden und horizontalen Unterkieferastes rechts. Bei sonst regelrechter Zahnentwicklung besteht eine Dysplasie des Zahnes 48. Die Gelenkpfanne ist flach, ebenso ist das Tuberculum articulare sehr flach.

Gruppe 4: Leichte Dysplasie des Gelenkfortsatzes und Dysplasie des aufsteigenden und horizontalen Unterkieferastes. Diese leichtere Form der Unterkieferdysplasie bestand in 15% der Ohrmißbildungen.

Gruppe 5: Leichte Dysplasie des Gelenkfortsatzes bei normal ausgebildetem aufsteigendem und horizontalen Unterkieferastes. Diese auf den Gelenkfortsatz beschränkte Dysplasie konnten wir in 4% der Ohrmißbildungen nachweisen.

Der geringe Prozentsatz der Gruppe 5 überrascht, da ja die Häufigkeit in den Gruppen 1 bis 4 mit der Tendenz zur leichteren Form der Unterkieferdysplasie eindeutig zunimmt. Tatsächlich dürften die leichten Dysplasien der Gruppe 5 auch viel häufiger sein, werden aber nur dann entdeckt, wenn eine Darstellung des Unterkiefers mit dem Panoramaschichtverfahren erfolgt. Klinisch sind diese Dysplasien nicht zu erkennen.

Die Kiefergelenkspfanne ist entsprechend der Unterkieferdysplasie ebenfalls mehr oder weniger dysplastisch angelegt. Beim Fehlen des gesamten aufsteigenden Astes ist überhaupt keine Gelenkpfanne angelegt (Abb. 15). Auch bei der Aplasie des Gelenkfortsatzes ist eine Gelenkpfanne nur angedeutet vorhanden. Bei erheblicher Dysplasie des Gelenkfortsatzes findet sich meist eine flache Pfanne, wobei das Tuberculum articulare fehlt oder sehr flach ist (Abb. 16). Bei den leichten Dysplasien des Gelenkfortsatzes hängt die Form der Gelenkpfanne von der Dysplasie des äußeren Gehörganges ab. Fehlt dieser, wird die Hinterwand der Gelenkpfanne vom häufig nach ventral verlagerten Warzenfortsatz gebildet. Das Tuberculum articulare ist in diesen Fällen gut ausgebildet.

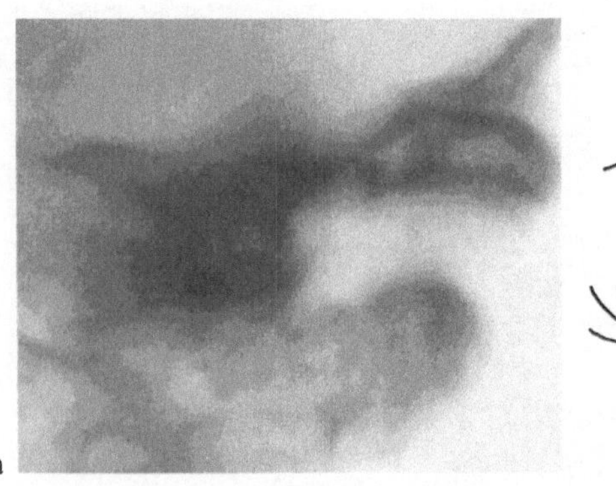

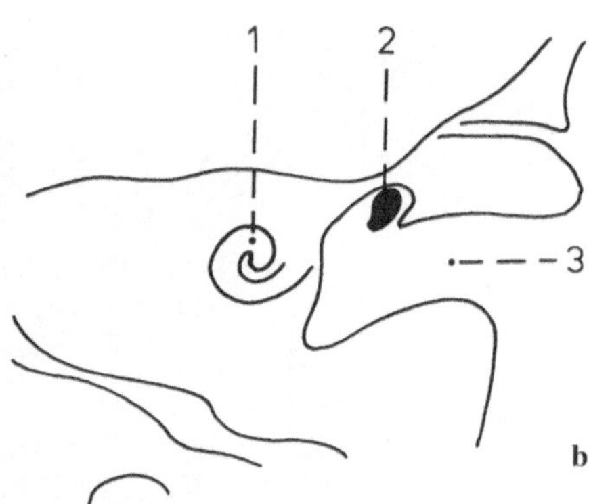

Abb. 17a, b. Tomogramm ap. Verkleinertes Cavum tympani, wobei vor allem der obere Rezessus sehr eng ist. In diesem dysplastisches Ossiculum. Äußerer Gehörgang weit (Gruppe 5). *1* Cochlea, *2* dysplastisches Ossiculum in engem oberen Rezessus, *3* weiter äußerer Gehörgang

Das weitaus häufigste Syndrom des 1. und 2. Kiemenbogens stellt bei uns die Dysostosis manidublofacialis dar, während wir andere Syndrome (z. B. Goldenhar-Syndrom, M. Crouzon) nur in Einzelfällen zu Gesicht bekamen. 14% der Ohrmißbildungen konnten wir dem Franceschetti-Syndrom zuordnen. Dabei ist festzustellen, daß es sich überwiegend um Mittelohrmißbildungen der Gruppen 4 und 5, also schwere Mißbildungen, handelte. Am häufigsten mit 8% der Ohrmißbildungen fanden sich dabei Mittelohrdysplasien der Gruppe 5, so daß es sich dabei um die für ein Franceschetti-Syndrom typische Mittelohrdysplasie handeln dürfte.

Beispiel (Abb. 17a, b): 16 Jahre alter Patient mit Franceschetti-Syndrom. Rechts Mikrotie 3. Grades und Gehörgangsaplasie, links leicht dysplastische Ohrmuschel. Außerdem Ober- und Unterkieferdysplasie, rechts ausgeprägter als links. Schalleitungsschwerhörigkeit bds. Tomogramm links: Knöcherne Innenohrstrukturen normal. Verkleinertes Cavum tympani mit sehr engem oberen Rezessus. In diesem kleines dysplastisches Occiculum. Äußerer Gehörgang weit. Gehemmte Pneumatisation.

Häufig waren Verlaufsanomalien des Fazialiskanals zu sehen. Die Pneumatisation war in der überwiegenden Zahl der Fälle gehemmt. Mißbildungen im Innenohrbereich waren nicht selten, doch waren diese meist auf den lateralen oder auf den lateralen und oberen Bogengang beschränkt.

Von den anderen selten vorgekommenen Syndromen soll nur noch ein Fall von Dysostosis craniofacialis geschildert werden, weil dabei eine schwere Innenohrdysplasie nachgewiesen wurde, über die in der Literatur bisher keine Mitteilung vorliegt:

Beispiel (Abb. 18a, b): 11 Jahre alter Patient. Typische Kopfform bei M. Crouzon. Äußeres Ohr bds. normal ausgebildet. Taubheit links und Schalleitungsschwerhörigkeit rechts. Tomogramm: Rechts kurze dysplastische Pyramidenspitze. Innerer Gehörgang und Cochlea normal. Bogengangsystem insgesamt hypoplastisch. Paukenhöhle normal groß. Hammer und Amboß dysplastisch, groß und plump. Äußerer Gehörgang sehr weit angelegt (Gruppe 1). Gehemmte Pneumatisation. Links kurze dysplastische Pyramidenspitze. Innerer Gehörgang normal. An Stelle von Cochlea und Bogengangsystem kleiner rundlicher Hohlraum von etwa 2 mm Durchmesser („Labyrinthbläschen"). Paukenhöhle normal groß. Hammer und Amboß dysplastisch, groß und plump. Äußerer Gehörgang sehr weit angelegt (Gruppe 1). Gehemmte Pneumatisation. Ungewöhnlich großes Foramen jugulare, dessen knöcherne Begrenzung zum Paukenhöhlenboden fehlt.

Abb. 18a, b. Tomogramm ap. Rechts normale knöcherne Innenohrstrukturen. Paukenhöhle normal angelegt mit großem plumpen Hammer. Sehr weiter äußerer Gehörgang (Gruppe 1). Links an Stelle der Cochlea ein Labyrinthbläschen. Paukenhöhle normal angelegt mit großem plumpen Hammer. Sehr weiter äußerer Gehörgang (Gruppe 1). *1* Äußerer Gehörgang, *2* Hammer, *3* Fazialiskanal, *4* Cochlea bzw. Labyrinthbläschen, *5* Foramen jugulare

7.2 Dysplasie der kraniovertebralen Region und Ohrmißbildung

Das Vorkommen von Dysplasien der kraniovertebralen Region und der Halswirbelsäule bei verschiedenen Syndromen des 1. und 2. Kiemenbogens ist bekannt. Beim Klippel-Feil-Syndrom und beim Wildervanck-Syndrom sind die Dysplasien der Halswirbelsäule obligat vorhanden.

a

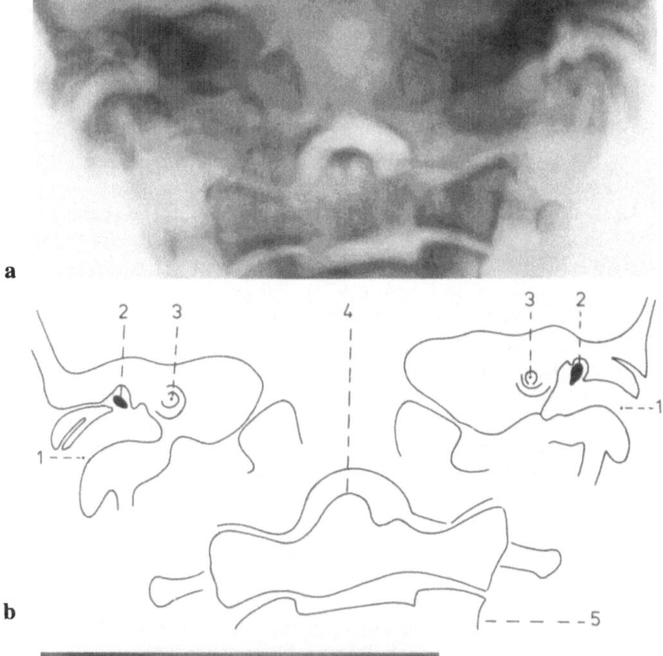

b

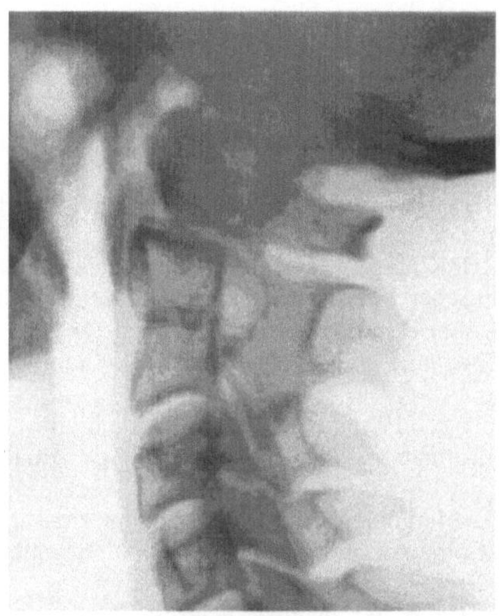

c

Abb. 19a, b. Tomogramm ap. Bds. Mittelohrmißbildung der Gruppe 5 mit flachem, engem oberen Rezessus der Paukenhöhle, in dem sich ein dysplastisches Ossiculum befindet. Enger, atypisch verlaufender äußerer Gehörgang. Kranial davon rechts zweite rudimentäre Gehörgangsanlage, links an gleicher Stelle Knochenspalte. Os Ondotoideum, das mit dem ventralen Atlasbogen synostosiert ist. *1* Äußerer Gehörgang, *2* dysplastisches Ossiculum, *3* Cochlea, *4* Os odontoideum mit ventralem Atlasbogen, *5* Axis. **c** HWS seitlich. Aplasie des Dens axis. An seiner Stelle Os odontoideum, das mit dem ventralen Atlasbogen synostosiert ist. Blockbildung zwischen 2. und 3. Halswirbel

1. *Klippel-Feil-Syndrom:* Nach Terrahe [67] kommt Taubheit in 1/3 der Fälle des Syndroms vor. Es finden sich dabei alle Grade der Innenohrdysplasie (isolierte Bogengangsdefekte, Schneckendysplasien, bläschenförmige Innenohrrudimente, Labyrinthaplasie, Fehlgestaltung des inneren Gehörganges). Es wurden aber auch Dysplasien der Schalleitungskette, Verschluß des ovalen Fensters sowie Stenose und Atresie des äußeren Gehörganges beobachtet. Es gilt die Forderung, daß jedes Kind mit diesem Syndrom einer exakten otologischen Diagnostik mit Tomographie zuzuführen ist. Dubey u. Ghosh [13] meinen ebenfalls, daß otologische Defekte in 1/3 der Fälle vorkommen. Dabei soll es sich um Dysplasien des Innenohres oder des Mittel- und äußeren Ohres handeln. In der Mehrzahl der Fälle besteht eine Schalleitungsschwerhörigkeit infolge Dysplasie der Ossicula.
2. *Wildervanck-Syndrom, cervico-oculo-akustisches Syndrom:* Wildervanck et al. [74] teilten die tomographischen Befunde von 3 Patienten mit. In allen 3 Fällen bestand eine Dysplasie von Cochlea und Vestibularapparat bds. Jensen u. Rovsing [31] schildern einen Fall, bei dem die Ohrmißbildung auf das Innenohr beschränkt war. Tomographisch konnte ein aufgeweitetes Vestibulum, eine starke Dysplasie der Bogengänge und eine hypoplastische, nur aus $1^1/_2$ Windungen bestehende Cochlea nachgewiesen werden.

Da bei unseren Untersuchungen darauf geachtet wurde, Dysplasien dieser Region nachzuweisen, fanden wir auch solche Fälle, die klinisch keine entsprechenden Hinweise boten. Es waren Dysplasien der kraniovertebralen Region bei 14% der Ohrmißbildungen zu erkennen. Eine Atlasassimilation an das Okzipitale war in 2% zu finden. Dysplasien der Hinterhauptskondylen (flache und/oder asymetrische Anlage), Dysplasien der Massae laterales des Atlas und/oder Spaltbildung im vorderen und/oder hinteren Atlasbogen traten in 8% der Fälle auf. Dysplasien des Dens axis (Hypoplasien, asymmetrische Stellungen), des Axis (Dysplasien, Asymetrien der Gelenkflächen) sowie ein Os odontoideum fanden sich in 9% der Ohrmißbildungen.

Beispiel (Abb. 19a, b): 14 Jahre alter Patient mit Schalleitungsschwerhörigkeit bds. Tiefstehendes Klappohr und Gehörgangsstenose bds. Tomogramm und seitliche HWS-Aufnahmen: Innenohrstrukturen unauffällig bis auf hypoplastischen lateralen Bogengang bds., der nach lateral zu in kranialer Richtung ansteigt. Paukenhöhle bds. mäßig dysplastisch, vor allem enger oberer Rezessus, in dem sich jeweils ein stark dysplastisches Ossiculum befindet. Äußerer Gehörgang bds. enger als normal, atypisch von lateral-kaudal nach medial-kranial zu verlaufend (Gruppe 5). Kranial davon rechts zweite rudimentäre Gehörgangsanlage, links an gleicher Stelle Knochenspalte. Pneumatisation bds. gehemmt. Dysplasie im kraniovertebralen Übergang: Aplasie des Dens axis, an seiner Stelle Os odontoideum, das mit dem ventralen Atlasbogen synostosiert ist. Blockbildung zwischen 2. und 3. Halswirbel.

Blockbildungen zwischen zwei Wirbeln im Bereich des 2. bis 7. Halswirbels waren in 4% der Fälle zu erkennen. Blockbildungen über mehrere Segmente vom 2. bis 7. Halswirbel, die einem Klippel-Feil entsprechen, ließen sich in 2% der Ohrmißbildugnen nachweisen.

7.3 Thalidomidembryopathie mit Ohrmißbildung

Während nach verschiedenen Untersuchungen vor 1958 in der BRD auf etwa 12000 Geburten eine Ohrmißbildung zu erwarten war, kam es in den Jahren 1959 bis 1962, in der Zeit, in der das Medikament „Contergan“ vertrieben wurde, zu einem markanten Anstieg der Häufigkeit von Ohrmißbildungen. So war in der ersten Jahreshälfte 1962 nach Kleinsasser u. Schlothane [35] in der BRD auf etwa 2000 Geburten eine Ohrmißbildung zu verzeichnen. Dabei sprachen für eine Thalidomidembryopathie als Ursache der Ohrmißbildung die Kombination mit Fazialis- und Abduzensparese, sowie mit Extremitätenmißbildungen. Detaillierte röntgenologische Untersuchungen der Mißbildungen des Innen- und Mittelohres als Folge einer Thalidomidembryopathie wurden von Terrahe [64] bei 37 Kindern durchgeführt. Charakteristisch ist dabei die häufige Vergesellschaftung einer labyrinthären Dysplasie mit Fehlgestaltungen des äußeren und mittleren Ohres sowie das häufige Zusammentreffen von Mittel- und Innenohrdysplasien bei normal ausgebildeter Ohrmuschel. Es gibt aber keine morphologischen Kriterien, die als pathognomonisch für die thalidomidbedingte Ohrmißbildung angesehen werden können. Takemori et al. [63] untersuchten 18 Kinder mit Thalidomidschädigung in Japan, wo das Medikament 1958 bis 1962 vertrieben wurde. Sie fanden Anomalien des äußeren und Mittelohres in 11 Fällen. Anomalien des Innenohres wurden bei 15 Kindern gefunden. Fazialisparesen einseitig oder beidseitig waren in 6 Fällen zu verzeichnen.

Literatur

1. Altmann F (1933) Zur Anatomie und formalen Genese der atresia auris congenita. Monatssch Ohrenheilk Laryngo-Rhinol 67:765–822, 917–968, 1042–1052
2. Altmann F (1965) Mißbildungen des Ohres. In: Berendes J, Link R, Zöllner E (Hrsg) Handbuch der HNO-Heilkunde. Thieme, Stuttgart, Band III/1, S 643–667
3. Andrews JC, Anzai J, Mankovich NJ, Favilli M, Lufkin RS, Jabour B (1992) Three-dimensional CT scan reconstruction for the assessment of congenital aural atresia. Am J Otol 13:236–240
4. Beck C (1970) Zur Chirurgie der Gehörgangsdoppelung. HNO 18:307–308
5. Biedermann F, Gerhardt H-J, Lauterbach H, Romaniuk E (1973) Die klinische Bedeutung der flächenförmigen Tomographie bei der Röntgendiagnostik angeborener Ohrmißbildungen. Radiol Diagn (Berl) 14:701–718
6. Biedermann F (1985) Aussagewert und Standardisierung der Röntendiagnostik bei den Mißbildungen des Mittelohres. Med. Diss. B, Humbold-Universität zu Berlin
7. Biedermann F (1989) Aussagewert und Standardisierung der Röntgendiagnostik bei den Mißbildungen des Mittelohres. In: Kessler L (Hrsg) Fehlbildungen in der Otorhinolaryngologie. Barth, Leipzig, S 35–37
8. Bottema T (1975) Spontaneous cerebrospinal fluid otorrhea. Congenital anomaly of bony labyrinth a possible cause. Arch Otolaryngol 101:693–694
9. Boulay G, Bostick T (1969) Linear tomography in congenital abnormalities of the ear. Br J Radiol 42:161–183
10. Converse JM, Coccaro PJ, Becker M, Wood-Smith D (1973) On hemifacial microsomia. The first and second branchial arch syndrome. Plast Reconstr Surg 51:268–279
11. Cumming WA, Mitchell DD (1970) Tomography of the temporal bone: A diagnostic aid in congenital deafness. J Can Assoc Radiol 21:184–189
12. Darling DB, Feingold M, Berkman M (1968) The roentgenological aspects of Goldenhar's syndrome. Radiology 91:254–260
13. Dubey SP, Ghosh LM (1993) Klippel-Feil-syndrome with conductive deafness: report of a case and review of literature. Pediat Oto-Rhino-Laryngol 25:201–208
14. Everberg G (1960) Investigations into unilateral total deafness and absence of vestibular function with a particular view to the X-ray appearances in the inner ear. Polytomography of inner-ear abnormalities. Acta Otolaryngol (Stockh) 52:47–62
15. Everberg G, Ratjen E, Sorensen H (1963) Unilateral atresia of the internal auditory meatus, confirmed by radiography. Br J Radiol 36:568–573
16. Freeland AP (1973) Non-traumatic C.S.F. rhinorrhoea associated with congenitally malformed ears. J Laryngol Otol 87:781–786
17. Frey KW (1965) Die Tomographie zur Diagnostik der „kleinen“ Ohrmißbildungen. Röntgenblätter 18:2–16
18. Frey KW (1968) Die Tomographie der Labyrinthmißbildungen. Fortsch Röntgenstr Nukl-Med 102:1–13
19. Frey KW (1968) Die Tomographie des Schläfenbeins (Glomustumoren, Unfalldiagnostik, Otosklerosen, Mißbildungen). Röntgenblätter 21:1–16
20. Frey KW, Mees K, Vogl T (1989) Bildgebende Verfahren in der HNO-Heilkunde. Enke, Stuttgart
21. Frey KW, Mündnich K (1957) Schichtaufnahmen des Felsenbeins mit polyzyklischer Verwischung bei angeborenen Ohrmißbildungen. Fortschr Röntgenstr Nukl-Med 87:164–176
22. Gill NW (1969) Congenital atresia of the ear. J Laryngol Otol 83:551–587
23. Gosepath J, Reisner K (1971) Données tomographiques en presence de Malformations du rocher. J Belge Radiol 54:223–232
24. Grevers G, Vogl T, Markel A, Kang K (1989) Zur Aussagefähigkeit der HR-Computertomographie bei Mittelohrmißbildungen. Laryngol Rhinol Otol (Stuttg) 68:88–91
25. Hefter E, Ganz H (1969) Bericht über vererbte Gehörgangsmißbildungen. HNO 17:76–78
26. Helms J (1987) Ergebnisse der Mirkochirurgie bei Ohrmißbildungen. Laryngol Rhinol Otol 66:16–18
27. Hildmann H, Rauchfuß A, Hildmann A (1992) Indikation und chirurgische Behandlung der großen Mittelohrmißbildung. HNO 40:232–235
28. Jahrsdoerfer RA, Aguilar EA, Yeakley JW, Cole RR (1989) Treacher Collins syndrome: an otologic challange. Ann Otol Rhinol Laryngol 98:807–812
29. Jahrsdoerfer RA, Garcia ET, Yeakley JW, Jacobson JT (1993) Surface contour three-dimensional imaging in congenital aural atresia. Arch Otolaryngol Head Neck Surg 119:95–99
30. Jensen J, Rovsing H (1968) Tomography in congenital malformations of the middle ear. Radiology 90:268–275
31. Jensen J, Rovsing H (1974) Dysplasia of the cochlea in a case of Wildervanck's syndrome. Adv Oto-Rhino-Laryngol 21:32–39
32. Johnsen NJ, Kristensen HK, Thomsen J (1975) Gehörgangsatresie. HNO 23:282–284

33. Kaseff LG (1966) Preoperative tomography in congenital malformations of the ear. Trans Am Acad Ophtalmol Otolaryngol 70:59–68
34. Kirkham TH (1970) Goldenhar's syndrome with inner ear defects. J Laryngol Otol 84:855–857
35. Kleinsasser O, Schlothane R (1964) Die Ohrmißbildungen im Rahmen der Thalidomid-Embryopathie. Laryngol Rhinol Otol 43:344–367
36. Leuwer R, Schubert R, Siepmann G (1993) Die 3D-Darstellung hochauflösender MR-Tomographien des Innenohres. Laryngol Rhinol Otol (Stuttg) 72:288–290
37. Livingstone G (1968) The value of tomography in cases with congenital abnormalities of the middle ear. Int Audiol 7:394
38. Lloyd GAS, Phelps PD (1979) Radiology of the ear in mandibulo-facial-dysostosis-Treacher Collins Syndrome. Acta Radiol Diagn 20:233–240
39. Lloyds GAS, du Boulay GH, Phelps PD, Pullicino P (1979) The demonstration of the auditory ossicles by high resolution CT. Neuroradiology 18:243–248
40. Marx H (1926) Mißbildungen des Ohres. In: Henke F, Lubarch O (Hrsg) Handbuch der speziellen pathologischen Anatomie und Histologie. Springer, Berlin, Band 12
41. Mayer EG (1930) Otologische Röntgendiagnostik. Springer, Wien
42. Mehra YN, Dubley SP, Mann SBS, Suri S (1988) Correlation between high-resolution computed tomography and surgical findings in congenital aural atresia. Arch Otolaryngol Head Neck Surg 114:137–141
43. Mizuno M, Harada T (1992) Labyrinthine anomalies with normal cochlear function. ORL 54:278–281
44. Mündnich K, Frey KW (1959) Das Röntgenschichtbild des Ohres. Thieme, Stuttgart
45. Mündnich K (1965) Hörverbessernde und plastische Operationen bei Ohrmißbildungen. In: Berendes J, Link R, Zöllner E (Hrsg) Handbuch der HNO-Heilkunde. Thieme, Stuttgart, Band III/1, S 668–703
46. Muntean E (1942) Ein Anwendungsgebiet der Röntgenschichtuntersuchung: Die Atresie des äußeren Gehörganges. Fortschr Röntgenstr Nukl-Med 65:291–293
47. Nemansky J, Hageman MJ (1975) Tomographic findings of the inner ears of 24 patients with Waardenburg's syndrome. Am Roentgenol Radium Ther Nucl Med 124:250–255
48. Odrezin GT, Royal SA, Young DW, Guion CJ, Pappas DS, Reilly JS (1990) High resolution computed tomography of the temporal bone in infants and children: a review. Int J Pediatr Otorhinolaryngol 19:15–31
49. Ombredanne M, François F (1958) Etude tomographique des aplasies de l'oreille par balayage hypocycloide. Ann Otolaryngol Chir Cervicofac 75:829–843
50. Otto H-D (1981) Zwei bisher unbekannte Verlagerungsbewegungen in der Branchialregion des menschlichen Keimlings – dargestellt an der Ontogenese des äußeren und des Mittelohres einschließlich der periaurikulären Region sowie an der Pathogenese ihrer Mißbildungen (Der Irrtum der Reichert-Gauppschen Theorie). Med Diss B, Humboldt-Univ zu Berlin
51. Pellant A (1971) Vorschlag zur Klassifikation der kongenitalen Schwerhörigkeit und Taubheit. Monatsschr Ohrenheilk Laryongol Rhinol 105:196–203
52. Phelps PD (1974) Congenital lesions of the inner ear, demonstraded by tomography. Arch Otolaryngol 100:11–18
53. Phelps PD (1992) Cochlear implants for congenital deformities. J Laryngol Otol 106:967–970
54. Phelps PD, Lloyd GAS, Sheldon PWE (1975) Deformity of the labyrinth and internal auditory meatus in congenital deafness. Br J Radiol 48:973–978
55. Plattfaut G, Ewen K (1987) Die Bestimmung der Integraldosen bei konventionellen Röntgenuntersuchungen und Computertomographien des Schädels. Fortsch Röntgenstr 146: 455–459
56. Psenner L (1963) Die Röntgendiagnostik des Schläfenbeins. In: Olssen O, Strnad F, Vieten H, Zuppinger A (Hrsg) Handbuch der medizinischen Radiologie. Springer, Berlin, Göttingen, Heidelberg, Band VII/2, S 365–672
57. Rees DO, Collum LMT, Bowen DJ (1972) Radiological aspects of oculo-auriculo-vertebral dysplasia. Br J Radiol 45:15–18
58. Reisner K (1969) Tomography in inner and middle ear malformations. Radiology 92:11–21
59. Reisner K (1974) Die Tomographie bei Ohrmißbildungen. Gesichtspunkte für die praktische Anwendung. Fortschr Röntgenstr. Nukl Med 120:292–300
60. Reisner K, Gosepath J (1973) Schädeltomographie. Thieme, Stuttgart
61. Stieve FE (1967) Bevorzugte Darstellung einzelner Körperschichten. In: Diethelm L, Olsson O, Strnad F, Vieten H, Zuppinger A (Hrsg) Handbuch der medizinischen Radiologie. Springer, Berlin, Heidelberg, New York, Band III, S 716–1041
62. Swartz JD, Glazer AV, Faerber EN, Capitanio MA, Popky GL (1986) Congenital middle-ear deafness: CT-Study. Radiology 159:187–190
63. Takemori S, Tanaka Y, Suzuki JI (1976) Thalidomide anomalies of the ear. Arch Otolaryngol 102:425–427
64. Terrahe K (1965) Mißbildungen des Innen- und Mittelohres als Folge der Thalidomidembryopathie. Fortschr Röngenstr Nukl Med 102:14–29
65. Terrahe K (1968) Das Gehörorgan bei der Dysostosis mandibulofazialis. Laryngol Rhinol Otol 47:591–600
66. Terrahe K (1971) Das Gehörorgan bei den kraniofazialen Mißbildungssyndromen nach Crouzon und Apert. Laryngol Rhinol Otol 50:794–802
67. Terrahe K (1972) Diagnostik der Mißbildungen des Ohres und des Ohrschädels. Arch Klin Exp Ohr Nas Kehlkopfheilkd 202:85–151
68. Teunissen EB, Cremers CWRJ (1993) Classification of congenital middle ear anomalies. Ann Otol Rhinol Laryngol 102:606–612
69. Valvassori GE (1969) Radiologic diagnosis of neuro-otologic problems by tomography. Arch Otolaryngol 89:57–60
70. Valvassori GE, Naunton RF, Lindsay JR (1969) Inner ear anomalies: clinical and histpathological considerations. Ann Otol Rhinol Laryngol 78:929–938
71. Valvassori GE, Potter GD, Hanafee WN, Carter BL, Buckingham RA (1982) Radiology of the ear, nose and throat. Thieme, Stuttgart, New York
72. Weerda H, Bockenheimer S, Trübi M (1985) Gehörverbessernde Operationen bei Ohrmuschelmißbildungen. HNO 33:449–452
73. Wilbrand HF (1975) Multidirectional tomography of the facial canal. Acta Radiol Diagn 16:654–671
74. Wildervanck LS, Hoeksema PE, Penning L (1966) Radiological examination of the inner ear of deaf-mutes. Presenting the cervico-oculo-acusticus syndrome. Acta Otolaryngol (Stockh) 61:445–453
75. Yanagihara N, Yanagihara H, Kabasawa I (1979) Goldenhar's syndrome associated with anomalous internal auditory meatus. J Laryngol Otol 93:1217–1222
76. Zalzal GH, Shott SR, Towbbin R, Cotton RT (1986) Value of CT-Scans in the diagnosis of temporal bone diseases in children. Laryngoscope 96:27–32
77. Zühlke D (1972) Chirurgische Behandlung der Mißbildungen des Ohres. Arch Klin Exp Ohr Nas Kehlkopfheilkd 202:153–202

European Archives of Oto-Rhino-Laryngology Suppl 1994/I

Körperliche und geistige Entwicklung des Kindes

G. H. Haas

Landesarzt für Behinderte, Landesgesundheitsamt Baden-Württemberg, Hoppenlaustraße 7, D-70174 Stuttgart

Inhaltsverzeichnis

Der Begriff „körperliche Entwicklung“ beinhaltet sowohl Wachstum und Reifung körperlicher Strukturen wie auch die Entwicklung körperlicher Funktionen, insbesondere die der motorischen Fähigkeiten. Mit dem Begriff „geistige Entwicklung“ ist nicht nur die Entwicklung kognitiver Fähigkeiten angesprochen, sondern auch die damit verbundene sprachliche/kommunikative und psychosoziale Entwicklung.

Wachstum und Entwicklung sind spezifische Themen der Kinderheilkunde und haben im Programm der Früherkennungsuntersuchungen im Kindesalter einen hohen Stellenwert. Die Früherkennung, Frühbehandlung und Frühförderung kindlicher Hörstörungen und Sprachentwicklungsverzögerungen erfordert darüber hinaus in der Regel das Mitwirken hals-nasen-ohrenärztlicher, phoniatrisch-pädaudiologischer und logopädischer Kompetenz.

Der nachfolgende Beitrag wird sich deshalb auf die Beschreibung der funktionellen Entwicklung bis zum Schulalter konzentrieren, wobei Zusammenhänge zwischen der in diesem Zeitraum erfolgenden Sprachentwicklung und der kognitiven Entwicklung besonders beachtet werden sollen.

1 Verlauf der normalen Entwicklung

Wesentliche Ebenen der postnatalen Entwicklung werden innerhalb der ersten beiden Lebensjahre, im Zeitraum des 3. bis 5. Lebensjahres (Kindergartenalter), im Vorschul- und Schulalter sowie während der Pubertät und in der Adoleszenz erreicht. Dementsprechend wird die nachfolgende Beschreibung der kindlichen Entwicklungsschritte gegliedert. Anzumerken ist dabei noch, daß die pränatale Entwicklung eines Kindes von wesentlicher, im Grunde genommen mitentscheidender Bedeutung für seine postnatale Entwicklung ist.

1.1 Erstes und zweites Lebensjahr

Nach der Anpassung an die extrauterinen Lebensbedingungen zeigen Säuglinge zunächst ein Verhalten, das durch unwillkürliche bzw. reflektorische Verhaltensmuster geprägt zu sein scheint. Dies ändert sich gegen Ende des 2. Lebensmonats, wobei funktionell offensichtlich unbedeutende Reaktionen wie die Hand- und Fußgreifreflexe und der Umklammerungsreflex (Moro-Reflex) verschwinden, während andere angeborene, funktionell wichtige Automatismen wie Brustsuchen (rooting-Reflex) oder Saugen und Schlucken bestehen bleiben und zunehmend willkürlich kontrolliert werden können. Die spontanen Bewegungen in den ersten beiden Lebensmonaten wirken ausfahrend, grob und ungezielt. Kinder in diesem Alter zeigen eindeutige Reaktionen auf visuelle und akustische Reize. Typischerweise bewirken auftretende Geräusche ein Innehalten in Bewegungen (freeze-reaction) oder ein schreckhaftes Zusammenzucken (startle-reaction).

Im dritten Lebensmonat beginnt eine sehr eindrückliche Veränderung des Verhaltens. Unwillkürlich und reflektorisch erscheinende Verhaltensmuster verschwinden und werden abgelöst von willkürlich und adäquat wirkendem Verhalten. Die spontanen Bewegungsmuster wirken flüssiger, eleganter und besser koordiniert. Ebenso ändert sich das Sozialverhalten von da an rasch, Lächeln wird erwidert, freundliches Ansprechen wird mit Vokalisieren beantwortet. Nach dem 3. Lebensmonat beginnen Säuglinge, mit ihren Fingern zu spielen und nach vorgehaltenen Gegenständen zu greifen. Sie betrachten diese und auch Gesichter genau und wenden sich Stimmen und Geräuschen zu.

Im Alter von 6 Monaten ist die Kontrolle der Kopfhaltung im Raum perfekt und die Kontrolle der Rumpfhaltung schon so weit entwickelt, daß Sitzen mit Unterstützung möglich wird. In dieser Altersstufe ist die visuelle und auditive Aufmerksamkeit hoch, wobei versucht wird, Gegenstände zu ergreifen. Damit beginnt ein exploratives Spielverhalten, bei dem Gegenstände mit Händen, Augen und Mund intensiv untersucht werden („Hand-Augen-Mund Exploration").

Im 2. Lebenshalbjahr beginnen Kinder üblicherweise, ohne Unterstützung zu sitzen und sich aus der Bauchlage durch Robben, Kriechen und schließlich Krabbeln fortzubewegen. Gleichzeitig wird das Manipulieren und Greifen präziser und differenzierter. Das kommunikative Verhalten wird in dieser Altersstufe zunehmend initiativ, wobei das Lallen und Plappern von Silbenketten und ersten Doppelsilben (mamam, papap) bei Vertrauten Aufmerksamkeit und Zuwendung bewirken. Gegenüber fremden Personen allerdings wird nun eher Zurückhaltung deutlich. Gegen Ende des ersten Lebensjahres ist das Sprachverständnis üblicherweise so weit entwickelt, daß Kinder auf ihren Namen und einfache Anweisungen (nein-nein) adäquat reagieren. Sie beginnen nun auch, Sprachlaute, Tonfall, Sprachmelodie wie auch Gesten zu imitieren, wobei eine „Pseudosprache" entsteht, deren Inhalt noch unverständlich ist. Gegen Ende des 1. Lebensjahres vergrößern Kinder ihren Bewegungsraum erneut beträchtlich, indem sie sich nun zum Stehen hochziehen und beginnen, mit Halt zu stehen und zu gehen. Innerhalb der 1. Hälfte des 2. Lebensjahres lernen Kinder, frei zu gehen, und üben diese neugewonnene Fähigkeit unermüdlich. Dabei wird die aufrechte Körperhaltung so sicher, daß auch freihändiges Aufstehen aus der Hocke gelingt. Diese neue motorische Freiheit ermöglicht nun ein intensives exploratives und experimentierendes Spielverhalten. Dabei wird alles erforscht, ausdauernd aus- und eingeräumt, hineingesteckt und herausgezogen, eingefüllt und umgekippt. Alltägliche Handlungsabläufe, meist Tätigkeiten der Mutter im Haushalt, werden ansatzweise imitiert. Das spontane Tun wird oft von lebhafter „Pseudosprache" begleitet. Daneben wird jetzt aber auch eine Reihe von Begriffen, meist mit Doppelsilbenstruktur wie „Wau-wau" für Hund („Symbolworte"), sinngemäß angewandt.

Bis zum Ende des 2. Lebensjahres wird der aktive Sprachschatz rasch vergrößert und umfaßt dann oft über 100 Begriffe. Damit gelingt es zweijährigen Kindern, Bedürfnisse und Wünsche deutlich zu machen, auch wenn ihre Aussprache durch Stammelfehler nicht immer sofort verständlich ist. In der Regel werden zumindest Zwei-Wort-Sätze (Subjekt-Verb) mit einfacher grammatikalischer Struktur gebildet. Zweijährige verstehen weitgehend die Umgangssprache, kennen ihren Vornamen, können auch auf benannte Körperteile zeigen und sie benennen.

Sehr typisch ist in dieser Altersstufe ein ausgeprägtes Imitieren der Tätigkeit anderer und von gebräuchlichen Redewendungen, wodurch einfache Rollenspiele entstehen.

1.2 Drittes bis fünftes Lebensjahr (Kindergartenalter)

In den ersten beiden Lebensjahren haben Kinder unter normalen Voraussetzungen gelernt, sich sicher zu bewegen, zu gehen, zu rennen und mit Halt Treppen zu steigen. Genauso ist es ihnen nun möglich, sich sprachlich verständlich zu machen und Wünsche und Bedürfnisse zu äußern.

Die wesentlichen Entwicklungsschritte im 3. bis 5. Lebensjahr betreffen vor allem das Sozialverhalten, die Selbständigkeit in lebenspraktischen Belangen und die Entwicklung einer gewissen Unabhängigkeit von den Eltern. Damit entstehen in dieser Entwicklungsphase wesentliche Voraussetzungen für die Teilnahme am Kindergarten und für die spätere Einschulung. Andererseits nimmt die motorische Geschicklichkeit Dreijähriger rasch zu. Sie beherrschen üblicherweise Spielfahrzeuge wie Dreirad oder Kettcar, hüpfen, kicken und werfen geschickt. Das alterstypische Spielverhalten umfaßt Rollen- und Illusionsspiele („so tun als ob") auch mit anderen Kindern, genauso wie „Hilfe" bei der Tätigkeit der Mutter. Das Sprachverständnis wächst rasch, die Aussprache wird deutlicher, und wenigstens Singular und Plural werden korrekt gebraucht. In diesem Alter sind Kinder in der Lage zu erzählen, was sie tun und was geschehen ist, wobei sie aber nicht selten aus lauter Eifer zu stottern beginnen. Andererseits verlangen sie nun zunehmend, Geschichten zu hören und vorgelesen zu bekommen.

Im Laufe des 4. Lebensjahres wird das bis dahin durch imitierendes Verhalten geprägte Spiel durch einfaches konstruktives Spiel und Bauen erweitert. Spielregeln, auch bei Rollenspielen mit anderen, werden akzeptiert. Regelspiele, oft mit Wettbewerbscharakter, werden für Vier- bis Fünfjährige attraktiv.

In dieser Entwicklungsphase entsteht mit dem Wunsch und der Fähigkeit, mit Gleichaltrigen zu kooperieren, mit der Möglichkeit, im Interesse einer Gruppe eigene Bedürfnisse zurückzustellen, die wesentliche Voraussetzung für den Kindergartenbesuch. Das Spiel mit anderen im Kindergarten weitet dann nicht selten die Beredsamkeit von Kindern deutlich, bisweilen auch in eher unerwünschter Weise aus. Vierjährige sind üblicherweise schon in der Lage, lange Geschichten zu erzählen, wobei oft auch die Realität verlassen wird und Phantasien oder magische Vorstellungen auftauchen. Schließlich sind bei Fünfjährigen sowohl Aussprache als auch Grammatik in der Regel fehlerfrei.

1.3 Vorschul- und Schulalter

Das spontane Spiel des Kleinkindes, zum Teil auch zusammen mit anderen Kindern, letztendlich aber auf eigenen Zielen, Vorsätzen und Wünschen beruhend, wird im Kindergarten abgelöst durch das Spiel und Agieren in der Gemeinschaft gleichaltriger Kinder. Die Einbindung in eine Gruppe wie auch der Umstand, daß Spielregeln und Aufgaben von außen gestellt werden, erfordern, daß eigene Bedürfnisse und Wünsche zurückgestellt werden können. Damit werden im Kindergarten- und Vorschulalter die Bereitschaft, eine fremdgestellte Aufgabe anzunehmen, die Motivation, sie zu lösen, die Ausdauer und Konzentration, sie durchzuführen, gegebenenfalls in Kooperation mit anderen, gefördert und damit die Bedingungen für die Einschulung erreicht. Die grundsätzlichen Voraussetzungen für den Besuch der Schule umfassen auch die Fähigkeit, Zusammenhänge zu erkennen (logisch-analytisches Denken), sich Eindrücke zu merken (Gedächtnis) und Sachverhalte oder Zusammenhänge zu erklären (Sprachvermögen). Weitere Voraussetzungen sind Mengenbegriff, manuelles Geschick, Kreativität und Phantasie und letztendlich auch der Wunsch, in die Schule gehen zu dürfen.

Die intellektuellen Fortschritte und die Fülle des Erlernten sind in den ersten Schuljahren von enormen Umfang. Dabei entwickelt sich kontinuierlich die Fähigkeit, abstrakt zu denken und komplexe als auch abstrakte Aufgaben zu lösen. Die dabei erlernten Kulturtechniken, Lesen und Schreiben in erster Linie, sowie die im Schulunterricht ständig geforderte Gedächtnisfunktion, stellen Mittel und Werkzeuge dar, ohne die weiteres Lernen und weitere kognitive Entwicklung nicht möglich wären. Die individuelle Lernfähigkeit und Lerngeschwindigkeit wird zudem wesentlich beeinflußt von der Entwicklung individueller Lernstrategien, wozu der Schulunterricht Hilfe und Anleitung geben soll. Schließlich ist die Fähigkeit, effektiv und effizient zu lernen, entscheidend für den Schulerfolg und auch meist für den weiteren Lebensweg eines Kindes.

1.4 Pubertät und Adoleszenz

Die rasche körperliche Entwicklung und die eintretende sexuelle Reifung in der Pubertät führen zu neuen emotionalen Erfahrungen und zu Veränderungen des psychosozialen Verhaltens. In dieser Entwicklungsphase sind Frustrationen oft schmerzlicher als früher und führen nicht selten zu Aggressionen von vorher kaum gekannter Heftigkeit. Jugendliche und Heranwachsende suchen individuelle Bestätigung eher bei Gleichaltrigen, wobei ihr Verhalten sehr gegenwartsbezogen erscheint. Sie versuchen, möglichst nicht hintenanzustehen und sind bemüht, durch Konformität zu imponieren, wobei Gedanken an die längerfristigen Konsequenzen des eigenen Verhaltens oft unterbleiben oder verdrängt werden. Erst nach dieser Phase, deren Dauer individuell sehr verschieden sein kann, stellt sich eine rational betonte Selbständigkeit und Unabhängigkeit von den Eltern ein, mit der eine Auflehnung gegen sie nicht mehr notwendig ist und Hilfe und Unterstützung durch sie auch gerne wieder akzeptiert wird.

2 Kriterien der normalen Entwicklung

Im Vergleich zu den parametrischen Kriterien für normales Wachstum, die mit Perzentilenkurven beschrieben werden, ist es wesentlich schwieriger, verbindliche Kriterien für die normale funktionelle Entwicklung, besonders für die geistige und sprachliche Entwicklung, anzugeben. Dabei muß bedacht werden, daß relativ große interindividuelle Unterschiede durch konstitutionelle, kulturelle, soziale und familiäre Faktoren entstehen können.

Entwicklungstests, wie der Denver Developmental Screening Test (0–6 Jahre), der Griffith-Test (0–2 Jahre) oder die Münchener Funktionelle Entwicklungsdiagnostik (0–3 Jahre) beurteilen sowohl das spontane Verhalten der Kinder als auch die Lösung gestellter, standardisierter Aufgaben. Ihre Durchführung erfordert einen zum Teil nicht geringen Zeitaufwand, weshalb sie sich eher für eine detaillierte und eingehende Entwicklungsdiagnostik eignen. Sie erscheinen damit weniger geeignet zur raschen und ohne spezielle Hilfsmittel durchzuführenden Orientierung über den Entwicklungsstand eines Kindes.

Zur groben Orientierung durchaus geeignet ist die Beobachtung des spontanen Verhaltens eines Kindes und die Auskunft der Eltern über bestimmte, klar definierbare Fähigkeiten ihres Kindes. Damit läßt sich in der Regel klären, ob sogenannte Meilensteine der Entwicklung wie freies Gehen, sinngemäßer Gebrauch von Worten oder Rollenspiele in einem bestimmten Alter, in dem solche Fähigkeiten spätestens entwickelt sein sollen, vorhanden sind oder nicht. In den nachfolgenden Abschnitten wird dargestellt, in welchem Alter bestimmte Meilensteine der motorischen, sprachlichen und sozialen Entwicklung sowie im Spielverhalten (als Indikator für die geistige Entwicklung) erreicht sein sollen. Angewandt wird dabei das Prinzip der „unteren Norm", das heißt zumindest 90% der Kinder der gleichen Altersstufe erfüllen diese Norm. Aus praktischen und methodischen Gesichtspunkten sind diese Angaben auf den Altersbereich bis zu 5 Jahren begrenzt [3, 4, 5, 6].

2.1 Kriterien der normalen motorischen Entwicklung

Alter 3 Monate:
Sicheres Anheben des Kopfes in Bauchlage, dabei Abstützen auf die Unterarme.

Alter 6 Monate:
Sichere Kopfkontrolle in jeder Körperhaltung. Beim Hochziehen zum Sitzen werden die Arme angebeugt und der Kopf in Rumpfebene gehalten.

Alter 9 Monate:
Sicheres freies Sitzen mit geradem Rücken. Fortbewegung in Bauchlage (Drehen, Kriechen, Robben).

Alter 12 Monate:
Selbstständiges Hochziehen zum Stehen und sicherer Stand mit Halt.

Alter 18 Monate:
Freies Gehen mit sicherer Gleichgewichtskontrolle. Freihändiges Bücken und Aufheben von Gegenständen, Spielzeug.

Alter 2 Jahre:
Sicheres Rennen und Umsteuern von Hindernissen. Freihändiges Hinhocken und Aufstehen.

Alter 3 Jahre:
Beidbeiniges Abhüpfen von einer Stufe. Kann kurz, ca. 1 s lang, auf einem Bein stehen.

Alter 4 Jahre:
Freihändiges Treppensteigen im Beinwechsel. Kann mindestens 3 s lang auf einem Bein stehen.

Alter 5 Jahre:
Kann mindestens 5 s lang auf einem Bein stehen und mindestens 5mal auf einem Bein hüpfen, jeweils links und rechts.

2.2 Kriterien der normalen (expressiven) Sprachentwicklung

Alter 3 Monate:
Spontanes Vokalisieren. Differenziertes intentionelles Schreien (Hunger, Unbehagen, Schmerz).

Alter 6 Monate:
Spontanes variationsreiches Vokalisieren. Antwortet vokalisierend, wenn es angesprochen wird („Dialog").

Alter 9 Monate:
Bildet Silbenketten wie „wawawa..., rarara..."

Alter 12 Monate:
Imitiert Sprachlaute, bildet Doppelsilben wie „mamam, papap".

Alter 18 Monate:
Gebraucht „Mama" und „Papa" sinngemäß, zusätzlich mindestens ein weiteres Wort, meist als Symbolwort wie „Wauwau" für Hund.

Alter 2 Jahre:
Gebraucht mindestens 20 Worte sinngemäß (z.T. Symbolworte). Versteht und befolgt einfache Aufträge.

Alter 3 Jahre:
Benutzt Personalpronomen, Singular und Plural richtig.

Alter 4 Jahre:
Erzählt Erlebnisse. Kann sich mit anderen unterhalten.

Alter 5 Jahre:
Aussprache praktisch fehlerfrei. Nur noch geringe grammatikalische Fehler.

2.3 Kriterien für altersentsprechendes Spielverhalten (altersentsprechende kognitive Entwicklung)

Alter 3 Monate:
Fixiert und verfolgt Gegenstände, die in seinem Gesichtsfeld bewegt werden.

Alter 6 Monate:
Schaut sich die eigenen Finger an, spielt mit ihnen. Gegenstände werden von einer Hand in die andere transferiert und in den Mund gesteckt.

Alter 9 Monate:
Intensive, taktile, visuelle, orale Exploration von Gegenständen (Hand-Augen-Mund-Exploration).

Alter 12 Monate:
Schüttelt, klopft und wirft mit Gegenständen. Steckt nach Aufforderung hinein und holt heraus.

Alter 18 Monate:
Versteckt Gegenstände, räumt ein und aus. Erkennt in Bilderbüchern Vertrautes. Baut Turm aus 2–4 Klötzchen.

Alter 2 Jahre:
Imitiert alltägliche Handlungen und Tätigkeiten Erwachsener. Einfaches Rollenspiel, z.B. mit Puppen, Spieltieren.

Alter 3 Jahre:
Intensives Rollen- oder Illusionsspiel („so tun als ob"). Zeichnung von „Kopffüßlern".

Alter 4 Jahre:
Differenziertes und detailliertes Rollenspiel, oft mit anderen. Einfaches konstruktives Spiel. Konzentriertes Zuhören bei Erzählungen oder beim Vorlesen.

Alter 5 Jahre:
Aufwendiges und ausdauerndes konstruktives Spiel. Regelspiele.

2.4 Kriterien für altersentsprechendes Sozialverhalten

Alter 3 Monate:
Ausdauernder Blickkontakt. Spontanes Lächeln auf bekannte und fremde Gesichter.

Alter 6 Monate:
Freut sich über jede Art der Zuwendung.

Alter 9 Monate:
Sicheres Unterscheiden bekannter und fremder Personen. Fremdeln.

Alter 12 Monate:
Zeigt Zuneigung zu bekannten Personen, initiiert Kontakt und Interaktion.

Alter 2 Jahre:
Verteidigt seinen „Besitz", versucht sich durchzusetzen, versteht einfache Gebote und Verbote.

Alter 3 Jahre:
Teilt mit anderen, zumindest nach Aufforderung.

Alter 4 Jahre:
Sucht Kontakt, Kooperation und Freundschaft mit Gleichaltrigen.

Alter 5 Jahre:
Kooperiert mit Spielgefährten, hält sich (meist) an Spielregeln.

3 Sprachentwicklungsverzögerung/ Sprachbehinderung

Der Begriff Sprachentwicklungsverzögerung (SEV) ist deskriptiv und bezeichnet zunächst nur, daß im individuellen Fall eine Verzögerung des Sprachgebrauchs gegenüber der Altersnorm besteht. Aus medizinischer und entwicklungsneurologischer Sicht ist es nach Feststellung einer SEV wesentlich und unumgänglich, zu klären, ob eine auditive, rezeptive und/oder expressive Sprachentwicklungsverzögerung vorliegt. Damit kann sowohl das weitere diagnostische Vorgehen als auch nachfolgend die Art der Therapie oder Förderung geplant werden.

Der Begriff Sprachbehinderung, der vor allem im Bereich der Sonderpädagogik gebraucht wird, bezeichnet nicht nur das Vorliegen eines Entwicklungsrückstands im Sprachgebrauch, sondern vor allem auch die dadurch entstandene soziale Beeinträchtigung. Der im pädagogischen Sprachgebrauch übliche Begriff „Sprachbehinderung" umfaßt demnach auch medizinisch sehr unterschiedliche Störungsbilder wie Stottern und Stammeln, Mutismus, sogenannte zentrale Sprachbehinderungen und schwerhörigkeitsbedingte Sprachentwicklungsverzögerungen, wobei aber in jedem Fall dadurch die Eingliederungsfähigkeit in die Gesellschaft als beeinträchtigt gilt. Nach pädagogischer Definition müßten dabei allerdings jene Sprachentwicklungsverzögerungen ausgeschlossen sein, die auf einer primären Retardierung der geistigen Entwicklung beruhen.

3.1 Bedeutung der geistigen Entwicklung für die Sprachentwicklung

Genauso wie ein ausreichendes Hörvermögen Bedingung ist für die Perzeption akustischer Signale, ist nachfolgend eine ausreichende kognitive Fähigkeit Bedingung für das Erkennen und Verstehen des Gehörten und damit Basis für die expressive Sprachentwicklung und eine sprachliche Kommunikationsfähigkeit. Logischerweise korrelieren demnach Fortschritte der Sprachentwicklung eng mit Fortschritten der kognitiven (geistigen) Entwicklung [2, 7]. So sind später häufig Teilleistungsstörungen, Lernschwierigkeiten und auch niedrige IQ-Werte festzustellen. Dies trifft besonders dann zu, wenn eine rezeptive und expressive Sprachentwicklungsverzögerung (Verzögerung von Sprachverständnis und -produktion) vorgelegen hat. Die Entwicklungsprognose ist dagegen eindeutig günstiger, wenn nur eine Verzögerung der expressiven Sprachentwicklung bestanden hat und das Sprachverständnis nicht beeinträchtigt war. Allerdings kann auch bei einer andauernden und schweren expressiven Sprachentwicklungsstörung, bei an sich altersgemäßem Sprachverständnis (z.B. beim Stottern), eine sekundäre Neurotisierung mit Sprachscheu eintreten, wodurch die weitere kognitive Entwicklung und die Schulerfolge massiv beeinträchtigt werden können.

3.2 Wahrnehmungs- und Verarbeitungsstörungen

Die Begriffe Wahrnehmungs- und Verarbeitungsstörung, die heute in bezug auf kindliche Entwicklungsstörungen häufig gebraucht werden, sind zurückzuführen auf das entwicklungspsychologische Konzept der geistigen Entwicklung von Piaget [1]. Sie werden häufig verwendet für Schwierigkeiten der „zentralen Verarbeitung" von Informationen, die in den verschiedenen Sinnesmodalitäten aufgenommen wurden. Im Grunde genommen werden damit Probleme im Bereich der Kognition bezeichnet, bei denen die Interpretation, Konzeptbildung und Umsetzung von sensorischer Information gestört ist. Damit ist dieser Begriff von Wahrnehmung keinesfalls deckungsgleich mit dem Begriff der Perzeption, der in der Sinnes- und Neurophysiologie gebräuchlich ist. Im Hinblick auf die Sprachentwicklung wird nicht selten der Begriff der auditiven Wahrnehmungsstörung gebraucht, womit letztendlich ein nicht altersgemäßes Sprachverständnis umschrieben wird.

3.3 Rezeptive Sprachentwicklungsverzögerung

Eine Sprachentwicklungsverzögerung (SEV), der ein nicht altersgemäßes Sprachverständnis, nicht aber eine Schwerhörigkeit zugrunde liegt, wird als rezeptive SEV bezeichnet. Eine solche Problematik führt nahezu ausnahmslos auch zu einer Verzögerung der expressiven Sprachentwicklung. Wie schon dargelegt, besteht eine enge Korrelation zwischen der Sprachentwicklung und der Entwicklung zentraler kognitiver Funktionen wie dem logisch-abstrakten Denken. Es ist deshalb nicht verwunderlich, daß Kinder, die im Kindergartenalter oder früher mit einer rezeptiven SEV auffallen, später häufig mehr oder weniger umschriebene Lernprobleme (Lernbehinderungen und Teilleistungsstörungen) zeigen.

3.4 Lern- und Teilleistungsstörungen

Die häufigste und im Zusammenhang mit der Sprachentwicklung bedeutsamste Teilleistungsstörung ist die Lese-Rechtschreibschwäche (Legasthenie, Dyslexie). Nach der Definition der WHO wird damit eine umschriebene Entwicklungsstörung gemeint, bei der trotz adäquater Unterrichtung, ausreichender Gesamtintelligenz und normalen soziokulturellen Bedingungen die Schwierigkeit besteht, lesen und orthographisch korrekt schreiben zu lernen. Naturgemäß manifestiert sich eine solche Störung erst innerhalb der ersten Schuljahre. Es soll aber nochmals darauf hingewiesen werden, daß Kinder mit (rezeptiven) Sprachentwicklungsverzögerungen ein ausgesprochen hohes Risiko tragen, auch nach Überwindung der ursprünglichen Sprachentwicklungsproblematik eine Teilleistungsstörung im Sinne einer Lese-Rechtschreibschwäche zu zeigen. Dieser Zusammenhang sollte unbedingt bei der Planung und Durchführung der Frühförderung sprachentwicklungsverzögerter Kinder bedacht werden.

3.5 Sekundäre Verhaltensstörungen

Bei Kindern mit Sprachentwicklungs- und Teilleistungsstörungen entstehen aufgrund einer Überforderungssituation nicht selten erhebliche sekundäre Verhaltensschwierigkeiten. Sie sind oft geprägt von Vermeidungs- und Ablenkungsstrategien, die sich durch Abschweifen und Abschalten, Unruhe und schließlich Stören oder Verweigern äußern. Nicht selten ist das Problembewußtsein betroffener Kinder sehr deutlich, so daß durchaus ernste neurotische und psychosomatische Symptome entstehen, durch die die weitere Entwicklung bisweilen mehr bedroht ist als durch die zugrundeliegende Störung der Sprachentwicklung an sich.

4 Diagnostisches Vorgehen bei Sprachentwicklungsverzögerungen

Nach Feststellung eines nicht altersgemäßen Sprachverhaltens muß eine sondierende Diagnostik in den Ebenen Hörvermögen, Sprachverständnis, Mundmotorik und psychosoziales Verhalten erfolgen, bevor weitere diagnostische Prozesse und therapeutisches Vorgehen geplant und prognostische Aussagen gemacht werden können. Erfahrungsgemäß wird dieser Grundsatz immer wieder mißachtet, wobei oft vorschnell beruhigende Prognosen („das gibt sich schon noch") ausgesprochen und leider auch gravierende Hörstörungen nicht erkannt werden. Beim Vorliegen einer Sprachentwicklungsverzögerung muß zunächst eine Überprüfung des Hörvermögens mittels apparativem Screening stattfinden. Das Ergebnis dieses Untersuchungsschrittes, sofern von Pädiatern durchgeführt, entscheidet, ob in dieser Phase schon eine HNO-ärztliche Mitbeteiligung notwendig ist. Die Überprüfung des Sprachverständnisses darf sich nicht auf die entsprechende Befragung der Eltern beschränken, sondern muß entweder mit standardisierten Testverfahren oder innerhalb strukturisierter Spielsituationen (Verständnis von Anweisungen, Erklärung von Bilderbuchdarstellungen etc.) geprüft werden. Für die gegebenenfalls notwendige Überprüfung des allgemeinen kognitiven Entwicklungsstandes steht eine Reihe entwicklungsdiagnostischer oder psychometrischer Verfahren zur Verfügung, beispielsweise der nichtverbale Intelligenztest von Snijders-Oomen (SON). Eine eingehende neurologische Untersuchung, eventuell ergänzt durch logopädische Diagnostik, kann klären, ob eine neurologische oder motorische Beeinträchtigung der Sprechfähigkeit vorliegt. Diese kann beispielsweise bei zentralmotorischen Störungen wie bei Zerebralparesen bestehen. Eine Sondierung der psychosozialen Situation eines betroffenen Kindes und seines (familiären) Umfeldes ist schließlich notwendig, um Deprivationen oder Störungen des Sozialverhaltens wie autistisches Verhalten erkennen zu können.

Erfahrungsgemäß ist somit die eingehende Untersuchung eines Kindes mit Sprachentwicklungsverzögerung und die Aufstellung eines adäquaten Förderplanes eine ausgesprochene interdisziplinäre Aufgabe, die das Zusammenwirken pädiatrischer, HNO-ärztlicher, psychologischer, logopädischer und pädagogischer Kompetenz erfordert.

Literatur

1. Affolter F (1987) Wahrnehmung, Wirklichkeit und Sprache. Neckar-Verlag, Villingen-Schwenningen
2. Capute AJ (1986) Clinical linguistic and auditory milestone scale: Prediction of cognition in infancy. Dev Med Child Neurol 28:762–771
3. Haas GH, Krägeloh-Mann I (1993) Wachstum und Entwicklung. In: Niessen KH (Hrsg) Pädiatrie, 3. Aufl, Ed Medizin VCH, Weinheim New York, S 1–17
4. Largo RH, Molinari L, Weber M, Comenale Pinto L, Duc G (1985) Early development of locomotion: Significance of prematurity, cerebral palsy and sex. Dev Med Child Neurol 27:183–191
5. Largo RH, Molinari L, Comenale Pinto L, Weber M, Duc G (1986) Language development of term and preterm children during the first five years of life. Dev Med Child Neurol 28:333–350
6. Michaelis R, Haas GH (1990) Meilensteine der frühkindlichen Entwicklung – Entscheidungshilfen für die Praxis. Öff Gesundheitswes 52:486–490
7. Rapin I, Allen DA (1986) The physician's assessment and management of young children with developmental language disorders. Pädiatr Fortbild Praxis 60, Karger, Basel, S 1–12

European Archives of Oto-Rhino-Laryngology Suppl 1994/I

Elektrophysiologische Hörprüfmethoden im Kindesalter – eine kritische Betrachtung

K. Begall[1] und H. von Specht[2]

[1]HNO-Klinik (Direktor: Prof. Dr. R. Preibisch-Effenberger), und [2]Abt. Experimentelle Audiologie und Medizinische Physik (Leiter: Prof. Dr. H. von Specht), Medizinische Fakultät, Otto-von Guericke-Universität Magdeburg, Leipziger Straße 44, D-39120 Magdeburg

Inhaltsverzeichnis

1 Einleitung

Elektrophysiologische Methoden sind heute unverzichtbarer Bestandteil der pädaudiologischen Diagnostik. Eine wesentliche Bedeutung besitzen bei den elektrophysiologischen Verfahren derzeit nur die auditorisch evozierten Potentiale (AEP). Objektive Registrierungen von Reflexen und von Änderungen physiologischer Größen wie Herzfrequenz und Atemrhythmus sind für Hörschwellenbestimmungen weniger zuverlässig und sollen wegen ihrer derzeit geringen Bedeutung in der Pädaudiologie in der vorliegenden Arbeit nicht behandelt werden.

In diesem Referat soll eine Wertung der elektrophysiologischen Verfahren im Vergleich zu anderen diagnostisch relevanten objektiven und subjektiven Hörprüfmethoden erfolgen.

In gewissen Zeitabständen haben Analysen zur Effizienz der verschiedenen pädaudiologischen Untersuchungsverfahren – nicht zuletzt wegen der ständigen methodischen Weiterentwicklung – ihre Berechtigung. Wir möchten in diesem Zusammenhang auf die richtungsweisenden Referate von Beckmann [5] sowie Heinemann u. Döring [45] hinweisen.

In der Pädaudiologie dominieren das Hörscreening und die Bestimmung der Hörschwelle gegenüber der neurootologischen Diagnostik, die in der folgenden Betrachtung nicht näher beschrieben wird.

2 Problematik der Schwerhörigkeiten im Kindesalter

2.1 Häufigkeit von Schwerhörigkeiten

Die Häufigkeit von Hörstörungen im Kindesalter, bezogen auf die Geburtenrate, ist nahezu konstant. Rehabilitationspflichtige Schwerhörigkeiten werden in einer

Häufigkeit von 1:1000 beobachtet. Über viele Jahre haben wir bis 1991 im Einzugsgebiet der Magdeburger HNO-Klinik jährlich ca. 20–25 hoch- bzw. mittelgradig schwerhörige Kleinkinder bei einer Zahl von etwa 17000 Lebendgeburten pro Jahr erfaßt. Die Prävalenz hörgeschädigter Kinder wird in der Literatur im Bereich zwischen 0,075–0,18% der Lebendgeburten angegeben [29, 99, 94].

2.2 Zeitpunkt der Früherkennung

Das Alter der Kinder bei der Erstvorstellung mit dem Verdacht auf Hörschädigung und die Zeitspanne für die Diagnostik sind wichtige Kriterien für die pädaudiologische Diagnostik. Eine Analyse unseres Patientengutes ergab, daß es von 1970–1987 eine kontinuierliche Verbesserung der Frühdiagnostik gegeben hat (Abb. 1). Durch systematische Screeninguntersuchungen bestimmter Risikogruppen wurden seit 1987 schwerhörige Kinder frühzeitig erfaßt, womit die ab diesem Zeitpunkt nicht mehr zu beobachtende Verbesserung des Erkennungszeitpunktes zu erklären ist.

Kinder mit schweren Hörstörungen werden relativ früh erfaßt, da bei ihnen die Eltern primär das Ausbleiben der kindlichen Reaktionen bei akustischer Stimulation beobachten. Kinder mit Taubheiten bzw. hochgradigen Schwerhörigkeiten wurden durchschnittlich im 11. Lebensmonat vorgestellt.

Die Kinder mit mittelgradigen Schwerhörigkeiten reagieren bei starken akustischen Reizen annähernd normal. Erst die Qualität der einsetzenden Sprachentwicklung ruft den Verdacht einer Schwerhörigkeit hervor, so daß die Erstvorstellung verzögert wird [88]. Damit wird verständlich, daß mittelgradige Schwerhörigkeiten erst nach ca. 20 Monaten erkannt werden.

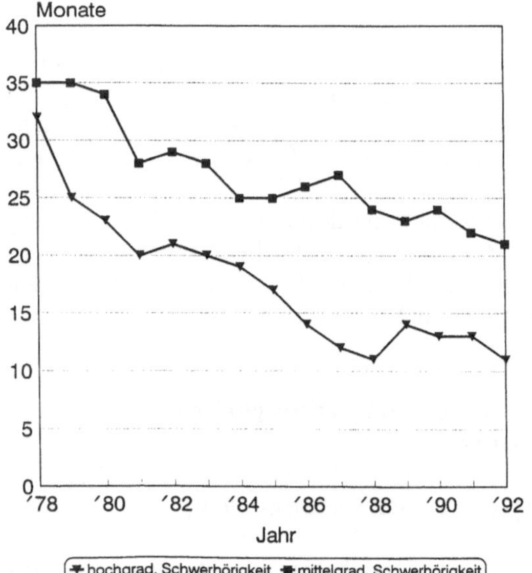

Abb. 1. Mittleres Alter der Kinder bei der Erstvorstellung. Ergebnisse einer Untersuchung an 427 Kindern

Neben der Erfassung der Kinder mit dem Verdacht einer Hörstörung ist die sichere und schnelle Diagnose für die frühe Rehabilitation entscheidend. Die Zeitdauer von der Erstvorstellung bis zur endgültigen Diagnose, somit bis zur Festlegung des Schweregrades der Hörstörung, hängt nicht unwesentlich von der Organisation der Diagnostik ab.

Eine Analyse unseres Patientengutes ergab für den erwähnten Analysezeitraum, daß sich die Zeitspanne für die Diagnostik von durchschnittlich 4 Monaten im Jahre 1982 auf 1 Monat im Jahre 1989 verringerte. Vor Vollendung des 1. Lebensjahres werden ca. 20–25% der Schwerhörigkeiten erkannt. Dabei ist der Anteil der hochgradig schwerhörigen Kinder deutlich höher.

Heinemann u. Döring [45] und Torremante [106] gaben die Erkennung hochgradiger Schwerhörigkeiten im 1. Lebensjahr mit 10–14%, im 2. Lebensjahr mit 25–30% und im 3. Lebensjahr mit 20% an. Dies stimmt annähernd mit den Ergebnissen von Hartmann u. Hartmann [44] überein, die im 1. Lebensjahr 58% der Ertaubten, 35% der hochgradig und nur 16% der mittelgradig schwerhörigen Kinder erfaßten. Eine Studie von Parving [77] zeigt, daß im Zeitraum 1970–1975 nur 16% der schwerhörigen Kinder im ersten Lebensjahr diagnostiziert wurden. 1980–1985 dagegen waren es schon 37%. Nicht zufriedenstellend ist die Erfassung von rehabilitationspflichtigen frühkindlichen Schwerhörigkeiten jenseits des 3. Lebensjahres.

Einen weiteren Ansatzpunkt zur Verbesserung der Früherkennung kann eine Analyse des Personenkreises, der die Schwerhörigkeit zuerst bemerkt, ergeben. Hovind u. Parving [49] beschreiben in einer Studie, daß 57% schwerhöriger Kinder durch die Eltern selbst und 29% durch Screeninguntersuchungen erkannt werden. Schauseil-Zipf [94] und v. Wedel [111] berichteten, daß 64% der Kinder durch die Eltern, 12% durch den Kinderarzt und 8% durch den HNO-Arzt als schwerhörig erkannt worden sind.

Die Untersuchungen im Bereich der ehemaligen DDR kamen zu ähnlichen Ergebnissen. Auch hier fand sich eine geringe Häufigkeit der Erkennung durch medizinische Einrichtungen (14%). Lediglich durch die höhere Anzahl der Kleinkinder in Kinderkrippen bedingt, wurden Hörstörungen auch von Mitarbeitern dieser Kindereinrichtungen (32%) beobachtet, so daß nur 54% der Schwerhörigkeiten durch die Eltern bemerkt wurden. Also bleibt nach wie vor die Erkennung der Hörstörungen in den Händen der Eltern [78]. Die Mitwirkung der Eltern bei der Früherkennung – wenngleich auch mit geringerer Erfahrung in der Hördiagnostik – entbindet den HNO-Arzt nicht davon, systematisch nach Hörschäden zu fahnden. Dazu müssen einerseits mögliche Risikofaktoren (10- bis 30mal höhere Wahrscheinlichkeit von Hörschäden) beachtet und andererseits rechtzeitig effiziente Verfahren zum Hörscreening zum Einsatz kommen.

2.3 Ätiologie der Schwerhörigkeiten

Eine gezielte Früherkennung hörgeschädigter Kinder kann nur vorgenommen werden, wenn das Wissen um die Ursachen stets aktualisiert wird. Für eine Systematisierung hat sich die Unterteilung in hereditäre und erworbene Ursachen bewährt. Die Ursachen sind vielgestaltig, jedoch bleiben auch bis heute noch etwa 20% der Schwerhörigkeiten ungeklärt, wobei in diesem Rest noch Anteile hereditär bedingter Hörschäden enthalten sein werden. Aus verschiedenen Publikationen kann als Richtwert für den Anteil erworbener Schwerhörigkeiten ein Wert von 50% als realistische Schätzung angegeben werden [2, 18, 45, 94].

Im Magdeburger Patientengut konnten noch 1973 für ca. 45% der Schwerhörigkeiten keine Ursachen angegeben werden. 1993 wurden bereits 80% der Schwerhörigkeiten ursächlich geklärt. Die Ursachenforschung zeigt also eine sehr positive Tendenz, und es ist mit noch weiterer Aufklärung zu rechnen. Im breiten Spektrum der erworbenen Schwerhörigkeiten sind als wesentliche Ursachen Frühgeburten mit zusätzlichen Schädigungen, Meningitis und andere Infektionserkrankungen anzuführen.

2.4 Pädaudiologisches Methodeninventar

In den letzten 30 Jahren wurden sehr viele Anstrengungen unternommen, um Untersuchungsmethoden zu entwickeln, die auch im frühen Kindesalter zu zuverlässigen Einschätzungen des Hörvermögens führen. Ganz wesentlich haben dabei einige Screeningverfahren zur Verbesserung der Frühdiagnostik beigetragen.

Ein Hörscreening wirft nach Ruben [91] folgende Fragen auf:
„*WER* soll untersucht werden?“
„*WANN* soll untersucht werden?“
„*WIE* soll untersucht werden?“
Jeder Pädaudiologe sollte sich hin und wieder die Frage stellen: „Sind meine Untersuchungsverfahren wirklich effektiv?“. Dabei ist wesentlich, daß zur Einschätzung des Hörvermögens nicht nur *eine* Methode und nur *eine* Untersuchung ausreichend sind. Es sollen in Abhängigkeit vom Lebensalter sowohl objektive als auch subjektive Verfahren zum Einsatz kommen. Neben den verschiedenen reflexaudiometrischen Tests, den Beobachtungen der Geräuschzuwendungsreaktionen, der Hörprüfung mittels konditionierter Reflexe, der Spielaudiometrie und der Impedanzaudiometrie spielen elektrophysiologische Untersuchungen eine wesentliche Rolle. Im Vordergrund der elektrophysiologischen Untersuchungsverfahren stehen die Ableitung auditorisch evozierter Potentiale unterschiedlicher Latenz und die Registrierung von otoakustischen Emissionen (OAE) [46].

Eine zuverlässige pädaudiologische Diagnostik setzt eine ständige Analyse der mit den angewendeten Methoden erzielten Ergebnisse voraus. Gute Ergebnisse werden in der Pädaudiologie erzielt, wenn eine Zusammenarbeit von Ärzten, Sonderpädagogen, Audiologieassistentinnen und auch Technikern gewährleistet ist. Diese Zusammenarbeit erlaubt eine harmonische Reihung von Anamnese, klinisch-otologischen Untersuchungen, subjektiven und objektiven Hörtests und psychosozialer Einschätzung.

3 Generierungsorte und Klassifikation der auditorisch evozierten Potentiale

Die mit der neuronalen Verarbeitung akustischer Signale verbundenen elektrischen Aktivitäten bilden die Grundlage der Registrierung auditorisch evozierter Potentiale. Die Verwendung geeigneter akustischer Reize ermöglicht es, diese elektrischen Aktivitäten in allen Stationen der Hörbahn – von der Kochlea bis zur Hörrinde – auszulösen und vom Promontorium (Nahfeldregistrierung) oder von der Schädeloberfläche (Fernfeldregistrierung) abzuleiten. Für die Klassifikation der AEP können die Ursprungs- oder Ableitorte verwendet werden. Wesentlich verbreiteter ist jedoch eine Differenzierung nach dem poststimulatorischen Zeitbereich (Latenzbereich), in dem die Potentiale erscheinen (Abb. 2):

- frühe auditorisch evozierte Potentiale (Hirnstammpotentiale, FAEP)
- mittlere auditorisch evozierte Potentiale (MAEP),
- späte auditorisch evozierte Potentiale (Hirnrindenpotentiale, SAEP).

Die in Abb. 2 angegebenen Zeitbereiche sind nicht starr definiert, da einerseits Abhängigkeiten der Latenzen von den Reizparametern vorliegen und andererseits benachbarte Potentiale gemeinsame Komponenten enthalten. Ein Beispiel dafür bietet die Elektrokochleographie (EKochG). Der in der EKochG registrierte Potentialgipfel N_1 entspricht der Welle I des FAEP.

Als Grundlage für eine Interpretation der AEP und ihrer verschiedenen Komponenten hinsichtlich der diagnostischen Bedeutung sollen die anatomisch-physiologischen Grundlagen kurz umrissen werden. Anzumerken ist, daß die topologische Zuordnung der einzelnen Wellen der FAEP für schwellenaudiometrische Fragestellungen von untergeordneter, jedoch für die neurootologische Diagnostik von besonderer Bedeutung ist.

Die Anatomie der zentralen Hörbahn konnte in den letzten 15 Jahren durch die Anwendung von Tracer-Techniken, die das axoplasmatische Transportsystem innerhalb der Nervenzelle ausnutzen, entscheidend aufgeklärt werden [102]. Das Netzwerk der auf- und absteigenden, kreuzenden und nichtkreuzenden Bahnen der zentralen Hörbahn zieht vom Innenohr zum auditorischen Projektionsfeld durch mehrere Kerngebiete, die als Ansammlung von Nervenzellen mit ihren synaptischen Verbindungen einen Teil der akustischen Informationsverarbeitung übernehmen [26].

In den Haarzellen des Korti-Organs werden die mechanischen Bewegungen in elektrische Aktionspotentiale umgewandelt. Nach dieser Energietransformation pflanzt sich die neurale Erregung in den afferenten sensorischen Fasern fort. Die bipolaren, bineuritischen ersten Neurone der zentralen Hörbahn beginnen an den Haarzellen des Korti-Organs, haben ihren Zellkern im Ganglion spirale und ziehen zum ventralen und dorsalen Kochleariskern. Am Nucleus-cochlearis-Komplex beginnt das zweite Neuron der Hörbahn. Die Zellen sind in jedem der drei großen Kochleariskerne tonotop angeordnet. Der Kernkomplex der oberen Olive erhält Afferenzen vom ipsi- und kontralateralen Nucleus cochlearis ventralis und ist somit der erste Teil der Hörbahn, in dem binaurale Prozesse stattfinden, d.h. die Strukturen werden von ipsi- und kontralateralen Reizen erregt. Neueste Untersuchungen von Sanes et al. [92] haben bewiesen, daß die Dendriten-Morphologie im Bereich der oberen Olive mit der tonotopen Position korreliert. Die Kerne der lateralen Schleife erhalten fast ausschließlich kontralaterale Afferenzen vom Nucleus cochlearis.

Der Colliculus inferior ist der größte Einzelkernkomplex der Hörbahn. Nach Moore [72] wird er von allen Kerngruppen der Hörbahn innerviert. Der Colliculus inferior hat neben seiner Hauptprojektionsrichtung ausgeprägte Verbindungen zur Gegenseite und zur Formatio reticularis, aus denen vor allem reflektorische Leistungen resultieren.

Das Corpus geniculatum mediale (CGM) ist der Thalamuskern der zentralen Hörbahn, der alle vom Colliculus inferior kommenden Fasern umschaltet und damit als einziger Zugang zur Hörrinde gilt [41]. Im CGM erfolgt bereits die Verarbeitung natürlicher Reize von Vokal- und Konsonantencharakter, da die im CGM entwickelten Antwortmuster in der primären Hirnrinde, der unmittelbar nachfolgenden Station der Hörbahn, erscheinen. Damit ist das CGM wahrscheinlich mit der Aufmerksamkeitszuwendung verbunden. Es blockiert die Weiterleitung akustischer Informationen zur Rinde, falls die Aufmerksamkeit ganz einem anderen Sinneskanal zukommen soll.

Der auditorische Kortex befindet sich im Gyrus temporalis transversus, der Heschlschen Querwindung. Nach der Zytoarchitektur wird diese in eine primäre, eine sekundäre und eine tertiäre Hörrinde unterteilt. Die wichtigste Funktion der Hörrinde ist die Realisierung der Sprache als typisch menschliche Leistung. Die linke Hemisphäre ist für die verbale und die rechte für die nonverbale Wahrnehmung von Dominanz. Eine weitere Aufgabe besteht in der Zeitmustererkennung und der räumlichen Lokalisation. Während die räumlich-zeitliche Zuordnung der Komponenten auditorisch evozierter Potentiale für den peripheren Teil der afferenten Hörbahn (Kochlea, N. acusticus) noch eindeutig möglich ist, wird diese Zuordnung in Richtung Kortex – verbunden mit einer abnehmenden Synchronisation der neuronalen Verarbeitung und wachsenden Latenz der Potentiale – zunehmend unschärfer. Vor einer vereinfachenden topologischen Zuordnung einzelner Potentialkomponenten, insbesondere einzelner Gipfel, muß daher gewarnt werden. Bei der topologischen Interpretation von AEP ist ferner zu beachten, daß wesentliche Potentialbeiträge axonalen Aktivitäten entstammen und bei der Fernfeldableitung immer eine gleichzeitige Erfassung mehrerer Potentialgeneratoren erfolgt.

Nach ersten Versuchen einer topologischen Zuordnung [14] wird heute für die ersten fünf Wellen der AEP folgender Ursprung favorisiert [15, 21, 57]:

- Wellen I und II im N. acusticus,
- Welle III im Bereich des Nucleus cochlearis,
- Welle IV im Bereich des oberen Olivenkomplexes,
- Welle V in den aufsteigenden Fasern des Lemniscus lateralis.

Weitgehend unerforscht sind die vom Hirnstamm ausgehenden Verbindungen zum retikulären System (Formatio reticularis). Neben der bisher beschriebenen spezifischen Hörbahn besitzt auch die unspezifische – entsprechend vielfältiger Verbindungen zu verschiedenen Hirnstrukturen – eine bedeutende Funktion bei der akustischen Reizverarbeitung. Die Vigilanzabhängigkeit der späteren AEP-Komponenten dokumentiert diese Zusammenhänge.

Die Reifung der Hörbahn weist in verschiedenen Hörbahnabschnitten unterschiedliche zeitliche Verläufe auf. Die anatomische Entwicklung der Kochlea beginnt in der Mitte der Basalwindung und setzt sich zur Basis und zum Apex gleichmäßig fort. Parallel dazu verläuft die elektrophysiologische Reifung.

Diese Erkenntnisse wurden u.a. mit Hilfe frequenzspezifischer Reize gewonnen. Untersuchungen des I–V-Intervalls der FAEP trugen zum Verständnis der Reifung von Kochlea und Hirnstamm bei [27, 34, 83]. Die Entwicklung der Kochlea ist mit der Geburt abgeschlossen. Die von der Hörschnecke abgeleiteten Potentiale bei Neugeborenen entsprechen denen der Erwachsenen

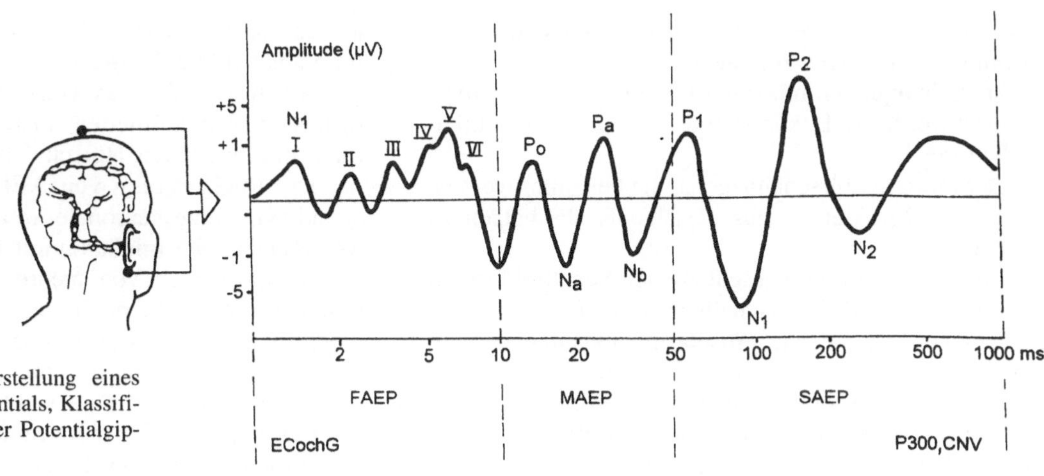

Abb. 2. Schematische Darstellung eines auditorisch evozierten Potentials, Klassifikation und Nomenklatur der Potentialgipfel

Abb. 3. Vereinfachte Darstellung des afferenten auditorischen Systems, Zuordnung der verschiedenen Komponenten auditorisch evozierter Potentiale einschließlich der im Bereich der äußeren Haarzellen generierten otoakustischen Emissionen (TEOAE). Äußere und innere Haarzellen (*H.z.*), Nervus acusticus (*N.a.*), Nucleus cochlearis (*N.c.*), Nucleus olivaris superior (*N.o.s.*), Lemniscus laterals (*L.l.*), Colliculus inferior (*C.i.*), Corpus geniculatum mediale (*G.g.m.*), primäre Hörrinde (Gyri temporalis transversi, *G.t.t.*)

[64]. Bis zum 2. Lebensjahr reifen die morphologischen Strukturen, die die frühen auditorisch evozierten Potentiale generieren, aus. In dieser Zeit erfolgt eine stetige Verkürzung des I–V-Intervalls der FAEP [27, 62, 79, 93]. Die Reifung des auditorischen Kortex ist erst im Pubertätsalter abgeschlossen.

4 Untersuchungsmethodik

Die Registrierung von AEP sollte für Hörschwellenbestimmungen in akustisch abgeschirmten Räumen erfolgen. In der Pädaudiologie ist diese Forderung jedoch nicht immer zu erfüllen (z.B. für Untersuchungen auf

Frühgeborenenstationen). In solchen Fällen sind jedoch folgende Forderungen zu erheben:

- Störschallquellen müssen – soweit möglich – eliminiert werden (z.B. kurzzeitiges Abschalten des Inkubatorgebläses).
- Der mittlere Störschallpegel sollte bestimmt werden, um die Maskierung des Testsignals abschätzen zu können.
- Eine Stimulation im geschlossenen Schallfeld ist zur Reduzierung des Störschalls anzuraten.

Auf elektromagnetische Abschirmmaßnahmen (Faradaykäfig) kann bei Verwendung von modernen Biosignalverstärkern mit hoher Gleichtaktunterdrückung weitgehend verzichtet werden. Um die Auswertung der peripheren Anteile der FAEP (Welle I) nicht durch überlagerte Reizartefakte zu erschweren, sollten elektromagnetisch abgeschirmte Kopfhörer verwendet werden. Durch eine entspannte Körperhaltung des bequem gelagerten Patienten können Bewegungsartefakte und myogene Störpotentiale reduziert werden. Bei Untersuchungen an Kindern wird dazu des öfteren eine Sedierung oder seltener eine Narkose notwendig (siehe Abschn. 5.2.1).

4.1 Registriertechnik

Zur Ableitung von AEP werden vorzugsweise Oberflächenelektroden verwendet. Als günstigste Elektrodenpositionen haben sich der Scheitel (Vertex) und das Ohrläppchen bzw. das Mastoid erwiesen. Bei der Ableitung von Hirnstammpotentialen ist die Ableitung am Ohrläppchen im Vergleich zur Ableitung am Mastoid zu bevorzugen, da die Welle I mit höherer Amplitude registriert werden kann und eventuell auftretende störende myogene Aktivitäten mit verminderter Amplitude registriert werden. Nadelelektroden kommen in der Kochleographie zur transtympanalen Ableitung der Potentiale und bei der AEP-Registrierung in der Intensivüberwachung von Patienten bzw. beim intraoperativen Monitoring zum Einsatz.

Als Elektroden können in den meisten Fällen preiswerte polarisierbare Elektroden verwendet werden. Sind sehr niederfrequente Komponenten der AEP zu registrieren oder werden Verstärker mit dc-gekoppelter Eingangsstufe verwendet, ist der Einsatz von chlorierten Ag/AgCl-Elektroden erforderlich.

4.2 Stimulation

Die akustische Stimulation erfolgt bei der AEP-Registrierung vorwiegend über Kopfhörer (geschlossene akustische Stimulation). In der Pädaudiologie sind jedoch auch Einsteckhörer oder die Stimulation im freien Schallfeld Methoden der Wahl. Als Schallreize werden Klicks für das Hörscreening oder Tonbursts (Sinustöne mit definierten Anstiegs- und Abfallflanken) für Ermittlungen des Hörschwellenverlaufs eingesetzt.

Die Registrierung von AEP erfordert eine ausreichend synchrone neuronale Verarbeitung. Während die SAEP auch bei Stimulation mit Tonbursts mit Anstiegs- und Abfallflanken von mehreren Millisekunden registriert werden können, sind zur Generierung der FAEP wesentlich steilere Reizeinsätze erforderlich. Mit den steileren Reizflanken ist eine Verbreiterung des Frequenzspektrums und eine sinkende Frequenzspezifität der Reize und damit der Reizantworten verbunden.

Infolge des breiten Frequenzspektrums von Klicks sind Aussagen zum Hörschwellenverlauf nur eingeschränkt möglich [100]. Für zweifelsfreie Ermittlungen des Hörschwellenverlaufs auf der Grundlage von FAEP-Registrierungen sollten auch bei der Tonburststimulation zusätzlich Verfahren mit selektiver Maskierung (z.B. hochpaßgefiltertes Rauschen) zum Einsatz kommen. Nur auf diesem Wege können höherfrequente Reizanteile von der Potentialgenerierung ausgeschlossen werden.

4.3 Mittelungsverfahren

Den durch die akustischen Reize ausgelösten elektrischen neuronalen Aktivitäten (Signal) sind weitgehend stochastische Aktivitäten (Rauschen, vorwiegend spontane hirnelektrische Aktivität und Potentiale myogenen Ursprungs) überlagert. Zur Gewinnung des Signalanteils werden derzeit ausschließlich Mittelungsverfahren nach vorheriger Bandpaß-Filterung der abgeleiteten Potentiale eingesetzt. Für die Anwendbarkeit des arithmetischen Mittelungsverfahrens, das die größte Verbreitung bei der AEP-Registrierung erfahren hat, existiert eine Reihe von Voraussetzungen, die oft nur näherungsweise erfüllt werden. Von großer Bedeutung für die AEP-Registrierung sind Verfahren zur Erkennung und Aussonderung von Artefakten. Bei der Registrierung von AEP an Kindern können jedoch infolge häufiger Artefakte die Voraussetzungen für die arithmetische Mittelung stärker verletzt sein, so daß andere Mittelungsverfahren, wie stochastisch ergodische Konversion, binäre Mittelung u.a. [68, 105] zuverlässiger und statistisch besser zu sichernde Ergebnisse erbringen. Während für neurootologische Fragestellungen bei der FAEP-Registrierung ein Zeitfenster von etwa 10 ms ausreichend ist, sollten für die Hörschwellenbestimmungen Zeitfenster von etwa 20 ms verwendet werden, um auch mittellatente Signalanteile zu erfassen. Die Wahl eines größeren Zeitfensters ist bei Untersuchungen an Neugeborenen und Säuglingen sowie bei frequenzspezifischen Stimulationsverfahren wegen der Latenzverlängerungen von besonderer Bedeutung.

5 Elektrophysiologische Untersuchungen

5.1 Elektrokochleographie

Die Elektrokochleographie (EKochG) besaß zu Beginn der 70er Jahre eine große Bedeutung in der elektrophysiologischen Hördiagnostik. Trotz des medizinischen Aufwandes wurde sie wegen der hohen diagnostischen Aussagekraft und der Unabhängigkeit von der Vigilanz gegenüber den späten auditorisch evozierten Potentialen favorisiert. Obwohl die EKochG mit der Einführung der frühen akustisch evozierten Potentiale in der audiologischen Diagnostik an Bedeutung verloren hat, besitzt die Methode auch heute noch in der Pädaudiologie für spezielle Fragestellungen einen großen Wert.

Bei der EKochG erfolgt eine Nahfeldableitung bioelektrischer Signale direkt vom Promontorium der Kochlea (Nadelelektrode) oder von der trommelfellnahen Gehörgangshaut (Spreizelektrode). Das Plazieren der Ableitelektrode stellt in jedem Fall ein invasives Verfahren dar und setzt im Kindesalter eine Ruhigstellung und Schmerzausschaltung (Narkose) als Untersuchungsvorbereitung voraus. Die extratympanale Ableitung der Potentiale zur Schwellenbestimung ist nicht optimal. Geringe Plazierungsänderungen lösen bereits erhebliche Hörschwellendifferenzen aus. Eine Verlagerung der Spreizelektrode vom Rand des Trommelfells um 3 mm nach distal kann eine Schwellenreduktion um 10–15 dB hervorrufen. Ebenso verhält es sich mit der Andruckkraft der Spreizelektrode. Nur die transtympanal von einem erfahrenen Arzt möglichst sicher auf dem Promontorium in der Nähe des runden Fensters plazierte Nadelelektrode ermöglicht die exakte und reproduzierbare Potentialableitung. Als akustische Stimuli für die Erzeugung der Antworten können Klicks, Tonpips und Tonbursts verwendet werden, wobei die sichersten Antworten durch Reize mit steiler Anstiegsflanke und entsprechend breitem Frequenzspektrum zu erzeugen sind. Sehr verbreitet ist die Stimulation im freien Schallfeld; es werden jedoch auch spezielle Systeme für eine geschlossene Stimulation eingesetzt [28].

Das bei der EKochG abgeleitete Potential besteht aus den drei Komponenten: Mikrophonpotential (CM), Summationspotential (SP) und Summenaktionspotential des Hörnerven (CAP). Da der Generatorort die Haarzellen sind, können auch bei schweren retrokochleären Störungen CM nachgewiesen werden. Mit Hilfe der CM und des SP kann der Funktionszustand der Kochlea, jedoch nicht das Hörvermögen, beurteilt werden. Die CAP liefern dagegen wertvolle Aussagen über die Hörschwelle. Der erste negative Gipfel N_1 des SAP entspricht der Welle I des FAEP [28].

Eine besondere Bedeutung in der Pädaudiologie besitzt die EKochG hinsichtlich der präoperativen Diagnostik im Rahmen der Cochlear-Implant-Vorbereitung. Bei Kindern ist die EKochG eine notwendige Untersuchungsmethode zur Bestätigung der Diagnose „Taubheit“. Das CM als präsynaptische Antwort kann, wie schon erwähnt, bei hohen Reizintensitäten durchaus registrierbar sein. Trotzdem besteht bei fehlendem Aktionspotential die Indikation zum Cochlear-Implant [84].

Entscheidend für die Hörschwellendiagnostik ist das Aktionspotential. Die Abhängigkeit der Latenz und der Amplitude des negativen Gipfels N_1 von der Intensität des Stimulus (Intensitäts-Latenz-Kennlinie und Intensitäts-Amplituden-Kennlinie) lassen Rückschlüsse auf das Hörschwellenverhalten zu.

5.2 Frühe auditorisch evozierte Potentiale

Die Ableitung der frühen auditorisch evozierten Potentiale hat nicht nur in der Neurootologie, sondern auch in der pädaudiologischen Praxis eine große Bedeutung erlangt. Sie kann als zuverlässiges Testverfahren sowohl für das Hörscreening als auch für die objektive Schwellenaudiometrie angesehen werden [11, 35, 104, 107, 111] und ist damit ein fester Bestandteil der pädaudiologischen Diagnostik. Eine FAEP-Registrierung ist bereits bei Neugeborenen möglich. Für eine Hörschwellenermittlung sollten jedoch ausreichende Erfahrungen des Untersuchers hinsichtlich eines optimalen Untersuchungsablaufs, einer Beurteilung der registrierten FAEP unter Berücksichtigung der Hörbahnreifung und auch einer Wertung im Zusammenhang mit weiteren pädaudiologischen Methoden vorliegen. Nachteilig für einen umfassenden Screeningeinsatz sind der noch sehr große Zeitaufwand der entsprechenden Untersuchungsbedingungen und bei Sedierung die erforderliche Anwesenheit einer medizinischen Fachkraft [89, 95].

Die Bedeutung der FAEP-Ableitung als Routinemethode in der Pädaudiologie soll im folgenden anhand eigener Erfahrungen an der Magdeburger Hals-Nasen-Ohren-Klinik dargestellt werden.

Die Anzahl der seit 1978 an der HNO-Klinik der MAM durchgeführten FAEP-Registrierungen zur objektiven Bestimmung des Hörvermögens von Kindern hat bis 1987 kontinuierlich zugenommen. Die FAEP wurden anfänglich nur bei Kindern mit unsicheren Ergebnissen bei der klassischen subjektiven Kinderaudiometrie zur Beurteilung des Hörvermögens herangezogen. Seit 1983 werden an jedem Kind mit dem Verdacht einer ausgeprägten Schwerhörigkeit FAEP-Ableitungen durchgeführt. Außerdem hat die Zahl der Kontrolluntersuchungen in den letzten Jahren zugenommen. Regel-

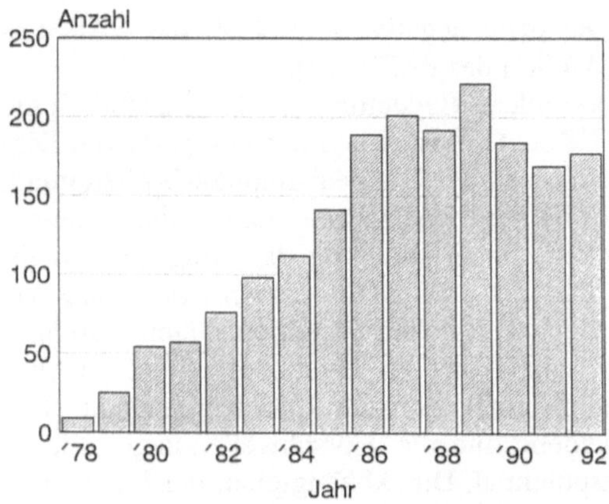

Abb. 4. Anzahl der FAEP-Ableitungen im Rahmen der Pädaudiologie an der Magdeburger HNO-Klinik

mäßige Kontrollen, besonders bei Diskrepanzen zwischen subjektiven und objektiven Hörtests, sind indiziert. Es ist zu fordern, daß bei jedem Kind unter 4 Jahren mit dem Verdacht einer Schwerhörigkeit im Rahmen der pädaudiologischen Diagnostik FAEP-Registrierungen erfolgen sollten, um die Hörschwelle möglichst genau zu ermitteln. Der Rückgang der Untersuchungen ab 1990 ist durch den Umbruch im Gesundheitswesen bedingt. Viele HNO-Ärzte in freier Niederlassung haben sich durch moderne technische Ausrüstungen die Möglichkeit der objektiven Audiometrie geschaffen, so daß die Hochschulklinik nicht mehr allein für den Einzugsbereich von 1,3 Mio. Einwohnern zuständig ist.

5.2.1 Verfahren zur Ruhigstellung

Um eine möglichst sichere Auswertung von AEP zu gewährleisten, ist zu fordern, daß Störpotentiale, die hauptsächlich durch eine motorische Unruhe der Kinder zustande kommen, während der Registrierung reduziert bzw. vermieden werden. Bei häufigen Bewegungsartefakten und hoher myogener Aktivität sinkt die Zuverlässigkeit der Erkennung von schwellennahen FAEP – auch bei Verwendung von effektiven Verfahren einer Aussonderung von artefaktbehafteten Realisierungen des Mittelungsprozesses – erheblich. Eine Ruhigstellung der Kinder ist daher unerläßlich und bewirkt sowohl die Ausschaltung der motorischen Unruhe als auch die Akzeptanz von Elektroden und Kopfhörern.

Es kommen folgende Möglichkeiten der Vorbereitung zur Untersuchung der Kinder zum Einsatz:

- der natürliche Schlaf nach Schlafentzug,
- die medikamentöse Sedierung,
- die Narkose.

Die Formen der Ruhigstellung können nur bei einer für jedes Kind einzeln entsprechend ausgewählten Indikation effektiv wirksam werden. Als optimales Verfahren hat sich bei Kindern unter 2 Jahren die Ruhigstellung durch natürlichen Schlaf nach Schlafentzug erwiesen. Unabdingbare Voraussetzung hierfür sind kooperative Eltern. Bewährt hat sich folgende Verfahrensweise: Die Eltern werden aufgefordert, das Kind am Untersuchungstag einen längeren Zeitraum vor der FAEP-Ableitung wachzuhalten. Die Zeitspanne wird individuell nach Alter und Konstitution des Kindes festgelegt und beträgt minimal 4 h. Kurz vor der Untersuchung erhält das Kind eine leichte Kost und Tee. Im einsetzenden Schlaf ist es fast immer möglich, ungestört Potentiale zu registrieren.

Die medikamentöse Sedierung kommt vorwiegend bei Kindern zwischen dem 2. und 4. Lebensjahr und bei denen, wo der natürliche Schlaf nach Schlafentzug nicht zum erwünschten Erfolg führt, in Frage. Diese Ruhigstellung wurde an der Magdeburger HNO-Klinik mit verschiedenen Medikamenten durchgeführt. Anfänglich erfolgte eine Sedierung mit Droperidol, welches in einer Dosierung von 0,25 mg/kg Körpergewicht intramuskulär appliziert wurde. Chloralhydrat und Diazepam als rektales Klistier kommt gegenwärtig zur Anwendung. Sofort nach der Injektion bzw. der rektalen Applikation der Medikamente, also vor Einsetzen der Wirkung des Arzneimittels, werden die Elektroden und der Kopfhörer plaziert, und die Untersuchung kann nach ca. 20 min beginnen.

Rund 50% aller Untersuchungen bei hochgradiger Schwerhörigkeit und Taubheit fanden unter medikamentöser Sedierung statt. Bei allen anderen Schwerhörigkeitsformen wurde dieses Verfahren im wesentlich geringeren Umfang eingesetzt. Ein intraindividueller Vergleich der Parameter der FAEP sollte klären, inwieweit die Applikation dieser o.g. Medikamente die Hörschwellenbestimmung beeinflußt. 38 FAEP-Hörschwellen wurden einmal unter Droperidol-Sedierung und 4 Wochen später ohne jegliche medikamentöse Ruhigstellung registriert. Die untersuchten Kinder waren mittel- und hochgradig schwerhörig. Die Ermittlung der Hörschwelle war in jedem Fall möglich. Gegenübergestellt wurden die ermittelten FAEP-Hörschwellen bei FAEP-Ableitungen mit Droperidol-Sedierung und ohne medikamentöse Ruhigstellung. Die Differenzen der ermittelten FAEP-Hörschwellen stellten sich wie folgt dar:

keine Abweichung: 81%,
10 dB-Abweichung: 16%,
20 dB-Abweichung: 3%.

Die intraindividuellen Latenzdifferenzen der Welle V bei 85 und 65 dB konnten mit Hilfe des t-Testes für verbundene Stichproben ($\alpha = 0{,}01$) statistisch verglichen werden. Zwischen den Latenzwerten der Welle V mit bzw. ohne Sedierung besteht kein statistisch nachweisbarer Unterschied.

Ein ähnlicher Vergleich wurde für Chloralhydrat und Diazepam durchgeführt. Dabei konnten ebenso keine statistisch nachweisbaren intraindividuellen Latenzdifferenzen erkannt werden.

Für die Aufgabenstellung der FAEP-Hörschwellenermittlung in der Pädaudiologie können das Droperidol, das Chloralhydrat und das Diazepam als Sedativum ohne Beeinträchtigung der Ergebnisse angewandt werden. Tritt in seltenen Fällen trotz medikamentöser Sedierung eine starke motorische Unruhe auf, die zum Abbruch der Untersuchung zwingt, muß zu einem späteren Zeitpunkt die Untersuchung in Narkose wiederholt werden. Bei größeren Kindern jenseits des 4. Lebensjahres kann bei der Ableitung von FAEP oft auf eine künstliche Ruhigstellung verzichtet werden.

Durch die vor der Untersuchung getroffene Wahl für ein geeignetes Verfahren zur Ruhigstellung konnten die FAEP bei 93,5% der von uns untersuchten Kinder ohne störende Unruhe abgeleitet werden. Bei 6,5% der Untersuchungen mußten diese wegen starker myogener Artefakte vorzeitig abgebrochen und wiederholt werden. Die beschriebenen Maßnahmen zur Ruhigstellung der Kinder stimmen mit den Angaben anderer Autoren überein [16, 19, 20, 30, 42, 73, 74, 85].

5.2.2 Optimierung der Untersuchungsdauer

Der natürliche Schlaf nach Schlafentzug und die medikamentöse Sedierung können nur für einen begrenzten Zeitraum die Reduzierung der myogenen Aktivitäten der Kinder gewährleisten. Auch eine Narkose für diagnostische Maßnahmen sollte einen zeitlichen Rahmen nicht überschreiten. Eine Sitzung zur AEP-Registrierung sollte nach unseren Erfahrungen nicht länger als 1 h dauern. Es ist anzustreben, daß in diesem begrenzten Zeitraum eine Ermittlung der Hörschwelle möglich wird. Zur Erreichung dieser Zielstellung sollte eine sinnvolle Einschränkung der Untersuchungsparameter (Schallpegel, Frequenz) bei möglichst kurzem Reizabstand erfolgen. Auch eine effektive Artefaktunterdrückung, die Verwendung von verbesserten Mittelungsverfahren (z.B. gewichtetes Averaging) und eine Reduzierung der Mittelungszahl durch Verwendung von Abbruchkriterien auf Basis einer Schätzung der statistischen Sicherheit des registrierten Potentials kann eine erhebliche Reduktion der Untersuchungsdauer bewirken.

Die Reduzierung des Reizabstandes ist nicht auf beliebig kurze Werte möglich. Eine untere Grenze ist schon durch die Aufzeichnungslänge für das FAEP gegeben. Wegen einer Amplitudenreduktion infolge von Refraktärphänomenen und einer möglichen Überlagerung der FAEP wird ein derartig kurzer Reizabstand ohnehin nicht sinnvoll sein.

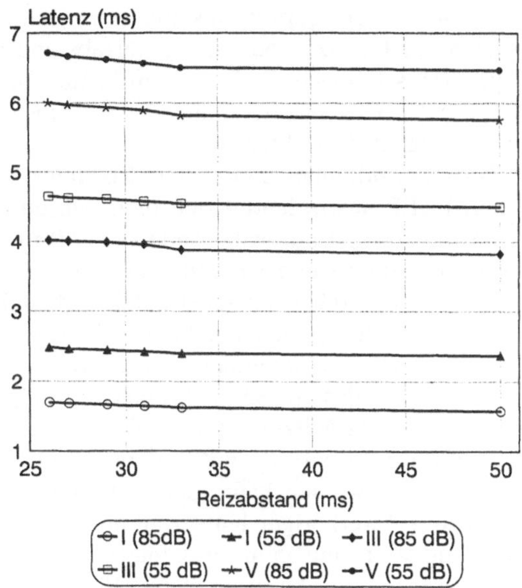

Abb. 5. Einfluß des Reizabstandes auf die Latenz der Wellen I, III und V

Als Beispiel wird in Abb. 5 und in Tabelle 1 die Auswirkung einer Verkürzung des Reizabstandes auf die Latenzen der an einer Gruppe von 12 normalhörenden Kindern registrierten FAEP demonstriert. Der Bereich von 50 ms bis 25 ms Reizabstand wurde analysiert. Dabei variierte das Reizintervall in der Reihenfolge 50 ms, 33 ms, 31 ms, 29 ms, 27 ms und 26 ms. Als Reizintensitäten wurden 85 und 55 dB ausgewertet. Eine direkte Gegenüberstellung der Mittelwerte der Latenz der Welle I, III und V bei Stimulation mit Klicks bei einem Reizabstand von 25 und 50 ms wurde bei 3 verschiedenen Intensitäten durchgeführt.

Bei einer insgesamt geringen Auswirkung der Verkürzung des Reizintervalls von 50 auf 25 ms ist jedoch deutlich eine Verlängerung der Latenzen ab 33 ms zu beobachten, wobei diese Tendenz für die Wellen V am

Tabelle 1. Vergleich der Mittelwerte der Gipfellatenzen (ms) bei 50 ms und 25 ms Reizabstand, Vergleich mittels t-Test für verbundene Stichproben ($\alpha = 0{,}01$)

	85 dB		65 dB		45 dB	
Reizabstand	50 ms	25 ms	50 ms	25 ms	50 ms	25 ms
Welle I	1,57	1,67	1,97	2,12	2,25	2,50
	sign.		sign.		sign.	
Welle III	3,82	3,97	4,14	4,27	4,49	4,77
	sign.		sign.		sign.	
Welle V	5,75	5,94	6,06	6,23	6,50	6,78
	sign.		sign.		sign.	

größten ist. Diese Verlängerung ist statistisch signifikant im Vergleich der Latenzen bei einem Reizabstand von 25 ms und 50 ms (Tabelle 1). Ein signifikanter Unterschied ist bei der Gegenüberstellung der Reizabstände 33 ms und 50 ms nicht nachweisbar.

Die Form der mit unterschiedlichen Reizintervallen ausgelösten FAEP unterscheidet sich nicht wesentlich. Bei einer Verkürzung des Reizabstandes von 50 ms auf 25 ms war eine signifikante Amplitudenreduktion (α = 0,05) von maximal 50% nachweisbar. Die Erkennbarkeit der Welle V in Schwellennähe bleibt erhalten.

Diese Ergebnisse dokumentieren, daß eine Verkürzung des Reizabstandes auf 35 ms problemlos möglich ist und damit eine Verkürzung der Registrierdauer für ein FAEP um ein Drittel gegenüber dem Reizabstand von 50 ms bewirkt werden kann. Seit 1988 wurde bei der Diagnostik schwerhöriger Kinder an unserer Klinik die Klickstimulation mit 35 ms Reizintervall durchgeführt. Bei Verwendung dieser kürzeren Reizintervalle für die schwellenaudiometrische Diagnostik sollte bedacht werden, daß bei möglichen zentralen Schädigungen, z.B. bei mehrfach geschädigten Kindern, ein größerer Einfluß der Reizrate auf die FAEP vorhanden ist. In diesen Fällen müssen unbedingt auch größere Reizabstände (50 ms und mehr) zum Einsatz kommen [4].

Andere Autoren propagieren sogar die Reduzierung des Reizintervalls auf 30 ms [23]. Auch Morgan u. Canalis [73] unterstreichen die Bedeutung der Reduzierung des Reizabstandes für die Hörschwellenbestimmung im Kindesalter. Lediglich Hülse [50] hält eine Verringerung dieses Intervalls unter 50 ms zur Schwellenbestimmung für ungünstig, da es zur Fehlbeurteilung der FAEP, besonders in Schwellennähe, wegen der ausbleibenden Wellen I–IV kommt. Wir können diese Bedenken nicht teilen, da in Schwellennähe ohnehin nur der Welle-V-Komplex erkennbar bleibt. Bei Verdacht auf retrokochleäre Schädigungen sollte in jedem Fall eine Verlängerung des Reizabstandes vorgenommen und auch eine EKochG erwogen werden.

5.2.3 Diagnostische Wertigkeit der Potentialkomponenten

Die Welle V der frühen auditorisch evozierten Potentiale wird bei Kindern und Erwachsenen als empfindlichster Indikator für die Hörschwelle angesehen. Bei abnehmender Reizintensität wird als Kriterium für das Erreichen der Hörschwelle die Erkennbarkeit der Welle V gewertet. Die Potentialkomponenten I–IV sind im Vergleich zur Welle V von geringer Relevanz für die objektive Hörschwellenbestimmung.

Durch eigene Untersuchungen konnte geklärt werden, in welchem Verhältnis die Erkennbarkeit der Wellen I–IV zur sicher registrierbaren Welle V steht. Die

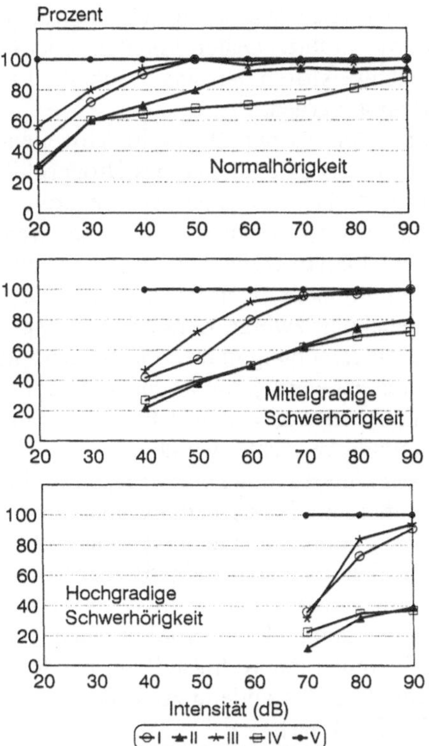

Abb. 6. Erkennbarkeit der FAEP-Komponenten für verschiedene Schwerhörigkeitsgrade in Abhängigkeit von der Intensität

prozentuale Erkennbarkeit wurde für jede Schwerhörigkeitsgruppe getrennt untersucht.

Bei der hochgradigen Schwerhörigkeit ist die Identifizierbarkeit der Wellen II und IV bei allen Intensitäten unter 50%. Die Wellen I und III sind bei 75 und 85 dB besser zu identifizieren (über 70%). Ähnliche Erkennbarkeiten können für die mittelgradige Schwerhörigkeit beobachtet werden. Alle Schwerhörigkeitsgruppen weisen eine Gemeinsamkeit auf: Die Wellen I und III sowie die Wellen II und IV sind in ihrem diagnostischen Wert hinsichtlich von Schwellenbestimmungen vergleichbar. Die Potentialkomponenten I und III sind als zuverlässig im überschwelligen Intensitätsbereich anzusehen, dagegen erreichen die Wellen II und IV nur Erkennbarkeiten unter 80%. Diese Beobachtung unterstreicht die Bedeutung der Welle V für das Auffinden der FAEP-Hörschwelle; nur sie ist bei schwellennahen Reizintensitäten sicher nachweisbar. Die Auswertung der Wellen I und III ist maximal ab 20 dB über der Hörschwelle durchführbar. Eine Verwendung der Wellen II und IV zur Bestimmung der Hörschwelle ist nicht sinnvoll.

Für otoneurologische Fragestellungen sind jedoch die Wellen I und III von großer Bedeutung, dabei sind diagnostische Aussagen aber nur im weit überschwelligen Bereich sicher. Über ähnliche Erfahrungen berichten mehrere Autoren [1, 104, 111]. Purmessur u. Singh [86] benutzen für die Hörschwellenbestimmung in der Pädaudiologie nur die Wellenkomplexe I/II, III und IV/V. Sie trennen die Welle II nicht von dem Komplex der Welle I und die Welle IV nicht vom Komplex der Welle V. Neben der reinen Beschreibung der Hörschwelle durch das Ausbleiben der Welle V können zusätzliche Informationen zur Lokalisation der Schwerhörigkeit über die Darstellung der Intensitäts-Latenzkennlinie gewonnen werden. Wenn die Intensitäts-Latenzkennlinie der Welle V in Schwellennähe eine deutliche Latenzverlängerung gegenüber der Norm aufweist, während überschwellig meist normale Latenzen registriert werden, dann ist dies ein Merkmal der Innenohrschwerhörigkeit mit Recruitmentverhalten [38, 66]. Eine reine Parallelverschiebung weist auf eine Schalleitungsschwerhörigkeit hin [110]. Die Abhängigkeit der Latenzen und Amplituden der FAEP vom Schallpegel ändert sich für Schalleitungsschwerhörigkeiten und Innenohrschwerhörigkeiten in charakteristischer Weise. Aus den unterschiedlichen Pegellatenz- und Pegelamplitudenverläufen kann der Hörschwellenverlauf approximiert werden [38, 51]. Schorn u. Stecker [95] empfehlen bei Verdacht auf eine Schalleitungsschwerhörigkeit den Versuch der akustischen Stimulation über Knochenleitung.

Bei gehörlosen Kindern ist die Erstellung einer Intensitäts-Latenzkennlinie nicht möglich. Eine Schwerhörigkeit ist als „an Taubheit grenzend" einzustufen, wenn keine FAEP zu registrieren sind. Aus der Literatur sind unterschiedliche Verfahrensweisen zur Festlegung der Hörschwelle auf Basis der FAEP-Erkennbarkeitsschwellen bekannt. Verbreitet ist eine Subtraktion von 20–25 dB von der ermittelten FAEP-Erkennbarkeitsschwelle [20, 33]. Andere Autoren berücksichtigen bei der Korrektur die Art der Hörschädigung (Fjemedal u. Laukli [30]: 15–20 dB für sensorineurale und 25 dB für Schalleitungsschwerhörigkeit).

Nach unserer Meinung sind jedoch alle Korrekturen problematisch. Einerseits hängt die Erkennbarkeit eines AEP (Erkennbarkeitsschwelle) nicht unwesentlich vom Signal-Rauschverhältnis ab, andererseits wird die Differenz von Hörschwelle und Erkennbarkeitsschwelle auch von physiologischen Gegebenheiten beeinflußt. So wird die Differenz bei Innenohrschwerhörigkeit mit Recruitment kleiner ausfallen. Es erscheint daher sinnvoller, als (objektive) FAEP-Hörschwelle den Reizpegel anzugeben, bei dem ein FAEP gerade noch – und reproduzierbar – nachweisbar war. Allenfalls könnte auf eine 5 dB tiefere Hörschwelle geschlossen werden.

Das Ausbleiben der Welle V ist also das direkte Kriterium für die Definition der FAEP-Hörschwelle. Die Hörschwelle der Kinder sollte nach Ableitung der FAEP nicht als ein Intensitätswert angegeben werden. Es ist günstiger, die Schwerhörigkeiten in Schweregrade einzuteilen. Folgende Einteilung hat sich bewährt:

0–20 dB Klickhörschwelle	Normalhörigkeit
25–40 dB Klickhörschwelle	geringgradige Schwerhörigkeit
45–60 dB Klickhörschwelle	mittelgradige Schwerhörigkeit
65–90 dB Klickhörschwelle	hochgradige Schwerhörigkeit
keine erkennbaren FAEP	an Taubheit grenzende Schwerhörigkeit

Nach Untersuchungen von Schorn u. Stecker [95] ist die Klickhörschwelle annähernd vergleichbar mit dem Hörvermögen bei 2 und 3 kHz, gibt aber keine Auskunft über das Tieftonhörvermögen. Hier könnte bestenfalls ein deutlich besseres Hörvermögen vorliegen. Diese Einschränkung der Aussagekraft der FAEP-Registrierungen ist bei der Interpretation hinsichtlich einer Beurteilung des Hörvermögens zu berücksichtigen.

5.2.4 Frequenzspezifische Stimulation

Die Registrierung der durch transiente Schallreize ausgelösten auditorisch evozierten Potentiale setzt eine hohe Synchronität der neuronalen Verarbeitung voraus. Diese hohe Synchronisation wird besonders durch Schallreize mit steilen Anstiegsflanken (optimal clicks) erreicht. Mit der bekannten Abnahme der Ausbreitungsgeschwindigkeit der Wanderwelle vom basalen zum apikalen Bereich der Kochlea ist auch eine Abnahme der Synchronität der Aktionspotentiale bereits in diesem Bereich verbunden. Den wesentlichen Anteil an der Potentialgenerierung bewirkt die erste Reizflanke (in Unterdruckrichtung), Frequenzanteile von 1000 Hz und darunter liefern nur geringe Anteile an der Generierung der FAEP. Bei einer Stimulation mit Tonbursts niedrigerer Frequenz sollten frequenzselektive Maskierungsverfahren zum Einsatz kommen, um die kochleobasalen Anteile in der Reizantwort zu unterdrücken. Bei der Anwendung frequenzselektiver Maskierungsverfahren ist zu beachten, daß die geringere Anzahl erregter neuronaler Strukturen sowie bei Reizung im Tieftonbereich die geringe Synchronität zu einem ungünstigen Signal-Rausch-Verhältnis führt, womit die Potentialidentifikation erschwert werden kann.

Folgende Verfahren der frequenzselektiven Maskierung kommen zum Einsatz:

- Maskierung mit hochpaßgefiltertem Rauschen [24, 76],
- Reintonmaskierung [75],
- Tonimpulsstimulation mit gleichzeitiger Hochpaßmaskierung [48],
- Notched-Noise-Verfahren [80, 103].

5.2.5 Methodische Verbesserungen

Die Registrierung von FAEP kann als hoch sensitives und zuverlässiges Testverfahren zur Früherkennung von Hörstörungen auch in den ersten Lebensjahren angesehen werden. Nachteilig ist die oft große Untersuchungsdauer und der hohe apparative und personelle Aufwand. Bis auf wenige Ausnahmen gestatten die auf dem Markt befindlichen FAEP-Meßgeräte nur die Ermittelung der Klickhörschwelle. Aus dem Pegel-Latenz-Verlauf sind allenfalls grobe Schätzungen der Hörschwelle möglich.

Für Screeninguntersuchungen kann jedoch die Stimulation mit breitbandigen Reizen, wie Klicks, als ausreichend angesehen werden. Um für diese Anwendung eine kurze Untersuchungsdauer zu erreichen, sollten unbedingt neben hohen Reizraten auch modifizierte und nach Möglichkeit automatisierte Registrierverfahren zum Einsatz kommen.

Für das Hörscreening kann weiterhin eine Beschränkung auf wenige grob abgestufte Werte des Reizpegels toleriert werden. Durch eine automatisierte Auswertung der registrierten FAEP wird ermöglicht, daß das Hörscreening auch durch gering audiologisch qualifiziertes Personal durchgeführt werden kann. Über gute Erfahrungen mit einem derartigen Screening wird in mehreren Publikationen berichtet [39, 50, 94, 104]. Nach unserer Meinung sind automatisierte Screeningverfahren nur unter Berücksichtigung strenger Kriterien einzusetzen, die z.B. falsch negative Testergebnisse weitestgehend vermeiden (hohe Sensitivität) und bei geringstem Verdacht auf eine Hörstörung die Einleitung weiterführender pädaudiologischer Untersuchungen garantieren.

Für eine genaue Hörschwellenbestimmung sind frequenzspezifischere Stimulationsverfahren erforderlich. Um die Objektivität der Potentialauswertung zu gewährleisten, wäre auch hier die Anwendung rechnergestützter Verfahren zur Signalerkennung erforderlich. Über erste methodische Ansätze hinaus liegen unseres Wissens noch keine Erfahrungen zur breiten praktischen Anwendung in der Pädaudiologie vor.

Es sind bereits erhebliche Verbesserungen der frequenzspezifischen FAEP-Registrierung bei einem optimierten Stimulationsverfahren, jedoch ohne eine automatisierte Potentialerkennung, propagiert und in die Pädaudiologie eingeführt worden [48]. Stürzebecher et al. [103] berichten über ein ausgereiftes Verfahren zur frequenzspezifischen Stimulation. Bei einer Tonburststimulation von 0,5; 1; 2 und 4 kHz mit Notched-Noise-Maskierung wird eine zeitoptimierte Registrierung unter Verwendung eines gewichteten Averaging eingesetzt. Die Wahl einer Stimulationsrate von 41/s ermöglicht nicht nur einen geringen Zeitbedarf für jede einzelne FAEP-Ableitung, sondern bietet auch die Möglichkeit, mittellatente 40 Hz-Potentiale zusätzlich zu erfassen. Der Zeitbedarf einer Hörschwellenbestimmung (4 Frequenzen und 5 Reizpegel) für beide Ohren liegt bei 35 min. In Abb. 7 und 8 sind ausgewählte Untersuchungsergebnisse dieser Methode dargestellt.

5.3 Auditorisch evozierte Potentiale mittlerer Latenz

Aus zahlreichen Publikationen ist bekannt, daß mittellatente Potentiale (MAEP) eine gute Frequenzspezifität aufweisen und auch durch Tonbursts unterhalb von 1 kHz gut ausgelöst werden [54, 59]. Als Entstehungsort der neurogenen Komponenten der MAEP werden der Thalamus und die primären kortikalen Projektionsfelder angegeben [90]. Für Hörschwellenermittlungen ist es jedoch unerheblich, ob die MAEP durch neurogene oder reizsynchrone myogene Aktivitäten zustande kommen. Für Bestimmungen der Hörschwelle können noch vorteilhafter die 40-Hz-Potentiale, eine spezielle Form der

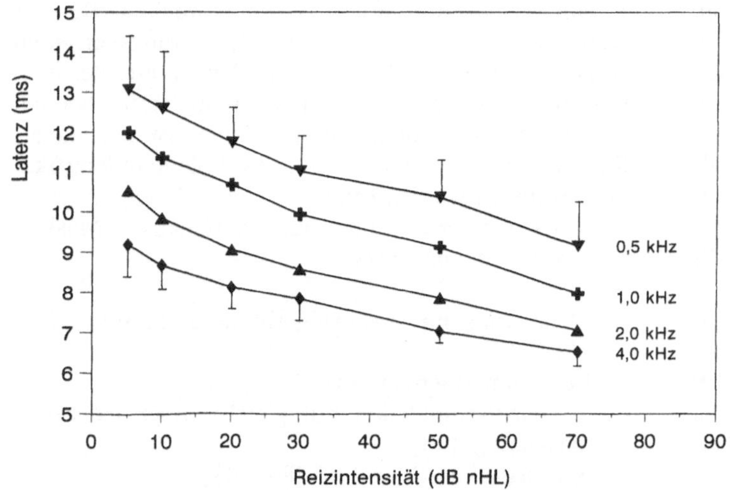

Abb. 7. Abhängigkeit der Gipfellatenzen (Welle V) von der Reizintensität; Mittelwerte und Standardabweichungen von 20 Normalhörenden (Stimulus: Tonbursts mit Notched-Noise-Maskierung). (Aus: Stürzebecher et al. [103])

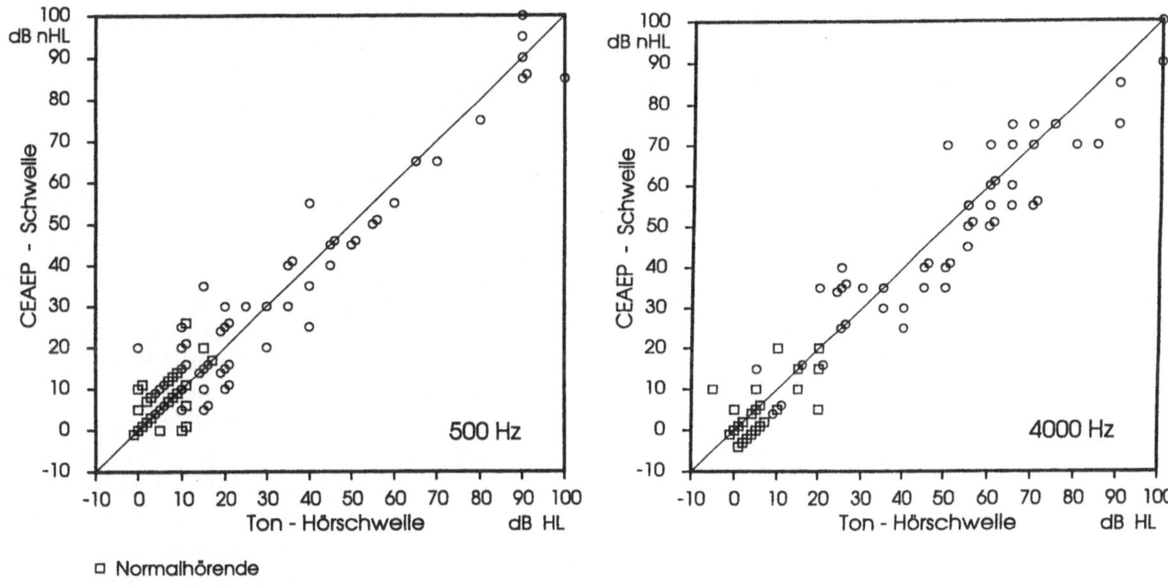

Abb. 8. Eignung der Überlagerung von FAEP und MAEP (Composite Early AEP, CEAEP) zur Hörschwellenbestimmung. Vergleich der CEAEP-Schwellen mit den Tonhörschwellen (29 Normalhörende und 57 hörgeschädigte Patienten). (Aus: Stürzebecher et al. [103])

MAEP, zum Einsatz kommen [59, 67]. Bei der Registrierung der MAEP an normalhörenden Probanden fällt die hohe interindividuelle Variabilität der Potentialformen – von extrem hohen Amplituden bis zur Nichterkennbarkeit – auf. Mit Hilfe von MAEP-Registrierungen kann ein wertvoller Beitrag zur Hörschwellenbestimmung geliefert werden, jedoch sollte die Hörschwellendiagnostik nicht allein auf MAEP-Registrierungen basieren (niedrige Spezifität). Für Hörschwellenbestimmungen an Kindern sind MAEP-Registrierungen nur unter großem Vorbehalt verwendbar. Nach Untersuchungen von Jerger et al. [52] weisen MAEP bei Kindern eine vom Alter abhängige Refraktärperiode auf, die bewirkt, daß bei Kindern im Alter von 2 bis 6 Monaten die MAEP nur für Reizraten von 1–2,5/s gut ausgebildet und in der Regel nachweisbar sind. Auch unsere Untersuchungen ergaben, daß bei Kindern unter 4 Jahren gut ausgebildete MAEP nur bei Reizraten von 4/s registrierbar waren. Mit solch geringen Reizraten und notwendigen Mittelungszahlen von etwa 1000 entsteht jedoch für die Hörschwellendiagnostik eine nicht vertretbar lange Untersuchungsdauer [13].

Bei kooperativen Kindern über 4 Jahren ist die MAEP-Registrierung möglich. In Abb. 9 sind die Ergebnisse einer Untersuchung von 21 normalhörenden Kindern im Alter zwischen 5 und 8 Jahren dargestellt.

Die Komponenten N_a und P_a waren bei den verwendeten Stimulationsbedingungen (ungefilterte Klicks, 1 und 4 kHz-terzgefilterte Tonpips) sicher nachzuweisen. Die Potentialkomponente N_b war dagegen in der Nähe der Hörschwelle nur bei wenigen Kindern zu finden. Zur Beurteilung der Hörschwelle sollten daher nur die ersten Potentialkomponenten N_a und P_a herangezogen werden. Latenzverlängerungen für niederfrequentere Reize sollten, wie auch bei den FAEP, bei der Auswertung beachtet werden.

Die MAEP werden sowohl durch medikamentöse Sedierung und Narkose als auch von den unterschiedlichen natürlichen Schlafstadien erheblich beeinflußt [22, 71]. Im Wachzustand sind diese Potentiale konstant, während des Schlafens jedoch treten massive inter- und intraindividuelle Schwankungen auf [74]. Auch eine Auslöschung von MAEP bei Sedierung und unter Narkose, die vorher im Wachzustand nachweisbar waren, wird beschrieben [42, 85]. Wegen der unzuverlässigen Ergebnisse im Schlafzustand schränkten Kankkunen u. Rosenhall [53] die Einsetzbarkeit der MAEP im Kindesalter deutlich ein und bewerten sie nur als zusätzliche audiologische Information.

Barajas et al. [3] verglichen an 17 normalhörenden Kindern im Alter zwischen 5–12 Jahren die audiometrisch erstellte Hörschwelle mit der MAEP-Hörschwelle bei 500 Hz. Die Ergebnisse wurden von 4 unabhängigen Untersuchern ausgewertet. Dabei lag die Hörschwelle, durch MAEP ermittelt, um durchschnittlich 20 dB über der Reintonschwelle. Nach Meinung dieser Forschungs-

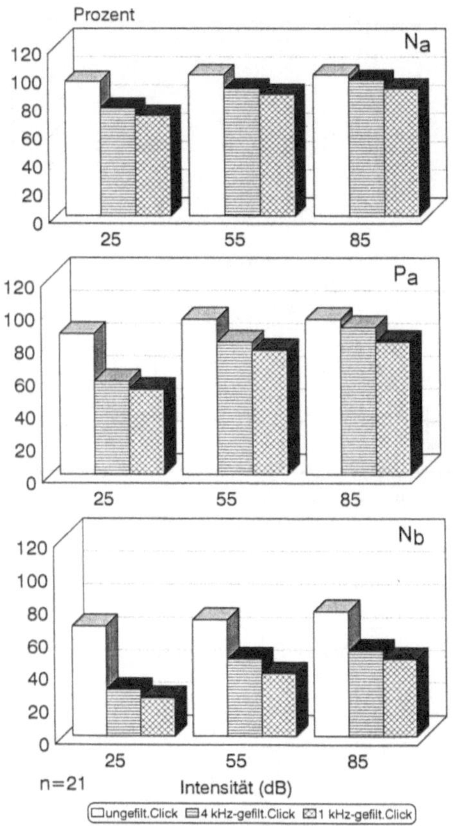

Abb. 9. Erkennbarkeit der MAEP – Komponenten N_a, P_a und N_b

gruppe sei die MAEP-Registrierung nicht akzeptabel zur sicheren Ermittlung der Hörschwelle im Tieftonbereich bei Kindern. Boniver [10] stellte seine Arbeit, in der er die Ungenauigkeit der Hörschwellenbestimmung mittels MAEP-Registrierung kritisch bewertet, unter das Thema „Akustisch evozierte Potentiale mittlerer Latenz – täuschende Hoffnung?"

Gegen eine Hörschwellenbestimmung bei Kleinkindern auf alleiniger Grundlage der MAEP sprechen:

- altersbedingte Veränderungen der MAEP analog den Änderungen der EEG-Konfiguration [61],
- Beeinflussung durch Schlaf und Narkose,
- durch Einfluß der Refraktärperiode notwendige lange Untersuchungsdauer.

Eine Registrierung von MAEP ist mit derzeitiger Untersuchungstechnik simultan zur Ableitung von FAEP problemlos möglich [101]. Auf diesem Wege kann ohne zusätzlichen Aufwand eine ergänzende Information über den Funktionszustand der Hörbahn gewonnen werden.

5.4 Späte auditorisch evozierte Potentiale

Die SAEP lassen sich, wie schon im Abschn. 4.2 erwähnt, im Gegensatz zu den FAEP durch Reize mit weniger steilen Anstiegsflanken auslösen. Da weiterhin für die Auslösung nicht nur der Reizeinsatz, sondern auch das Plateau des Tonbursts von Bedeutung ist, besitzen die SAEP eine sehr gute Frequenzspezifität und eignen sich prinzipiell zur Hörschwellenbestimmung. Für die Reizanstiegszeit hat sich ein Wert von etwa 10 ms und für die Stimulusdauer eine Länge von 50 ms bis zu 500 ms bewährt. Auch für die SAEP lassen sich charakteristische Intensitäts-Latenz-Kennlinien und Intensitäts-Amplituden-Kennlinien darstellen, die Rückschlüsse auf ein vorhandenes Recruitment ermöglichen.

Für eine optimale SAEP-Registrierung sollten reizfreie Intervalle von etwa 2 s gewählt werden [32]. Da im Vergleich zur FAEP-Registrierung wegen des günstigeren Signal-Rauschverhältnisses bereits 30 bis 50 Mittelungen ausreichend sind, entsteht bei einem Zeitbedarf von ca. 2 min für jede SAEP-Registrierung eine auch für pädaudiologische Belange noch akzeptable Untersuchungsdauer. Die SAEP-Ableitung liefert bei der Untersuchung wacher, kooperativer Patienten im Bereich von 0,5–4 kHz zuverlässige Hörschwellenergebnisse und kann auch zur Hörgeräteanpassung mit Erfolg eingesetzt werden.

Die SAEP bestehen aus einem früheren (P_1-N_1-P_2) und einem späteren Komplex (P_2-N_2-P_3) und reflektieren die kortikale Beteiligung bei der neuronalen Verarbeitung auditorischer Reize. Zur Generierung tragen der auditorische Kortex und der über extralemniskale Bahnen getriggerte assoziative Kortex bei [58, 60, 109]. Die SAEP zeigen in Analogie zum EEG eine deutliche Abhängigkeit vom Reifungszustand des ZNS. Bei normaler Entwicklung ist die Reifung bis zum 15. Lebensjahr abgeschlossen.

Der Einfluß von Aufmerksamkeit und Vigilanz auf die SAEP ist beträchtlich. Erhebliche Potentialveränderungen treten im Übergang zwischen Wachsein und Schlaf auf. Auch im Schlaf werden unterschiedliche, für das jeweilige Schlafstadium charakteristische SAEP-Formen beobachtet. Dabei dominieren in tieferen Schlafstadien die späteren SAEP-Komponenten [56].

Auch im Schlafzustand oder in Narkose sind Bestimmungen der Hörschwelle möglich, jedoch muß beachtet werden, daß dann einerseits die SAEP-Erkennbarkeitsschwellen erhöht sein können (herabgesetzte Sensitivität), und andererseits beim möglichen Übergang zwischen Schlafstadien durch Latenzverschiebungen nicht erfaßbare Auswirkungen auf die Potentialkonfiguration – bis hin zur Auslöschung – vorhanden sein können [58]. Des weiteren ist eine wesentliche Voraussetzung des Mittelungsverfahrens, daß die Störgröße einen stochastischen Charakter besitzt, für das Schlaf-

EEG nur selten erfüllt. Aus diesen Gründen ist die Anwendbarkeit der SAEP für pädaudiologische Untersuchungen erheblich eingeschränkt. Es bleibt zu hoffen, daß verbesserte Verfahren der Signalregistrierung zukünftig neue Wege eröffnen, die eine Erfassung der durch akustische Reize ausgelösten elektrischen Aktivität der Hirnrinde ermöglichen.

6 Otoakustische Emissionen – eine weitere Möglichkeit der Beurteilung des Hörvermögens

Schon bald nach Entdeckung der otoakustischen Emissionen durch Kemp [55] wurden diese in der Hördiagnostik eingesetzt. Während die spontanen und die simultan evozierten otoakustischen Emissionen wegen ihres unsicheren Auftretens bzw. Problemen bei der Registrierung bisher keine klinische Bedeutung erlangt haben, besitzen die transitorisch evozierten otoakustischen Emissionen (TEOAE) eine große Bedeutung als Screeningverfahren auch in der Pädaudiologie [17, 39, 82, 96].

Eine besondere Form der otoakustischen Emissionen sind die Verzerrungsprodukt-Emissionen (DPOAE, Distorsions Product Otoacustic Emissions). Die DPOAE bieten Ansatzpunkte zur frequenzspezifischen Erfassung kochleärer Funktionsstörungen [9]. Eine breite Anwendung in der audiologischen Diagnostik steht jedoch noch aus.

Es ist durch Untersuchungen [63, 108] belegt worden, daß die Sensitivität und Spezifität der TEOAE für eine zuverlässige Bestimmung der Hörschwelle nicht ausreicht. TEOAE können nur registriert werden, wenn der Hörverlust nicht viel größer als 30 dB (an Säuglingen: 40 dB) ist. Beim Ausbleiben der TEOAE kann auf Funktionsstörungen des Innenohres im Bereich des empfindlichsten Hörens, aber nicht auf den Grad der Hörstörung geschlossen werden. Die Eignung der TEOAE zum Hörscreening wird damit nicht eingeschränkt. Die Registrierung der TEOAE ist wie die Ableitung von FAEP ein nichtinvasives vigilanzunabhängiges Verfahren. Da die TEOAE keinem Reifungsprozeß unterliegen, können sie gleich nach der Geburt in ausgebildeter Form registriert werden. Bei einer Registrierung an ruhiggestellten Kindern lassen sich Meßfehler vermeiden und der Zeitbedarf für die Untersuchung gering halten (Meßzeit für beide Ohren ca. 4 min). Ein Registrierbeispiel von TEOAE ist in Abb. 10 dargestellt.

Mehrere Autoren [39, 96] berichten in jüngster Zeit über umfangreiche Studien zur Eignung der TEOAE als Hörscreening. Die an sich schon hohe Sensitivität dieser Methode kann durch Einbeziehung eines FAEP-Screenings auf 98% gesteigert werden. Beim Einsatz von TEOAE zum Hörscreening ist zu beachten, daß Schall-

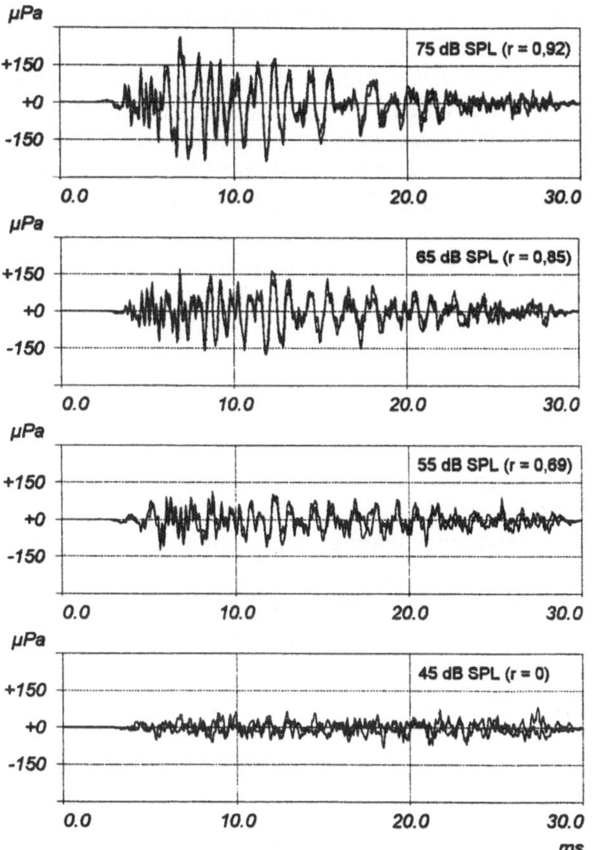

Abb. 10. Registrierbeispiel von TEOAE (ILO 88) für verschiedene Reizpegel, Angabe der Korrelationskoeffizienten r als Maß für die Reproduzierbarkeit (Kind, 6 Jahre alt)

zuführung und Schallabstrahlung über das Mittelohr erfolgen und damit bei der Bewertung der Meßergebnisse die Mittelohrfunktion einbezogen werden muß. Paukenergüsse und Tubenfunktionsstörungen können wegen der zusätzlichen (zweifachen) Dämpfung dazu führen, daß keine Emissionen nachweisbar sind. Für das Hörscreening auf der Grundlage von TEOAE ist ebenso wie beim Einsatz von AEP auf eine unbehinderte Schallzuführung über den Gehörgang zu achten. Gerade beim Hörscreening von Säuglingen kann die Sensitivität des Verfahrens durch nicht erkannte Verlegung des Gehörganges (Detritus, Amnionflüssigkeit) oder eine nicht optimale Sondenposition beträchtlich sinken. Bei Beachtung dieser Hinweise kann die Registrierung von TEOAE durch medizinisches Assistenzpersonal zuverlässig durchgeführt werden.

Eine frequenzspezifische Erfassung von Sinneszell-Funktionsstörungen könnte eventuell über die Verzerrungsprodukt-Emissionen (DPOAE) und die Supressions-Tuning-Kurven erreicht werden [112]. Der Zeitaufwand für derartige Registrierungen ist jedoch derzeit noch zu groß, um einen Einsatz in der pädaudiologischen Diagnostik zu ermöglichen.

7 Hörscreening an Kindern mit Risikofaktoren

An Kindern mit bestimmten Erkrankungen (Risikofaktoren) wird ein vermehrtes Auftreten von rehabilitationspflichtigen Schwerhörigkeiten beobachtet. Zu diesen Risikofaktoren zählen die familiäre Häufung (hereditäre Ursache), pränatale Infektionen, die Frühgeburt mit ihren verschiedenen Schädigungsmechanismen und die postnatalen Infektionen (hierbei besonders die Meningitis). Grundlage eines effizienten Hörscreenings ist eine sichere Kenntnis über bestehende Risikofaktoren.

7.1 Risikofaktor „Meningitis"

Die Meningitis im Kindesalter ist auch heute noch eine folgenschwere Erkrankung. Obwohl sich die Letalität seit Anwendung moderner Antibiotika deutlich verringert hat, ist dennoch die Zahl der Folgeschäden nicht rückläufig. Am häufigsten sind dabei die Hörstörungen zu finden. Über die Inzidenz hochgradiger Schwerhörigkeiten nach Meningitis wird in der Literatur ausführlich berichtet [43, 47, 69, 97]. Die Häufigkeit von schweren Hörstörungen wird um 20% angegeben.

Um Aussagen zur Häufigkeit von problematisch zu erfassenden gering- und mittelgradigen Schwerhörigkeiten nach Meningitis machen zu können, wurde eine Kontrolluntersuchung an Magdeburger Kindern, mindestens 3 Jahre nach ausgeheilter Meningitis, durchgeführt. Diese ergab, daß sich unter den eigentlich als normalhörig eingestuften Kindern 18% mit gering- bis mittelgradiger sensorineuraler Schwerhörigkeit befanden.

Die hohe Inzidenz unbekannter sensorineuraler Hörstörungen infolge einer Meningitis rechtfertigt die Forderung der Untersuchung des Hörvermögens nach Abschluß der Behandlung und der pädaudiologischen Kontrolle über einen bestimmten Zeitraum [12, 31, 40, 47, 65]. Dabei sollte ein Vorgehen, wie im Abschnitt 8 dargestellt, zur Anwendung kommen. Durch diese Verfahrensweise könnten Schwerhörigkeiten nach Meningitis frühzeitig erfaßt werden. Voraussetzung dafür ist eine enge Kooperation der Pädiater, HNO-Ärzte und Pädaudiologen.

7.2 Risikofaktor „Frühgeburt"

Etwa die Hälfte der erworbenen Hörstörungen kommen aus dem Schädigungskomplex „Frühgeburt". Um effektive Screening-Untersuchungen durchführen zu können, muß ermittelt werden, welche Frühgeborenen besonders anfällig für Hörstörungen sind und wie ein effizientes Screening mit möglichst geringem Aufwand in die Frühgeborenenbetreuung integriert werden kann.

Seit 1985 führen wir bei Frühgeborenen in der Magdeburger Universitätskinderklinik (Direktor: Prof. Dr. H. Köditz) Untersuchungen des Hörvermögens durch. Nach unserer Erfahrung ist die Reflexaudiometrie, die Registrierung otoakustischer Emissionen und die Ableitung früher auditorisch evozierter Potentiale zur pädaudiologischen Diagnostik in Frühgeboreneneinrichtungen geeignet. Um auch den Kinderärzten eine möglichst praktikable Methodik an die Hand zu geben, sollte man sich auf zwei Verfahren beschränken. Im Magdeburger Frühgeborenenzentrum haben wir die Reflexaudiometrie mit einem standardisierten Reizgeber und die FAEP-Ableitung als Screeningmethoden gemeinsam mit den Kinderärzten angewandt.

Bei Frühgeborenen mit nachfolgend genannten zusätzlichen Schädigungen wurden stets verlängerte Latenzen der Hirnstammpotentiale beobachtet:

- Geburtsgewicht unter 1500 ,
- ausgeprägte Hyperbilirubinämie,
- große intrakranielle Blutungen.

Dabei können deutliche Häufungen von Schwerhörigkeiten nachgewiesen werden. 10% der untersuchten Frühgeborenen mit Geburtsgewichten unter 1500 g waren rehabilitationspflichtig schwerhörig. Durch die Hyperbilirubinämie, welche aufgrund ihres hohen Serumbilirubinspiegels zur Austauschtransfusion zwang, traten bei 5% der Kinder Schwerhörigkeiten auf. Irreversible Hörschäden wurden bei 13% der Kinder mit intrakraniellen Blutungen beobachtet. Bei diesem Risikofaktor erfaßt man anfänglich eine große Zahl von Frühgeborenen mit dem Verdacht einer Hörstörung, bei Kontrolluntersuchungen wird dann jedoch etwa die Hälfte der auffälligen Kinder als normalhörig eingestuft. Dies ist dadurch begründet, daß bei der Resorption von intrakraniellen Blutungen eine Reversibilität der Störungen des ZNS möglich ist. Diese rehabilitationspflichtig schwerhörigen Kinder wurden nach der Entlassung aus der Frühgeboreneneinrichtung in das pädaudiologische Dispensaire der Hals-Nasen-Ohren-Klinik überwiesen.

Insgesamt kann festgestellt werden, daß die alleinige Frühgeburtlichkeit mit dem für das Gestationsalter entsprechenden Reifezeichen kein Risikofaktor für eine Hörstörung darstellt. Um die in der Frühgeborenenphase entstandenen Hörstörungen lückenlos zu erfassen, wurde ein Screeningsystem für Frühgeborene entwickelt [6, 7], das sich seit mehreren Jahren erfolgreich bewährt hat [8].

Aufgrund unserer Erfahrungen fordern wir bei Frühgeborenen mit Geburtsgewicht unter 1500 g, bei Hyperbilirubinämie mit erforderlicher Austauschtransfusion und bei intrakranieller Blutung ab Typ III eine obligatorische FAEP-Ableitung.

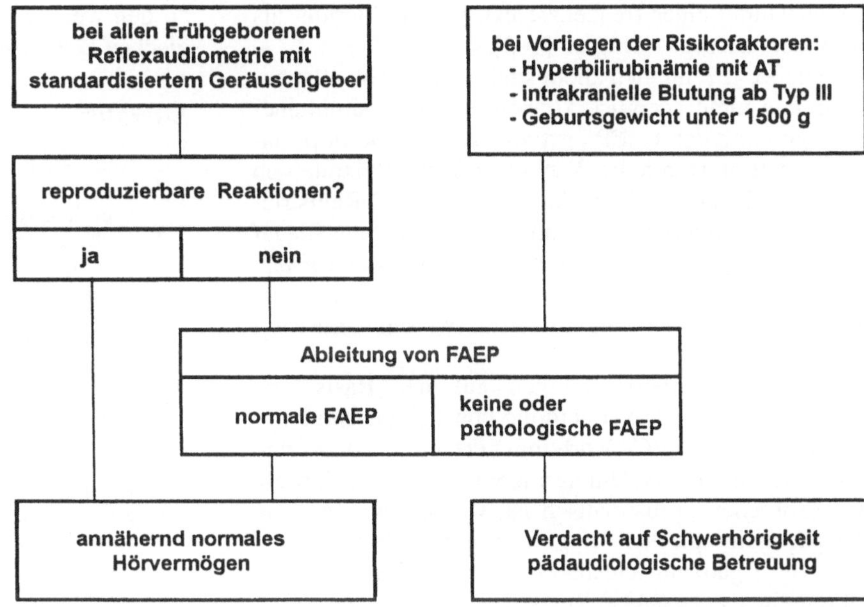

Abb. 11. Hörscreening bei Frühgeborenen (Magdeburger Modell)

8 Schlußfolgerungen aus dem Einsatz der objektiven Hörprüfmethoden

Der praktische Wert eines Untersuchungsverfahrens wird durch die Zuverlässigkeit und den methodischen Aufwand bestimmt. Für die Diagnostik des Hörvermögens an Kindern ist von besonderer Bedeutung, daß falsch negative Befunde weitgehend ausgeschlossen sein müssen. Damit entsteht die Forderung nach hoher Sensitivität. Fehlbeurteilungen sind ganz besonders beim Hörscreening verhängnisvoll. Zur Vermeidung sind neben dem Einsatz zuverlässiger Untersuchungsverfahren Mehrfachuntersuchungen bei nicht eindeutigen Ergebnissen und die Verwendung eines breiteren Methodenspektrums angeraten.

Bei einer Wertung der pädaudiologischen Verfahren sollte zwischen Hörscreening und Hörschwellenbestimmungen unterschieden werden. Beim Screening müssen mit wenig Zeitaufwand sowie geringem materiellen und personellen Einsatz möglichst treffsicher hörgesunde von schwerhörigen Kindern getrennt werden. Für die bei Verdacht auf Hörschädigung eingeleitete weiterführende Hördiagnostik steht die exakte Beurteilung der Hörstörung und weniger der zeitliche, personelle und apparative Aufwand im Vordergrund.

Für das Hörscreening von Säuglingen und Kleinkindern werden folgende Verfahren erfolgreich eingesetzt:

- Reflexprüfung [70],
- Crib-O-Gram oder ähnliche Verfahren einer rechnergestützten Erfassung von Körperbewegungen bzw. Reaktionen auf akustische Reize [87, 98],
- TEOAE,
- FAEP, auch mit automatisierter Bewertung (ALGO [105]).

MAEP und SAEP sind nicht zum Hörscreening geeignet. Das Crib-O-Gram hat vorwiegend in Amerika zum Hörscreening von Neugeborenen große Verbreitung erfahren. Als Nachteil dieser und ähnlicher Verfahren sehen wir die große Anzahl falsch-positiver Befunde. Im Vergleich zum FAEP-Screening werden deutlich schlechtere Ergebnisse erzielt [25]. In Übereinstimmung mit anderen Autoren [39, 96] empfehlen wir aufgrund unserer Erfahrungen ein Screening mit Reflexprüfungen und/oder Registrierung von TEOAE am Anfang sowie bei auffälligen Ergebnissen dieser Untersuchungen die Ableitungen von FAEP.

Im Anschluß an das Hörscreening müssen Kinder auch bei nur geringstem Verdacht auf Hörschädigung unbedingt einer weiteren pädaudiologischen Diagnostik zugeführt werden. Auch in dieser höheren Stufe der Hördiagnostik besitzen die elektrophysiologischen Verfahren, und dabei vorwiegend die Registrierung von AEP, einen hohen Stellenwert. Jedoch sollten in diesem Stadium neben der objektiven Hörschwellenermittlung immer auch subjektive Hörprüfungen, wie z.B. die Verhaltensbeobachtung bei akustischen Reizen, eingesetzt werden. Wie die Ausführungen in den vorangehenden Abschnitten zeigen, sind die zuverlässigsten objektiven Hörschwellenbestimmungen auf Grundlage der FAEP-Ableitung möglich. Neben einer heute noch dominierenden Ermittlung der „objektiven Klick-Hörschwellen“ sollte ein verstärktes Augenmerk auf eine Bestimmung des Hörschwellenverlaufs gelenkt werden. Dazu bieten sich frequenzspezifische Stimulationsverfahren unter

Einbeziehung einer frequenzselektiven Maskierung als besonders aussagekräftig an [103].

Die MAEP für sich allein sind zur Hörschwellenbestimmung nicht geeignet, können jedoch in simultaner Erfassung mit den FAEP wertvolle zusätzliche Informationen liefern. Durch die Wahl einer hohen Reizrate von etwa 40/s kann der Zeitbedarf für die FAEP-Registrierung beträchtlich verkürzt und die Untersuchungsdauer in Grenzen gehalten werden sowie auch ein den FAEP überlagerter Anteil der mittellatenten 40 Hz-Potentiale, die besonders hohe Amplituden aufweisen, registriert werden [103].

Hörschwellenbestimmungen auf der Basis von SAEP erfordern zur Vermeidung von Fehlinterpretationen auch in der EEG-Beurteilung erfahrene Auswerter. Da weiterhin eine Ableitung im Schlaf oder in Narkose ausgesprochen problematisch ist, werden die SAEP in der pädaudiologischen Diagnostik nur noch selten und dann zur Ergänzung anderer elektrophysiologischer Verfahren eingesetzt. SAEP-Registrierungen können insbesondere an kooperativen Kindern wertvolle zusätzliche Informationen über den Verlauf der Hörschwelle liefern und damit zur Anpassung von Hörhilfen beitragen.

Die Elektrokochleographie besitzt heute ihren Platz im pädaudiologischen Methodeninventar hinsichtlich der Indikationsstellung für Cochlear-Implants sowie für die Differentialdiagnostik von Hörstörungen.

Über den Einsatz zur Hörschwellenbestimmung hinaus liefern die FAEP-Registrierung, die EKochG und die Impedanzaudiometrie als objektive Hörprüfmethoden einen wesentlichen Beitrag für die neurootologische Diagnostik von Kindern.

Die FAEP-Registrierung gehört als derzeit zuverlässigstes elektrophysiologisches Untersuchungsverfahren zum festen Bestandteil des pädaudiologischen Methodeninventars. Einer breiten Anwendung in der Pädaudiologie steht entgegen, daß die von der Industrie derzeit angebotenen ERA-Meßplätze bis auf wenige Ausnahmen für den Einsatz in der neurootologischen Diagnostik konzipiert sind. Für schwellenaudiometrische Untersuchungen ergeben sich jedoch spezielle Anforderungen hinsichtlich einer frequenzspezifischen Stimulation bei einer zumutbaren Untersuchungsdauer.

Neben einer Optimierung der Stimulationsraten sind methodische Verbesserungen beispielsweise durch eine wirkungsvolle Artefaktunterdrückung, durch die Nutzung effizienter Mittelungsstrategien sowie durch Qualitätsschätzungen der registrierten Potentiale als Grundlage objektiver Auswertungskriterien zu fordern und auch mit der zur Verfügung stehenden PC-Technik realisierbar.

Wir sind uns der Gefahr bewußt, die mit einem unkritischen Einsatz computerisierter Verfahren verbunden ist. Wie auch von Heinemann u. Döring [45] gefordert, sollten objektive Hörtests immer nur als Ergänzung zu den weiteren subjektiven Verfahren der pädaudiologischen Diagnostik betrachtet werden.

Literatur

1. Arslan E, Prosser S, Conti G (1984) Applicazioni cliniche dei potenziali uditivi evocati in audiologica infantile. Acta Otorhinolaryngol Ital [Suppl] 4:101–110
2. Arslan E, Trevisi P, Genovese E, Lupi G, Prosser S (1991) Hearing loss etiology in a group of 996 children. Ann NY Acad Sci 16:315–316
3. Barajas JJ, Fernandez R, Bernal MR (1988) Middle latency and 40 Hz auditory evoked responses in normal hearing children: 500 Hz threshold. Scand Audiol [Suppl] 30:99–104
4. Beattie RC (1988) Interaction of click polarity, stimulus level and repitition rate on the auditory brainstem response. Scand Audiol 17:99–109
5. Beckmann G (1962) Das hörgestörte Kind. Arch Ohr Nas Kehlk Heilk 180:1–202
6. Begall K, Pethe J (1989) Erste Ergebnisse der Ableitung von Hirnstammpotentialen an Frühgeborenen. HNO-Praxis 14:133–137
7. Begall K, Pethe J, von Specht H et al. (1988) Der Einsatz akustisch evozierter Potentiale früher und mittlerer Latenz in der Pädaudiologie. Pädiatr Grenzgeb 27:183–188
8. Begall K, Pethe J (1992) Systematische Hördiagnostik bei Frühgeborenen. HNO 40:392–395
9. Bonfils P, Avan P (1992) Distortion-product otoacoustic emissions. Arch Otolaryngol Head Neck Surg 118: 1069–1076
10. Boniver R (1987) Les potentiels auditifs evoques de latence moyenne – espoirs decus? Cah Otorhinolaryngol 22:269–272
11. Brix R (1988) Diagnostische Möglichkeiten der objektiven Audiometrie. Sitzungsber Jahresvers Österr Gesell HNO, Feldkirch
12. Brookhouser PE, Auslander MC, Meskan ME (1988) The pattern and stability of postmeningitic hearing loss in children. Laryngoscope 98:940–948
13. Brusis T, Bockisch A (1985) Die Eignung des mittleren akustisch evozierten Potentials P35 für frequezspezifische Messungen. Laryngol Rhinol Otol 64:631–637
14. Buchwald JS, Huang CM (1975) Far-field acoustic response: origins in the cat. Science 189:382–384
15. Caird D, Sontheimer D, Klinke R (1985) Intra- and extracranially recorded auditory evoked potentials in the cat. I. Source location and binaural interaction. Electroencephalogr Clin Neurophysiol 61:50–60
16. Conti G, Arslan E, Camuri L et al. (1984) Electrocochleografia e ABR in audiologia infantile. Comprarazione dei risultati nelle determinazioni di sogila. Acta Otorhinolaryngol Ital 4:655–666
17. Chuang SW, Gerber SE, Thornton ARD (1993) Evoked otoacoustic emissions in preterm infants. Int J Pediatr Otorhinolaryngol 26:39–45
18. Das VK (1988) Aetiology of bilateral sensoryneural deafness in children. J Laryngol Otol 102:975–980
19. Davis AE, Beagley HA (1985) Acoustic brainstem responses for clinical use: the effect of attention. Clin Otolaryngol 10:311–314
20. Davis H, Hirsh SK, Turpin LL et al. (1985) Threshold sensitivity and frequency specifity in auditory brainstem response audiometry. Audiology 24:54–70
21. Deetjen P, Speckmann EJ (1992) Physiologie. Urban & Schwarzenberg, München
22. Deiber MP, Ibanez V, Bastuji H et al. (1989) Changes of middle latency auditory evoked potentials during natural sleep in humans. Neurology 39:806–813

23. Doberenz I, Flach M, Hofmann G (1984) Untersuchungen zum Einfluß des Interstimulus-Intervalls auf akustisch evozierte Hirnstammpotentiale in Schwellennähe. HNO-Praxis 9:273–276
24. Don M, Eggermont JJ (1978) Analysis of the click-evoked brain stem potentials in man using high-pass noise masking. J Acoust Soc Am 63:1084–1092
25. Durieux-Smith A, Picton T, Edwards C et al. (1985) The crib-O-gram in the NICU: an evaluation based on brain stem electric response audiometry. Ear Hear 6:20–24
26. Duus P (1980) Neurologisch topische Diagnostik. Thieme, Stuttgart New York
27. Eggermont JJ, Ponton CW, Coupland SG et al. (1991) Frequency dependent maturation of the cochlea and brainstem evoked potentials. Acta Otolaryngol (Stockh) 111:220–224
28. Esser D, Freigang B, von Specht H (1988) Synopsis von Hirnstammaudiometrie und Elektrokochleographie in der Differentialdiagnostik labyrinthärer und retrolabyrinthärer Störungen. HNO-Paxis 13:109–113
29. Fior R, Tamburini P (1985) Siebuntersuchungen mit dem BOEL-Test zur Frühdiagnose von Hörverlusten beim Kleinkind. Erfahrungen an 4622 Fällen. Laryngol Rhinol Otol 64:260–262
30. Fjermedal O, Laukli E (1989) Pediatric auditory brainstem response and puretone audiometry: threshold comparisons. Scand Audiol 18:105–111
31. Fleischer K (1987) Hörschäden nach Meningitis einst und jetzt. HNO 35:199–202
32. Freigang B, von Specht H (1977) Möglichkeiten und Grenzen der Objektivierung psychoakustischer Messungen mittels langsamer akustisch evozierter Potentiale bei normalem und pathologisch verändertem Hörvermögen. Diss B Med Akad Magdeburg
33. Fritsche F, Kessler L, Gräfe I (1981) Akustisch evozierte Potentiale bei schwerhörigen Kindern: eine Längsschnittstudie. HNO-Praxis 6:274–277
34. Fuchs PA (1992) Development of frequency tuning in the auditory periphery. Curr Opin Neurobiol 2:457–461
35. Fujita M, Koike Y (1986) Risk factors related to hearing impairment and screening with the Crib-O-Gram. Aur Nas Larynx 13:129–138
36. Gerull G, Giesen M, Mrowinski D (1978) Quantitative Aussagen der Hirnstammaudiometrie bei Mittelohr-, kochleären und retrokochleären Hörstörungen. Laryngol Rhinol Otol 57:54–62
37. Gerull G, Giesen M, Knüpling R et al. (1981) Hörbahnuntersuchungen mit akustisch evozierten Hirnstammpotentialen mittlerer Latenz. Laryngol Rhinol Otol 60:135–140
38. Gerull G, Janssen T, Mrowinski D et al. (1985) Latenzverhalten früher akustisch evozierter Potentiale bei Innenohrschwerhörigkeit. Laryngol Rhinol Otol 64:162–168
39. Giebel A, Redemann E (1992) Screening by means of TEOAE in infants and children. Hear J 45:25–29
40. Guiscafre H, Martinez MC, Benitez-Diaz L et al. (1984) Reversible hearing loss after meningitis. Prospective assessment using auditory evoked responses. Ann Otol Rhinol Laryngol 93:229–232
41. Hackney CM (1987) Anatomic features of the auditory pathway from cochlea to cortex. Br Med Bull 43:780–801
42. Hall JW (1985) The effects of high-dose barbiturates on the acoustic reflex and auditory evoked responses. Acta Otolaryngol (Stockh) 100:387–398
43. Harada T (1987) Deafness following meningitis – report of five cases. Oto Rhino Laryngol 30:55–60
44. Hartmann K, Hartmann H (1985) Früherkennung. Memorandum zum Stand der Erkennung und Förderung schwerhöriger Kleinkinder in der BRD. Schrift der Bundesgemeinschaft der Eltern und Freunde schwerhöriger Kinder eV, Hamburg
45. Heinemann M, Döhring WH (1986) Aktuelle Pädaudiologie. Arch Otorhinolaryngol [Suppl] II:6–18
46. Heinemann M (1991) Pädaudiologische Diagnostik und Therapie von Hörstörungen im Kindesalter. Monatsschr Kinderheilkd 139:798–802
47. Hellmund S (1987) Audiologische und vestibulogische Untersuchungen nach Meningitis im Kindesalter. Diss A, Med Akad Magdeburg
48. Hoke M, Pantev C, Ansa L et al. (1991) A timesaving BERA technique for frequency-specific assessment of the auditory threshold through tone-pulse series stimulation (TOPSTIM) with simultaneous gliding high-pass noise masking (GHINOMA). Acta Otolaryngol (Stockh) [Suppl] 482:45–56
49. Hovind H, Parving A (1987) Detection of hearing impairment in early childhood. Scand Audiol 16:187–193
50. Hülse M (1984) Grenzen der Hirnstammaudiometrie in der Pädaudiologie. Laryngol Rhinol Otol 63:82—87
51. Janssen Th, Steinhoff HJ, Böhnke F (1989) Zusammenhang zwischen der Latenzverschiebung der Hirnstammpotentiale bei basokochleärer Schwerhörigkeit und dem Zeitverlauf der durch den Klick-Reiz ausgelösten Erregungswelle in der Kochlea. Laryngo Rhino Otol 68:379–382
52. Jerger J, Chmiel R, Glaze D et al. (1987) Rate and filter dependence of the middle-latency response in infants. Audiology 26:269–283
53. Kankkunen A, Rosenhall U (1985) Comparison between thresholds obtained with pure-tone audiometry and 40-Hz middle latency response. Scand Audiol 14:99–104
54. Kavanagh KT, Harkner LA, Taylor RS (1984) Auditory brainstem and middle latency responses. I. Effects of responses filtering and waveform identification. II. Threshold responses to a 500-Hz tone pip. Ann Otol Rhinol Laryngol 93 [Suppl] 108:1–12
55. Kemp DT (1978) Stimulated acoustic emission from the human auditory system. J Acoust Soc Am 64:1386–1391
56. Kevanishvili ZSh, von Specht H (1979) Human slow auditory evoked potentials during natural and drug-induced sleep. Electroenceph Clin Neurophysiol 47:280–288
57. Kevanishvili ZSh (1980) Sources of the human brainstem auditory evoked potential. Scand Audiol 9:75–82
58. Kevanishvili ZSh, von Specht H, Freigang B (1985) Probleme der objektiven Hörschwellenbestimmung mittels später akustisch evozierter Potentiale während des Schlafs. HNO-Praxis 10:267–273
59. Kileny PR, Shea SL (1986) Middle-latency and 40-Hz auditory evoked responses in normal-hearing subjects: click and 500-Hz thresholds. J Speech Res 29:20–28
60. Knight RT, Scabini D, Woods DL et al. (1988) The effects of lesions of superior temporal gyrus and inferior parietal lobe on temporal and vertex components of the human AER. Electroencephalogr Clin Neurophysiol 70:499–509
61. Kraus N, Smith D, Reed N et al. (1985) Auditory brainstem and middle latency response in children: effects of age and diagnostic category. Electroencephalogr Clin Neurophysiol 62:343–351
62. Küttner K, Kraußlach R, Baumann M (1991) Zu Veränderungen des frühen akustisch-evozierten Potentials zwischen Frühgeborenenperiode, Säuglings- und Kleinkindesalter. HNO 39:32–36
63. Lamprecht-Dinnesen A (1992) Otoakustische Emissionen. HNO 40:415–421
64. Lauffer H, Wenzel D (1990) Brainstem acoustic evoked responses: maturational aspects from cochlea to midbrain. Neuropediatrics 21:59–61
65. Lebel MH, Freij BJ, Syrogiannopoulos GA et al. (1988) Dexamethasone therapy for bacterial meningitis. Results of two double-blind, placebo-controlled trials. New Engl J Med 15:964–971

66. Lehnhardt E (1987) Praxis der Audiometrie. Thieme, Stuttgart New York
67. Lenarz Th, Gülzow J, Grözinger M et al. (1986) Clinical evaluation of 40-Hz middle-latency responses in adults: frequency specific threshold estimation and suprthreshold amplitude characteristics. ORL 48:24–32
68. Leitner H (1975) Ein neues Verfahren zur automatischen Auswertung der ERA mit Hilfe der stochastisch-ergodischen Konversion (SEC). Laryngol Rhinol Otol 54:677–681
69. Marslan MJ, Graham MD, Flood LM (1985) Cryptococal meningitis presentation as sudden deafness. Am J Otol 6:435–437
70. Matschke RG, Plath P (1985) Zur Früherkennung von Hörstörungen. HNO 33:40–44
71. Mendel MI, Goldstein R (1971) Early components of the averaged electroencephalic response to constant clicks during allnight sleep. J Speech Hear Res 14:829–840
72. Moore JK (1987) The human auditory brain stem: a comparative view. Hear Res 29:1–32
73. Morgan DE, Canalis RF (1991) Auditory screening of infants. Otolaryngol Clin North Am 24:277–284
74. Osterhammel P, Shallop J, Terkildsen K (1985) The effect of sleep on the auditory brainstem response (ABR) and the middle latency response (MLR). Scand Audiol 14:47–50
75. Pantev C, Pantev M (1982) Derived brainstem responses by means of puretone masking. Scand Audiol 11:15–22
76. Parker DJ, Thornton ARD (1978) The validity of the derived cochlear nerve and brainstem evoked response of the human auditory system. Scand Audiol 7:45–52
77. Parving A (1991) Detection of the infant with congenital/early acquired hearing disability. Acta Otolaryngol (Stockh) [Suppl] 482:111–116
78. Parving A, Christensen B (1992) Children younger than 4 years of age, referred to an audiological department. Int J Pediatr Otorhinolaryngol 23:161–170
79. Pasman JW, Rotteveel JJ, de Graaf R et al. (1991) Detectability of auditory evoked response components in preterm infants. Early Hum Develop 26:129–141
80. Picton TW, Onellette J, Hamel G et al. (1979) Brainstem evoked potentials to tonepips in notched noise. J Otolarnygol 8:289–314
81. Plinkert PK, Sesterhenn G, Arold R et al. (1990) Evaluation of otoacoustic emissions in high, risk infants by using an easy and rapid objective auditory screening method. Eur Arch Otorhinolaryngol 247:356–360
82. Plinkert PK, Arold R, Zenner HP (1990) Evozierte otoakustische Emissionen zum Hörscreening bei Säuglingen. Larnygol Rhinol Otol 69:108–110
83. Ponton CW, Eggermont JJ, Coupland SG et al. (1992) Frequency-specific maturation of the eighth nerve and brainstem auditory pathway: evidence from derived auditory brain-stem responses. J Acoust Soc Am 91:1576–1586
84. Prijs VF (1991) Evaluation of electrocochleographic audiogram determination in infants. Acta Otolaryngol (Stockh) [Suppl] 482:27–33
85. Prosser S, Arslan E (1985) Does general anaesthesia affect the child's auditory middle latency response (MLR). Scand Audiol 14:105–107
86. Purmessur MNS, Singh RS (1988) BERA in the diagnosis of deafness in children. A retrospective survey of its use in a district general hospital. J Laryngol Otol 102:981–985
87. Radü HJ, Kauffmann G (1983) Multichannel infant reflex audiometry (MIRA). Laryngol Rhinol Otol 62:485–486
88. Radü HJ (1988) Screening-Untersuchungen im Kindesalter. Hörscreening – Eine Notwendigkeit? Laryngol Rhinol Otol 67:304–306
89. Reynier JP, Marco-Dutoit ML (1985) A propos des pathogenies de surdites infatiles. Cah Chir Cervico-Fac 20:27–32
90. Rotteveel JJ, Colon EJ, de Graaf R et al. (1986) The central auditory conduction at term date and three months after birth. III. Middle latency response. Scand Audiol 15:75–84
91. Ruben RJ (1991) Effectiveness and efficacy of early detection of hearing impairment in children. Acta Otolaryngol (Stockh) [Suppl] 482:172–131
92. Sanes DH, Goldstein NA, Ostad M et al. (1990) Dendritic morphology of central auditory neurons correlates with their tonotopic position. J Comp Neurol 294:443–454
93. Sasama R (1990) Hearing threshold investigation in infants and children. Audiology 29:76–84
94. Schauseil-Zipf U (1988) Pädiatrische Untersuchungsverfahren zur Diagnose frühkindlicher Hörstörungen bei Risikokindern. Sitzungsber Vereinigung Westdt HNO-Ärzte von 1897
95. Schorn K, Stecker M (1988) ERA in der Pädaudiologie. Laryngol Rhinol Otol 67:78–83
96. Schorn K (1993) The Munich screening programme in neonates. Br J Audiol 27:143–148
97. Symth V, O'Connell B, Pitt R et al. (1988) Audiological management in the recovery phase of bacterial meningitis. Int J Pediatr ORL 15:79–86
98. Simmons FB, McFarland WH, Jones FR (1979) An automated hearing screening technique for newborns. Acta Otolaryngol (Stockh) 87:1–8
99. Snashall SE (1985) Deafness in children. Brit J Hosp Med 33:205–209
100. Specht von H, Pethe J, Kluba J (1988) Problems of stimulus rise in the recording of early and middle latency auditory evoked potentials. Activ Nerv Sup (Praha) 30:198–199
101. Specht von H (1992) Early and middle latency auditory evoked responses in audiology and neurootology. Otolaryngol Pol 5:511–514
102. Strutz J (1991) Die nicht-tumorbedingten zentralen Hörstörungen – Eine Übersicht. HNO 39:332–338
103. Stürzebecher E, Wagner H, Cebulla M et al. (1993) Rationelle objektive Hörschwellenbestimmung mittels Tonpuls-BERA mit Notched-Noise-Maskierung. Audiologische Akustik 32:164–176
104. Swoboda-Brunner E, Swoboda H, Neuwirth-Riedl K et al. (1989) Zur objektiven Hörschwellenbestimmung beim Kind. HNO 37:104–108
105. Thornton ARD, Herrmann BS, Berrick JM (1985) Automated neonatal hearing screening using the auditory brainstem response. Abstr IERASG IX Biennal Sympos Erlangen, 36
106. Torremante P (1988) Untersuchungen zur Ätiologie und Früherkennung kindlicher Hörstörungen und zur Effektivität der Hörgeräteversorgung beim Kleinkind. Diss Eberhard-Karls-Univ, Tübingen
107. Türk A (1988) Audiometrie bei Kindern unter drei Jahren. Sitzungsber Jahresvers Österr Gesell HNO, Feldkirch
108. Uppenkamp S, Jäkel M, Talartschick B et al. (1992) Evozierte otoakustische Emissionen als Screeningtest für die Hörprüfung bei Neu- und Frühgeborenen. Laryngol Rhinol Otol (Stutg) 71:525–529
109. Vaughan HG, Ritter W (1970) The sources of auditory evoked responses recorded from the human scalp. Electroencephalogr Clin Neurophysiol 28:360–367
110. Weber BA, Thompson G (1983) Auditory brainstem responses in children with early recurrent middle ear disease. Ann Otol Rhinol Laryngol 92:249–253
111. Wedel H von, Schauseil-Zipf U, Döring WH (1988) Hörscreening bei Neugeborenen und Säuglingen mittels Ableitung akustisch-evozierter Hirnstammpotentiale. Laryngol Rhinol Otol 67:307–311
112. Zwicker E, Harris FP (1990) Psychoacoustical and ear canal cancellation of (2f1–f2) distortion products. J Acoust Soc Am 87:2583–2591

European Archives of Oto-Rhino-Laryngology Suppl 1994/I

Endoskopie im Kindesalter

P. Ambrosch und W. Steiner

Hals-Nasen-Ohren-Klinik der Georg-August-Universität Göttingen (Direktor: Prof. Dr. W. Steiner), Robert-Koch-Straße 40, D-37075 Göttingen

Inhaltsverzeichnis

1 Einleitung

Seit der Mitte der 70er Jahre sind auf dem Gebiet der diagnostischen Endoskopie und der endoskopischen Therapie von Säuglingen und Kindern entscheidende Fortschritte erzielt worden. Diese Fortschritte sind durch die gleichzeitige Weiterentwicklung der Anästhesie ermöglicht worden. Die Entwicklung starrer Stablinsenoptiken mit geringen Durchmessern und flexibler dünner und ultradünner Endoskope hat vor allem die Diagnostik bereichert. Weiterhin haben die Fortschritte auf dem Gebiet der Lasertechnologie mit der Ankoppelung verschiedener Lasersysteme an das Mikroskop oder das Endoskop in den letzten Jahren die chirurgische Behandlung von Erkrankungen der oberen Luft- und Speisewege auch des Kindes wesentlich verbessert und neue therapeutische Möglichkeiten eröffnet.

Im folgenden werden insbesondere die Indikationen zu endoskopischen Eingriffen, die endoskopische Technik und die Nebenwirkungen und Komplikationen der verschiedenen Untersuchungs- und Behandlungstechniken erörtert. Im Rahmen dieser Arbeit können nicht alle Aspekte und Problemstellungen bei jedem Krankheitsbild vollständig dargelegt und diskutiert werden, so daß der Schwerpunkt auf die in der täglichen Arbeit in Praxis und Klinik für den HNO-Arzt relevanten Fragen gelegt wurde.

2 Anästhesie

In der Regel können auch bei kleinen Kindern die endoskopischen Untersuchungen des Ohres und der Nase ohne Anästhesie durchgeführt werden. Bei vielen Kindern ist auch die starre transnasale oder transorale Inspektion des Nasenrachens und bei einigen die transnasale flexible Laryngoskopie ohne Anästhesie möglich. Häufig wird zur diagnostischen Laryngoskopie jedoch eine Narkose erforderlich. Mikrolaryngoskopie, Tracheobronchoskopie und Ösophagoskopie werden stets in Narkose durchgeführt. Endoskopiker und Anästhesist sollten mit der Technik der Narkose mit Spontanatmung und Beatmung, mit Intubation und Jet-Ventilation vertraut sein, um für jeden Patienten und jedes Problem die geeignete Methode auswählen zu können.

Es ist ausreichend, wenn kleine Kinder 4 Stunden vor dem geplanten Eingriff nüchtern bleiben. Die Narkoseeinleitung kann abhängig von Alter und Kooperation des Kindes rektal (z.B. mit Methohexital), durch Inhalation oder intravenös vorgenommen werden. Zum Standardmonitoring gehören das präkordiale Stethoskop, der EKG-Monitor, die (automatische) Blutdruckmessung und die Pulsoxymetrie.

2.1 Laryngoskopie

Für die Endoskopie der Atemwege sind grundsätzlich die *rein intravenöse*, die *balancierte* oder die *Inhalationsanästhesie* geeignet. Die Auswahl der Pharmaka wird vom Zustand des Patienten, von den pharmakologischen Eigenschaften der jeweiligen Substanz und von den persönlichen Präferenzen des Anästhesisten bestimmt. Bei den intravenösen Pharmakakombinationen haben sich Propofol und Alfentanil bewährt. Die Pharmaka sind bei kontinuierlicher Zufuhr gut steuerbar und daher auch für kurze Eingriffe geeignet. Halothan, Enfluran oder Isofluran sind zu Einleitung und Aufrechterhaltung der Narkose einsetzbar. Unmittelbar nach der Einleitung kann in der Phase der Spontanatmung vor der Relaxation, eine erste Inspektion des Larynx und der Trachea mit der 0°-Optik zur Beurteilung des pathologischen Befundes und der Stimmlippenbeweglichkeit erfolgen.

Die *Muskelrelaxation* ist erforderlich zur Intubation, für die Jet-Ventilation sowie zur Beatmungsbronchoskopie. Bevorzugt werden bei Kindern die mittellang (20–30 min) wirksamen Relaxantien Atracurium und Vecuronium, durch die Succinylcholin, das Nebenwirkungen wie Herzrhythmusstörungen auslösen kann, teilweise ersetzt wird.

Die *Intubation* ist die sicherste Methode der Freihaltung der Atemwege und ermöglicht ein optimales Monitoring von Ventilation und Gaskonzentrationen. Wir bevorzugen für die endolaryngeale Mikrochirurgie auch im Kindesalter in allen Fällen, in denen dies operationstechnisch möglich ist, die Intubation mit dem kleinsten Tubus, mit dem eine adäquate Ventilation aufrechterhalten werden kann. Während der Operation variieren wir, beispielsweise zur Exposition der hinteren Kommissur, die Tubuslage. Wird der CO_2-Laser eingesetzt, muß der Tubus subglottisch und im Bereich der Glottis mit feuchten Tupfern abgedeckt werden. Bei Säuglingen und Kleinkindern ist durch Veränderung der Lage des Tubus nicht immer ausreichende Übersicht zu erreichen, so daß Teile der Operation in Apnoephasen durchgeführt werden: Das Kind wird zunächst mit 100% inspiratorischer Sauerstoffkonzentration für 1–2 min ventiliert. Dann wird der Tubus vom Operateur entfernt und die Operation in Apnoe fortgesetzt. Es empfiehlt sich, für die Apnoetechnik ein seitlich offenes Laryngoskop zu verwenden, das die Reintubation durch den Operateur ohne Entfernung des Laryngoskopes erlaubt. Das Verfahren erfordert zur Vermeidung der Hypoxie ein optimales Monitoring und eine gute Zusammenarbeit von Operateur und Anästhesist. Es kann immer dann angewandt werden, wenn die Jet-Ventilation nicht zur Verfügung steht oder kontraindiziert ist. Die Jet-Ventilation ist bei aufmerksamer Durchführung und Beachtung der Kontraindikationen und der Verwendung moderner Geräte ein sicheres Beatmungsverfahren [20, 162, 163, 169].

Für die klinische Anwendung der *Jet-Ventilation* ist es wichtig, daß der freie Gasabfluß aus dem Bronchialsystem sichergestellt wird. Der Patient sollte relaxiert sein. Zum Monitoring ist die Pulsoxymetrie unbedingt erforderlich. Die Injektorsonde wird im Laryngoskop angebracht und kommt vor der Glottis oder in der Trachea zum liegen. Da Säuglinge und Kinder einen elastischen Thorax haben, können sie sehr gut mit dem Injektverfahren beatmet werden. Ungenügende Aufmerksamkeit, was die Beobachtung des Gasrückstromes betrifft, kann zu verfahrenstypischen Komplikationen wie Pneumothorax, Mediastinalemphysem, Magenblähung, Regurgitation und Aspiration von Mageninhalt führen. Nachteilig sind die durch den Luftstrom ausgelösten Bewegungen der Glottis und der Supraglottis, die eine präzise Chirurgie erschweren können. Nicht geeignet ist die Jet-Ventilation bei schweren glottischen oder subglottischen Stenosen, da der Gasrückstrom nicht gewährleistet ist, bei anderen obstruktiven und restriktiven Ventilationsstörungen und schweren kardiovaskulären Erkrankungen.

2.2 Tracheobronchoskopie

Die *starre Beatmungsbronchoskopie* wird am besten in intravenöser Narkose durchgeführt. Durch Relaxation und ausreichende Narkosetiefe während der gesamten Untersuchung können gefährliche aktive Bewegungen und vagale Reflexe vermieden werden. Die Traumatisierung besonders des Larynx ist beim relaxierten Patienten deutlich geringer als beim Patienten in Spontanatmung, wodurch die nach starrer Bronchoskopie in Spontanatmung häufigen subglottischen Ödeme [29, 58] vermieden werden [123]. Bei sehr kleinen Kindern müssen Manipulationen wie Fremdkörperextraktionen in Apnoephasen erfolgen, weil das Lumen des Bronchoskopes nach dem Einführen von Optik und/oder Instrument nahezu vollständig verschlossen ist. Die unvollständige Exspiration führt zur Zunahme des intrathorakalen Gasvolumens mit der Gefahr des Pneumothorax, weil beim relaxierten Kind die passiven Rückstellkräfte der Lunge und des Thorax nicht ausreichen, um den erhöhten Ausatmungswiderstand gegen Bronchoskop und Optik zu überwinden [224].

Einige Untersucher führen die *flexible Tracheobronchoskopie* im Kindesalter in Sedierung unter Spontanatmung durch [54, 172, 173, 207, 217, 218, 223]. Welche Medikamente zur Sedierung verabreicht werden, hängt von Alter und Zustand des Patienten ab. Ein venöser Zugang sollte immer vorhanden sein [70, 221]. Wegen der besseren Steuerbarkeit geben viele Autoren der intravenösen Applikation der Sedativa den Vorzug vor intramuskulärer oder peroraler Gabe. Zur Oberflächenanästhesie des Rachens und des Larynxeingangs wird das Aufsprühen von 1%–4%iger Lidocainlösung empfohlen.

Die starre Bronchoskopie wird im allgemeinen in Operationssälen oder in speziellen Eingriffsräumen, die über eine Reanimationseinrichtung verfügen, vorgenommen. Flexible Bronchoskopien können auch auf Intensivstationen sicher durchgeführt werden. Sprechzimmer und Behandlungsräume auf Krankenstationen sind zur Durchführung von flexiblen Tracheoskopien oder Bronchoskopien bei Kindern nicht geeignet.

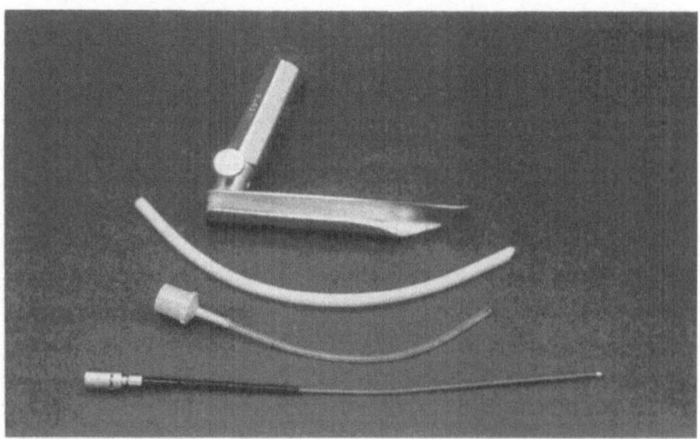

Abb. 1. Seitlich offenes Laryngoskop mit Endotrachealtuben und Sonde für die Jet-Ventilation

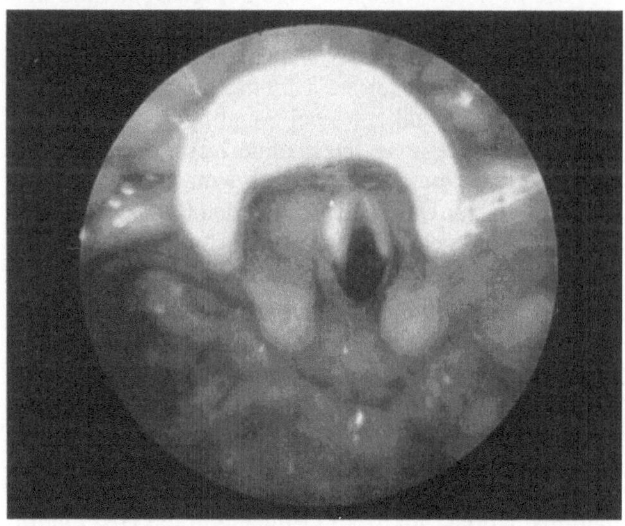

Abb. 2. Larynx und Hypopharynx eines Kindes, exponiert mit einem seitlich offenen Laryngoskop, betrachtet durch eine 0°-Teleskopoptik

3 Instrumente

Es gibt eine Vielzahl von *starren Stablinsenoptiken* mit Durchmessern von 1,9–10 mm, die zusammen mit Laryngoskopen, Broncho- und Ösophagoskopen eingesetzt werden. Die Länge wird entsprechend dem Verwendungszweck gewählt. So eignen sich kurze Optiken zur Untersuchung der Nase und des Nasenrachens, lange werden zur Broncho- und Ösophagoskopie benötigt. Die Standardblickwinkel sind 0°, 25°, 30°, 70° und 90°. Die Abbildungsqualität auch dünner, starrer Optiken sind hervorragend, ebenso die Möglichkeit der Foto- und Videodokumentation.

Zur Mikrolaryngoskopie von Kindern sollten *Laryngoskope* in verschiedenen Größen vorhanden sein. Seitlich offene Laryngoskope erlauben das Einführen einer Teleskop-Optik, eines Bronchoskopes oder eines Endotrachealtubus (Abb. 1, Abb. 2). Sie sind in Längen von 7–13,5 cm erhältlich. Weiterhin gibt es eine Reihe von geschlossenen Laryngoskopen in verschiedenen Längen und Durchmessern, die zur Exposition der Glottis und der Subglottis geeignet sind. Die für die endolaryngeale Mikrochirurgie beim Erwachsenen verwendeten Mikroinstrumente eignen sich auch für Eingriffe bei Kindern. Die Bruststütze sollte nicht auf den Thorax, sondern auf eine am Operationstisch befestigte Stützbrücke aufgesetzt werden. Eine Videokamera am Mikroskop ist sehr wünschenswert, da sie Anästhesisten, Assistenten und Operationsschwestern das Verfolgen des Eingriffs ermöglicht.

Starre Bronchoskope für Säuglinge und Kinder sind in Durchmessern von 2,5–6 mm verfügbar. Die Größe eines starren Bronchoskopes bezeichnet den Innendurchmesser. Der Außendurchmesser kann um einige Millimeter größer sein. Die Endoskope verfügen über eine distale oder proximale Beleuchtung. Während der Untersuchung des Bronchialsystems mit starren Optiken mit 0°-, 30°- und 90°-Blickwinkel kann der Patient durch das Endoskop beatmet werden. Es sollte für die Kinderendoskopie immer eine Auswahl an verschieden großen Bronchoskopen vorhanden sein. An Mikroinstrumenten werden zur Bronchoskopie Saugrohre und verschiedene Hechtmaul- oder Doppellöffelzangen benötigt. Optische Biopsiezangen erlauben ein Fassen von Gewebe oder Fremdkörpern unter direkter Sicht und unter Vergrößerung.

Flexible Bronchoskope enthalten Glasfaserbündel als Lichtleiter. Die Standardbronchoskope für Kinder haben einen Außendurchmesser von 3,0–3,5 mm und einen Saug- bzw. Arbeitskanal von 0,8–1,2 mm Durchmesser. Die *ultradünnen flexiblen Bronchoskope* haben einen Außendurchmesser von 1,7–2,5 mm. Das distale Ende dieser Instrumente kann bewegt werden. Da nicht alle einen Saugkanal haben, werden sie vorwiegend zu diagnostischen Zwecken eingesetzt.

Die *flexiblen Nasopharyngolaryngoskope* sind kürzer als Bronchoskope, haben keinen Saugkanal und sind in Durchmessern von 2,2–4 mm erhältlich. Die Instrumente eignen sich gut zur Untersuchung des Nasenrachens und des Kehlkopfes bei Säuglingen und Kindern. Die Endoskopie kann meist ohne Lokalanästhesie der Nasenschleimhaut beim sitzenden Kind erfolgen. Säuglinge sollten zur Untersuchung auf den Bauch gelegt und der Kopf von einer Hilfsperson gehalten werden.

Spezielle Öosphagoskope für Kinder werden angeboten; man kann zur Ösophagoskopie aber auch die Bronchoskope verwenden.

4 Endoskopie des Ohres

Für die Untersuchung des Gehörganges und des Trommelfells hat das Mikroskop Eingang in die HNO-ärztliche Praxis gefunden. Auf das Mikroskop kann nicht verzichtet werden, wenn Instrumente benutzt werden müssen, z.B. zur Reinigung des Gehörganges, zur Entfernung eines Fremdkörpers oder zur Parazentese.

Zur Untersuchung können jedoch starre, kurze Endoskope mit einem Durchmesser von 2,8 mm und 25°-Blickwinkel, die auch eine fotografische Bilddokumentation ermöglichen, verwendet werden. Der Arzt sollte dem Kind die Untersuchung erklären, es am besten einmal durch das Endoskop blicken lassen. Unsere Erfahrung zeigt, daß Kinder die Ohrendoskopie häufig besser tolerieren als die Untersuchung mit Ohrtrichter und Mikroskop. Das Endoskop kann berührungs- und damit schmerzfrei in den Gehörgang eingeführt werden. Der Untersucher sollte die Hand am Kopf des Patienten abstützen, um nicht bei einer unvorhergesehenen Abwehrbewegung Gehörgang oder Trommelfell zu verletzen. Der 25°-Blickwinkel erlaubt auch bei einem engen Meatus externus, einen exakten Befund von Gehörgang und Trommelfell zu erhalten. Besonders epitympanale Retraktionen des Trommelfells können sehr gut erkannt werden.

5 Endoskopie der Nase, des Nasopharynx und der Nasennebenhöhlen

5.1 Endoskopie der Nase und des Nasenrachens

Die wichtigsten Indikationen zur Endoskopie der Nase und des Nasenrachens sind behinderte Nasenatmung, Nasensekretion, Sekretfluß zum Rachen und der Verdacht auf einen Fremdkörper.

Für die *Endoskopie der Nase* werden die starren, lichtstarken Lumina-Optiken (Wolf) oder Hopkins-Optiken (Storz) mit einer Abwinkelung der Sehachse von 25° und einem Außendurchmesser von 2,8 mm bevorzugt. Nach unserer Erfahrung tolerieren die meisten Kleinkinder die Untersuchung mit diesem Instrument auch ohne Oberflächenanästhesie der Nasenschleimhaut gut. Andere Autoren sind jedoch der Meinung, daß die Nasenendoskopie von Kleinkindern kaum toleriert würde [11, 71, 109].

Beim Neugeborenen ist die wichtigste Indikation zur Endoskopie die behinderte Nasenatmung, wenn sie zu Schwierigkeiten beim Trinken führt. Es gilt, eine (beidseitige) Choanalatresie oder eine Fehlbildung wie eine Nasenzyste auszuschließen. Die Verdachtsdiagnose kann durch die Endoskopie der Nase gesichert werden, eine Untersuchung in Narkose ist selten notwendig. Der operativen Eröffnung der Atresieplatte sollte nach Möglichkeit ein Computertomogramm der Schädelbasis vorangehen.

Bei einseitiger Behinderung der Nasenatmung und einseitiger Rhinorrhoe muß an eine einseitige Choanalatresie und an einen Fremdkörper gedacht werden. Auch in diesen Fällen kann die Diagnose leicht durch Endoskopie gestellt werden. Die Entfernung eines in den vorderen Nasenabschnitten liegenden Fremdkörpers ist in der Regel nach Oberflächenanästhesie der Schleimhaut mit 4%igem Lidocain problemlos möglich. Die Extraktion von Fremdkörpern aus den tiefen Nasenabschnitten sollte immer unter endoskopischer Kontrolle, am besten in einer kurzen Narkose, durchgeführt werden.

Bei Kleinkindern sind die häufigsten Ursachen der behinderten Nasenatmung die Hyperplasie der Rachenmandel und die Schwellung der Nasenschleimhaut im Rahmen einer Rhinosinusitis. Die Diagnose der Hyperplasie der Rachenmandel wird durch die Anamnese nahegelegt und kann meist durch *transnasale Endoskopie des Nasenrachens* bestätigt werden. In eindeutigen Fällen sollte man die präoperative Endoskopie nicht erzwingen. Wichtig ist eine präoperative Untersuchung des Nasenrachens jedoch, wenn nach einer Adenotomie Beschwerden wieder auftreten und sich die Frage nach einer Wiederholung der Kürettage stellt. In diesem Fall wird der Nasenrachen transnasal mit der im unteren Nasengang vorgeschobenen 25°-Optik untersucht. Sollte die transnasale Untersuchung keinen ausreichenden Überblick zulassen, erfolgt die transorale Inspektion mit einer starren Optik mit 70° Blickwinkel. Wird die Untersuchung mit starren Optiken nicht toleriert, bieten die flexiblen Nasopharyngoskope die in Durchmessern ab 2,2 mm erhältlich sind, eine gute Alternative.

Die *transnasale flexible Nasopharyngoskopie als Videoendoskopie* durchgeführt, ist neben einer Reihe anderer Untersuchungen ein wichtiges Mittel zur Diagnostik der obstruktiven Schlafapnoe bei Kindern [9, 50, 128, 210]. Es läßt sich so während des Schlafes die Obstruktion der Atemwege durch Zunge, weichen Gaumen und Pharynxwände erkennen. Eine Übersichtsarbeit zur Diagnostik der obstruktiven Schlafapnoe im Kindesalter findet sich bei Mayer-Brix [128].

5.2 Endoskopie der Nase und der Nasennebenhöhlen

Die Endoskopie der Nase bei rezidivierender oder chronischer Sinusitis im Kindesalter zeigt nicht so charakteristische Befunde wie bei Erwachsenen. Die typischen Polypen im mittleren Nasengang sind im Kindesalter selten, ebenso die beim Erwachsenen häufigen Veränderungen an den Schleimhäuten der Nasenmuscheln. Bei älteren Kindern können Choanalpolypen als Ausdruck der chronischen Sinusitis vorkommen. Die Diagnose stützt sich im wesentlichen auf die Anamnese und den röntgenologischen Befund.

In früheren Jahren wurde die *Endoskopie der Kieferhöhle* zur Diagnostik der chronischen Sinusitis im Kindesalter selten und streng indiziert und wegen der Gefahr der Verletzung der Zahnanlagen nicht über die fossa canina, sondern über den unteren Nasengang vorgenommen [181]. Mit dem Wandel der Konzepte in der chirurgischen Behandlung der chronischen Sinusitis gibt es heute nach unserer Auffassung zur Sinuskopie beim Kind keine Indikation mehr.

Anatomische Engstellen im mittleren Nasengang können dazu beitragen, daß eine Sinusitis unter konservativer Therapie und auch nach einer Adenotomie nicht ausheilt. Wigand, aus dessen Klinik schon sehr frühe Mitteilungen über die endoskopische Kieferhöhlenoperation bei der chronischen Sinusitis des Kindes vorliegen [145], empfiehlt, die Indikation zur transnasalen endoskopgestützten Operation der Nasennebenhöhlen, auch wegen der schwierigen und oft nur in Narkose durchzuführenden Nachbehandlung, sehr streng zu stellen. Wegen chronischer Sinusitis sollte nur operiert werden, wenn eine schwere chronische Bronchitis, ein schweres Asthma bronchiale oder eine Mukoviszidose vorliegen. Er empfiehlt weiterhin, wenn eine Operation erforderlich ist, diese auf die Fensterung der Kieferhöhle im mittleren Nasengang und auf die Eröffnung des Infundibulum ethmoidale sowie auf die vorsichtige Entfernung von Polypen aus der Nasenhaupthöhle bei der chronisch hyperplastischen Sinusitis bei einer Mukoviszidose zu beschränken [214]. Andere Autoren stellen die Indikation zur Operation großzügiger und führen auch ausgedehntere Siebbein(teil)resektionen aus [71, 104, 109, 117, 147]. Von ihnen wurden durchweg positive erste Erfahrungen mitgeteilt, wobei über Langzeitergebnisse allerdings noch nicht berichtet werden kann.

6 Endoskopie des Larynx

6.1 Endoskopie bei kongenitalen Erkrankungen

6.1.1 Laryngomalazie

Die meisten Kinder mit einem kongenitalen Stridor haben eine Laryngomalazie. Die Laryngomalazie ist mit einem Anteil von 50–75% die häufigste kongenitale Anomalie des Larynx [60, 85]. Die Ätiologie ist unbekannt. Der Stridor ist entweder bereits bei der Geburt vorhanden oder entwickelt sich innerhalb der ersten Wochen post partum. Er erreicht im Alter von 6 Monaten ein Maximum und verliert sich dann wieder. Meist ist der Verlauf leicht, und die Patienten sind im Alter von 18 bis 24 Monaten symptomfrei [196].

Perkutane Messungen des Sauerstoff- und Kohlendioxydpartialdruckes bei Kindern mit einer leichten Laryngomalazie haben gezeigt, daß im Vergleich zu einer Kontrollgruppe gesunder Kinder vermehrt Episoden von Hypoxie und Hyperkapnie auftreten, die aber nicht zu einer klinisch feststellbaren Beeinträchtigung der Kinder geführt haben [36]. Es besteht Übereinstimmung, daß bei normaler Entwicklung eines Säuglings mit einem leichten Stridor unter der Annahme einer Laryngomalazie auf eine Endoskopie verzichtet und zugewartet werden kann, wenn regelmäßige Kontrollen gewährleistet sind [15, 90, 220].

Die klinische Verdachtsdiagnose sollte durch Endoskopie bestätigt werden, wenn der Stridor schwer oder progredient ist und der Stridor mit Phasen von Apnoe oder Zyanose, mit Aspiration oder Dysphagie verbunden ist [15]. Die transnasale flexible Laryngoskopie ist zur Diagnostik der Laryngomalazie besser geeignet als die starre Endoskopie in Narkose während Spontanatmung, da sie die Beurteilung von Bewegungsabläufen besser gestattet. Bei der Endoskopie können folgende drei Phänomene entweder isoliert oder in Kombination beobachtet werden: die aryepiglottischen Falten werden bei der Inspiration in das Kehlkopflumen angesaugt; die Schleimhaut der Stellknorpelregion prolabiert bei der Inspiration in das Kehlkopflumen, und eine weiche, häufig omegaförmige Epiglottis wird bei der Inspiration nach posterior verlagert [89]. Bei schweren Formen der Laryngomalazie muß in einem relativ hohen Prozentsatz mit weiteren, simultan vorliegenden Anomalien der

Atemwege gerechnet werden. In einer Studie von Gonzalez [69] hatten 16 von 59 Kindern (27%) mit einer Laryngomalazie weitere Anomalien (Parese, subglottische Stenose, Tracheomalazie). Wood [218] hat in 15% der Fälle und Nussbaum u. Maggi [143] haben in 26% weitere Anomalien gefunden, weshalb bei einer schweren Laryngomalazie immer die Endoskopie des gesamten Atemtraktes gefordert werden muß.

Schwere Formen der Laryngomalazie können aufgrund der Obstruktion der oberen Luftwege und der damit verbundenen Erhöhung des Atemwegswiderstandes zu einem Cor pulmonale führen. In diesen – seltenen – Fällen ist die Beseitigung der Obstruktion durch Tracheotomie angezeigt. Als Alternative zur Tracheotomie sind endoskopische Operationen erfolgreich durchgeführt worden. Eine Indikation zur endoskopischen Operation wird gesehen, wenn klinisch lebensbedrohliche Episoden von Apnoe und Zyanose, eine Gedeihstörung oder ein Cor pulmonale (Nachweis der rechtsventrikulären Hypertrophie durch Elektro- und Echokardiographie) vorliegen [89, 125]. Das Prinzip der als „Epiglottoplasty" (Zalzal et al. [225], Marcus et al. [125]) oder „Supraglottoplasty" (Holinger u. Konior [89]) bezeichneten Operation besteht in der Exzision überschüssiger Schleimhaut der aryepiglottischen Falten und der Stellknorpelregion zusammen mit den Cartilagines cuneiformes und kann mit Scherchen (Contencin et al. [32], Marcus et al. [125], Polonovski et al. [149], Solomons u. Prescott [176], Zazal et al. [225], Jani et al. [97]) oder mit dem CO_2-Laser (Holinger u. Konior [89], Seid et al. [165]) durchgeführt werden.

6.1.2 Stimmlippenparesen

Die nach der Laryngomalazie zweithäufigste laryngeale Anomalie beim Neugeborenen ist die Stimmlippenlähmung. Die Symptome der einseitigen Stimmlippenlähmung sind schwaches oder atypisches Schreien, Stridor und Dyspnoe. In einigen Fällen kann sie aber auch symptomlos bleiben. Führendes Symptom der beidseitigen Parese ist die Atemnot. Als häufigste Ursache der einseitigen Lähmung wird das Geburtstrauma genannt [155]. Bei den erworbenen Lähmungen stehen ursächlich chirurgische Eingriffe im oberen Mediastinum an erster Stelle. In vielen Fällen kann jedoch keine Ursache aufgedeckt werden, so daß die Parese als idiopathisch bezeichnet werden muß. Beidseitige Paresen sind häufig mit Fehlbildungen des zentralen Nervensystems (Arnold-Chiari-Fehlbildung, Meningomyelocele, Hydrozephalus) assoziiert [85].

Die Diagnose kann durch flexible Laryngoskopie des wachen Kindes gestellt werden. Bevorzugt man die starre Endoskopie in Narkose, muß zur Beurteilung der Stimmlippenbeweglichkeit während Spontanatmung untersucht werden. Im Falle eines beidseitigen Stimmlippenstillstandes sollte durch starre Endoskopie in Narkose eine Fixation der posterioren Glottis, die eine Lähmung vortäuschen kann, ausgeschlossen werden. Die Elektromyographie des Larynx ist beim Kind in Narkose möglich [64], hat jedoch bisher keinen Eingang in die Routinediagnostik gefunden.

Die Mehrzahl der Paresen bildet sich innerhalb des ersten Lebensjahres spontan zurück [65, 139, 155]. Auch der ventrikuloatriale Shunt beim Hydrozephalus kann die Wiederkehr der Stimmlippenfunktion ermöglichen. Die meisten Laryngologen führen bei beidseitigen Paresen eine Tracheotomie durch [65, 139, 201]. Es finden sich nur wenige Mitteilungen über glottiserweiternde Operationen im Kindesalter. Während sich Tucker [201] im Falle der bleibenden Lähmung für eine irreversible, glottiserweiternde Operation erst beim älteren, verständigen Kind ausspricht, schätzt Narcy [139] die Nachteile der permanenten Tracheotomie so hoch ein, daß er die extralaryngeale Lateralfixation schon beim Kleinkind durchführt. Langzeitergebnisse über die Stimm- und Atemfunktion liegen nicht vor.

6.1.3 Subglottisches kapilläres Hämangiom

Das subglottische Hämangiom verursacht typischerweise im Alter von etwa 3 bis 6 Monaten einen inspiratorischen Stridor. Bei allen Säuglingen mit rezidivierenden Pseudokruppsymptomen muß an ein subglottisches Hämangiom gedacht werden, besonders, wenn kutane Hämangiome vorliegen. Typischerweise zeigt sich ein isolierter, subglottischer, rötlicher Tumor kaudal der hinteren Kommissur, der auf den subglottischen Abhang einer Stimmlippe übergeht (Abb. 3). Hämangiome, die von der hinteren Kommissur ausgehend sich auf den subglottischen Abhang beider Stimmlippen erstrecken oder die vordere Kommissur betreffen, sind seltener [164].

Die Diagnose kann durch flexible Laryngoskopie gestellt werden. Das Fiberskop muß bei der Untersuchung dicht an die Glottis herangeführt werden, denn bei einer Betrachtung des Larynx aus der Distanz ist der subglottische Tumor leicht zu übersehen. Sicherer ist daher die starre Endoskopie in Narkose, die auch wir bevorzugen.

Zur Behandlung des subglottischen Hämangioms gibt es gegenwärtig drei Alternativen: Hämangiome können sich unter einer Langzeittherapie mit Kortikosteroiden über Monate so weit zurückbilden, daß eine ausreichende Atmung möglich ist. Diese auf Cohen u. Wang [31] zurückgehende Therapie wird von vielen Pädiatern empfohlen. Andere Autoren [164] haben in einem Zeitraum von 18 Monaten die spontane Regression der meisten von ihnen beobachteten Hämangiome

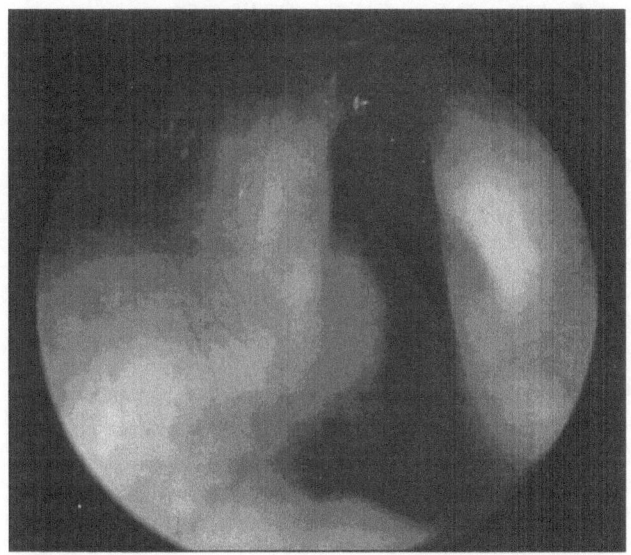

Abb. 3. Subglottisches kapilläres Hämangiom bei einem 9 Monate alten Säugling

gesehen und führen nur eine Tracheotomie durch. Unter den Befürwortern der endoskopischen Therapie als Alternative zur Tracheotomie bevorzugen McCaffrey u. Cortese [24] den Nd:YAG-, Parkin u. Dixon [146] den Argon-Laser und Davidoff [42] die Elektrokoagulation. Der CO_2-Laser wird aufgrund langjähriger Erfahrungen von Healy [81] sowie von Mizono u. Dedo [132] als sicher und effektiv empfohlen. In Übereinstimmung mit dieser Empfehlung halten wir eine frühzeitige lasermikrochirurgische Behandlung für indiziert, um die Tracheotomie zu vermeiden [189].

Wir beginnen nach Maskenbeatmung mit der Endoskopie der Trachea und der Hauptbronchien mit einer Geradeausoptik, da weitere Hämangiome in der Trachea und den Bronchien vorkommen können. Nach der Intubation wird der Larynx mit einem seitlich offenen Laryngoskop dargestellt. Das Hämangiom wird mit dem CO_2-Laser schrittweise verdampft. Die kapillären Gefäße des Hämangioms werden dabei koaguliert, so daß keine Blutungen auftreten. Wenn der Endotrachealtubus die Sicht behindert, wird er passager entfernt und die Operation in kurzen Apnoephasen fortgesetzt. Alternativ kann die Jet-Ventilation angewandt werden. Das einseitige Hämangiom kann vollständig abgetragen werden. Bei korrekter Durchführung der Operation mit einem präzise fokussierten Laserstrahl kommt es nicht zu einer narbigen Fixation der Stimmlippe oder gar zu den von Cotton u. Tewfik [33] beschriebenen subglottischen Stenosierungen. Hämangiome, die die gesamte hintere oder vordere Kommissur betreffen, sollten zur Vermeidung von Stenosen nur subtotal soweit abgetragen werden, bis ein ausreichend weiter Atemweg erreicht ist. Bei sehr kleinen Kindern haben sich die um 2–3 Tage prolongierte Intubation und die Gabe von Kortikosteroiden bewährt. Nach der Extubation kann eine ausreichende Befeuchtung der Atemluft die Bildung von Fibrinbelägen, die zur Dyspnoe führen können, vermindern.

6.1.4 Kongenitale laryngeale Stenosen

Die seltenen *kongenitalen Diaphragmen* kommen supraglottisch, glottisch oder subglottisch vor oder breiten sich über mehrere Kehlkopfetagen aus. Sie werden durch Endoskopie, am besten mit einer Geradeausoptik, diagnostiziert. Eine endoskopische Therapie mit dem CO_2-Laser ist nur bei dünnen Membranen („webs") erfolgreich. Bei dickwandigen Diaphragmen, die nicht nur auf die Glottis begrenzt sind, sind größere plastische Eingriffe notwendig.

Die *kongenitale subglottische Stenose* ist charakterisiert durch eine Fehlbildung des Ringknorpels, der zu klein, insgesamt verdickt oder abnorm (elliptisch) geformt ist. Detaillierte Klassifikationen der Ringknorpelfehlbildungen finden sich bei Fearon u. Cotton [51] und Holinger [84]. Eine endoskopische Therapie mit dem CO_2-Laser ist bei Fehlbildungen des Ringknorpels nicht möglich [88], so daß häufig die primäre Tracheotomie nicht zu umgehen ist.

6.2 Endoskopie bei entzündlichen Erkrankungen des Larynx

Die Auffassungen über die Indikation zur Endoskopie bei akutem Stridor mit Verdacht auf eine *stenosierende Laryngotracheitis* (Pseudokrupp) (Abb. 4) sind unterschiedlich. Allgemein gilt, daß die Diagnose aufgrund von Anamnese, Symptomatik und Verlauf klinisch gestellt wird. Beim atypischen Verlauf einer Laryngotracheitis mit langanhaltenden Symptomen, ungenügendem Ansprechen auf Therapie und bei Kindern unter 6 Monaten sollte zum Ausschluß einer anderen Ursache (z.B. Stenose, subglottisches Hämangiom, Fremdkörper, gastrointestinaler Reflux) eine Endoskopie des gesamten Atemtraktes erfolgen [15, 220].

Nur wenige Kinder müssen wegen einer stenosierenden Laryngotracheitis intubiert werden. In diesen Fällen kann die Endoskopie der Subglottis und der Trachea mit einer starren 0°-Optik unmittelbar vor der Intubation hilfreich sein, um einen Tubus der passenden Größe auszuwählen. Dies gilt besonders, wenn bereits eine subglottische Stenose oder Episoden von Stridor bekannt sind oder wenn das Kind im Neugeborenenalter intubiert war. So kann auch mit Hilfe der Endoskopie die Indikation zu einer Tracheotomie anstelle der Intu-

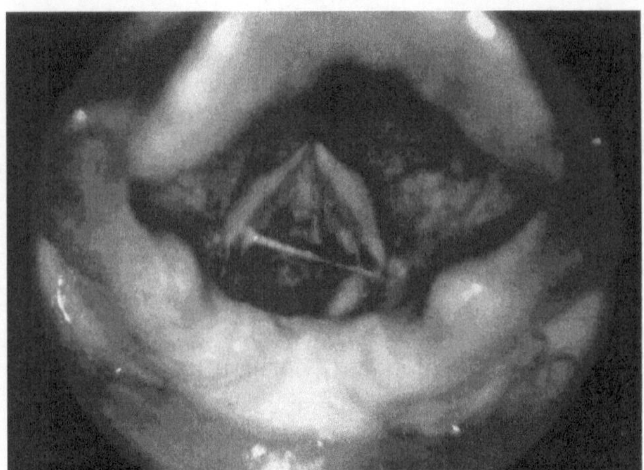

Abb. 4. Stenosierende Laryngotracheitis (Pseudokrupp) bei einem 6 Jahre alten Kind

bation gestellt werden [48]. Im allgemeinen gilt, daß eine Intubation nach Möglichkeit wegen der Gefahr der späteren subglottischen Stenose vermieden werden sollte.

Die Differentialdiagnose zwischen der Laryngotracheitis und der *akuten Epiglottitis* („Supraglottitis") erfolgt nach klinischen Kriterien [198]. Der Wert der seitlichen Röntgenaufnahme des Halses in der Weichstrahltechnik zur Diagnose der Epiglottitis wird von Badgewell et al. [12], Kilham et al. [100], Andreassen et al. [7] und auch von uns in Zweifel gezogen. Die Rolle der direkten Inspektion der Epiglottis, die zu einer sicheren Diagnosestellung führen würde, wird sehr zurückhaltend beurteilt. Aufgrund der Mitteilungen über die Auslösung vagaler Reflexe mit der Folge des Atemstillstandes und der konsekutiven Asystolie nach Druck auf die Zunge mit einem Spatel [199] wird zu äußerster Vorsicht geraten [38]. Es wird empfohlen, die Inspektion der Epiglottis durch Spateldruck auf die Zunge nur in Intubationsbereitschaft in einem Operationssaal vorzunehmen [7, 127, 135]. Über die Rolle der transnasalen flexiblen Laryngoskopie finden sich wenige Mitteilungen in der Literatur. Während Wood u. Postma [220] den Standpunkt vertreten, daß bei Verdacht auf eine Epiglottitis nicht flexibel laryngoskopiert werden solle, wenden Andreassen et al. [7] die flexible Laryngoskopie an. Die Inspektion der Supraglottis mit einem flexiblen Endoskop ist sinnvoll, um später den Zeitpunkt der Extubation besser bestimmen zu können. Allgemein gilt, daß bei der akuten Epiglottitis frühzeitig intubiert (im Notfall auch mit dem starren Bronchoskop) und die Tracheotomie vermieden werden sollte.

6.3 Endoskopie bei benignen Proliferationen des Larynx

6.3.1 Papillome

Papillome sind die häufigsten gutartigen Tumoren des Kehlkopfes im Kindesalter. Sie treten meist zwischen dem 2. und 4. Lebensjahr erstmals auf. Es sind jedoch auch Erstmanifestationen im 1. Lebensjahr beschrieben worden. Die Erkrankung führt zunächst zur Dysphonie. Kinder haben durchschnittlich 12 Monate lang Symptome, bevor die korrekte Diagnose gestellt wird [16]. Besonders Kinder mit hörbaren Atemgeräuschen werden häufig irrtümlich wegen eines vermeintlichen Asthma bronchiale, einer Bronchitis oder eines Pseudokrupp behandelt. Zur Diagnostik ist die flexible Endoskopie geeignet. Verweigert das Kind aber die Untersuchung, kann bei einer chronischen Dysphonie, besonders wenn sie progredient ist, nicht auf die Endoskopie in Narkose verzichtet werden.

Für die rezidivierende, durch das humane Papillomavirus (HPV 6, 11) hervorgerufene Erkrankung gibt es keine Kausaltherapie, so daß nur wiederholte mikrolaryngoskopische Abtragungen mit dem Ziel der Verbesserung der Stimme und der Freihaltung der Atmung in Frage kommen [8, 99, 216]. Die Stärke des Papillomwachstums und damit die Frequenz der Abtragungen ist von Patient zu Patient sehr unterschiedlich.

Viele Laryngologen sind heute der Auffassung, daß die präzise, blutarme und gewebeschonende Abtragung der Papillome mit dem CO_2-Laser die Behandlungsmethode der Wahl ist [16, 56, 134, 189]. Aufgrund erster Erfahrungen mit der CO_2-Laser Abtragung wurden neue Hoffnungen geweckt, die Rezidivrate senken zu können [30, 52, 61, 118, 130, 194]. Nach über 10jähriger Erfahrung mit der Methode mußte man feststellen, daß sich diese Hoffnungen nicht erfüllt haben. Die Auswertung der Verläufe von 23 Kindern mit einer rezidivierenden Papillomatose, die zwischen 1974 und 1986 zunächst konventionell und dann mit dem CO_2-Laser behandelt wurden, zeigt, daß durch die Laserabtragung lediglich eine Verlängerung der Abtragungsintervalle, nicht jedoch Rezidivfreiheit erzielt werden konnte [5]. Die Verlängerung der Abtragungsintervalle führen wir auf die präzisere und vollständige Abtragung mit dem CO_2-Laser zurück.

Seit 1979 wenden auch wir zur Papillomabtragung ausschließlich den CO_2-Laser an. Bei jedem neuen Patienten sollte nicht nur der Larynx untersucht werden, sondern zum Ausschluß weiterer Papillommanifestationen eine Panendoskopie von Pharynx, Trachea, Bronchien und Ösophagus vorgenommen werden. Zu Beginn des Eingriffs werden, auch unter Zuhilfenahme von Winkeloptiken, die Papillomherde lokalisiert, wobei den Ventrikeln und der Subglottis besondere Aufmerksam-

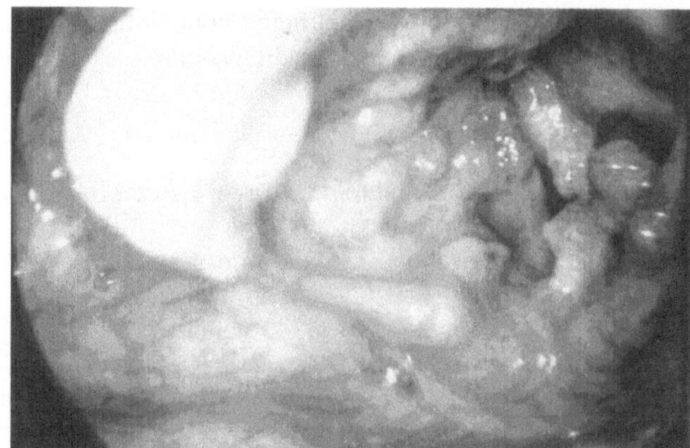

a

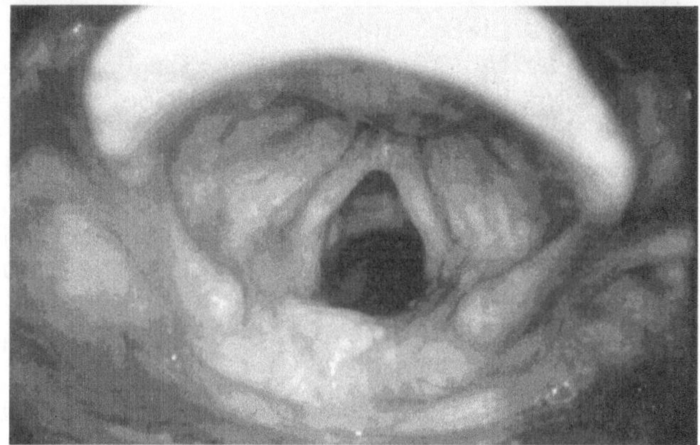

b

Abb. 5. a Rezidivierende Larynxpapillomatose bei einem 15 Jahre alten Jungen, vor der lasermikrochirurgischen Abtragung. **b** Zustand 10 Monate nach lasermikrochirurgischer Abtragung, kleine Rezidivpapillome subglottisch

keit geschenkt werden sollte. Die Abtragung wird präzise auf die papillomtragende Schleimhaut beschränkt. Bei einem ausgedehnten Befall beginnen wir die Abtragung an der Epiglottis und den Taschenfalten. Anschließend werden die Papillome von den Stimmlippen und aus der Subglottis abgetragen. Es empfiehlt sich, für Glottis und Subglottis ein kleineres Laryngoskop zu benutzen als für die Supraglottis. Wir entfernen seit vielen Jahren die Papillome immer vollständig mit geschlossenen, von uns entwickelten Laserlaryngoskopen. Auch kleine Kinder können selbst nach ausgedehnten Abtragungen am Ende der Operation extubiert werden. Wir geben eine Einzeldosis eines Kortikosteroids vor der Extubation; die Gabe von Antibiotika ist nicht erforderlich. Die Eingriffe können ambulant oder während eines kurzen stationären Aufenthalts durchgeführt werden.

Während wir die Papillome immer vollständig entfernen, beschränkt sich die Bostoner Arbeitsgruppe um Strong [68, 80, 175, 194] zur Vermeidung von Narben in der vorderen Glottis auf die (einseitige) Entfernung der

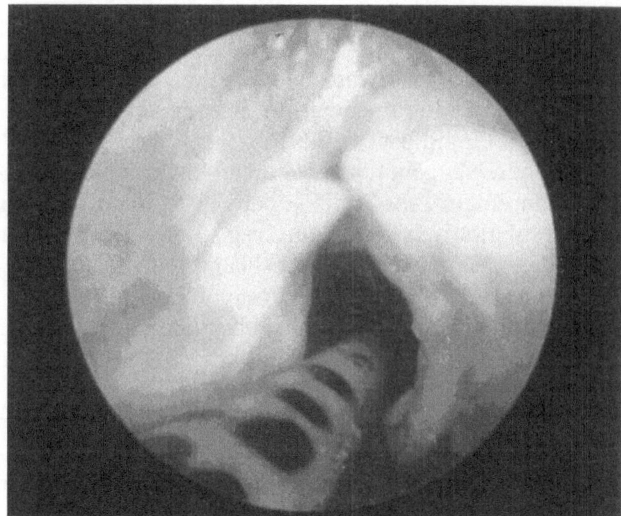

Abb. 6. Granulome an beiden processus vocales nach Langzeitintubation bei einem 6 Monate alten Säugling

Hauptmasse der Papillome mit dem Ziel, die Atmung freizuhalten. Gegen die vollständige Abtragung sämtlicher Papillome spreche der Nachweis der DNA des Papillomavirus in klinisch unauffälliger Schleimhaut aus der Umgebung der Papillomherde [185]. Dies erkläre das Wiederauftreten der Papillome auch nach Abtragungen mit dem CO_2-Laser [1]. Über eine relativ hohe Rate an Narbenbildungen insbesondere in der vorderen Kommissur berichten Crockett et al. [37], Wetmore et al. [213] und Rinne et al. [157]. Bis auf diskrete, nach Abtragung aus der vorderen Glottis unvermeidliche Synechien, die keine oder allenfalls eine geringe Stimmstörung verursachen, haben wir dagegen keine ausgedehnteren Verwachsungen gesehen (Abb. 5a, b).

Der Zeitpunkt einer erneuten Laserabtragung ergibt sich bei kleinen Kindern aus den Symptomen zunehmender Heiserkeit und/oder Atemnot. Verweigert das Kind die flexible Laryngoskopie, ist nach unserer Auffassung bei relativer Symptomfreiheit die Endoskopie in Narkose allein zur Diagnostik nicht gerechtfertigt.

6.3.2 Granulome und Ödeme der Stimmlippen

Durch Langzeitintubation hervorgerufene Granulome im Bereich der processus vocales (Abb. 6) und Ödeme am subglottischen Abhang der Stimmlippen können bei Neugeborenen und Säuglingen zur Dyspnoe führen und die Extubation unmöglich machen. Die mikrolaryngoskopische Abtragung der Granulome oder Ödeme mit dem CO_2-Laser hat sich bewährt [80, 156]. Zum Ausschluß weiterer Engen sollte nach dem Einführen des seitlich offenen Laryngoskopes mit der 0°-Optik tracheoskopiert werden.

6.4 Erworbene subglottische Stenosen

Die Mehrzahl der erworbenen subglottischen Stenosen ist durch Intubation bedingt. In einer prospektiven Studie haben Grundfast et al. [72] bei 159 länger als 48 h intubierten Neugeborenen bei einer Nachbeobachtungszeit von einem Jahr in 1,5% der Fälle die Ausbildung einer subglottischen Stenose registriert. Histologisch liegt den erworbenen subglottischen Stenosen Granulationsgewebe, eine Hyperplasie der submukösen Schleimdrüsen oder Narbengewebe zugrunde.

Die Diagnose der subglottischen Stenosen wird durch Endoskopie, am besten in Narkose mit einer starren 0°-Optik gestellt. Wird ein flexibles Endoskop benutzt, sollte die Stenose wegen der Gefahr der plötzlichen vollständigen Obstruktion nicht passiert werden. In der Praxis kann, auch bei stärkster Atemnot, eine subglottische Stenose mit dem starren 2,5-mm-Bronchoskop passiert werden.

Der Erfolg der endoskopischen Lasertherapie hängt von Art, Lokalisation und Ausdehnung der Stenose ab. Der Laser ist geeignet für die Abtragung von subglottischem Granulationsgewebe, solange noch keine stärkere Narbenbildung eingetreten ist [39]. Die anterior lokalisierten, umschriebenen, segelförmigen Narbenstenosen sind für eine endoskopische Lasertherapie am besten geeignet [80, 189]. Auf das nicht seltene Vorkommen *submuköser subglottischer Zysten* nach Langzeitintubation bei Neugeborenen weisen Toriumi et al. [197] hin. Sie empfehlen zu deren Behandlung die endoskopische Laserexzision ohne Applikation von Platzhaltern. Wenn die Zysten jedoch zusammen mit einer bindegewebigen Stenose vorkommen, sei zusätzlich zur Abtragung die Spaltung des Ringknorpelbogens („anterior cricoid split") indiziert. Holinger et al. [87] und Frankel et al. [55] empfehlen für diesen Fall neben der Zystenabtragung ebenfalls die Spaltung des Ringknorpelbogens und zusätzlich die etwa einwöchige Applikation eines Endotrachealtubus.

Eine Reihe von Autoren berichtet über die erfolgreiche endoskopische Behandlung von narbigen subglottischen Stenosen mit dem CO_2-Laser, wobei jedoch das Ausmaß der behandelten Stenosen selten näher charakterisiert wurde [45, 57, 86, 103, 115, 118, 134, 174, 195].

Schwere zirkuläre subglottische Stenosen können in der Regel nicht allein endoskopisch therapiert werden. Nach Simpson [174] wird ein endoskopischer Therapieversuch mit großer Wahrscheinlichkeit scheitern, wenn eine zirkuläre Narbenbildung mit einer Längenausdehnung von 1 cm und mehr vorliegt. Diese Stenosen müssen mit der offenen Laryngotrachealplastik behandelt werden [34, 39, 95, 107, 138, 192]. Crockett [39] gibt in diesem Zusammenhang weiter zu bedenken, daß wiederholte endoskopische Behandlungsversuche zum Verlust von Knorpelsubstanz beitragen können und spricht sich bei schweren Stenosen für die primäre Laryngotrachealplastik aus.

7 Endoskopie der Trachea und der Bronchien

7.1 Untersuchungstechnik: starre oder flexible Tracheobronchoskopie?

Eine Reihe von Autoren verfügt über langjährige Erfahrung mit der *starren Tracheobronchoskopie*, die sie bei allen Indikationen zur Bronchoskopie erfolgreich einsetzen [15, 46, 58, 62, 90, 91, 111, 112, 119, 120, 122, 129, 131, 151, 187, 188].

Die *flexible Bronchoskopie* bei Säuglingen und Kleinkindern wurde erstmals im Jahre 1976 von Silberman u. Tucker [171] beschrieben (Durchmesser des Bronchoskopes: 3,9 mm). Auch Wood u. Fink [217] teilten bereits 1978 erste Erfahrungen mit der flexiblen Bronchoskopie bei Neugeborenen und Kindern mit (Durchmesser des Brochoskopes: 3,7 mm). Von HNO-ärztlicher Seite wurde besonders auf den Wert der flexiblen Endoskopie für die Laryngoskopie hingewiesen [77, 94, 203].

Seit Anfang der 80er Jahre wird besonders von pädiatrischen Pulmonologen die flexible Endoskopie für die Diagnostik und Therapie von Atemwegserkrankungen bei Neugeborenen und Kleinkindern überwiegend in Sedierung unter Spontanatmung propagiert [54, 142, 156, 166, 207, 210, 217, 218, 223]. Dieser Fortschritt auf dem pädiatrisch-endoskopischen Gebiet blieb nicht ohne Einwände. Der wichtigste Einwand ist, daß bei einem ohnehin teilweise verlegten Atemweg durch das Einbringen des im Gegensatz zum starren, nicht offenen flexiblen Instrumentes eine zusätzliche Obstruktion entsteht, die zur Gefährdung des Patienten durch Hypoxämie führen kann [66]. Alle genannten Autoren haben jedoch selbst auf dieses Risiko hingewiesen und im Falle einer schweren Obstruktion der Atemwege durch eine subglottische oder eine Trachealstenose bei starre Beatmungsbronchoskopie befürwortet. Es ist jedoch bekannt, daß auch bei der starren Bronchoskopie durch die Erhöhung des Atemwegswiderstandes mit Blockade der Exspiration Komplikationen wie Pneumothorax, Pneumomediastinum und interstitielles Lungenemphysem auftreten können [114].

Die American Thoracic Society empfiehlt in einer offiziellen Stellungnahme zum Einsatz der flexiblen Tracheobronchoskopie im Kindesalter [70], daß die Entfernung von Fremdkörpern und von atypischem Gewebe mit starren Endoskopen vorgenommen werden sollte. Als Kontraindikationen gegen die flexible Bronchoskopie sollten weiter gelten: die schwere mechanische Obstruktion der Luftwege, die massive Hämoptoe, das

Vorliegen einer nicht zu korrigierenden Gerinnungsstörung, die schwere Hypoxämie und das Vorliegen instabiler hämodynamischer Verhältnisse. In diesen Fällen sollte, wenn die Bronchoskopie unumgänglich ist, der starren Endoskopie der Vorzug gegeben werden.

Die schwere pulmonale Hypertonie wird von Wagener [205] als absolute und von Wood u. Postma [220] als relative Kontraindikation gegen die flexible Bronchoskopie genannt, weil in diesem Fall schwer beherrschbare Blutungen ausgelöst werden können.

Die flexible Endoskopie in Spontanatmung ist der starren in Narkose und Relaxation überlegen, wenn atmungsabhängige Bewegungsabläufe (Stimmlippenbeweglichkeit, Ansaugphänomen bei der Laryngomalazie, Kollaps der Atemwege bei der Trachea- oder Bronchomalazie) beobachtet werden müssen. Eine Trachea- oder Bronchomalazie kann nach Wood [221] bei der starren Bronchoskopie in Narkose und Relaxation leicht übersehen werden, während bei der flexiblen Bronchoskopie in Sedierung die Obstruktion der Atemwege deutlicher zu sehen ist. Bevorzugt man die starre Endoskopie, sollte daher in diesen Fällen in Spontanatmung untersucht werden.

Der Einsatz *ultradünner flexibler Endoskope* bedeutet besonders auf den neonatologischen Intensivstationen einen großen Gewinn [47, 204, 222]. Die Autoren sehen die Indikation für die Anwendung der ultradünnen Endoskope hauptsächlich in der Kontrolle der Lage von Endotrachealtuben und Trachealkanülen. Die Fiberoptiken können einen Tubus von 3 mm Außendurchmesser passieren, so daß zum Beispiel obstruierende Granulationen oder Schleim am Tubusende erkannt werden können. Die Endoskope sind auch über eine Beatmungsmaske einzuführen, so daß ohne Unterbrechung der Beatmung die Funktion von Larynx und Trachea beurteilt werden kann [212].

Während in der diagnostischen Endoskopie für bestimmte Indikationen die flexible Endoskopie der starren überlegen ist, hat die starre Endoskopie im Rahmen verschiedener therapeutischer Maßnahmen und bei Risikopatienten ihren angestammten Platz behalten. Angesichts der Fortschritte in der technischen Entwicklung der starren Teleskopoptiken und der flexiblen Endoskope setzt sich bei zunehmender Erfahrung mit beiden Methoden die auch von uns vertretene Auffassung durch, die flexible und starre Endoskopie nicht als konkurrierende, sondern als ergänzende Methoden zu betrachten [70, 90, 106, 168].

7.2 Trachealstenose und Tracheomalazie

Die *kongenitale Trachealstenose* ist meist im unteren Drittel der Trachea lokalisiert und durch vollständig zirkulär ausgebildete Knorpelspangen gekennzeichnet. Die Diagnose wird durch Endoskopie gestellt; eine endoskopische Therapie ist jedoch nicht möglich.

Die *erworbene Trachealstenose* ist meist durch Langzeitintubation bedingt. Hier gilt, ebenso wie für die subglottische Stenose, daß eine endoskopische Therapie mit dem CO_2-Laser nur beim Vorliegen von Granulationsgewebe und diskreten membranösen Segelbildungen erfolgreich ist.

Die *Tracheomalazie* kann als kongenitale Erkrankung auch unabhängig von der Laryngomalazie vorkommen [95]. Meist entsteht eine Tracheomalazie als Folge einer Tracheotomie im Bereich des Tracheostomas oder am distalen Kanülenende. Die Tracheomalazie kann sowohl durch flexible als auch durch starre Endoskopie während Spontanatmung diagnostiziert werden; eine endoskopische Therapie ist nicht möglich.

Eine *umschriebene Tracheomalazie* kann Folge einer Kompression der Trachea durch Gefäße (wie z.B. den Fehlabgang des Truncus brachiocephalicus, den doppelten Aortenbogen oder eine seiner Varianten oder durch Fehlbildungen der Pulmonalarterien) oder durch mediastinale Raumforderungen (wie z.B. Zysten, Teratome, zystische Hygrome, Hämangiome) sein [13, 44, 79]. Eine häufige Ursache der Kompression des linken Unterlappenbronchus mit der Folge einer Bronchomalazie und einer Atelektase ist die Vergrößerung des linken Vorhofes bei der Herzinsuffizienz.

Der Stellenwert der Endoskopie liegt bei diesen Krankheitsbildern im Ausschluß eines intraluminalen Prozesses und in der Aufdeckung der Kompression der Trachea oder eines Bronchus als Ursache unspezifischer pulmonaler Symptome. Zur weiteren Abklärung von Gefäßanomalien und mediastinalen Raumforderungen haben die Magnetresonanztomographie und die Angiographie den höchsten Aussagewert.

7.3 Fremdkörperaspiration

Die Aspiration eines Fremdkörpers in das Bronchialsystem ist ein vor allem bei Kindern im 1. und 2. Lebensjahr häufiges, gefährliches Ereignis. Überwiegend werden organische Fremdkörper, besonders Nüsse, aspiriert. Der bevorzugte Sitz ist der rechte, gefolgt vom linken Hauptbronchus und den peripheren Bronchien. Fremdkörper im Larynx (Abb. 7) und in der Trachea sind selten. Übersichtsarbeiten finden sich bei Esclamado u. Richardson [49], Healy [82] und Lakshmanan [108].

7.3.1 Indikation zur Tracheobronchoskopie

Die Indikation zur Tracheobronchoskopie bei beobachteter, sicherer Aspiration eines Fremdkörpers ist unumstritten, da Fremdkörper nur selten spontan ausgehustet

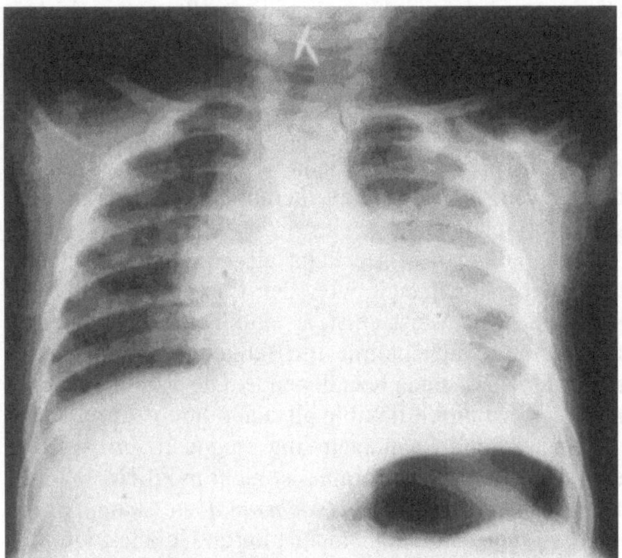

Abb. 7. Röntgenübersichtsaufnahme des Halses und des Thorax: in den Ringknorpel eingespießte Heftzwecke bei einem 9 Monate alten Säugling

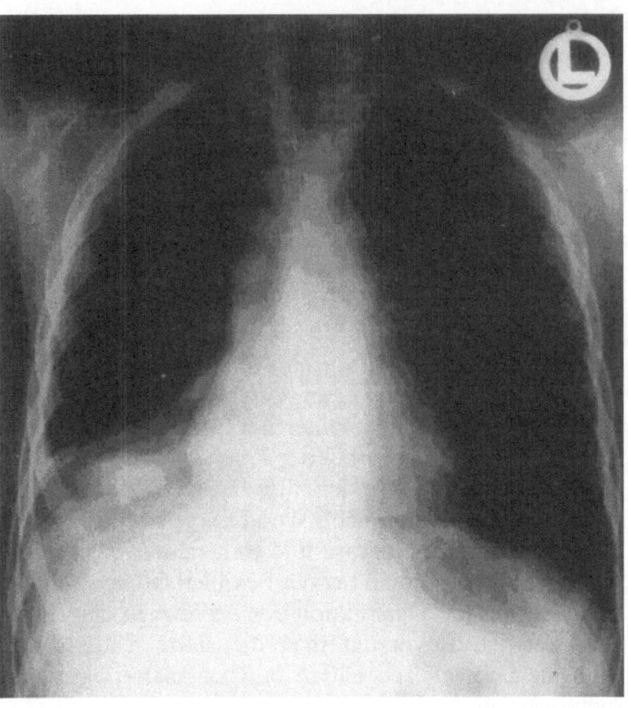

Abb. 8. Röntgenübersichtsaufnahme des Halses und des Thorax: Atelektase des rechten Lungenunterlappens als Folge einer Erdnußaspiration bei einem 6 Jahre alten Jungen

werden. Bronchoskopiert werden soll bei vermuteter Aspiration eines Fremdkörpers, auch wenn die klinische Untersuchung und die Übersichtsaufnahme des Thorax unauffällig sind [4, 19, 74]. Bronchoskopiert werden soll weiterhin, wenn pulmonale Symptome (chronischer Husten, pfeifende Atemgeräusche) vorhanden sind und indirekte radiologische Zeichen (rezidivierende Pneumonien im gleichen Lungenfeld, Atelektasen) eine Fremdkörperaspiration vermuten lassen [113, 123, 152, 183] (Abb. 8).

7.3.2 Prätherapeutische Diagnostik

Zur prätherapeutischer Diagnostik führen die meisten Autoren eine Röntgenübersichtsaufnahme des Halses und des Thorax durch. Nur wenige Fremdkörper sind schattengebend (Steen [184]: 7%, Rothmann [159]: 13%, Puhakka [152]:19%, Svensson [178]: 19%). Indirekte radiologische Zeichen, die auf einen Fremdkörper hinweisen, wie die Überblähung der kontralateralen Lungenseite, die Verlagerung des Mediastinums, das pulmonale Infiltrat, die Lobärpneumonie oder die Atelektase können innerhalb der ersten Stunden und sogar Tage nach einer Aspiration fehlen. Mantor [124] berichtet über 10%, Schimpl [179] über 20%, Steen [184] über 7%, Esclamado [49] über 58% und Svensson [178] über 34% unauffällige Übersichtsaufnahmen des Thorax.

Die Auffassungen über den Wert der Durchleuchtung der Lunge sind unterschiedlich. Während einzelne Autoren die Durchleuchtung für aussagekräftig halten [18, 19, 74, 108, 159, 183], sind andere der Auffassung, daß ein kleines Kind für eine solche Untersuchung nicht kooperativ genug sei [4, 14]. Bei einer vermuteten Aspiration bestätigt sich der Verdacht bei der Bronchoskopie nicht immer. Der Prozentsatz an negativen Bronchoskopien wird von Mantor [124] mit 9%, von Vane [202] mit 1,5% und von Wiseman [215] mit 16,5% angegeben.

Die Bronchoskopie muß sofort („notfallmäßig“) durchgeführt werden, wenn der Patient an Dyspnoe leidet. Wenn das Kind keine Atemnot hat, kann Nüchternheit (ca. 4 h) abgewartet werden, um das Risiko der Aspiration von Mageninhalt bei der Narkose zu vermindern. Einige Autoren sind der Meinung, daß in diesen Fällen unter guter Überwachung des Kindes auch bis zum nächsten Morgen, bis ein erfahrener Endoskopiker zur Verfügung steht, zugewartet werden kann [19, 108]. Besteht der Verdacht auf eine schon länger zurückliegende Fremdkörperaspiration, sollte für einen der nächsten Tage ein elektiver Eingriff geplant werden [93].

7.3.3 Endoskopische Technik

Es besteht weitgehender Konsens, besonders unter den HNO-Ärzten, daß die diagnostische Endoskopie bei dem Verdacht auf einen aspirierten Fremdkörper sowie dessen Entfernung mit *starren Endoskopen* erfolgen sollte [4, 14, 18, 19, 43, 49, 54, 74, 93, 101, 108, 113, 123, 124, 133, 135, 142, 152, 159, 178, 179, 180, 184, 189, 202, 209, 211]. Die flexible Bronchoskopie wird von diesen Autoren als ungeeignet angesehen, da die Möglichkeiten der Beatmung stark eingeschränkt und geeignete Faßzangen nicht verfügbar sind. Nur von wenigen Autoren wird für spezielle Indikationen, wie für die Entfernung peripher gelegener Fremdkörper bei älteren Kindern (10 bis 15 Jahre), der Einsatz flexibler Endoskope empfohlen [41].

Die Fremdkörper werden mit speziellen Erdnußfaßzangen, Hechtmaulzangen oder Saugrohren gefaßt und in das Rohr gezogen. Das Rohr wird dann zusammen mit dem Fremdkörper entfernt. Die Anwendung von Fogarty-Kathetern zur Fremdkörperentfernung wird kontrovers beurteilt. Der Fogarty-Katheter wird distal des Fremdkörpers positioniert, dann wird der Ballon mit Kochsalzlösung gefüllt und der Fremdkörper mit dem Katheter in das Rohr gezogen. Während einzelne Autoren dies als sichere Methode ansehen [102, 110, 140, 161], berichten andere über Gefahren. So wurde das Abbrechen der Katheterspitze im Bronchialsystem beschrieben und über die Dislokation von Nüssen in die Peripherie oder in das gegenseitige Bronchialsystem berichtet [158]. Den Einsatz von Drahtkörbchen zur Fremdkörperentfernung bei der starren Bronchoskopie bei Kleinkindern halten Tsueda et al. [200] für geeignet, um Fragmentationen von Nüssen und Bohnen zu vermeiden. Bei der Extraktion großer Fremdkörper wurde nach Fragmentation der Verschluß beider Hauptbronchien mit Todesfolge beschrieben [206]. Andererseits sind bei der Entfernung großer Fremdkörper in einem Stück Todesfälle durch vollständige Verlegung der Trachea beschrieben, so daß Cohen [29] daher die vorsichtige Entfernung in mehreren Anteilen empfiehlt. Bready [22] empfiehlt die lokale Anwendung von Suprarenin bei längerliegenden Fremdkörpern, die zu einer Schwellung und Granulationsbildung der Bronchialschleimhaut geführt haben.

Nach der Entfernung des Fremdkörpers muß eine Kontrollendoskopie erfolgen, um weitere Fremdkörper auszuschließen und den Grad der Schleimhautschädigung zu beurteilen. Einige Autoren empfehlen, eine Ösophagoskopie durchzuführen, um nach einem weiteren Fremdkörper zu suchen, wenn sich kein Bronchialfremdkörper nachweisen ließ [208]. Wenn nach einer Fremdkörperentfernung weiterhin klinische oder radiologische Symptome wie Fieber, abgeschwächtes Atemgeräusch oder eine Atelektase fortbestehen, sollte zum Ausschluß eines verbliebenen Fremdkörpers nochmals endoskopiert werden.

7.3.4 Nachbehandlung

Die meisten Autoren führen die unkomplizierte, frühzeitige Bronchoskopie ambulant oder in einem eintägigen stationären Aufenthalt durch und geben perioperativ nur dann Antibiotika und Steroide, wenn eine durch den Fremdkörper bedingte schwere entzündliche Begleitreaktion vorliegt [74]. In diesen Fällen wird allgemein eine intensive physikalische Therapie der Lunge mit Inhalationen, Klopf- und Vibrationsmassagen empfohlen. Der stationäre Aufenthalt beträgt in diesen komplizierten Fällen etwa eine Woche. Nachuntersuchungen, evtl. sogar eine Kontrollbronchoskopie nach einigen Wochen, wird nur von wenigen durchgeführt. Von diesen Autoren werden besonders nach Entfernung längerliegender Fremdkörper vermehrt Residualzustände wie Entzündungen, Atelektasen und sogar Bronchiektasen beschrieben.

7.3.5 Komplikationen

Alle Autoren betrachten die starre Beatmungsbronchoskopie als ein sicheres Verfahren zur Entfernung von Fremdkörpern. Es werden insgesamt sehr wenige chirurgische Komplikationen angegeben. Es wurden die Arbeiten von 26 Autoren [4, 14, 18, 19, 25, 29, 49, 74, 93, 102, 108, 113, 123, 124, 133, 135, 152, 159, 178, 179, 180, 183, 184, 202, 209, 211], die seit 1980 über insgesamt 3780 starre Beatmungsbronchoskopien zur Fremdkörperentfernung im Kindesalter berichtet und auch Komplikationen angegeben haben, ausgewertet. Es wurde über 7 (0,18%) Todesfälle infolge kardiopulmonaler Komplikationen, über 2 Fälle von hypoxischem Hirnschaden, über 7 Pneumothoraces und über 11 Tracheotomien (0,29%) meist wegen postoperativer subglottischer Schwellung berichtet. Bei 5 (0,13%) Patienten wurde zur Fremdkörperentfernung eine Bronchotomie, bei 25 (0,66%) wegen bereits vorhandener Bronchiektasen eine Lungenlappenresektion vorgenommen.

Grundsätzlich gilt, daß alle Fremdkörper, bei denen das Risiko der endoskopischen Entfernung das der offenen übersteigt, durch Eröffnung von Larynx, Trachea oder Thorax entfernt werden sollten. Dies kann zutreffen auf große Fremdkörper in der Subglottis oder der Trachea, auf (längerliegende) Fremdkörper in der Lungenperipherie und auf spitze Gegenstände, die bei kleinen Kindern in einen Bronchus einspießen [126].

7.4 Tracheobronchoskopie aus anderer Indikation – Atelektase und Pneumonie

Gelegentlich ist der in der Kinderendoskopie erfahrene HNO-Arzt aufgefordert, zur Abklärung von Stridor, giemenden Atemgeräuschen, Dyspnoe oder Lungenerkrankungen mit einer diagnostischen Tracheobronchoskopie beizutragen. Eine häufige Ursache für die Entwicklung von Atelektasen ist die Langzeitbeatmung. Hier ist die Bronchoskopie zum gezielten Absaugen von Schleim indiziert, wenn konservative Versuche, die Atelektase zu beseitigen (Physiotherapie, Absaugen, Blähen, Bronchiallavage), erfolglos blieben. Bei rezidivierenden oder therapieresistenten Pneumonien sollte zur Gewinnung von Bronchialsekret und zum Ausschluß anatomischer Varianten oder eines Fremdkörpers bronchoskopiert werden.

8 Endoskopie des Pharynx und des Ösophagus

8.1 Untersuchungstechnik

Pharynx und Ösophagus werden in der Regel in Intubationsnarkose endoskopiert. Zunächst wird ein seitlich offenes Laryngoskop eingeführt und die Schleimhäute des Oro- und des Hypopharynx mit einer 0°-Optik inspiziert. Bei Kindern entfaltet sich der Ösophagusmund gut, so daß die Einführung eines starren, in Durchmesser und Länge geeigneten Ösophagoskopes unter Sicht möglich ist. Die Untersuchung des Ösophagus mit einer 0°-Teleskopoptik wird bis zur Kardia durchgeführt.

8.2 Verätzungen des Ösophagus

Kinder im Alter unter 5 Jahren, mit einem Altersgipfel um 24 Monate, sind am meisten gefährdet, im Haushalt vorhandene Chemikalien zu ingestieren [150]. Die Schwere einer Verätzung hängt ab von Art, pH-Wert, Menge und Konzentration der ingestierten Substanz sowie von der Zeitdauer des Kontaktes der Substanz mit der Schleimhaut. Alkalische Chemikalien verursachen in der Regel durch tiefe Kolliquationsnekrosen, in deren Folge leichter Perforationen entstehen können, schwerere Schäden als die Koagulationsnekrosen verursachenden Säuren. Flüssigkeiten haben im allgemeinen schwerere Schäden zur Folge als feste Substanzen. Während in den letzten Jahren Laugen mit bis zu 60% die am häufigsten aufgenommenen Substanzen waren [150], dominierten im Krankengut unserer Klinik Reinigungsmittel für Spülmaschinen mit 41%, gefolgt von NaOH-haltigen Rohrreinigern mit 22% [21].

Innerhalb der ersten 24–48 h nach einer Verätzung entstehen Ödem, Erythem und Nekrose der Schleimhaut oder der tieferen Wandschichten des Ösophagus. Die schweren Frühkomplikationen der Ösophagusverätzung sind Perforation, Mediastinitis und ösophagotracheale Fistel. Das in der Abheilungsphase gebildete Granulationsgewebe wird nach 3 Wochen durch Bindegewebe ersetzt, was zur Ausbildung narbiger Strikturen führen kann. Zu den Spätkomplikationen der Verätzung zählen neben den Strikturen des Pharynx und Ösophagus die Entstehung eines gastroösophagealen Refluxes und von Karzinomen. Das Risiko der Karzinomentstehung etwa 25–50 Jahre nach Ösophagusverätzung wird mit 5 bis 8% angegeben [10, 67].

8.2.1 Indikation zur Ösophagoskopie

Die Symptome der Verätzung sind: Schmerzen, Dysphagie, Hypersalivation und gelegentlich Erbrechen. Durch Ödeme im Pharynx oder Kehlkopfeingang kann sich Atemnot entwickeln. Während schwere Verätzungen zur sofortigen Ösophagusperforation mit Hals- und Mediastinalemphysem, Mediastinitis und Schock führen können, bleiben viele Kinder nach der Ingestion ätzender Substanzen symptomlos [28, 136]. Aus der Anamnese und dem Vorhandensein von Läsionen an Gesicht, Lippen, Mundhöhle und Oropharynx kann weder auf das Vorhandensein ösophagealer Verätzungen noch auf deren Grad geschlossen werden. Mehrere Untersucher weisen darauf hin, daß Ösophagusverätzungen ohne sichtbare Ätzspuren in Mundhöhle und Pharynx vorkommen können [21, 53, 59, 63, 105, 154]. Deshalb gilt, daß auch bei dem Verdacht auf eine Ingestion ätzender Substanzen ohne Ätzspuren in Mundhöhle und Pharynx ösophagoskopiert werden soll. Die meisten Autoren geben die Inzidenz der Ösophagusverätzung nach einer Ingestion ätzender Substanzen mit 30 bis 40% an [21, 144]. Wenn jedoch 2–3 Symptome vorhanden seien, liege auch sehr wahrscheinlich eine Verletzung des Ösophagus vor [35].

Kontraindiziert ist die frühe Ösophagoskopie, wenn der Patient ateminsuffizient oder kreislaufinstabil ist, also Zeichen eines drohenden Schocks vorhanden sind. In diesen Fällen muß das Vorliegen einer behandlungsbedürftigen Verätzung angenommen werden, so daß auch ohne Endoskopie mit der Therapie begonnen werden kann.

Die Ösophagoskopie sollte innerhalb von 24–48 h nach der Ingestion durchgeführt werden. Ist die frühe Endoskopie nicht möglich, sollte wegen der Perforationsgefahr erst nach 5–8 Tagen endoskopiert werden. Die meisten Untersucher stimmen darin überein, daß die frühzeitige Endoskopie die am besten geeignete Methode ist, Ausdehnung und Grad der Verätzungen in Mundhöhle, Pharynx und Speiseröhre zu bestimmen [2, 35, 167, 177] (Abb. 9). Der Grad der Verätzung ist ein zuverlässiger Parameter für die Prognose [53, 177]. Die Auffassungen über Art und Umfang der Therapie, insbesondere über den Wert der Steroidtherapie für die Prophylaxe von Strikturen, sind sehr unterschiedlich [2, 6, 53, 75, 76, 98, 141, 190].

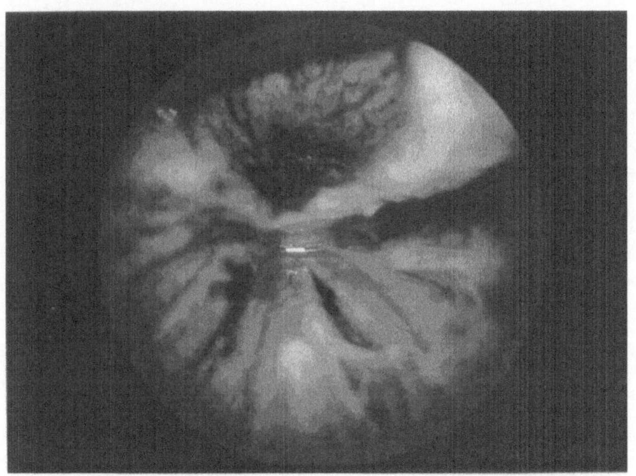

Abb. 9. Säureverätzung des Ösophagus bei einem 8 Jahre alten Mädchen (starre Ösophagoskopie)

8.2.2 Untersuchungstechnik

Die meisten HNO-Ärzte bevorzugen die starre Endoskopie in Intubationsnarkose, wobei nach der Inspektion von Mundhöhle, Oro- und Hypopharynx der Ösophagus bis zur Kardia untersucht wird. Die Ösophagoskopie sollte wegen des erhöhten Perforationsrisikos abgebrochen werden, wenn schwere Verätzungen im kranialen Abschnitt der Speiseröhre vorliegen [21, 35].

In den letzten Jahren wurde mit der Verbreitung der flexiblen Endoskope die Forderung nach der Mitbeurteilung des Magens und des Duodenums erhoben, da durch einen reflektorischen Pylorospasmus sich die Einwirkzeit der ätzenden Agenzien auf die Magenschleimhaut verlängert mit der Gefahr der Entwicklung von Perforationen oder Strikturen [136]. Aufgrund der Pufferwirkung der Magensäure verursachen in der Praxis nur hochkonzentrierte Säuren behandlungsbedürftige Magenulzera. In diesen Fällen besteht immer eine bei der Ösophagoskopie erkennbare Mitbeiligung des Ösophagus. Die Gastroskopie bietet also nur selten zusätzliche Informationen, die weitere therapeutische Konsequenzen zur Folge hätten [92].

Nicht alle Autoren führen eine Kontrollendoskopie zur Verlaufkontrolle aus. Etwa 2–3 Wochen nach der Verätzung sollte eine Röntgenkontrastuntersuchung des Ösophagus vorgenommen werden, um, sollte sich eine beginnende Strikturbildung zeigen, frühzeitig mit einer Bougierungsbehandlung zu beginnen.

8.3 Ösophagusfremdkörper

Die Ingestion von Fremdkörpern ist im Kindesalter ein häufiges Ereignis. Kinder im Alter von 1–2 Jahren sind am häufigsten betroffen. Die meisten Fremdkörper passieren den Ösophagus, ohne eine Läsion zu verursachen und gehen spontan ab, wenn sie den Magen erreicht haben. In der überwiegenden Mehrzahl der Fälle handelt es sich um Münzen, gefolgt von Spielzeugteilen.

Crysedale [40] berichtet in einer Serie über 426 Fremdkörperösophagoskopien im Kindesalter, daß 62% der Patienten innerhalb von 24 h vorgestellt wurden, 6% erst nach 7 Tagen und bei 10% der Patienten die Liegedauer des Fremdkörpers nicht zu eruieren war. Die Münzen sitzen in 80–95% der Fälle in der oberen Ösophagusenge. Besonders länger liegende Fremdkörper werden symptomatisch. Am häufigsten beschrieben werden Dysphagie und Erbrechen, Odynphagie, Anorexie sowie beim Essen verstärkt auftretender Husten. Ein Fremdkörper kann jedoch auch längere Zeit symptomlos bleiben.

8.3.1 Prätherapeutische Diagnostik

Zur prätherapeutischen Diagnostik wird bei Verdacht auf das Vorliegen eines Ösophagusfremdkörpers allgemein die Röntgenübersichtsaufnahme des Halses und des Thorax für erforderlich gehalten [78, 83]. In letzter Zeit wird von einigen Autoren die Auffassung vertreten, daß bei Verdacht auf das Vorliegen eines stumpfen Ösophagusfremdkörpers bei einem beschwerdefreien Patienten, der Flüssigkeit aufnehmen kann, auf eine Röntgenaufnahme verzichtet werden kann, solange der Patient beschwerdefrei und unter Kontrolle bleibt [27, 148]. Ein solches Vorgehen halten wir für gefährlich und nicht vertretbar, da bekannt ist, daß auch stumpfe Fremdkörper im Ösophagus lange verbleiben können, ohne Symptome zu verursachen. So berichtet Nahman [137] über den Fall eines 3,5jährigen Kindes, bei dem eine 6 Monate liegende, nicht erkannte Münze schließlich zur Perforation des Ösophagus geführt hat.

8.3.2 Endoskopische Technik

Als Methode der Wahl zur Fremdkörperextraktion wird die *starre Ösophagoskopie* in Intubationsnarkose angesehen [23, 40, 78, 96, 160, 191]. Das starre Endoskop ist für die Exposition der ersten Ösophagusenge, der Prädilektionsstelle, besser geeignet als das flexible. Nach der Entfernung des Fremdkörpers muß eine Kontrollendoskopie durchgeführt werden, um den Grad der durch den Fremdkörper verursachten Schleimhautschädigung festzustellen und weitere Fremdkörper auszuschließen. Die Inzidenz an multiplen Fremdkörpern wird mit 5% angegeben [78, 96]. Es werden wenige Komplikationen angegeben, die mehrheitlich auf den Fremdkörper und nicht auf die Endoskopie zurückzuführen sind.

Von einigen Autoren wird als Alternative zur Ösophagoskopie die Entfernung von stumpfen Fremdkörpern mit Ballonkathetern unter Röntgenkontrolle angewandt [25, 140]. Diese blinde Extraktionstechnik setzt die Kooperation des Patienten voraus und wird nur bei Fremdkörpern mit vermuteter kurzer Verweildauer angewandt. Nachteilig ist, daß eventuell vorhandene, nicht schattengebende weitere Fremdkörper übersehen werden und Schleimhautschädigungen nicht beurteilt werden können. Über eine Reihe von Komplikationen des Verfahrens berichtet McGuirt [73]. So sind Ösophagusperforationen, Blutungen aus der Nase, die Dislokation des Fremdkörpers in die Nase und Laryngospasmen beobachtet worden. Weiter wurde über die Dislokation eines Fremdkörpers (Münze) in die Supraglottis (mit Todesfolge) und eines anderen in den linken Hauptbronchus berichtet. Die blinde Extraktion von Fremdkörpern unter Durchleuchtungskontrolle wird hauptsächlich in den Vereinigten Staaten von nicht in der Endoskopie ausgebildeten Radiologen und Pädiatern durchgeführt. Im europäischen Schrifttum finden sich keine Hinweise auf eine breite Anwendung dieser nach unserer Auffassung abzulehnenden Methode.

8.4 Ösophagoskopie aus anderer Indikation

In der Diagnostik kongenitaler Ösophaguserkrankungen stehen die Röntgenuntersuchungen im Vordergrund [3]. Wird endoskopiert, bevorzugt eine Reihe von Autoren zur Diagnostik von Atresien, Stenosen, ösophagotrachealen Fisteln sowie kongenitalen Strängen und Falten starre Endoskope [15, 62]. Zum Ausschluß einer Ösophagitis werden Biopsie – gewonnen bei der flexiblen Endoskopie – von Gastroenterologen empfohlen [17]. Im Mittelpunkt der Diagnostik funktioneller Störungen stehen röntgenologische und manometrische Untersuchungen [170]. Durch den Einsatz starrer und flexibler Endoskope können auch bei Kindern akute gastrointestinale Blutungen beherrscht, Ösophagusvarizen sklerosiert und Strikturen dilatiert werden [190].

Die Autoren danken Herrn Prof. Dr. U. Braun vom Institut für Anästhesiologie der Universität Göttingen für vielfältige Beratung.

Literatur

1. Abramson AL, Steinberg BM, Winkler B (1987) Laryngeal papillomatosis: clinical, histopathologic and molecular studies. Laryngoscope 97:678–685
2. Adam JS, Birck HG (1982) Pediatric caustic ingestion. Ann Otol Rhinol Laryngol 91:656–658
3. Adkins JC (1990) Congenital malformations of the esophagus. In: Bluestone CH D, Stool SE (eds) Pediatric Otolaryngology. Saunders, Philadelphia, pp 973–984
4. Al-Hilou R (1991) Inhalation of foreign bodies by children: Review of experience with 74 cases from Dubai. J Laryngol Otol 105:466–470
5. Ambrosch P, Steiner W (1986) Endoskopische Laserbehandlung der juvenilen Papillomatose des Larynx und der Trachea. 4th Int Congress of Pediatric Otolaryngology, Proceedings Eger/Hungary 1986, S 117
6. Andersson KD, Rouse TM, Randolph JG (1990) A controlled trial of corticosteroids in children with corrosive injury of the esophagus. New Engl J Med 323:637–640
7. Andreassen UK, Baer S, Nielsen TG, Dahm SL, Arndal H (1992) Acute epiglottitis – 25 years experience with nasotracheal intubation, current management policy and future trends. J Laryngol Otol 106:1072–1075
8. Antarasena S (1988) Clinical study of juvenile laryngeal papilloma. Acta Otolaryngol 458:163–166
9. D'Antonio LL, Harlan PhD, Muntz R, Marsh JL, Grames LM, Backensto-Marsh R (1988) Practical application of flexible fiberoptic nasopharyngeal function. Plast Reconstr Surg 82:611–618
10. Appelqvist P, Salmo M (1980) Lye corrosion carcinoma of the esophagus. Cancer 45:2655–2658
11. April MM, Zinreich SJ, Baroody FM, Naclerio RM (1993) Coronal CT scan abnormalities in children with chronic sinusitis. Laryngoscope 103:985–990
12. Badgwell JM, McLeod ME, Friedberg J (1987) Airway obstruction in infants and children. Can J Anaesth 34:90–98
13. Backer CL, Ilbawi MN, Idriss FS, DeLeon SY (1989) Vascular anomalies causing tracheooesophageal compression. J Thorac Cardiovasc Surg 97:725–731
14. Banerjee A, Subba Rao K, Khanna SK, Narayanan PS, Gupta BK, Sekar JC, Rajedara Retnam C, Nachiappan M (1988) Laryngo-tracheo-bronchial foreign bodies in children. J Laryngol Otol 102:1029–1032
15. Benjamin B (1986) The role of the paediatric endoscopist. J Laryngol Otol 100:1397–1411
16. Benjamin B (1990) Laser surgery in multiple respiratory papillomatosis. In: Davis RK (ed) Lasers in Otolaryngology – Head and Neck Surgery. Saunders, Philadelphia, pp 33–44
17. Biller JA, Winter HS, Grand RJ, Allred EN (1983) Are endoscopic changes predictive of histologic esophagitis in children? J Pediatr 103:215–218
18. Black RE, Choi KJ, Syme WC, Johnson DG, Matlak ME (1984) Bronchoscopic removal of aspirated foreign bodies in children. Am J Surg 148:778–780
19. Blazer S, Naveh Y, Friedman A (1980) Foreign body in the airway. Am J Dis Child 134:68–71
20. Borland LM, Reilly JS (1987) Jet ventilation for laser laryngeal surgery in children. Modification of the Saunders jet ventilation technique. Int J Ped Otorhinolaryngol 14:65–71
21. Brauneis J, Schröder M, Laskawi R (1990) Ösophagusverätzungen im Kindesalter. Laryngol-Rhinol-Otol 69:398–400
22. Bready LL, Orr MD, Petty C, Grover FL, Harman K (1986) Bronchoscopic administration of nebulized racemic epinephrine to facilitate removal of aspirated peanut fragments in pediatric patients. Anesthesiology 65:523–525
23. Brossard E, Froidevaux AC (1990) Fremdkörper im Bereich des Pharynx und Ösophagus beim Kind: Muß die endoskopische Entfernung mit dem starren Tubus unter Allgemeinanästhesie in Frage gestellt werden? Zentralbl HNO-Heilkunde, Plastische Chirurgie an Kopf und Hals 138:5–6
24. McCaffrey TV, Cortese DA (1986) Neodynium: YAG Laser Treatment of subglottic hemangioma. Otolaryngol Head Neck Surg 94:383–384
25. Campbell JB, Foley C (1983) A safe alternative to endoscopic removal of blunt esophageal foreign bodies. Arch Otolaryngol 109:323–325

26. de Campora E, Camaioni A, Radici M, Leante M, Croce A, Bicciolo G, Passamonti GL (1988) Le Stenosi Meta-Traumatiche Laringo-Tracheali: Inquadramento Clinico, Indirizzi Terapeutici E Valutazione Critica Della Esperienza. Acta Otorhinolaryngol Ital 18:3–28
27. Caravati EM, Bennett DL, McElwee NE (1989) Pediatric coin ingestion. Am J Dis Child 143:549–551
28. Cello JP, Fogel RP, Boland CR (1980) Liquid caustic ingestion. Spectrum of injury. Arch Intern Med 140:501–504
29. Cohen SR, Herbert WI, Lewis Jr GB (1980) Foreign bodies in the airway. Five year retrospective study with special reference to management. Ann Otol Rhinol Laryngol 89:437–442
30. Cohen SR, Geller KA, Seltzer S, Thompson JW (1980) Papilloma of the larynx and tracheobronchial tree in children. A retrospective study. Ann Otol Rhinol Laryngol 89:497
31. Cohen SR, Wang CI (1972) Steroid treatment of hemangioma of the head and neck in children. Ann Otol Rhinol Laryngol 81:584–592
32. Contencin Ph, Polonovski JM, Francois M, Denoyelle F, Jaulin JF, Narcy Ph (1988) Stridor larynge congenital severe. La Presse Medicale 28:1081–1084
33. Cotton RT, Tewfik TL (1985) Laryngeal stenosis following carbon dioxide laser in subglottic hemangioma. Ann Otol Rhinol Laryngol 94:494–497
34. Cotton RT, Gray StD, Miller RP (1989) Update of the Cincinnati experience in pediatric laryngotracheal reconstruction. Laryngoscope 99:1111–1116
35. Crain EF, Gershel JC, Mezey AP (1984) Caustic ingestions. Symptoms as predictors of esophageal injury. Am J Dis Child 138:863–865
36. McCray PB, Crockett DM, Wagener JS, Thies DJ (1988) Hypoxia and hypercapnia in infants with mild laryngomalacia. Am J Dis Child 142:896–899
37. Crockett DM, McCabe BF, Shive CJ (1987) Complications of laser surgery for recurrent respiratory papillomatosis. Ann Otol Rhinol Laryngol 96:639–644
38. Crockett DM, McGill TJ, Healy GB, Friedman EM (1988) Airway management of acute supraglottis at the Children's Hospital, Boston: 1980–1985. Ann Otol Rhinol Laryngol 97:114–119
39. Crockett DM, Strasnick B (1989) Lasers in pediatric otolaryngology. Otolaryngol Clin North Am 22:607–619
40. Crysdale WS, Sendi KS, Yoo J (1991) Esophageal foreign bodies in children. 15-year review of 484 cases. Ann Otol Rhinol Laryngol 100:320–324
41. Cunanan OS (1979) The flexible fiberoptic bronchoscope in foreign body removal. Experience in 300 cases. Chest 73:725–726
42. Davidoff AM, Filston HC (1992) Treatment of infantile subglottic hemangioma with electrocautery. J Pediatr Surg 27:436–439
43. Davies H, Gordon I, Matthew DJ, Helms P, Kenney IJ, Lutkin JE, Lenney W (1990) Long term follow up after inhalation of foreign bodies. Arch Dis Child 65:619–621
44. Davis DA, Tucker JA, Russo P (1993) Management of airway obstruction in patients with congenital heart defects. Ann Otol Rhinol Laryngol 102:163–166
45. Dedo HH, Sooy CD (1984) Endoscopic laser repair of posterior glottic, subglottic and tracheal stenosis by division or micro-trapdoor flap. Laryngoscope 94:445
46. Denk G (1984) 3 Jahrzehnte Kinderbronchoskopie: Indikation, Technik und Ergebnisse. Prax Klin Pneumol 38:291–294
47. Deres M, Kosack K, Waldschmidt J, Obladen M (1990) Airway anomalies in newborn infants: detection by tracheoscopy via endotracheal tube. J Biol Neonate 58:50–53
48. McEniery J, Gillis J, Kilham H, Benjamin B (1991) Review of intubation in severe laryngotracheobronchitis. Pediatrics 87:847–853
49. Esclamado RM, Richardson MA (1987) Laryngotracheal foreign bodies in children. Am J Dis Child 141:259–262
50. Fan LL (1984) Transnasal fiberoptic endoscopy in children with obstructive apnea. Crit Care Med 12:590–592
51. Fearon B, Cotton R (1972) Subglottic stenosis in infants and children: the clinical problem and experimental surgical correction. Can J Otol 1:281–289
52. Fearon B, Mac Roe D (1976) Laryngeal papillomatosis in children. J Otolaryng 5:493
53. Ferguson MK, Migliore M, Staszak VM, Little AG (1989) Early evaluation and therapy for caustic esophageal injury. Am J Surg 157:116–120
54. Fitzpatrick SB, Marsh B, Stokes D, Wang K-P (1983) Indications for flexible fiberoptic bronchoscopy in pediatric patients. Am J Dis Child 137:595–597
55. Frankel LR, Anas NG, Perkin RM, Seid AB, Peterson B, Park SM (1984) Use of the anterior cricoid split operation in infants with acquired subglottic stenosis. Critical Care Medicine 12:395–398
56. Freche C, Jakobowitz M (1988) The carbon dioxide laser in laryngeal surgery. Ear Nose Throat J 67:438–440
57. Friedman EM, Healy GB, McGill TJI (1983) Carbon dioxide laser management of subglottic and tracheal stenosis. Otolaryngol Clin North Am 16:871–874
58. Friedman EM, Williams M, Healy GB, McGill TGI (1984) Pediatric endoscopy: A review of 616 cases. Ann Otol Rhinol Laryngol 93:517–519
59. Friedman EM (1989) Caustic ingestions and foreign bodies in the aerodigestive tract of children. In: Bluestone CD (ed) Pediatric Clinics of North America. Saunders, Philadelphia, pp 1403–1410
60. Friedman EM, Vastola AP, McGill TJI, Healy GB (1990) Chronic pediatric stridor: etiology and outcome. Laryngoscope 100:277–280
61. Gaillard J, Haguenauer JP, Dubrenil C (1979) La microchirurgie laryngee: manoeuvres instrumentales et utilisation du laser. J Franc Otorhinolaryngol 28:431
62. Gans SL (1979) Besondere Probleme in der Neugeborenen-Endoskopie. Z Kinderchir 27:81–86
63. Gaudreault P, Parent M, McGuigan MA, Chicoine L, Lovejoy FH (1983) Predictability of esophageal injury from signs and symptoms: a study of caustic ingestion in 378 children. Pediatrics 71:767–770
64. Gartlan MG, Peterson KL, Luschei ES, Hoffman HT, Smith RJ (1993) Bipolar hooked-wire electromyographic technique in the evaluation of pediatric vocal cord paralysis. Ann Otol Rhinol Laryngol 102:695–700
65. Gentile RD, Miller RH, Woodson GE (1986) Vocal cord paralysis in children 1 year of age and younger. Ann Otol Rhinol Laryngol 95:622–625
66. Gerson CR (1983) Safety of the flexible fiberoptic bronchoscopy and laryngoscopy in infants and children. Laryngoscope 93:1488–1489
67. Gerzic Z, Knezevic J, Milicevic M, Dunjic M, Randjelovic T (1990) Postcorrosive stricture and carcinoma of the esophagus. In: Siewert JR, Hölscher AH (Hrsg) Diseases of the esophagus. Springer, Berlin Heidelberg New York Tokio, S 113–117
68. McGill TJI, Friedman EM, Healy GB (1983) Laser surgery in the pediatric airway. Otolaryngol Clin North Am 16:865–870
69. Gonzales C, Reilly JS, Bluestone ChD (1987) Synchronous airway lesions in infancy. Ann Otol Rhinol Laryngol 96:77–80

70. Green CG (1992) Flexible endoscopy of the pediatric airway. Am Rev Respir Dis 145:233–235
71. Gross ChW, Gurucharri MJ, Lazar RH, Long TE (1989) Functional endonasal sinus surgery (FESS) in the pediatric age group. Laryngoscope 99:272–275
72. Grundfast KM, Camilon FS, Pransky S, Barber CS, Fink R (1990) Prospective study of subglottic stenosis in intubated neonates. Ann Otol Rhinol Laryngol 99:390–395
73. McGuirt WF (1982) Use of Foley catheter for removal of esophageal foreign bodies; a survey. Ann Otol Rhinol Laryngol 91:599–601
74. McGuirt WF, Holmes KD, Feehs R, Browne JD (1988) Tracheobronchial foreign bodies. Laryngoscope 98:615–618
75. Haller JA, Andrews HG, White JJ, Tamer MA, Cleveland WW (1971) Pathophysiology and management of acute corrosive burns of the esophagus: results of treatment in 285 children. J Pediatr Surg 6:578–584
76. Hawkins DB, Demeter MJ, Barnett ThE (1980) Caustic ingestion: controversies in management. A review of 214 cases. Laryngoscope 90:98–109
77. Hawkins DB, Clark RW (1987) Flexible laryngoscope in neonates, infants and young children. Ann Otol Rhinol Laryngol 96:81–85
78. Hawkins DB (1990) Removal of blunt foreign bodies from the esophagus. Ann Otol Rhinol Laryngol 99:935–940
79. Hawkins JA, Bailey WW, Clark SM (1992) Innominate artery compression of the trachea. J Thorac Cardiovasc Surg 103:678–682
80. Healy GB, McGill T, Simpson GT, Strong MSt (1979) The use of the carbon dioxide laser in the pediatric airway. J Pediatr Surg 14:735–740
81. Healy GB, McGill T, Friedman EM (1984) Carbon dioxide lasers in subglottic hemangioma. Ann Otol Rhinol Laryngol 93:370–373
82. Healy GB (1990) Management of tracheobronchial foreign bodies in children: an update. Ann Otol Rhinol Laryngol 99:889–891
83. Hodge D, Tecklenburg F, Fleishberg (1985) Coin ingestion: does every child need a radiograph? Ann Emerg Med 14:443–446
84. Holinger PH, Kutnick SL, Schild JA, Holinger LD (1976) Subglottic stenosis in infants and children. Ann Otol Rhinol Laryngol 85:591–599
85. Holinger LD (1980) Etiology of stridor in the neonate, infant and children. Ann Otol Rhinol Laryngol 89:397–400
86. Holinger LD (1982) Treatment of severe subglottic stenosis without tracheostomy: a preliminary report. Ann Otol Rhinol Laryngol 91:407–412
87. Holinger LD, Stankiewicz JA, Livingston GL (1987) Anterior cricoid split: the Chicago experience with an alternative to tracheotomy. Laryngoscope 97:19–24
88. Holinger LD, Oppenheimer RW (1989) Congenital subglottic stenosis: the elliptical cricoid cartilage. Ann Otol Rhinol Laryngol 98:702–706
89. Holinger LD, Konior RJ (1989) Surgical management of severe laryngomalacia. Laryngoscope 99:136–142
90. Holinger LD (1989) Diagnostic endoscopy of the pediatric airway. Laryngoscope 99:346–348
91. Hopfgärtner I (1979) Der therapeutische Einsatz der Bronchoskopie im Kindesalter. Z Kinderchir 27:161–167
92. Hüttenbrink K-B, Grett V (1990) Die Indikation zur starren Oesophago-Gastroskopie bei 105 kindlichen Ingestionsunfällen kritisch beleuchtet. Referateband Jahrestagung der Nordwestdeutschen Vereinigung der HNO-Ärzte, Lübeck
93. Inglis AF, Wagner DV (1992) Lower complication rates associated with bronchial foreign bodies over the last 20 years. Ann Otol Rhinol Laryngol 101:161–66
94. Inouye T (1983) Examination of child larynx by flexible fiberoptic laryngoscope. Int J Ped Otorhinolaryngol 5:317–323
95. Iro H, Weidenbecher M (1993) Erkrankungen von Larynx und Trachea im Kindesalter. In: Haid CT (Hrsg) HNO-Heilkunde für den Kinderarzt. Bücherei des Pädiaters Bd 99, Enke, Stuttgart
96. Jackson RM, Hawkins DB (1986) Coins in the esophagus. What is the best management? Int J Ped Otorhinolaryngol 12:127–135
97. Jani P, Koltai P, Ochi JW, Bailey CM (1991) Surgical treatment of laryngomalacia. J Laryngol Otol 105:1040–1045
98. Keskin E, Okur H, Koltuksuz U, Zorludemir Ü, Olcay I (1991) The effect of steroid treatment on corrosive oesophageal burns in children. Eur J Pediatr Surg 1:335–338
99. Kleinsasser O (1976) Mikrolaryngoskopie und endolaryngeale Mikrochirurgie. Schattauer, Stuttgart
100. Kilham H, Gillis J, Benjamin B (1987) Severe upper airway obstruction. Ped Clin North Am 34:1–14
101. Kobayashi T, Shima K (1982) Removal of bronchial foreign bodies in children. Arch Otolaryngol 108:265–266
102. Koloske AM (1982) Bronchoscopic extraction of aspirated foreign bodies in children. Am J Dis Child 136:924–927
103. Koufman JA, Thompson JN, Kohut RI (1981) Endoscopic management of subglottic stenosis with the CO_2 surgical laser. Otolaryngol Head Neck Surg 89:215–219
104. Kuettner K, Siering U, Looke G, Eichhorn M (1992) Funktionelle endoskopische Siebbeinrevision bei entzündlichen Nasennebenhöhlenerkrankungen im Kindesalter. HNO 40:158–164
105. Kynaston JA, Patrick MK, Shepherd RW, Raivadera PV, Cleghorn GJ (1989) The hazards of automatic-dishwasher detergent. Med J Aust 151:5–7
106. Labbe A, Dalens B, Lusson IR, Dechelotte P, Meyer M (1984) Flexible bronchoscopy in infants and children. Endoscopy 16:13–15
107. Laccourreye H, Pech A, Piquet J-J, Haguenauer J-P, Narcy Ph, Junien-Lavillauroy C, Gehanno P, Guerrier B, Thomassin J-M (1985) Les stenoses laryngo-tracheales de l adulte et de l enfant. Librairie Arnette 2, rue Casimir-Delavigne, 75006 Paris
108. Lakshmanan K (1990) Update of diagnosis and management of foreign bodies in the tracheo-bronchial tree in children. Otolaryngology, Head Neck Surg, Proceedings of the XIV World Congress of Otorhinolaryngology, Head and Neck Surgery, Madrid 1989, S 3025–3029
109. Lazar RH, Younis RT, Long TE (1993) Functional endonasal sinus surgery in adults and children. Laryngoscope 103:1–5
110. Lee M, Fernandez NA, Berger HW, Givre H (1982) Wire basket removal of a tack via flexible fiberoptic bronchoscopy. Chest 82:515
111. Levy M, Glick B, Springer Ch, Mogle P, Vatashsky E, Drexler H, Godfrey S (1983) Bronchoscopy and bronchography in children. Am J Dis Child 137:14–16
112. Lindahl H, Rintala R, Malinen L, Leijala M, Sairanen H (1992) Bronchoscopy during the first month of life. J Pediatr Surg 27:548–550
113. Linegar AG, v Oppell UO, Hegemann S, De Groot M, Odell JA (1992) Tracheobronchial foreign bodies. S Afr Med J 82:164–167
114. Lockhart CH, Elliot JL (1984) Potential hazards of pediatric rigid bronchoscopy. J Pediat Surg 19:239–242
115. Löfgren LA (1988) Treatment of severe subglottic stenosis in children with the CO_2 laser. A preliminary report on a few successful cases. Acta Otolaryngol 449:101–103

116. Lovejoy FH Jr (1990) Corrosive injury of the esophagus in children. Failure of corticosteroid treatment re-emphasizes prevention. N Engl J Med 323:668–670
117. Lusk RP, Muntz HR (1990) Endoscopic sinus surgery in children with chronic sinusitis: a pilot study. Laryngoscope 100:654–658
118. Lyons GD, Lousteau RJ, Mouney DF (1976) CO_2-laser laryngoscopy in a variety of lesions. Laryngoscopy 86:1658
119. Mackenzie IJ (1984) A Review of endoscopies of the respiratory tract and esophagus in a Children's Hospital. Health Bull 42:78–80
120. Malfroot A, Spehl M, Dab I (1984) Results of endoscopic examinations of larynx and trachea in 79 children. In: Clement PAR (ed) Recent advances in E.N.T.-endoscopy. Proceedings of the First International Symposium „Endoscopy in Otorhinolaryngology", April 27th and 28th, Brüssel, S 135–139
121. Mangione RA (1990) Acute epiglottitis – pediatric emergency? Am J Pharm Educ 64:199–201
122. Mantel K, Butenandt I, Hohlfeld M (1979) Derzeitiger Stand der Laryngo-Tracheoskopie und Bronchoskopie im Kindesalter. Z Kinderchir [Suppl] 27:149
123. Mantel K, Butenandt I (1986) Tracheobronchial foreign body aspiration in childhood. Eur J Pediatr 145:211–216
124. Mantor PC, Tuggle DW, Tunell WP (1989) An appropriate negative bronchoscopy rate in suspected foreign body aspiration. Am J Surg 158:622–624
125. Marcus CL, Crockett DM, Davidson Ward SL (1990) Evaluation of epiglottoplasty as treatment for severe laryngomalacia. J Pediatr 117:706–710
126. Marks SC, Marsh BR, Dudgeon DL (1993) Indications for open surgical removal of airway foreign bodies. Ann Otol Rhinol Laryngol 102:690–694
127. Mauro RD, Poole SR, Lockhart CH (1988) Differentiation of epiglottitis from larynxgotracheitis in the child with stridor. Am J Dis Child 142:679–682
128. Mayer-Brix J, Hosemann W (1993) HNO-ärztliche Gesichtspunkte der Schlafapnoe im Kindesalter. In: Haid CT (Hrsg) HNO-Heilkunde für den Kinderarzt, Bücherei des Pädiaters Bd 99, Enke, Stuttgart
129. Melon J (1979) Tracheo-bronchiale Endoskopie beim Kind. Acta Otorhinolaryngol Belg 33:1–232
130. Miehlke A, Vollrath M (1980) Mikroskopische Laserchirurgie im Kehlkopfbereich. Dtsch Ärztebl 77:177
131. Minnigerode B, El Hifnawi H (1986) Zur Indikation und Technik der Laryngo-Tracheo-Bronchoskopie des Neugeborenen. HNO 34:368
132. Mizono G, Dedo HH (1984) Subglottic hemangiomas in infants: treatment with CO_2-lasers. Laryngoscope 94:638–641
133. Moazam F, Talbert JL, Rodgers BM (1983) Foreign bodies in the pediatric tracheobronchial tree. Clin Pediatr 22:148–150
134. Motta G, Villari G, Motta G, Ripa G, Rajani M, Salafia M (1990) Microchirurgia e laser a CO_2 nel trattamento dei processi patologici della laringe in eta pediatrica. ORL Pediatr 1:11–28
135. Mu L, He P, Sun D (1991) Inhalation of foreign bodies in Chinese children: a review of 400 cases. Laryngoscope 101:657–660
136. v Mühlendahl KE, Oberdisse U, Krienke EG (1978) Local injuries by accidental ingestion of corrosive substances by children. Arch Toxicol 39:299–314
137. Nahman BJ, Mueller CF (1984) Asymptomatic esophageal perforation by a coin in a child. Ann Emerg Med 13:93–95
138. Narcy P, Contencin P, Menier Y, Bobin S, Francois M (1989) Surgical treatment of laryngotracheal stenosis in infants and children. Arch Otorhinolaryngol 246:341–344
139. Narcy P, Contencin P, Viala P (1990) Surgical treatment for laryngeal paralysis in infants and children. Ann Otol Rhinol Laryngol 99:124–128
140. O'Neill JA Jr, Holcomb GW, Neblett WW (1983) Management of tracheobronchial and esophageal foreign bodies in childhood. J Pediatr Surg 18:475–479
141. Nelson WE (1987) Textbook of Pediatrics. 13th ed, Saunders, Philadelphia
142. Nussbaum E (1983) Flexible fiberoptic bronchoscopy and laryngoscopy in infants and children. Laryngoscope 93: 1073–1075
143. Nussbaum E, Maggi JC (1990) Laryngomalacia in children. Chest 98:942–944
144. Oakes DD, Sherck JP, Mark JB (1982) Lye ingestion: clinical patterns and therapeutic implications. J Thorac Cardiovasc Surg 83:194–204
145. Panis R, Thumfart W, Wigand ME (1979) Die endonasale Kieferhöhlenoperation mit endoskopischer Kontrolle als Therapie der chronisch rezidivierenden Sinusitis im Kindesalter. HNO 27:256
146. Parkin JL, Dixon JA (1985) Argon laser treatment of head and neck vascular lesions. Otolaryngol Head Neck Surg 93:211–216
147. Parsons CDS, Phillips SE (1993) Functional endoscopic surgery in children: a retrospective analysis of results. Laryngoscope 103:899–903
148. Paul RI, Christoffel K, Binns HJ, Jaffe DM (1993) Foreign body ingestion in children. Risk of complication varies with site of initial health care contact. Pediatrics 91:121–127
149. Polonovski J-M, Contencin P, Francois M, Viala P, Narcy P (1990) Aryepiglottic fold excision for the treatment of severe laryngomalacia. Ann Otol Rhinol Laryngol 99:625–627
150. Postlethwait EW (1983) Chemical burns of the esophagus. Surg Clin North Am 63:915–924
151. Puhakka H, Kero P, Erkinjuntti M (1987) Pediatric bronchoscopy during a 17-year period. Int J Pediatr Otorhinolaryngol 13:171–180
152. Puhakka H, Svedström E, Kero P, Valli P, Iisalo W (1989) Tracheobronchial foreign bodies. Am J Dis Child 143: 543–545
153. Puhakka HJ, Kero P, Valli P, Iisalo E, Erkinjuntti M (1990) Subglottic stenosis in neonates and children. Acta Pediatr Scand 79:397–401
154. Rechlin R, Schreiber R, Gudowski G, Schneeweiß H (1986) Ingestions-Unfälle im Kindesalter unter besonderer Berücksichtigung endoskopischer Diagnostik und Kortikoidtherapie. Z Ärztl Fortb (Jena) 80:481–484
155. Richardson MA (1987) Developments in pediatric neurolaryngology. Ann Otol Rhinol Laryngol 96:118–119
156. Richter K, Steiner W (1984) Endoskopische Diagnostik und Laserbehandlung intubationsbedingter Larynxgranulome bei Neugeborenen und Säuglingen. Pediatr Intensivmedizin VI, Thieme, Stuttgart New York, S 137–140
157. Rinne J, Grahne B, Sovijärvi A (1983) Laryngeal stenosis following papillomatosis – A report of three severe cases. Int J Pediatr Otorhinolaryngol 5:309
158. Ross MN, Haase GM (1988) An alternative approach to management of Fogarty catheter disruption associated with endobronchial foreign body extraction. Chest 94:882–884
159. Rothmann BF, Boeckman CR (1980) Foreign bodies in the larynx and tracheobronchial tree in children. A review of 225 cases. Ann Otol 89:434–436
160. Savary M, Miller G (1977) Der Oesophagus. Gassmann, Solothurn
161. Saw HS, Ganendran A, Somasundaram K (1979) Fogarty catheter extraction of foreign bodies from tracheobronchial trees of small children. J Thorac Cardiovasc Surg 77:240–243

162. Scamman FL (1986) Supraglottic jet ventilation for laser surgery of the larynx in children. Ann Otol Rhinol Laryngol 95:142–145
163. Scott JC, Jones B, Eisele DW, Ravich WJ (1992) Caustic ingestion injuries of the upper aorodigestive tract. Laryngoscope 102:1–8
164. Sebastian B, Kleinsasser O (1984) Zur Behandlung der Kehlkopfhämangiome bei Kindern. Laryng Rhinol Otol 63:403–407
165. Seid AB, Park SM, Kearns MJ et al (1985) Laser division of the aryepiglottic folds for severe laryngomalacia. Int J Pediatr Otorhinolaryngol 10:153–158
166. Selkin StG (1985) Clinical use of the pediatric flexible fiberscope. Int J Pediatr Otorhinolaryngol 10:75–80
167. Sellars SL, Spence RAJ (1987) Chemical burns of the esophagus. J Laryngol Otol 101:1211–1213
168. Sherman JM (1987) Rigid or Flexible bronchoscopy in children. Pediatr Pulmonol 3:141–144
169. Shikowitz MJ, Abramson AL, Liberatore L (1991) Endolaryngeal jet ventilation: a 10-year review. Laryngoscope 101:455–461
170. Sieber W (1990) Functional abnormalities of the esophagus. In: Bluestone CD, Stool SE (eds) Pediatrics Otolaryngology. Saunders, Philadelphia, pp 985–997
171. Silberman HD, Wilf H, Tucker JA (1976) Flexible fiberoptic nasopharyngolaryngoscope. Ann Otol 85:640–645
172. Silberman HD, Tucker JA, Hempel A (1984) A flexible neonatalscope. Ann Otol Rhinol Laryngol 93:468
173. Silberman HD, Tucker JA (1987) Examination of the pediatric upper airway with the flexible nasopharyngolaryngoscope. Adv Otorhinolaryng 23:87–89
174. Simpson GT, Strong MSt, Healy GB, Shapshay StM, Vaughan CW (1982) Predictive factors of success of failure in the endoscopic management of laryngeal and tracheal stenosis. Ann Otol Rhinol Laryngol 91:384–388
175. Simpson GT, Strong MS (1983) Recurrent respiratory papillomatosis. The role of carbon dioxide laser. Otolaryngol Clin North Am 16:887
176. Solomons NB, Prescott CA (1987) Laryngomalacia. A review and the surgical management for severe cases. Int J Pediatr Otorhinolaryngol 13:31–39
177. Spitz L, Lakhoo K (1993) Caustic ingestion. Arch Dis Child 68:157–158
178. Svensson G (1985) Foreign bodies in the tracheobronchial tree. Special references to experience in 97 children. Int J Pediatr Otorhinolaryngol 8:243–251
179. Schimpl G, Weber G, Haberlik A, Höllwarth ME (1991) Fremdkörperaspiration im Kindesalter. Anaesthesist 40:479–482
180. Schloss MD, Pham-Sang H, Rosales JK (1983) Foreign bodies in the tracheobronchial tree – a retrospective study of 217 cases. J Otolaryngol 12:212–216
181. Schmoldt U, Hildmann H (1984) Die kindliche Sinusitis maxillars – Indikation zur Sinuskopie? Laryng Rhinol Otol 63:196–197
182. Schober PH, Sauer H, Höllwarth ME, Kerbler S, Lackner H (1989) Ingestion von ätzenden Substanzen im Kindesalter. Wien Klin Wochenschr 101:318–322
183. Schroeder HG, Grundner HG (1984) Diagnostische Probleme bei Fremdkörperaspirationen im Kindesalter. Laryngol Rhinol Otol 63:215–218
184. Steen KH, Zimmermann TH (1990) Tracheobronchial aspiration of foreign bodies in children: a study of 94 cases. Laryngoscope 100:525–530
185. Steinberg BM, Topp WC, Schneider PS, Abramson AL (1983) Laryngeal papillomatosis infection during remission. N Engl J Med 308:1261
186. Steiner W, Jaumann MP (1978) Moderne otorhinolaryngologische Endoskopie beim Kind. Pädiatr Prax 20:429–435
187. Steiner W (1979) Techniques of diagnostic and operative endoscopy of the head and neck. Review (Part 1 u 2). Endoscopy 1:51
188. Steiner W (1979) Tracheoscopy, bronchoscopy, esophagoscopy, mediastinoscopy, interdisciplinary panendoscopy. Endoscopy 2:151–157
189. Steiner W (1984) Endoskopische Chirurgie in den oberen Luft- und Speisewegen des Kindes. Laryng Rhinol Otol 63:198–292
190. van Stiegmann G, Stellin GP (1985) Emergent and therapeutic upper gastrointestinal endoscopy in children. World J Surg 9:294–299
191. Stool SE, Manning SC (1990) Foreign bodies of the pharynx and esophagus. In: Bluestone CD, Stool SE (eds) Pediatric Otolaryngology. Saunders, Philadelphia, pp 1009–1019
192. Strome M, Donahoe PK (1982) Advances in management of laryngeal and subglottic stenosis. J Pediatr Surg 17:591–596
193. Strong MS, Jako GJ (1972) Laser surgery in the larynx. Early clinical experience with continuous CO_2-Laser. Ann Otol Rhinol Laryngol 81:791
194. Strong M St, Vaughan CW, Healy GB, Cooperbrand SR, Clemente MACP (1976) Recurrent respiratory papillomatosis. Ann Otol 85:508–516
195. Strong MS, Healy GB, Vaughan CW, Fried MP, Shapshay S (1979) Endoscopic management of laryngeal stenosis. Otolaryngol Clin North Am 12:797–801
196. McSwiney PF, Cavanagh NPC, Languth P (1977) Outcome in congenital stridor (laryngomalacia). Arch Dis Child 52:215–218
197. Toriumi DM, Miller DR, Holinger LD (1987) Acquired subglottic cysts in premature infants. Int J Ped Otorhinolaryngol 14:161–160
198. Trollfors B, Nylen O, Strangert K (1990) Acute epiglottitis in children and adults in Sweden. Arch Dis Child 65:491–494
199. Trübenbach T, Töllner W (1983) Akute Epiglottitis bei Kindern. Dtsch Ärztebl 49:43–47
200. Tsueda K, Sjogren St, Debrand M, Pulito AR (1981) Wire basket extraction of foreign bodies from the tracheobronchial tree of small children. J Kentucky Med Ass 79:13–15
201. Tucker HM (1986) Vocal cord paralysis in small children principles in management. Ann Otol Rhinol Laryngol 95:618–621
202. Vane DW, Pritchard J, Colville W, West KW, Eigen H, Grosfeld JL (1988) Bronchoscopy for aspirated foreign bodies in children. Arch Surg 123:885–888
203. Vauthy PA, Reddy R (1980) Acute upper airway obstruction in infants and children. Evaluation by the fiberoptic bronchoscope. Ann Otol 89:417–418
204. Vigneswaran R, Whitefield JM (1981) The use of a new ultra-thin fiberoptic bronchoscope to determine endotracheal tube position in the sick newborn infant. Chest 80:174–177
205. Wagener JS (1987) Fatality following fiberoptic bronchoscopy in a two-year-old child. Pediatr Pulmonol 3:197–199
206. Ward CF, Brennmof JL (1977) Anesthesia for airway foreign body extraction in children. Anesthesiol Rev 4:13–15
207. Ward RF, Arnold JE, Healy GB (1987) Flexible minibronchoscopy in children. Ann Otol Rhinol Laryngol 96:645–649
208. Warner BW, Plecha FM, Torres AM, Myer III CM, Ryckmann C, Garcia V (1992) Chronic respiratory distress caused by radiolucent esophageal foreign body. Am J Otolaryngol 13:181–184
209. Weber R, Draf W (1993) Fremdkörperaspiration im Kindesalter. Otolaryngol Nova 3:204–209

210. Wei WI, Lau WF, Lam KH, Hui Y (1987) The role of the fiberoptic bronchoscope in otorhinolaryngological practice. J Laryngol Otol 101:1263–1270
211. Weissberg D, Schwartz I (1987) Foreign bodies in the tracheobronchial tree. Chest 91:730–733
212. Wengen DF (1989) Flexible Laryngoskopie im Säuglings- und Kleinkindalter: Endoskopführung durch die Beatmungsmaske. 76. Frühjahrsversammlung der Schweiz. Gesellschaft für Oto-Rhino-Laryngologie, Hals- und Gesichtschirurgie, Brunnen SZ
213. Wetmore SJ, Key JM, Suen JY (1985) Complications of laser surgery for laryngeal papillomatosis. Laryngoscope 95:798
214. Wigand ME (1989) Endoskopische Chirurgie der Nasennebenhöhlen und der vorderen Schädelbasis. Thieme, Stuttgart New York
215. Wijburg FA, Beukers MM, Heymans HS, Bartelsmann JP, Hartog Jager FC (1985) Nasogastric intubation as sole treatment of caustic esophageal lesions. Ann Otol Rhinol Laryngol 94:337–341
216. Wolters B, Eichhorn Th, Kleinsasser O (1984) Kritische Betrachungen der Therapie der juvenilen Kehlkopfpapillome. Laryngol Rhinol Otol 63:396–400
217. Wood RE, Fink RJ (1978) Flexible fiberoptic bronchoscopy in infants and children. Chest 73:737–740
218. Wood RE (1984) Spelunking in the pediatric airway: explorations with the flexible fiberoptic bronchoscope. Ped Clin North Am 31:785–799
219. Wood RE, Gauderer MW (1984) Flexible fiberoptic bronchoscopy in the management of tracheobronchial foreign bodies in children: the value of a combined approach with open tube bronchoscopy. J Pediatr Surg 19:693–698
220. Wood RE, Postma D (1988) Endoscopy of the airway in infants and children. J Pediatr 112:1–4
221. Wood RE (1990) Pitfalls in the use of the flexible bronchoscope in pediatric patients. Chest 97:199–203
222. Wood RE, Azizkhan RG, Lacey StR, Sidmann J, Drake A (1991) Surgical applications of ultrathin flexible bronchoscopes in infants. Ann Otol Rhinol Laryngol 100:116–119
223. Wood RE (1992) Flexible bronchoscopy in infants. Int Anesthesiol Clin 30:125–132
224. Woods AM,Gal TJ (1987) Decreasing airflow resistance during infant and pediatric bronchoscopy. Anesth Analg 66:457–459
225. Zalzal GH, Anon JB, Cotton RT (1987) Epiglottoplasty for the treatment of laryngomalacia. Ann Otol Rhinol Laryngol 96:72–76

European Archives of Suppl 1994/I
Oto-Rhino-Laryngology

HNO-ärztliche Notfälle im Kindesalter

Th. Deitmer

Klinik und Poliklinik für Hals-Nasen-Ohren-Heilkunde der Westfälischen Wilhelms Universität (Dir.: Univ.-Prof. Dr. W. Stoll), Kardinal von Galen Ring 10, 48129 Münster

Inhaltsverzeichnis

1 Einleitung und Vorbemerkungen

1.1 Vorbemerkungen

Ein nicht geringer Anteil HNO-ärztlicher Patienten sind Kinder. Ärztlicher Rat und ärztliche Behandlung für Kinder werden erfahrungsgemäß häufig außerhalb der üblichen Sprechstundenzeiten und somit organisatorisch gesehen als Notfall in Anspruch genommen.

Aufgabe dieses Referates ist es, auf diejenigen Aspekte notwendiger Diagnostik und Therapie von Notfällen im Kindesalter hinzuweisen, die ausgesprochen kindspezifisch sind. So sind außer den abgehandelten Punkten sicherlich etliche Notfallsituationen denkbar, bei denen das Krankheitsbild nach Diagnostik und Therapie keine speziell altersbezogenen Besonderheiten zeigt. Um das Ausmaß der Literaturhinweise im Rahmen zu halten, wurden diese weitgehend auf Publikationen aus den 90er Jahren beschränkt. Zu jedem Abschnitt sind Literaturauswahlen angegeben; nur spezielle Aussagen wurden einzeln zitiert, damit die Flüssigkeit und Kompaktheit des Textes gewahrt bleiben kann. Eine handbuchartige Übersicht über HNO-ärztliche Erkrankungen im Kindesalter bieten die Werke von Bluestone u. Stool, 1990 [23]; Evans, 1987 [64]; Birrel, 1986 [19] sowie Biesalski u. Collo 1991 [18]. Für die notfallmäßige Behandlung von Kindern ergeben sich zwei deutlich unterschiedliche Situationen: die Notfallsituation direkt nach der Geburt, sozusagen noch im Kreißsaal, und die Notfallsituation bei einem älteren Kind. Entsprechend diesen beiden Situationen wurde die Gliederung dieses Beitrages vorgenommen.

1.2 Allgemeines zum ärztlichen Umgang mit Kindern

Der erfolgreiche Umgang mit einem kranken Kind und seinen Eltern scheint manchen Ärzten intuitiv gegeben.

Einige wichtige taktische Hinweise können die Arbeit eventuell erleichtern: Einen guten Zugang zu einem kranken Kind erlangt man oft durch die erste freundliche Kontaktaufnahme mit der Begleitperson. Das Kind nimmt einen vertrauensvollen Umgang zwischen dem Arzt und seinen Eltern wahr und bezieht diesen auch auf sich. HNO-ärztliche Untersuchungsräume müssen oft abgedunkelt sein. Es ist verständlich, daß sich Kinder in abgedunkelten und eventuell engen Räumen bedroht fühlen. Die verbale und taktile Kontaktaufnahme mit dem Kind erleichtert die weitere Untersuchung. Ist das Kind alt genug, kann man ihm mit passenden Worten erklären, was man plant oder gerade tut, oder man lenkt es dadurch ab, daß man es in andere belanglose, jedoch für das Kind interessante Gespräche verwickelt.

Ist ein kooperatives Untersuchen nicht möglich, sollte man kurz und entschlossen mit genügend vielen Hilfspersonen eine hinreichende Immobilisierung für eine kleine diagnostische oder therapeutische Maßnahme erzwingen, die ansonsten als tolerabel anzusehen ist. Wir erwirken hierzu zuvor von den Eltern das Einverständnis unter Hinweis auf die Verhältnismäßigkeit dieser Maßnahme und stellen ihnen frei, bei dem Kind zu bleiben oder den Raum zu verlassen. Für eine solche erzwungene diagnostische Maßnahme sollte sogleich der kompetent entscheidende Arzt zugegen sein, damit sie nicht wiederholt werden muß. Dieser Schritt empfiehlt sich selbstverständlich als die letzte notwendige Maßnahme im gesamten Untersuchungsablauf.

Kleine Geschenke oder Aufmerksamkeiten für das Kind oder eine kindgerechte Ausstattung des Untersuchungsraumes versöhnen oft das Kind und vor allen Dingen die Eltern. Erwachsene sind nach Operationen an sich selbst für Erklärungen nicht aufnahmefähig; Eltern operierter Kinder warten dagegen sehnlichst auf eine kurze Information über den operativen Ablauf.

2 Krankheitszustände, die direkt postnatal bekannt werden

2.1 Kongenitale Ohratresien

Bei einem Kind mit kongenitaler Gehörgangsatresie mag gelegentlich ein notfallmäßiges Konsil durch einen HNO-Arzt angefordert werden, wenn Geburtshelfer oder Kinderarzt sich über die weitere Behandlung im unklaren sind. Es besteht jedoch Einigkeit darüber, daß die operative Behandlung von Gehörgangsatresien, seien sie auch beidseitig, nicht notfallmäßig, sondern nach subtiler Planung inklusive Computertomographie des Felsenbeines erfolgen soll. Der Zeitpunkt für eine chirurgische Intervention liegt nicht im ersten Lebensjahr.

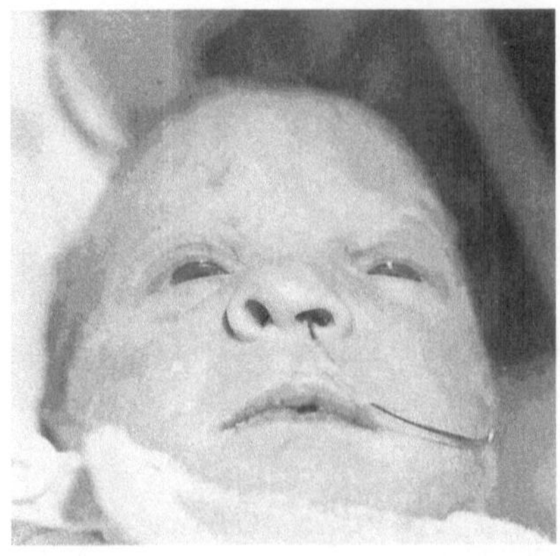

Abb. 1. Neugeborenes mit einer Asymmetrie der knorpeligen Nase ohne Dyspnoe

Bei kongenitalen Gehörgangsstenosen kommt es bekanntermaßen leichter zu Gehörgangsentzündungen und auch zur Entwicklung von Cholesteatomen, die destruktiv ins Felsenbein vorwachsen können. Ob solche Cholesteatome primär als Gehörgangscholesteatome oder Mittelohrcholesteatome anzusehen sind, bleibt offen. Bei sezernierendem Ohr und kongenitaler Gehörgangsstenose sollte an diese Möglichkeit gedacht werden, und die vorherige Abklärung durch eine Computertomographie wäre sinnvoll [43, 99, 110, 111, 174, 194].

2.2 Geburtstraumatische Nasendeviationen

Es ist denkbar, daß man als HNO-Arzt zu einem neugeborenen Kind mit einer Schiefnase gerufen wird, um diese eventuell notfallmäßig zu reponieren (Abb. 1). Die Diskussion über geburtstraumatische Deviationen der Nase wird schon lange geführt, wobei sich viele Autoren über eine Inzidenz von etwa 3% bei gezielter Untersuchung einig sind. Leider geht aus diesen Untersuchungen nie schlüssig hervor, ob die Kinder auch entsprechende nasale Atmungsbehinderungen hatten, die bei einem Neugeborenen zu erheblicher Beeinträchtigung führen. Die Ursache einer Deviation der knorpeligen Nase bei Neugeborenen ist noch unklar. Beobachtungen, daß solche Deviationen besonders nach langwierigen Geburten, bei Erstgebärenden und bei normalem Geburtsvorgang auftreten, sprechen für eine Traumatisierung im Geburtskanal. Auch über die Richtung der Deviation in Beziehung zu den häufigen Geburtslagen wurde diskutiert. Deviationen bei Schnittentbindungen wurden jedoch ebenso beobachtet und auch Deviationen bei deutlich jüngeren Feten. Letzteres spricht für genetische oder bereits intrauterine Schädigungen. Man vermutet, daß die rein knorpeligen Deviationen geburtstraumatisch, die knöchernen Deviationen durch länger bestehenden intrauterinen Druck entstehen.

Erwähnenswert erscheint in diesem Zusammenhang, daß Septumdeviationen um so häufiger sind, je höher in der Evolutionsreihe Richtung Primat und Mensch untersucht wurde. Gründe sind möglicherweise die sich deutlich verändernden Größenverhältnisse von Neuro- und Viscerocranium.

Diagnostisch ist der Blick auf die Nasenbasis wichtig, wobei durch Druck auf die Nasenspitze untersucht werden kann, ob die Nase zu einer Seite abweicht, was für eine Luxation des Septums spräche. Die Beobachtung der Luftdurchgängigkeit mit einem Spiegel kann sinnvoll sein. Manche Autoren empfehlen abschwellende Maßnahmen und Lokalanästhesie in der Nase, um dann die Nase im Seitenvergleich mit Kunststoff- oder Metallröhrchen kalibrieren zu können oder auch ein abgerutschtes Septum mit einem Wattetriller zu ertasten. Die Spekulumuntersuchung muß vorsichtig erfolgen, um nicht selbst Deviationen vorzutäuschen.

Als Therapie wird die Reposition empfohlen, die mit einem stumpfen Instrument (Wattetriller, gummibewehrte Pinzette) oder auch zwischen Daumen und Zeigefinger erfolgen kann. Das Repositionsergebnis soll durch einen merklichen Klick bestätigt sein. Das Tamponieren der einen Nasenseite wird nur bei Rezidivluxationen erwähnt. Man sollte bei solchen Maßnahmen eine Blutung unbedingt vermeiden, da eine Nasentamponade bei einem Neugeborenen zu respiratorischen Störungen führt.

Der Sinn einer solchen Reposition wird in der Literatur unterschiedlich diskutiert, da die notwendigen Langzeitergebnisse organisatorisch schwer zu erhalten sind und interkurrente Traumen manchmal im Dunkeln bleiben. In einer sehr sorgfältig nachuntersuchten Studie mit einer Kontrollgruppe kommen die Autoren zu dem Ergebnis, daß die frühe Reposition eines deviierten Nasenseptums nur von fraglichem Wert ist [215].

Die klinische Empfehlung lautet: sorgfältige Diagnose bei entsprechend auffälligem Kind, mit Spekulumuntersuchung und endonasaler Palpation mit stumpfen Instrumenten.

Es ist zu klären, ob es sich um rein kosmetisches oder auch funktionell respiratorisches Problem handelt. Bei kosmetischen Problemen muß die Indikation sehr eng gestellt werden, bei begleitenden funktionellen Problemen vorsichtige Reposition, evtl. Schienung auch mit nasalem Silikonröhrchen [25, 38, 73, 96, 114, 119, 170, 214].

2.3 Choanalatresie

Die Choanalatresie hat im Neugeborenenalter den Aspekt eines Notfalles, da Neugeborene bis zum Alter von 6 Wochen obligate Nasenatmer sind. Während eine einseitige Choanalatresie in der Regel nicht zu Problemen führt, besteht die Symptomatik bei bilateraler Atresie in erheblichen Luftnotzuständen, die sich oft durch zyklisch auftretende Zyanosen und Dyspnoen zeigen. Das Kind versucht frustrane Atembewegungen, bis es schließlich schreit und bei der dann erfolgenden oralen Atmung wieder rosig wird. So erklärt sich das Phänomen der paradoxen Zyanose, die in Ruhe auftritt und beim erregten Schreien und körperlicher Belastung wieder endet, anders als bei kardiopulmonalen Zyanoseformen. Durch den beiderseitigen Sondierungsversuch im Rahmen der Erstuntersuchung direkt nach Geburt dürften in Deutschland praktisch alle Choanalastresien frühzeitig bekannt werden. Klinisch kann man die Diagnose dadurch sichern, daß man den Atemstrom durch Beschlag auf einem Spiegel oder an einem Wattebausch beobachtet. Auch mit dem nackten Schlauchende eines Stethoskopes läßt sich der Atemstrom gut vor dem Nasenlöchlein hören. Beim vorsichtigen Politzern bemerkt man, daß keine Luftdurchgängigkeit durch die Nase besteht. Auch durch Instillation von unbedenklichen Farbstofflösungen läßt sich die Diagnose stellen, ebenso durch eine seitliche Röntgenaufnahme nach Kontrastmittelfüllung der Nase.

Es wird heutzutage mehr und mehr die Durchführung einer Computertomographie in axialer Schichtrichtung für die Diagnosesicherung der Choanalatresie empfohlen, um einerseits diagnostizieren zu können, ob es sich um eine membranöse oder knöcherne Atresie handelt, andererseits, um eventuell begleitende Anomalien oder kritische Lagebeziehungen zu Schädelbasisstrukturen zu sehen.

Bei der Diagnosestellung der Choanalatresie, die als bilaterale Atresie bei etwa jeder 8000. bis 10000. Geburt vorkommt, ist zu beachten, daß diese oft mit begleitenden Anomalien einhergeht, die für die gesamte Prognose und Therapieplanung relevant sind. Eine häufige Vergesellschaftung erfolgt als Teilsymptom der *Charge*-Assoziation (*C*olobomata, *H*eart defect, *A*tresia choanalis, *R*etarded growth, *G*enitale Hypoplasie, *E*ar anomalies), die insgesamt eine recht schlechte Prognose hat.

Als primäre Notfallbehandlung kann die Sicherung eines oralen Luftweges erfolgen. Hierzu kann ein Guedel-Tubus benutzt werden, der in den Mund eingebracht und gegen Herausrutschen mit Pflaster gesichert wird. Entsprechend große und stabile Schnuller mit zusätzlichen Luftperforationen oder auch zahnärztliche Anfertigungen wurden auch zum Einpflastern angegeben. Das Problem dieser oralen Luftwegssicherungen ist, daß sie oft von den Kindern nur sehr schwer toleriert werden. Man kann unter Umständen hiermit jedoch gerade zur Abschätzung einer syndromalen Konstellation etwas wertvolle Zeit gewinnen, da die Alternative eine orotracheale Intubation wäre. Eine Tracheotomie wegen einer Choanalatresie allein ist kaum indiziert, sondern nur bei begleitenden anderen Luftwegsproblemen sinnvoll.

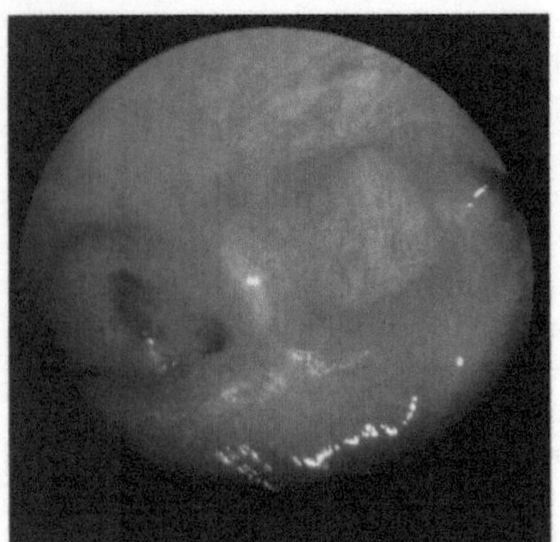

Abb. 2. Neugeborenes mit bilateraler Chonalatresie, *links* mit einer oft zu sehenden Grübchenbildung

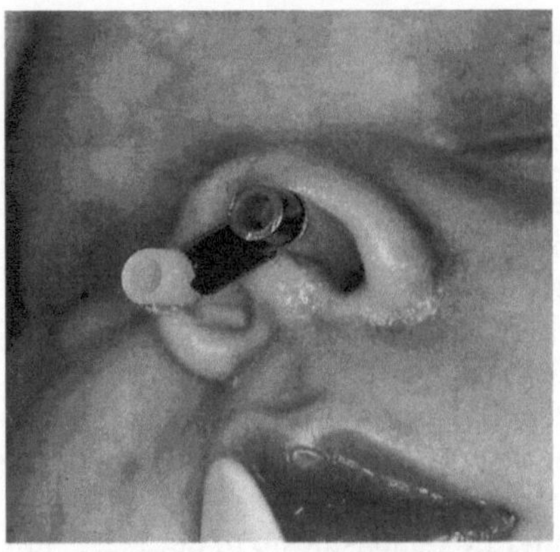

Abb. 3. Eingebrachte Platzhalterröhrchen bei Choanalatresie (detaillierte Technik, siehe Text)

Die früher gegebene Empfehlung, mit z.B. einer Lichtwitz-Kieferhöhlenkanüle die Atresie der Choanen blind zu perforieren, muß mit Vorbehalten gesehen werden, da der Abstand vom OP-Bereich zur Wirbelsäule oder der Schädelbasis oft nur wenige Zentimeter beträgt und Verletzungen des Rückenmarks, des Mittelhirns, des N. opticus und Strukturen der hinteren Schädelgrube wie ein Gradenigo-Syndrom beschrieben sind. Solche Verletzungen sind vermeidbar, wenn in starker Kopfüberstreckung operiert wird und beim transnasalen Perforieren durch z.B. einen Ohrtrichter die Arbeitsrichtung von der Schädelbasis weg gesichert wird [208].

Für das transnasale Vorgehen wird das Arbeiten unter Sicht und mit Schutzmaßnahmen im Nasenrachenraum empfohlen. Nach Einsetzen eines Tonsillektomie-Mundsperrers kann mit einer 120°-Optik der Choanalbereich transoral gut eingesehen werden (Abb. 2). Zum Schutz lassen sich auch abgewinkelte Instrumente oder Tupfer in den Nasenrachen einbringen. Die erste Perforation einer Atresieplatte soll kaudal medial am ehesten gelingen. Man kann hierfür einen dünnen Kieferhöhlenendoskopietroikar, der kurz angeschliffen ist, gut verwenden. Die Literaturempfehlung, auch bei transnasalem Vorgehen beim Neugeborenen Schleimhautlappen an der nasalen und pharyngealen Seite der Atresie zu bilden, ist wertvoll, dürfte jedoch selbst beim endoskopischen Vorgehen, welches teilweise empfohlen wird [218], recht schwierig sein. Manche Autoren empfehlen die Perforation mit entsprechend gekrümmten und der Biegung des Neugeborenenchoanalkanals angepaßten Urethral-Bougies, die in enger Größenabstufung erhältlich sind. Andere empfehlen die Benutzung einer kleinen Stanze, viele Autoren die Benutzung einer Diamantfräse, bei der jedoch auf eine entsprechende Kühlung des Operationsgebietes und auf einen Schutz des Naseneinganges, am besten durch einen eingesteckten Ohrtrichter, geachtet werden muß. Eine sorgfältige Abtragung von Knochenkanten in alle Richtungen wird als wichtig angegeben, um nicht Frührezidive zu erhalten.

Nahezu alle Autoren empfehlen die Einlage von Röhrchen für etwa 6 Wochen nach der transnasalen Eröffnung von Choanalatresien. Bei uns hat sich die Technik bewährt, die am Hospital for Sick Children in London ausgeübt wird [147]. Ein Portex-Trachealtubus passender Größe, ab Innendurchmesser 3 mm, wird in der Mitte mit einem Auge versehen und so aufgeschnitten, daß er von pharyngeal her U-förmig von dorsal in die Nase eingezogen wird. Das Auge kommt an der Septumhinterkante mit Öffnung nach dorsal zu liegen, so daß die Luftdurchgängigkeit durch die Röhrchen gewährleistet ist. Die Röhrchen werden dann vor der Nase mit einem kleinen Abstandshalter verbunden und so gegen Abrutschen nach dorsal gesichert. Beim Einbringen und Anpassen dieser Röhrchen ist erhebliche Sorgfalt anzuwenden, da es bei dem empfindlichen Gewebe des Naseneinganges leicht zu Druckstellen und Granulationen kommt (Abb. 3). Man sähe sich sonst gezwungen, die Platzhalter früher zu entfernen, als man es geplant hatte. Die Platzhalter so anzupassen, daß sie nicht zu stramm sitzen und auch etwas hin- und hergeschoben werden können, ist sinnvoll. Zu hoher Druck im Stenosebereich führt nicht zur Schleimhautregeneration, sondern zu Nekrosen. Oft ist es notwendig, nach der Tubenentfernung endoskopisch auch in kurzer Narkose zu kontrollieren, Granulationen zu entfernen oder zu bougieren. Letzteres ist auch ohne spezielle Narkosemaßnahmen noch tolerabel.

Ein alternativer, öfter empfohlener Zugang für die Behandlung der Choanalatresie ist der transpalatinale mit Schnittführung am Gaumen. Benutzt man, wie auch beim transnasalen Vorgehen, das Operationsmikroskop, läßt sich der Stenosebereich deutlich übersichtlicher darstellen, und die Bildung von Schleimhautlappen zur primären Auskleidung des neu geschaffenen Lumens gelingt besser. Vor allen Dingen amerikanische Autoren [96] empfehlen auch bei Neugeborenen bereits diesen Zugang, während etliche andere Vorbehalte äußern, da der Eingriff nach Zeit, Trauma und Blutverlust aufwendiger ist und über Wachstumsstörungen durch die Freilegung des Os palatinum immer wieder diskutiert wird. Es ergibt sich jedoch aus der Literatur, daß die Raten der Restenosierungen bei dem transpalatinalen Zugang geringer sind [96].

Wir würden beim Neugeborenen mit bilateraler Choanalatresie zunächst den transnasalen Zugang empfehlen. Bei günstigen anatomischen Verhältnissen lassen sich eventuelle Restenosierungen oft übersichtlich und erfolgreich mit dem CO_2-Laser unter dem OP-Mikroskop angehen [169]. Ist so auf transnasalem Wege eine Sicherung des nasalen Atemweges nicht zu erreichen, sollte das transpalatinale Vorgehen gewählt werden. Der Weg transmaxillär oder transseptal, auch wie kürzlich in Form einer externen Rhinoplastik [124] angegeben, hat sich nicht durchgesetzt [38, 54, 55, 58, 76, 90, 146, 185, 207, 247].

4 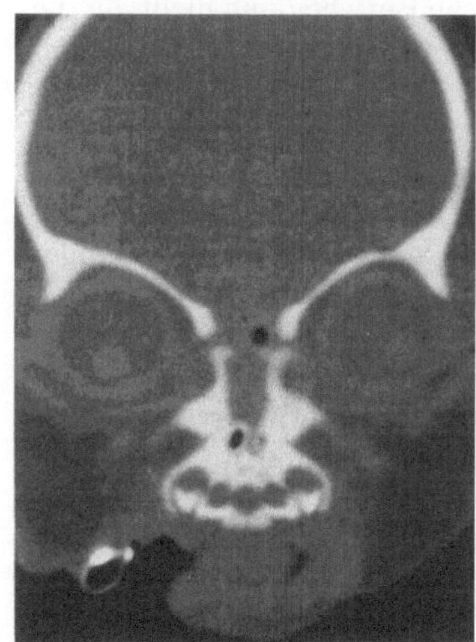

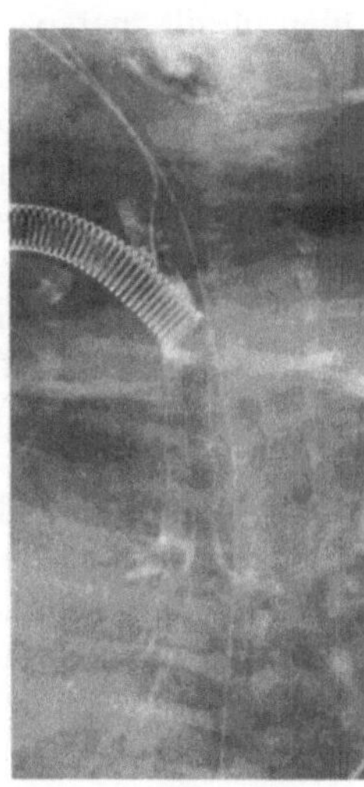 5

Abb. 4. Koronares Computertomogramm bei 4 Wochen altem Kind mit knöchern enger Apertura piriformis; *rechts* liegt ein Tubus

Abb. 5. Neugeborenes mit Larynxatresie; Beatmungskanüle im Tracheostoma; eingelegte Magensonde; die Fistel zwischen Pharynx und oberer Trachea wurde mit einem Katheter sondiert und mit Kontrastmittel gefüllt, welches bis in die Trachea fließt

2.4 Enge Nasenhaupthöhle, enge Apertura piriformis, endonasale Tumoren

Endonasale Tumorbildungen wie die sogenannten behaarten Polypen als Ausdruck von Hamartomen, nasale Gliome, Mengingozelen oder Enzephalozelen können dadurch Notfallcharakter annehmen, daß sie bereits direkt postpartal zu nasalen Obstruktionen führen. Bei der Diagnose eines solchen endonasalen Tumors wird man möglichst versuchen, durch eine temporäre Intubation der Nase Zeit für weitere bildgebende Diagnostik, zumeist mit Computertomographie, zu bekommen. Eine solche Computertomographie ist für endonasale Tumoren im Kindesalter wichtig, um eine korrekte Abschätzung der Tumorausdehnung auch in Richtung Endokranium vornehmen zu können.

Es verbleiben jedoch noch Kinder mit auffälliger nasaler Dyspnoe und einer engen Nasenhaupthöhle. Diese Enge wurde mehrfach auf dem Niveau der Apertura piriformis beschrieben, die durch ausgeprägte seitliche Knochenbildungen dermaßen eingeengt ist, daß der nasale Luftweg insuffizient wird (Abb. 4). Wir haben solche Engen auf dem Niveau der Apertura piriformis von endonasal her nach Bilden eines kleines Schleimhautläppchens mit dem Diamanten zurückgeschliffen und die Nase mit Portex-Tuben für einige Wochen geschient. Andere Autoren geben hierfür einen sublabialen Zugang zur Apertura piriformis an, weil dadurch die Schleimhaut besser zu schonen sei. Engen der Nasenhaupthöhle auf dem Niveau der unteren Muschel wurden allein durch die Einlage von Tuben erfolgreich behandelt. Auffällig ist, daß die Kinder mit einer solchen, nicht durch Choanalatresie bedingten Nasenstenose jedoch meist unter dieser Verdachtsdiagnose vorgestellt werden [29, 54, 104, 130, 145, 251].

2.5 Zungenrücklage, Pierre-Robin-Sequenz

Durch eine Hypoplasie des Unterkieferbogens kann die für die Atmung kritische Rücklage der Zunge entstehen. Diese Deformität kann mit unterschiedlichen Syndromen vorgesellschaftet sein. Die häufigste Assoziation findet sich mit einer oft inkompletten Kiefer-Gaumenspalte im Sinne der Pierre-Robin-Sequenz. Die Hauptmechanismen der Obstruktion entstehen durch Rückfall der Zunge, Verlagerung der Epiglottis auf die Rachenhinterwand und somit eine pharyngeale Atembehinderung. Zusätzliche Einschränkungen der oberen Atemwege können dadurch entstehen, daß die weit zurückliegende Zunge eine Herniation durch die Gaumenspalte in den nasopharyngealen Luftweg erzeugt. Aus diesen Gründen kann auch ein gegen die Regel früher Verschluß einer Gaumenspalte bei einem solchen Kind Atemwegsprobleme lösen helfen. Die Diagnose wird aus dem klinischen Bild gestellt. Als weitere diagnostische Möglichkeiten werden bei diesem Krankheitsbild seitliche Röntgenaufnahmen empfohlen, die das Ausmaß der Zungenrücklage zeigen. Einige Autoren empfehlen für die therapeutische Entscheidung nicht nur die kurze klinische Beobachtung, sondern polysomnographische Untersuchungen.

Als Behandlungsmaßnahme bietet sich zunächst die Bauchlage des Kindes an, um möglichst ein Vorfallen der Zunge zu erzeugen. Im weiteren kann ein nasopharyngealer Tubus bis etwa auf Epiglottishöhe vorgeschoben werden, so daß durch den Tubus selbst und durch die mit dem Tubus erzeugte Lücke ein Atmen ermöglicht wird. Es finden sich auch Erfolge durch Anbringen eines mandibulären Extensionssystems, welches an einer Unterkieferschiene ventralen Zug erzeugt. Die Unterkieferschiene muß jedoch mit zirkum-mandibulären Drahtbefestigungen fixiert sein. Etliche Autoren empfehlen auch eine Glossopexie [7], bei der in unterschiedlichen Techniken die Zungenspitze mit der Unterlippe temporär vernäht wird. Hierdurch kommt es zwar zu einer Behinderung der Zungenmotilität auch unter logopädischen Aspekten [129], einige Autoren sahen jedoch gute Erfolge im Atemwegsmanagement bei Zungenrücklage. Bei weiterhin bestehenden Atemwegsproblemen bei Zungenrücklage bleibt als nur temporäre Lösungsmöglichkeit die Intubation, ansonsten die Tracheotomie.

Bekanntermaßen kann die oro- oder auch nasotracheale Intubation bei Kindern mit Zungenrücklage ausgesprochen schwierig bis unmöglich sein, so daß für eine solche geplante Intubation alle Notfallmaßnahmen bereitstehen sollten. Manchmal ist die Intubation notfallmäßig nur über ein kleines Tracheo- oder Bronchoskoprohr über einen Mundwinkel zu erreichen. Bei zu tiefer Narkoseführung oder auch Relaxierung wird durch Zungenrückfall die Beatmung über eine Maske unmöglich. Manche Autoren empfehlen die Intubation mit einem Tubus, der über ein dünnes flexibles Brochoskop eingeführt wird. Jüngere Erfahrungen bestehen auch mit der erfolgreichen Beatmung und der ruhigen und geplanten flexiblen Intubation über die sog. laryngeale Maske [35, 10], ein tubusähnliches Instrument, welches mit einer aufblasbaren maskenähnlichen Vorrichtung im Pharynx direkt oberhalb des Kehlkopfes positioniert werden kann [15, 28, 31, 67, 190, 203, 204, 205].

2.6 Larynx- und Tracheaanomalien

Wenn bei Neugeborenen eine stridoröse Atemnot in einer Symptomatik vorliegt, die durch frustrane Atembewegungen mit starken kostalen, epigastrischen und jugulären Einziehungen auf eine Atemwegsobstruktion extrathorakal hinweist, müssen etliche Differentialdiagnosen kongenitaler Veränderungen in Betracht gezogen werden. Wegen der oft nicht bestehenden organisatorischen und räumlichen Nähe zwischen Geburtshelfer und Neonatologen einerseits und einem kompetenten Arzt für eine laryngotracheale Endoskopie bei Neugeborenen andererseits, wird oftmals primär eine Intubation mit Tubus erfolgen müssen, obwohl eine primäre endoskopische Diagnosestellung wünschenswert wäre. Oftmals werden bei der Schienung des Luftweges durch einen Tubus die verursachenden Pathologien verschleiert und später auch endoskopisch schwerer diagnostizierbar.

Die Larynxatresie bei einem Kind ist ein ausgesprochen seltener Notfall [159, 226, 241]. Es wird leider in der Literatur oft nur der fatale Ausgang berichtet. Trifft man bei einem Neugeborenen auf eine Atresie des Larynx, so wurde die Perforation einer Membran mit einer Knopfsonde und nachfolgender Intubation mit dünnem Tubus als lebensrettend beschrieben. Wir sahen einen erfolgreichen sofortigen äußeren Trachealzugang im Sinne einer Tracheotomie durch einen geistesgegenwärtigen Neonatologen. Ein Hydramnion kann ein Hinweis auf eine Larynxatresie sein, denn das Vorhandensein von Amnionflüssigkeit im Tracheobronchialsystem ist für die Lungenentwicklung entscheidend [107]. So fanden auch wir in dem von uns gesehenen Fall eine winzige pharyngotracheale Fistel im Krikoidbereich (Abb. 5). Bei größeren Fistelbildungen soll nach Literaturberichten hierüber sogar eine – wenn auch insuffiziente – Lungenbelüftung möglich gewesen sein.

Als eine abortive Form der Larynxatresie wäre die Larynxmembran (laryngeal web) anzusehen [12], bei der auf glottischem oder subglottischem Niveau eine Membran meist von anterior kommend den Luftweg einengt. Bei dünnen und durchscheinenden Membranen kann diese mit Messer oder Laser exzidiert werden, wobei jedoch die Gefahr einer Restenosierung durch Synechie besteht. Rezidivierende oder dickere Membranstenosen sind nach Tracheotomie durch eine Thyreotomie mit Einlage eines Separators zu behandeln.

Kongenitale Stenosierungen der Trachea finden sich am ehesten im subglottischen Bereich als Stenosen, die strukturell das Knorpelgerüst mitbetreffen. Gerade der Ringknorpel kann Anomalien mit ungewöhnlicher Verdickung oder ovalärer Verformung zeigen. Wenn ein Kind durch eine solche Anomalie in eine Atemnotsituation kommt, ist die Tracheotomie anzuraten, da eine endoskopische Behandlung solcher Anomalien wenig aussichtsreich ist. Später sind die besten Ergebnisse durch eine expandierende chirurgische Maßnahme zu erreichen.

Kinder mit laryngealen Hämangiomen, die als submuköse, bläulich durchscheinende rundliche Veränderungen im subglottischen Raum imponieren, haben zu einem hohen Prozentsatz auch Hämangiome der Haut, was für die Diagnosestellung wichtig ist. Die Biopsie subglottischer Hämangiome wird kritisch gesehen, da hierdurch erhebliche Blutungsprobleme entstehen können. Auch für die Behandlung mit dem Laser werden

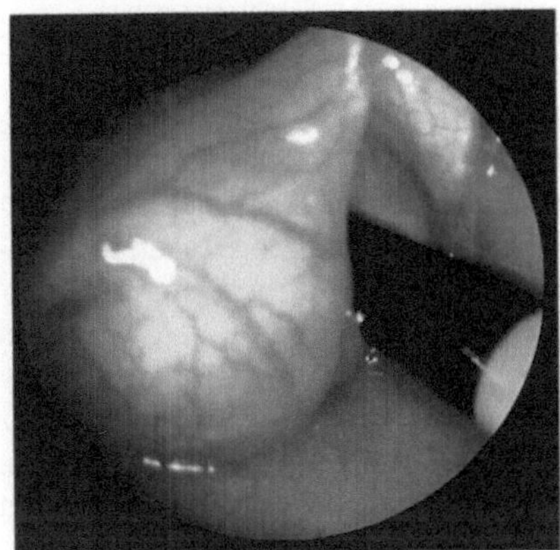

Abb. 6. Supraglottische Zyste links bei einem Neugeborenen, rechts ein Beatmungstubus (3 mm Innendurchmesser)

Vorbehalte vorgebracht, da sekundäre Narbenstenosen schwer zu behandeln sind. Weil subglottische Hämangiome, wie auch die sonstigen kindlichen Hämangiome, eine hohe Rate an Spontanremissionen haben, wird häufig die Tracheotomie empfohlen, wenn es die respiratorische Situation des Kindes erfordert. Als konservative Therapiemaßnahme kann eine Behandlung mit Cortison versucht werden. Unlängst wurde die Möglichkeit des offenen Zuganges über eine Laryngofissur für die Behandlung des subglottischen Hämangioms als erfolgreich angegeben [198].

Zysten in Larynx und oberer Trachea bei Kindern sind selten, wobei die in der Literatur erwähnten Laryngozelen als luftgefüllte, kombiniert intra-extralaryngeale Fehlbildungen sicherlich Raritäten sind [39, 132]. Wir sahen bei Kindern supraglottische Zysten, die flüssigkeitsgefüllt und nach histologischem Befund als sog. dyschylische Pseudozysten anzusehen sind. Sie riefen respiratorische Probleme beim Neugeborenen hervor (Abb. 6). Die Exzision sollte unter mikrolaryngoskopischen Bedingungen, eventuell unter Zuhilfenahme des Lasers, erfolgen.

Die Literaturangaben über uni- oder bilaterale Stimmbandparesen bei Kindern sind stark schwankend [13]. Auch nach eigener Erfahrung ergeben sich in der Diagnosestellung sowohl über flexibel transnasale Laryngoskopie als auch über die direkte starre Laryngoskopie bei wiedererwachendem Kind erhebliche methodische Probleme. Ohne jegliche Sedierung oder Narkose kann der Einblick zu unruhig für die Diagnosestellung sein. Auch das Risiko des Laryngospasmus besteht. Bei zu tiefer Sedierung sind hinreichende Spontanbewegungen nicht mehr vorhanden. Auf die Bewegungsbehinderung durch Laryngoskopiespatel oder Rohr muß geachtet werden. Wie beim Erwachsenen führen einseitige Paresen auch bei Säuglingen in der Regel nur zu stimmlichen Problemen. Die häufigste Ursache für die linksseitige, einseitige Parese ist eine intrathorakale Gefäßanomalie oder deren chirurgische Korrektur. Ursachen beiderseitiger Rekurrensparesen müssen eher im intrakraniellen Bereich gesucht werden. Entstehen respiratorische Probleme, ist die Tracheotomie anzuraten, da glottiserweiternde Eingriffe bei jungen Kindern und Säuglingen mit Blick auf eventuelle Spontanremissionen bisher nicht empfohlen wurden.

Tiefere Trachealstenosen können auch durch Gefäßfehlbildungen im oberen Mediastinum hervorgerufen werden [195]. Die endoskopische Diagnose kann schwierig sein, da extraluminale Kompressionen durch Gefäße in der Narkose bei Beatmungsbronchoskopie nicht vorhanden sein müssen, sondern erst beim wachwerdenden Kind mit einsetzender Spontanatmung, körperlicher Aktivität oder Pressen deutlich werden. Eine bildgebende Diagnostik mit mediastinaler Sonographie, Kernspintomographie oder auch Angiographie sollte bei entsprechendem Verdacht vorangetrieben werden. Eine erfolgreiche Korrekturmöglichkeit durch Maßnahmen an den großen Gefäßen besteht [8, 17, 37, 46, 196].

2.7 Anomalien des Ösophagus

Die häufigste angeborene Ösophagusanomalie ist die ösophago-tracheale H-Fistel in der Form, daß der kraniale Ösophagus blind endet und eine Verbindung eines kaudalen Ösophagusanteiles zur bifurkationsnahen Trachea besteht. Bei Geburt werden die Kinder durch starke Hypersalivation infolge der Schluckunfähigkeit auffällig. Bei Fütterungsversuchen kommt es leicht zur Aspiration. Durch Sondierungsversuche des Ösophagus läßt sich die Diagnose stellen. Viel röntgenologisch sichtbare Luft im Magenbereich erhärtet den Verdacht einer distalen Ösophagusverbindung zur Trachea. Differentialdiagnostisch sollte man dieses Krankheitsbild im Auge behalten, wenn auch die chirurgische Behandlung außerhalb unseres Fachgebietes liegt.

Wesentlich seltener ist die dorsale Spaltbildung des Kehlkopfes, die bis weit in die Tracheahinterwand bis zur Bifurkation reichen kann. Die Kinder leiden unter rezidivierenden Aspirationen, manchmal auch unter Luftnot dadurch, daß Ösophagusschleimhaut durch die Spalte in den Larynx oder die Trachea hinein prolabiert. Die endoskopische Diagnose kann schwierig sein, da die Spalte spontan zufällt. Man sollte bei entsprechendem Verdacht zwischen den Ary-Höckern mit einem stumpfen Instrument palpieren, um die Lücke im Krikoid eventuell bis weit in die Tracheahinterwand hinein zu tasten. Auch die Möglichkeit, durch einen trachealen Tubus die Spalte zu öffnen und dieses ösophagoskopisch zu erkennen, wird empfohlen. Ein Ösophagogramm als röntgenologische Untersuchung ist sinnvoll. In der Planung der Behandlung wird empfohlen, im

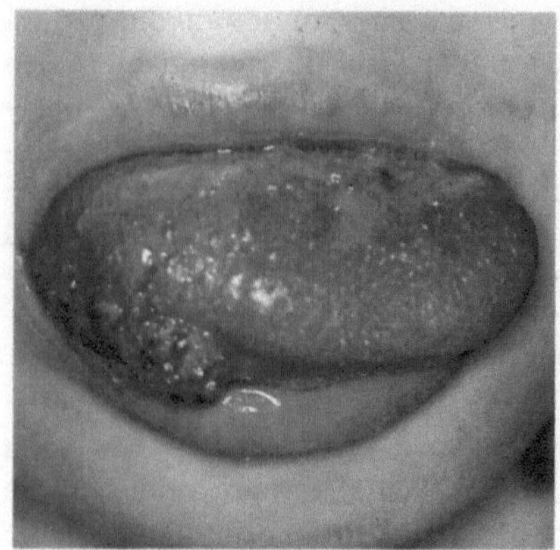

Abb. 7. Superinfiziertes Lymphangiom der Zunge bei einem 7jährigen Kind

Auge zu behalten, daß eine verzögerte chirurgische Behandlung einer solchen Spalte dadurch Nachteile erbringen kann, daß die nicht behebbare Aspirationspneumonie die Operationsfähigkeit zunehmend einschränkt [155]. Bei tiefen Spalten kann auch der intratracheale Tubus immer wieder nach dorsal in den Ösophagus dislozieren. Für relativ hohe Spalten wird der Spaltenverschluß über eine Laryngofissur, also translaryngeal bzw. transtracheal, empfohlen. Für tieferreichende Spalten soll der laterale Zugang mehr Übersicht bringen, wobei jedoch der Nervus reccurens zu beachten ist [37, 81, 115, 196].

2.8 Lymphangiome

Lymphangiome als kongenitale Fehlbildungen des Lymphgefäßsystems finden sich mit besonderer Häufigkeit im Kopf-Hals-Bereich und können bei Neugeborenen als monströse Fehlbildungen in Erscheinung treten (Hygroma colli cysticum). Heutzutage wird die Diagnose oft schon frühzeitig durch Ultraschalluntersuchung während der Schwangerschaft bekannt, so daß bei der Geburt entsprechende Vorkehrungen bereits getroffen werden können. Große zervikale Lymphangiome können Druck auf die Atemwege und so Atemnot erzeugen. Gelegentlich findet man auch ein nahezu infiltrativ wirkendes Wachstum in die Zunge und den Mundboden hinein, was seinerseits zu Atmungsproblemen führt. Die Beobachtungen über den Spontanverlauf von Lymphangiomen sind unterschiedlich. Regressionen werden beschrieben, jedoch auch abrupte Vergrößerungen durch Einblutungen oder Entzündungsvorgänge (Abb. 7). Besteht akute Luftnot durch ein monströses Lymphangiom, kann versucht werden, durch Abpunktieren der meist gelblichen Flüssigkeit Abhilfe zu schaffen. Da die Lymphangiome oft mehrkammrig sind, kann dieses Unterfangen schwierig sein. Die Behandlung mit sklerosierenden Injektionen oder Radiotherapie wird sehr kritisch gesehen, so daß als wesentliche, auch notfallmäßige Maßnahme, lediglich die möglichst komplette chirurgische Exzision bleibt, die jedoch technisch sehr schwierig sein kann. Es besteht gelegentlich eine Ausbreitung bis ins Mediastinum. Vor allen Dingen Nervenläsionen sind als Komplikationen chirurgischer Behandlung häufiger beschrieben. Offensichtlich durch den nicht normalen Lymphabfluß können postoperative Schwellungszustände längerfristig bestehen. Diese können eventuell durch eine relativ langfristige Einlage von Drainagen, auch Saugdrainagen in die Wunde verkürzt werden [49, 91, 93, 112, 136, 186].

3 Krankheitszustände, die nicht bei Neugeborenen vorkommen

3.1 Otitis media und Komplikationen

Im Rahmen der Notfallsprechstunde ist die Diagnose einer akuten Otitis media beim Kind unproblematisch zu stellen. Man benutzt vorteilhaft das Operationsmikroskop und beginnt bei noch kooperativem Kind mit dem gesunden Ohr. Bei instrumentellen Manipulationen ist bei Kindern wichtig, sich am Kopf des Kindes abzustützen, um bei unerwarteten Bewegungen Verletzungen zu vermeiden. Eine zuverlässige Hilfsperson muß den Kopf fixieren. Kinder fürchten oft das Zischen eines Saugers. Das eventuelle Austupfen von Sekret mit Wattetrillern ist zeitraubender, aber oft erfolgreicher. Gerade bei Kindern sind Abstriche bei bereits perforierter Otitis media nur mit kleinen speziellen Abstrichträgern auf feinem Draht sinnvoll möglich. Zu jeder Diagnosestellung einer akuten Otitis media beim Kind gehört der Ausschluß von Komplikationssymptomen. Hohes Fieber ist nicht untypisch, Schüttelfröste würden auf eine Sepsis oder entzündliche Thrombose des Sinus sigmoideus hindeuten. Abhängig vom Alter sollte eine Labyrinthitis durch Audiogramm inkl. Knochenleitungsschwelle oder zumindest Stimmgabelprüfungen ausgeschlossen werden [95]. Die Nystagmusprüfung ist bei jungen Kindern schwer, vestibulospinale Reflexe (Romberg, Gehversuch) sind manchmal aussagekräftiger. Die Prüfung des N. facialis und der Ausschluß von Meningitiszeichen muß erfolgen [126, 154]. Junge Kinder mit hohem Fieber sind oft durch die Erkrankung ausgesprochen müde und wirken etwas bewußtseinseingeschränkt, ohne daß eine intrakranielle Komplikation wie eine Enzephalitis faßbar ist. Klinische Mastoiditiszeichen wären das abstehende Ohr, der subperiostale Abszeß auf dem Mastoid (Abb. 8), eine muskuläre Schonhaltung bei Durchbruch durch die Mastoidspitze (Bezold-Mastoiditis) und weitere Hirnnervensymptome (Gradenigo-Syndrom). Bei jungen Kindern gelingt das Röntgenbild

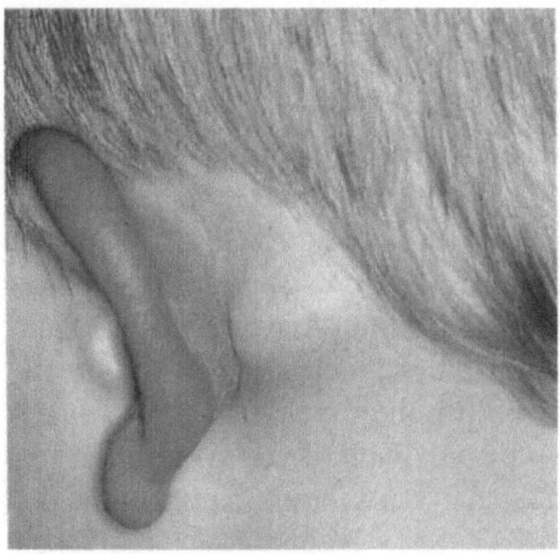

Abb. 8. Auf dem Mastoid gut verschieblicher Lymphknoten als Differentialdiagnose zur Mastoiditis

nach Schüller zum Ausschluß einer Mastoiditis, wenn jemand den Kopf mit der Hand fixiert (Abb. 9 und 10). Die Diagnose der okkulten Mastoiditis stellt sich aus der Länge der Anamnese, der Allgemeinbeeinträchtigung des Kindes mit Nahrungsverweigerung und Durchfällen sowie unserer Erfahrung nach vor allen Dingen auch durch eine erheblich erhöhte Blutsenkungsgeschwindigkeit mit Werten oberhalb 40 mm n.W. in der ersten Stunde.

Therapeutisch ist bei einer beginnenden Otitis media immer wieder vorgeschlagen worden, den Verlauf zunächst ohne Antibiotika zu kontrollieren, da spontane Remissionen beobachtet werden. Dies erscheint nur gerechtfertig bei beginnendem Krankheitsbild, täglicher fachärztlicher Kontrolle und zügiger Remission innerhalb von 1–2 Tagen. Ansonsten ist die antibiotische Therapie mit Amoxicillin, Erythromycin oder Cephaclor angezeigt, wenn nicht bakteriologische Befunde andere Wege weisen. Der Wert lokal abschwellender Maßnahmen in der Nase wird in Studien immer wieder bestritten. Da meist parallel ein Infekt der oberen Luftwege besteht, erscheint diese Behandlung zur Steigerung des Wohlbefindens des Kindes auch hierfür sinnvoll. Eine Parazentese führen wir nur bei hochakutem, hochdolentem oder therapierefraktärem Krankheitsbild durch. Besteht bei kurzer Anamnese einer Ohrsymptomatik eine Fazialisparese, ohne daß sich faßbare Hinweise auf eine Mastoiditis ergeben, kann man diese Frühparese neben der konservativen Therapie mit einer Parazentese zunächst behandeln. Bei der Diagnose Mastoiditis ist die Mastoidektomie bzw. beim Säugling die Antrotomie angezeigt. Ergeben sich intraoperativ Hinweise auf epidurale Abszedierungen, so sollten diese entleert werden [151]. Auch der Sinus sigmoideus ist freizulegen, bei suspektem Befund durch Punktion auf Blutinhalt zu überprüfen und notfalls zur Entleerung eines thrombotischen Abszesses zu eröffnen. Ergeben sich prä- oder intraoperativ Hinweise auf intrakranielle Komplikationen, stellen wir die Indikation zur baldigen Computertomographie [16, 21, 22, 27, 40, 123, 182].

3.2 Die Otorrhoe bei Paukenröhrchen

Trotz aller Vorsichtsmaßnahmen an Sterilität bei Einlage eines Paukenröhrchens wird man immer wieder mit dem Problem der Sektretion bei Paukenröhrchen konfrontiert. Oft liegt parallel ein neuerlicher respiratorischer Infekt vor, so daß man für die Trockenlegung auch die Sanierung des Atemwegsinfektes mit im Auge behalten sollte. Vor jeglichem Therapiebeginn empfiehlt sich ein Abstrich für bakteriologische und mykologische Untersuchungen, der bei erfolgloser Therapie auch wiederholt werden soll. Für eine Therapie werden Chloramphenicol-Ohrentropfen empfohlen, bei Pilzen muß nach Resistogramm oder bei klinischem Verdacht mit Clotrimazol lokal therapiert werden. Ein guter bakteriologischer Synergismus soll in der intermittierenden Anwendung von Gentamycin und Polymyxin bestehen. Viele Berichte über Innenohrschäden bei der lokalen Anwendung von Aminoglykosiden resultieren aus Tierversuchen; Beobachtungen, daß bei entzündlichen Zuständen durch die Anwendung von Aminoglykosiden solche Schäden verursacht werden, sind selten. Bei erfolgloser lokaler Therapie muß man systemisch oral, notfalls auch

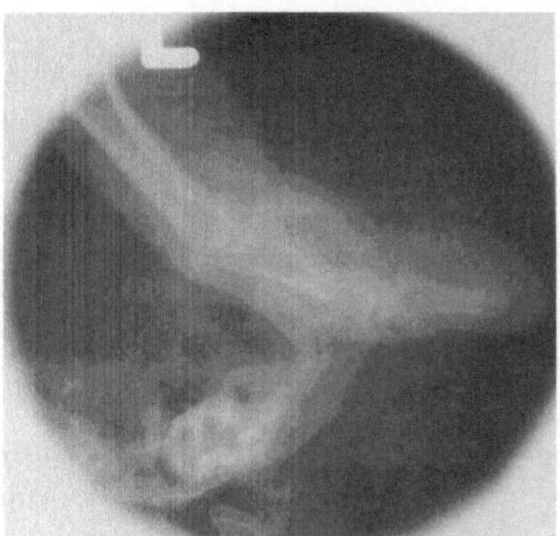

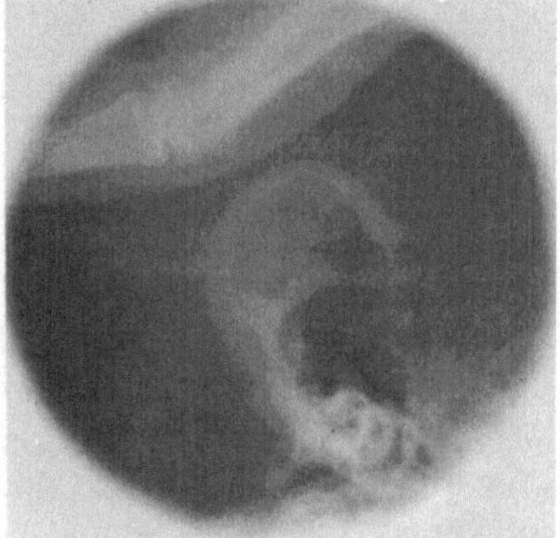

Abb. 9 u. 10. Röntgenbilder nach Schüller bei Mastoiditis links

intravenös therapieren. Mit der zeitweiligen Entfernung des Paukenröhrchens kann manchmal auch ein Sistieren der Sekretion erreicht werden, vor allen Dingen dann, wenn sich um das Paukenröhrchen herum Granulationen gebildet haben. Auch an das Bild einer subakut schwelenden Mastoiditis ist beim Krankheitsbild des sezernierenden Paukenröhrchens zu denken [173].

3.3 Hörsturz

Die Diagnose des typischen Hörsturzes wird bei Kindern selten gestellt. Dieses mag daran liegen, daß junge Kinder das Symptom nicht empfinden oder mitteilen und es als unilateraler Hörsturz in der Kommunikation nicht auffällt. Ausgehend von einer vaskulären Pathogenese wäre vermutlich überhaupt bei Kindern mit einer geringeren Inzidenz zu rechnen. Unterhalb eines Alters, in dem eine klassische audiometrische Untersuchung möglich ist, wäre bei Verdacht auf eine plötzliche Hörstörung nach Ausschluß einer mittelohrbedingten Schwerhörigkeit baldigst eine pädaudiologische Diagnostik zu veranlassen, deren Methode und Differentialdiagnose zu beschreiben, den Rahmen dieses Referates übersteigt.

Als mögliche Ursache einer plötzlichen Schallempfindungsschwerhörigkeit ist gerade bei Kindern eine Infektion im Sinne von Mumps, Masern oder einer Meningitis zu vermuten. Da auch bei Kindern die Rate von Tumoren der hinteren Schädelgrube erhöht ist, wäre eine kinderneurologische Untersuchung sinnvoll. Bleibt die Diagnose des idiopathischen Hörsturzes bestehen, wird wie beim Erwachsenen eine rheologische Therapie empfohlen.

Bei Kindern ab dem Schulalter sehen wir häufiger Krankheitsbilder von Hörsturz, die sich als beiderseitiger Hörsturz mit entsprechender Ausgestaltung der Symptomatik dann als psychogene Hörstörungen herauskristallisierten. Auch in diesen Fällen hat sich uns der Beginn einer möglichst indifferenten „Infusionsbehandlung“ bewährt, derweil nach Ursachen im psychosozialen Umfeld geforscht werden kann und sich das Krankheitsbild eventuell unter Zuhilfenahme von Kinderpsychologen löst [89, 235].

3.4 Schwindel

Im Vergleich zum Erwachsenenalter ist Schwindel ein seltenes Notfallsymptom im Kindesalter, wobei ein Kind das Beschwerdebild „Schwindel“ erst ab mittlerem Schulalter wird verbalisieren können. Zu beobachtende Symptome, die auf Schwindel des Kindes hindeuten, sind Blässe, Kaltschweißigkeit, Erbrechen, atypische Kopfwendungen oder das Verharren in zwanghaften, vermeintlich sicheren Positionen. Diagnostisch wäre auch mit der Nystagmusbrille zu untersuchen. Die Prüfung vestibulospinaler Reflexe wie Rombergversuch, Unterbergversuch oder entsprechend angepaßte Untersuchungsverfahren für kleinere Kinder und Säuglinge sind wichtig. Kalorische Tests oder Rotationstests auf dem Drehstuhl und dem Schoß einer Begleitperson sind bei Kindern auch fortgeschrittenen Alters nicht einfach. Neben der Fremdanamnese ist wichtigster diagnostischer Schritt der Ausschluß einer begleitenden Erkrankung des Hörorgans, wobei auch dem Mittelohrerguß immer wieder eine dezente Schwindelsymptomatik des Kindes zugeordnet wird [85]. Wegen der Häufigkeit infratentorieller Tumorbildungen bei Kindern sollte man andere Hirnnervenfunktionen mit überprüfen und einen früher Kontakt zu einem Kinderneurologen suchen. Fokale Epilepsien können mit Schwindel einhergehen, wie sogar die kindliche Migräne oft eine besondere Ausprägung in Form eines Schwindels haben kann [116, 236]. Auch der benigne paroxysmale Lageschwindel wird im Kindesalter beobachtet. Ototoxische und vestibulotoxische Medikamente finden in der Kinderheilkunde nicht selten Anwendung. Bei älteren Kindern kann Schwindel auch ein Somatisierungssymptom psychosozialer Probleme des Kindes darstellen, was sich selbstverständlich nur im Rahmen einer Ausschlußdiagnostik ergeben kann. Die Therapie erfolgt ähnlich wie beim Erwachsenen [9, 34, 148, 213].

3.5 Fazialisparese

Fazialisparesen bei Kindern sind am ehesten durch entzündliche otogene Komplikationen oder Traumen bedingt (siehe dort). Bei Neugeborenen mit Fazialisparesen ist neben der geburtstraumatischen Genese, vor allen Dingen bei Benutzung einer Zange, auch an etliche syndromale Konstellationen wie z.B. das Möbius-Syndrom zu denken. Da ein kompletter Abriß des Nerven bei geburtstraumatischer Parese wenig wahrscheinlich ist, wird man sich sinnvollerweise chirurgisch zurückhalten.

Die idiopathische Fazialisparese soll wegen anatomisch günstiger Verhältnisse zwischen Nerv und Knochenkanal beim Kind seltener sein. Bevor man diese Diagnose jedoch stellt, sollte ein Kinderneurologe mitbefragt werden, um eine Meningitis, Polyneuropathie oder andere Erkrankungen auszuschließen. Die Diagnostik der Fazialisparese ist beim Kind schwer, da das Kind für gezielte Willkürinnervationen nicht kooperativ ist, das straffe Gesichtsgewebe eine auch komplette Fazialisparese in Ruhe fast ganz kaschieren kann und elektrophysiologische Tests oft nicht durchführbar sind. Am deutlichsten wird die Parese, wenn das Kind schreit und weint (Abb. 11 u. 12). Beim Anblasen des Gesich-

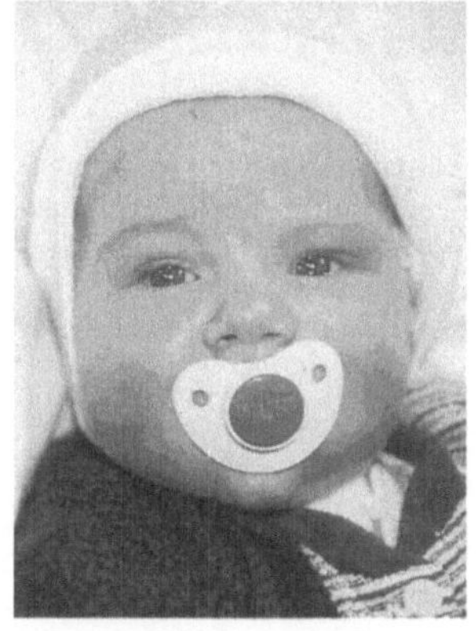
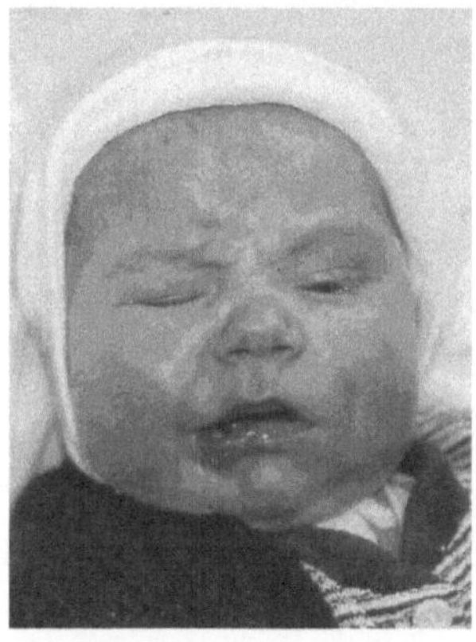

Abb. 11 u. 12. Säugling mit Facialisparese links bei Mastoiditis (die Ruhigstellung des Kindes war leider nur mit dem Schnuller möglich

tes kann man den fehlenden relektorischen Lidschluß beobachten. Sonographisch auffindbare Lymphknotenvergrößerungen in der Parotis sollen auf eine Borreliose hinweisen. Bei gestellter Diagnose entspricht die Therapie prinzipiell der beim Erwachsenen [50, 138, 143, 191].

3.6 Fremdkörper in Ohr und Nase

Fremdkörper in Ohr und Nase sind bei Kindern recht häufig. Oft wird das Ereignis gleich bemerkt, chronische Fremdkörper vor allen Dingen in der Nase erzeugen auffällig einseitig fötide Rhinorrhoe. Muß man sich wegen der Unruhe des Kindes zu einer Narkose für die Fremdkörperentfernung entschließen, dürfte die Entfernung unproblematisch sein, wenn man beachtet, daß man den Fremdkörper am besten mit einem feinen Häkchen hintergreifen und so sowohl im Ohr als auch in der Nase am besten mobilisieren kann. Manche Perlen oder runde Fremdkörper kann man mit einem Gummischläuchlein ansaugen und so entfernen. Für Manipulationen beim wachen Kind muß an die Möglichkeit des Abgleitens eines Nasenfremdkörpers nach pharyngeal und die bestehende Aspirationsgefahr gedacht werden. Ist das Kind zu kräftig, als daß plötzliche Abwehrbewegungen durch Immobilisierung vermieden werden können, sollte man sich trotz des vermeintlich unnötigen Aufwandes zur Narkose entschließen, um unnötige Verletzungen zu vermeiden [69, 181, 202, 224].

3.7 Nasenbluten

Nasenbluten ist bei Kindern durch die Häufigkeit oberer respiratorischer Infekte viel häufiger als beim Erwachsenen. Kindliches Nasenbluten bedarf jedoch nur selten einer notfallmäßigen Behandlung, da es oft spontan sistiert. Am häufigsten ist auch bei Kindern die Blutung am Locus Kiesselbachii, die durch äußere Kompression gestillt werden kann. Spezielle ätiologische Aspekte ergeben sich bei Kindern, wenn anläßlich eines Nasenblutens erstmals systemische Blutungsübel wie Koagulopathien oder Störungen von Thrombozytenzahl oder -funktion entdeckt werden. Während aggressiver Chemotherapie im Kindesalter ist hämatologisch bedingtes Nasenbluten häufiger. Bei Jungen ab dem Schulalter ist an das Angiofibrom zu denken. Gerade bei Kindern muß man sich wegen des geringen Blutvolumens durch Laboruntersuchungen über ein eventuelles Ausmaß des Blutverlustes klar werden. Therapeutisch hilft manchmal neben der Kompression der Nasenflügel bereits die Gabe von abschwellenden Nasentropfen. Will man kleine operative Maßnahmen wie Tamponaden, Koagulationen oder Verätzungen durchführen, hat man bei ruhigem Kind mit dem Operationsmikroskop gute Beleuchtung und guten Einblick. Für die Koagulation empfiehlt sich ein bipolares Instrument, bei chemischer Verätzung muß wegen des kleinen Naseneinganges sehr sorgfältig vorgegangen werden, um keine Läsionen zu setzen. Eine korrekte Tamponade der Gesamtnase wird jedoch eine Narkose erforderlich machen. Vor einer tiefen Sedierung ohne endotracheale Intubation ist wegen der Gefahr der Blutaspiration zu warnen [48, 68, 183].

3.8 Sinusitis und Komplikationen

Trotz der hohen Rate an respiratorischen Infekten im frühen Kindesalter ist die Entstehung einer akuten Sinusitis in der Ausprägung wie beim Erwachsenen beim jungen Kind seltener. Sie tritt häufiger als umschriebene akute Sinusitis beim Kind ab etwa 10. Lebensjahr auf und ist dann so zu diagnostizieren und zu behandeln wie beim Erwachsenen.

Notfallaspekte bei der kindlichen Sinusitis entstehen im Vorschul- und frühen Schulalter oft durch die Komplikationen, und hier am häufigsten durch die orbitale Komplikation, derentwegen sich die Patienten oft zunächst an einen Augenarzt wenden (Abb. 13). Der Zusammenhang zwischen orbitaler Symptomatik und der meist zugrundeliegenden Sinusitis ethmoidalis läßt sich anamnestisch, klinisch und röntgenologisch schnell sichern. Schwieriger ist die Entscheidung, ob bei einer sinugenen orbitalen Komplikation beim Kind allein konservative oder auch operative Maßnahmen geboten sind. Neben der Frage, ob und in welcher Konsequenz eine suffiziente Vorbehandlung bereits erfolgte, muß auf die Mitbeurteilung eines Augenarztes vertraut werden, da gerade bei jungen Kindern die Beurteilung von Visus, Motilität, Exophthalmus und Fundus des Auges wich-

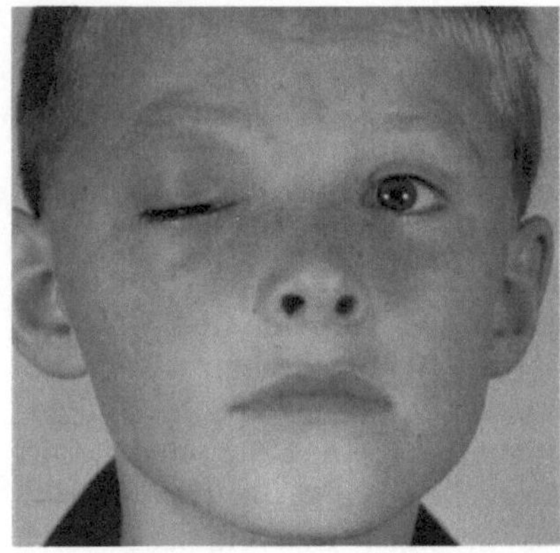

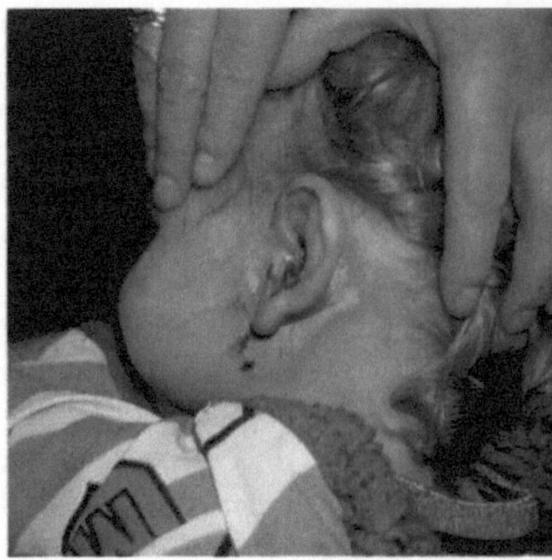

Abb. 13. Sinusitis ethmoidalis rechts mit Orbitaabszeß, kaudale und laterale Verlagerung des Bulbus

Abb. 14. Kleinkind mit angeblich akzidentellen Verbrennungen durch Kaffee periaurikulär. Dieser Fall erwies sich als eine Kindesmißhandlung

tige Entscheidungspunkte liefern. Bleibt die allein phlegmonöse Entzündungsreaktion vor dem Septum orbitale im Lidbereich, ist der Augapfel oft nicht disloziert und vergleichsweise unbeteiligt. Breitet sich die Krankheit phlegmonös oder abzedierend hinter das Septum orbitale aus, kommt es zum Exophthalmus, zu Bulbusverlagerungen, Stauungszeichen im Fundus, Visusverlust, Motilitätsstörungen bis hin zur septischen Thrombose des Sinus cavernosus. Für die Diagnosestellung ist die Computertomographie wichtig. Sie ist zwar in axialer Schichtrichtung problemloser durchführbar, hat jedoch in der koronaren Schichtrichtung eine höhere Treffsicherheit bezüglich Abszedierung in der Orbita.

Ist ein eindeutiger Abszeß nachzuweisen, wird man unter Mitausräumung des Siebbeines diesen Abszeß entleeren, wobei die Wahl des Zugangsweges (externe Inzision/endonasal) weniger wichtig ist als die eindeutige und sichere Darstellung und Drainage des Abszesses. Die Indikation zum äußeren Zugang zu Siebbein und Orbita erscheint verhältnismäßig und kosmetisch vertretbar.

Etliche Autoren empfehlen bei unbehandelten Fällen, die nicht wegen ophthalmologischer Funktionsverluste ein unmittelbares Eingreifen erforderlich machen, den Versuch einer antibiotischen Therapie über 24 h. Die antibiotische Therapie, wenn sie nicht resistogrammgerecht gezielt erfolgen kann, sollte in den Keimspektren Streptokokken, Staphylokokken und Haemophilus influenza umfassen. Abschwellende, möglichst gezielte Maßnahmen im mittleren Nasengang ergänzen eine konservative Therapie.

Eine Stirnbeinosteomyelitis, intrakranielle Komplikationen, wie sinugene Meningitis oder Hirnabszesse, sind bei Kindern selten, diagnostisch aber nicht leichter zu erfassen als im Erwachsenenalter. Hohes Fieber, Kopfschmerzen, Apathie oder nur dezente neurologische Ausfälle sollten unmittelbar Verdacht erregen und zur weiteren bildgebenden Diagnostik führen. Bei jungen Säuglingen muß bei einer Schwellung im Bereich des Oberkiefers differentialdiagnostisch an die nichtsinugene Oberkieferosteomyelitis, ausgehend von Zahnkeimstrukturen, gedacht werden [41, 126, 135, 179, 210, 246].

3.9 Trauma von Gesicht- und Ohrschädel

Ursächlich für Schädelhirnverletzungen ist im jüngeren Alter der Sturz, im älteren Kindesalter der Unfall auf dem Fahrrad oder als Beifahrer im PKW. Es soll in diesem Zusammenhang auch darauf hingewiesen werden, daß bei unklaren anamnestischen Angaben und obskuren Unfallmechanismen an die Möglichkeit der Kindesmißhandlung gedacht werden soll (Abb. 14). Richtungweisend wären andere Verletzungen am Körper, die nach ihrem Abheilungszustand nicht zeitgleich entstanden sind. Besteht der Verdacht auf Kindesmißhandlung empfiehlt es sich wegen der Gefahr ungerechtfertigter Verdächtigungen einerseits, dem Schutz eines bedrohten Kindes andererseits, eine stationäre Aufnahme möglichst anzustreben und bald Kontakt zu hierin erfahrenen Kinderärzten zu suchen.

Der kindliche Gesichtsschädel weicht Gewalteinwirkungen offensichtlich elastischer aus; dementsprechend passen eventuelle Bruchbildungen nicht in die LeFort-Klassifikation. Weil das Ausmaß der notwendigen Gewalteinwirkung für eine kindliche Gesichtsschädelfraktur erheblich ist, sind intrakranielle Begleitverletzungen häufig. Auch isolierte Mandibulaverletzungen, die im Erwachsenenalter eher untypisch sind, werden bei Kindern beschrieben. Bei Kindern ist bei Gesichtsschädelverletzungen häufig das Stirnbein beteiligt. Die kleinste und häufigste Gesichtsschädelverletzung ist wie beim Erwachsenen die Nasengerüstfraktur. Beim Verdacht auf Gesichtsschädelfraktur wird gerade beim Kind der konventionellen Röntgenaufnahme wenig Aussagekraft zugemessen. Erst auf sorgfältig durchgeführten Computertomogrammen wird das Verletzungsausmaß deutlich, welches häufig klinisch unterschätzt wird. Die Techniken der Operation inkl. der Zugangswege entsprechen denen des Erwachsenenalters, wobei bei Kindern auch der Drahtosteosynthese und der Osteosynthese mit resorbierbarem Nahtmaterial noch mehr Bedeutung zugemessen wird. Vor der Anwendung ausgedehnter Plattenfixierungen wird gewarnt, da man Wachstumsstörungen befürchtet. Wenn eine entsprechende Stabilisierung erforderlich ist, sollten Mikro-Plattensysteme angewendet werden. Bei osteosynthetischen Maßnahmen muß an die erhebliche Ausdehnung von Zahnkeimen in den Oberkieferbereich hinein geachtet werden.

Bei Nasengerüstfrakturen muß im Verlauf einiger Tage an ein Septumhämatom und die eventuell notwendige Behandlung gedacht werden, da gerade dort wichtige Wachstumszonen traumatisiert werden.

Für die Traumatologie des Ohrschädels ergäben sich bei Kindern keine spezifisch anderen Aspekte als beim Erwachsenen [144, 245, 250].

Zahnverletzungen im Kindesalter sind unterschiedlich danach zu beurteilen, ob es sich um bleibende oder Milchzähne handelt [160]. Prinzipiell ist eine Zahnverletzung erheblich, wenn es aus dem Zahn blutet, d.h. wenn die Pulpa eröffnet ist. Bedenklich ist ebenfalls die Intrusion eines Milchzahnes wegen der möglichen Schädigung des darunterliegenden Zahnkeimes.

Herausluxierte Zähne sind nicht zu reinigen, sondern in Flüssigkeit (NaCl, Milch) oder im Mund eines Erwachsenen zum Zahnarzt zu transportieren, da sie, wenn frühzeitig gebracht, replantiert werden können [10, 20, 52, 141, 225, 231].

3.10 Pfählungsverletzungen

Eine typische Verletzung bei Kindern ist die intraorale Pfählungsverletzung, wenn das Kind mit einem Bleistift oder Stöckchen im Mund hinfällt. Meist spießt der Fremdkörper im Bereich des Weichgaumens oder der seitlichen Oropharynxwand ein (Abb. 15). Wesentlich ist die Frage an Begleitpersonen, ob von dem Fremdkörper etwas fehlt bzw. ein noch im Körper befindlicher Fremdkörperanteil denkbar ist. Eine bedrohliche Blutung durch diese Verletzungen ist selten. Gerade bei penetrierenden Wunden oder tieferer Verletzung wird man sich trotz der notwendigen Narkose im typischen Alter zwischen 2 und 5 Jahren zur operativen Versorgung inkl. eventueller Fremdkörpersuche entschließen müssen. In mehreren Literaturmitteilungen wird über vaskulär-neurologische Komplikationen aus solchen Verletzungen berichtet, die man sich durch Alteration der A. carotis interna in Verletzungsnähe mit Ausbildung einer Thrombose erklärt. In einem solchen Fall ist umfassende Diagnostik inkl. CT und Angiographie erforderlich. Die Komplikation, die erst mit einer Latenz von 1–2 Tagen auftritt, erscheint jedoch so selten, daß allgemeine Behandlungskonsequenzen, wie eine denkbare Antikoagulation oder stationäre längere Beobachtung, nicht gerechtfertigt erscheinen. Für die Wundversorgung empfiehlt sich spät resorbierbarer Faden (Vicryl, Dexon), um die problematische Fadenentfernung zu vermeiden. Nase und Nasenrachen müssen mitinspiziert werden [59, 86, 125, 180].

3.11 Tonsillitis, Tonsillektomie, Tonsillarabszeß

Häufigste Ursache für die akute Angina tonsillaris beim Kind bleibt der Streptokokkeninfekt, wobei die Infektion mit Streptokokken der Gruppe A wegen der nicht effizient behandelbaren Folgeerkrankungen besondere Bedeutung erhält. Die Deutsche Gesellschaft für pädiatrische Infektiologie empfiehlt hierbei das Penicillin V oder Propicillin mit der Dosierung von 100 000 IE/pro kg Körpergewicht pro Tag über 10 Tage. Bei Therapieversagen werden orale Cephalosporine empfohlen. Bei älteren Kindern muß die infektiöse Mononukleose bedacht werden, die durch ein Differentialblutbild, Enzymbestimmungen und Schnelltestungen diagnostiziert werden kann. Da die Beläge bei der infektiösen Mononukleose bakteriell bedingt sind, wird man eine antibiotische Therapie einleiten. Eine akute Tonsillektomieindikation ergibt sich nur, wenn beim Pfeifferschen Drüsenfieber die Atemobstruktion droht.

Beim Kind können akute lymphatische maligne Systemerkrankungen unter dem Bild einer akuten Tonsillitis und Peritonsillitis zur Erstmanifestation kommen. Peritonsilläre Abszesse sind beim Kind ausgesprochen selten. Parapharyngeale Abszesse entstehen eher durch das Einschmelzen infizierter Lymphknoten und müssen durch Inzision von enoral behandelt werden.

Ein wichtiger Aspekt notfallmäßiger HNO-Heilkunde bei Kindern sind Nachblutungen nach Adenotomie und Tonsillektomie, die meist als lokal verursachte Nachblutungen innerhalb von 48 h auftreten. Spätere und erhebliche Nachblutungen nach Tonsillektomie erfordern höchste Aufmerksamkeit, da sie häufiger aus größeren Gefäßen entstehen. Obwohl der Wert von präoperativen Gerinnungsuntersuchungen in Frage gestellt wird, empfehlen wir die Untersuchung auf Koagulopathien durch Bestimmung des Quickwertes und der PTT, die Zählung der Thrombozyten und die Bestimmung der Blutungszeit, da hiermit am ehesten die systemischen Blutungsleiden, die in diesem Alter wahrscheinlich wären, aufgedeckt werden können. Operative Maßnahmen der Blutstillung nach Adenotomie oder Tonsillektomie entsprechen denen im Erwachsenenalter (Readenotomie, elektrochirurgische Blutstillung, Bellocq-Tamponade, Unterbindungen, Umstechungen, notfalls Gefäßunterbindungen am Hals). Spezifisch für das Kindesalter ist, daß auch ein relativ kleiner Blutverlust

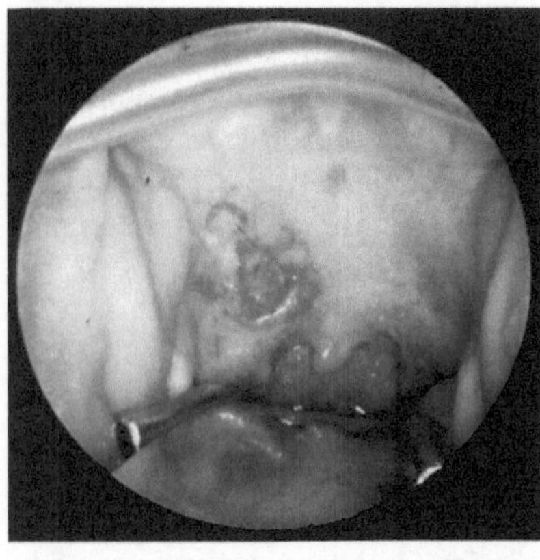

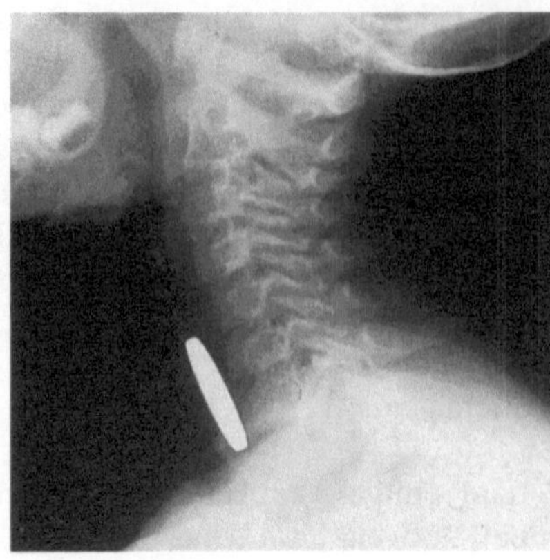

Abb. 15. Pfählungsverletzung des rechten Weichgaumens

Abb. 16. Münze (meist ein Groschen) in der ersten Ösophagusenge, typisch in der Frontalebene eingestellt

beim Kind systemisch erhebliche Folgen hat. Die Rachenuntersuchung auf Blutfreiheit trotz eventueller Abwehr des Kindes ist für die Nachkontrolle entscheidend. Größter Fehler in der Betreuung von solchen Nachblutungen wäre die Bagatellisierung [2, 32, 98, 165, 166, 220].

3.12 Stomatitis

Häufigste Ursache für eine Stomatitis beim Kind sind die oft familiär auftretenden rekurrierenden Aphten unklarer Ätiologie. Sie bevorzugen die Schleimhautumschlagsfalten des Vestibulum oris und besiedeln sich bakteriell. Sie führen zu regionären Lymphknotenschwellungen und sind recht schmerzhaft. Da die Ätiologie unbekannt ist, ist auch die Therapie symptomatisch mit viskösem Lokalanaesthetikum, haftenden Steroidsalben, Touchierung mit Silbernitrat oder, ungewöhnlicher, der systemischen Gabe von Cimetidin.

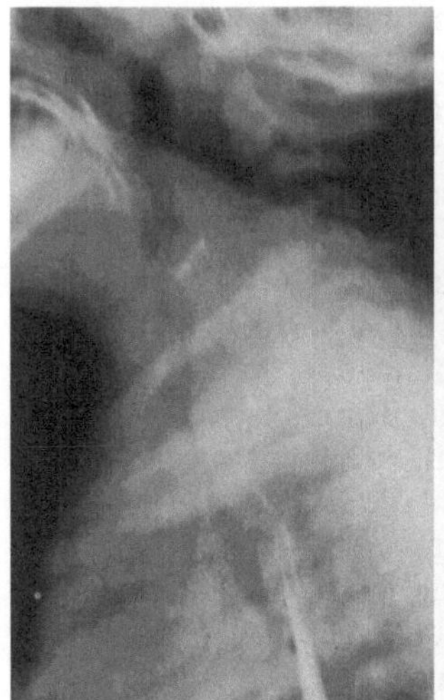

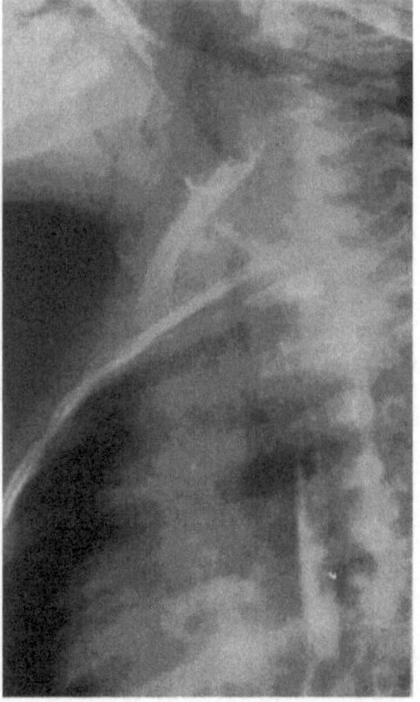

Abb. 17. Lange Zeit liegender Ösophagusfremdkörper (Plastikspielzeugteil) im mittleren Ösophagus mit Trachealpelottierung

Scharfe Desinfizientien sind zu vermeiden, auf hinreichende Flüssigkeits- und Nahrungsaufnahme muß geachtet werden.

Die Stomatitis durch Herpes-simplex-Virus zeigt sich in Form aufschießender Bläschen oder Ulzera mit grauem Belag, vornehmlich an Mukosaflächen, die relativ engen Kontakt zum Periost haben, so an Hartgaumen und Gingiva. Neben den Behandlungsempfehlungen für rezidivierende Aphten kann ein lokales Virustatikum versucht werden. Etliche systemische Erkrankungen können mit einer Stomatitis einhergehen, so z.B. auch unterschiedliche Zustände der HIV-Infektion. Bei aggressiver Chemotherapie im Kindesalter entsteht häufig eine Stomatitis, die in Absprache mit dem behandelnden Onkologen symptomatisch und sanft desinfizierend zu behandeln ist [36, 82, 83, 71, 97, 237].

3.13 Ösophagusfremdkörper

Für das Verschlucken eines Ösophagusfremdkörpers ergibt sich auch bei Kindern oft eine typische Anamnese mit nachfolgender Nahrungsverweigerung, Schluckstop und Salivation. 80% der Fremdkörper bleiben in der ersten Ösophagusenge stecken (Abb. 16). Die Entfernung mit starrer Endoskopie in Narkose ist schnell durchführbar und durch bessere Manipulationsmöglichkeit bei scharfkantigen Fremdkörpern der flexiblen Technik überlegen. Die Behandlung der Perforationen entspricht der im Erwachsenenalter. Gerade beim Kind ist zu beachten, daß lang liegende Ösophagusfremdkörper respiratorische Symptome erzeugen können, indem sie die Tracheahinterwand vorwölben (Abb. 17). Gelegentlich versteckt sich hinter einer unklaren respiratorischen Symptomatik mit dezenten Schluckstörungen ein Ösophagusfremdkörper, der anamnestisch nicht bekannt ist. Aus diesem Grunde ist gerade bei unklaren Fällen respiratorischer Symptomatik die Ösophagoskopie anzuraten [216].

3.14 Verätzungen der Speisewege

Trotz zunehmender gesetzlicher Bestimmungen für die kindersichere Aufbewahrung und trotz Aufklärungskampagnen kommt es immer wieder zur Ingestition gefährlicher Chemikalien bei Kindern. Alle Untersucher sind sich einig, daß typischerweise trotz fehlender intraoraler oder perioraler Ätzspuren die Verletzungen der Ösophagusschleimhaut erheblich sein können. Es wird deshalb zur Festlegung des therapeutischen Vorgehens innerhalb von 24 h die Ösophagoskopie empfohlen [152]. Sie sollte bei Verätzungsläsionen dann wegen zunehmender Verletzungsgefahr bereits auf Höhe erster erheblicher Ätzspuren im Ösophagus abgebrochen werden. Über die Notwendigkeit bei solchen Ingestionen, auch flexibel endoskopisch zu gastroskopieren, wird diskutiert, da vor allen Dingen stark saure Substanzen zu Magenperforationen führen könnten. Manche Autoren empfehlen die Einlage einer Magensonde, die einen bougierenden Effekt haben soll, andere empfehlen für etliche Tage parenterale Ernährung neben der Gabe von Antibiotika. Die lange unumstrittene Gabe von Kortikosteroiden zur Prophylaxe von Strikturen ist nach neueren Publikationen auch wieder in Frage gestellt worden [3, 120, 134]. Unbestritten wäre eine initial einmalige Cortisongabe zur Prävention von respiratorischen Störungen durch Schleimhautschwellungen. Die Frage der längerfristigen Strikturprophylaxe mit Kortikosteroiden wird in der derzeitigen Literatur nicht eindeutig beantwortet. Liegen bei Kindern Verbrühungen [45, 60, 87] nicht allein mit perioralen, sondern auch Läsionen im gesamten Kopf-Hals-Bereich vor, wird auf die Gefahr der Atemnot durch Schwellungen in Rachen und Larynx hingewiesen [84, 105, 122].

3.15 Nicht extubierbares Neugeborenes und Kind

Im Rahmen der modernen neonatologischen Intensivmedizin entsteht bei manchmal langfristigen Intubationszeiten die Unmöglichkeit der Extubation wegen einer entstandenen subglottischen Stenose auf Krikoidniveau. Während die eine Alternative für solche Kinder die Tracheotomie ist, wurde hierfür die Maßnahme der ventralen Krikoidspaltung (anterior cricoid split) unter zunächst sehr strikten und engen Indikationsstellungen entwickelt. Diese Maßnahme sollte nur bei jungen Säuglingen nach mehrfachen erfolglosen Extubationsversuchen wegen subglottischer Enge durchgeführt werden. Vor allen Dingen seitens des kardiopulmonalen Zustandes muß sichergestellt sein, daß das Kind für eine Extubation geeignet wäre. Nach Freilegung des Krikoids von außen über eine horizontale Hautinzision wird dieses median inkl. der Trachealschleimhaut gespalten und diese Spaltung auf die subglottischen Thyroidanteile und die oberen beiden Trachealknorpel ausgedehnt. Es wird dann ein größerer Tubus in das so expandierte subglottische Lumen eingelegt. Die Haut wird locker verschlossen und das Kind über mindestens 1 Woche sediert mit dem Trachealtubus belassen. In einem Prozentsatz von etwa 70% gelingt es dann, unter Kortikoid [232], Antibiotikum und evtl. Suprarenin-Inhalationen erfolgreich zu extubieren. Das Risiko dieser Maßnahme besteht darin, daß das Kind akzidentell extubiert wird und beim Versuch der endotrachealen Reintubation nach vorne hinaus durch die Spaltung eine Via falsa entsteht und das Tracheallumen nicht aufgefunden wird. In diesem Falle wird eine sofortige Wiedereröffnung der äußeren Wunde empfohlen, um hierüber intubieren oder den Tubus entsprechend leiten zu können. Wegen guter Erfolge im Säuglingsalter wurde von etlichen Autoren die Indikation für die ventrale Krikoidspaltung auf ältere Kinder ausgedehnt. Auch wurde die Indikationsstellung gelegentlich auf kongentiale subglottische Stenosen erweitert. Es wird erwogen, in die ventrale Spaltungslücke Rippenknorpel [184] oder andere Materialien [11] als Platzhalter einzunähen, um eine Expansion zu erzeugen und auch das Risiko von Fehlintubationen zu mindern. Hiermit ähnelt diese Maßnahme bald dem Konzept einer einzeitigen laryngotrachealen Plastik ohne vorherige Tracheotomie.

Wichtigste Voraussetzung für ein erfolgreiches Verfahren der ventralen Ringknorpelspaltung ist die richtige Indikationsstellung mit Blick auf den Allgemeinzustand des Kindes. Aber auch die Möglichkeiten postoperativer Intensivbehandlung zur Vermeidung azidenteller Extubationen bzw. sachgerechter und sicherer Reintubationen müssen vorhanden sein. Anderenfalls ist die Tracheotomie die sicherere Alternative [44, 47, 53, 65, 164, 197, 206, 239].

3.16 Das Kind mit akut stridoröser Atemnot (Epiglottitis, subglottische Laryngitis, akute Laryngotracheitis, Rachenabszeß und Fremdkörper)

Für ein Kind mit akuter stridoröser Atemnot ergeben sich unterschiedliche, hier kurz skizzierte Differentialdiagnosen:

Die akute Epiglottis, die wegen der Entzündung der aryepiglottischen Falten und der Aryhöcker auch als Supraglottitis bezeichnet wird, kommt typischerweise im Alter ab 3 Jahren als eine durch Haemophilus influenzae verursachte Erkrankung vor. Das Kind speichelt, weil es erhebliche Schluckschmerzen hat, ist vergleichsweise ruhig und zeigt deutlichen inspiratorischen Stridor. Entzündliche Halslymphknoten sind häufig. Die Anamnese ist oft ohne die Prodromi eines Infektes der oberen Luftwege. Trotz der zunehmenden Immunisierung gegenüber Haemophilus influenzae muß man mit diesem Krankheitsbild rechnen. Eine Heiserkeit ist nicht typisch, jedoch ist die Sprache verändert, als wenn eine heiße Kartoffel im Mund sei (hot potatoe voice).

Die subglottische Laryngitis, auch Pseudokrupp genannt, tritt im Zusammenhang mit einem meist viralen Infekt der oberen Luftwege bei Kindern typischerweise unter 3 Jahren auf. Das Kind ist heiser, hat einen bellenden Husten, mäßiges Fieber, keine typisch entzündlichen Halslymphknoten und im Unterschied zur Epiglottis keine Schluckbeschwerden.

Das Krankheitsbild der akuten stenosierenden Laryngotracheitis beim Kind ist wesentlich seltener. Es handelt sich um eine vermutlich auf einen viralen Infekt aufgepfropfte bakterielle Laryngotracheitis, die mit stark viskösen, membranartigen Schleimansammlungen in Larynx und Trachea einhergeht. Es bestehen keine Schluckbeschwerden, aber Fieber, und der Stridor kann in- und exspiratorisch und durch grobblasige Geräusche überlagert sein.

Der peritonsilläre Abszeß ist im jungen Kindesalter eher untypisch. Man sieht häufiger einen retropharyngealen Abszeß, der möglicherweise durch eine absedierende retropharyngeale Lymphadenitis verursacht wird. Der pharyngeale Atemweg kann hierdurch eingeengt sein mit Stridor und einer Symptomatik, die der Epiglottitis ähnelt.

Bei jedem Kind mit einer akuten inspiratorisch stridorösen Atemnot muß gerade ab dem Krabbelalter die Fremdkörperaspiration differentialdiagnostisch im Auge behalten werden. Eltern oder Begleitpersonen sind detektivisch nach verdächtigen Situationen zu befragen (kleine Spielzeugteile, Erdnüsse, kleine Lebensmittel wie Hülsenfrüchte) (Abb. 18). Fieber wäre beim nur kurzfristig liegenden Fremdkörper ungewöhnlich, dagegen wird bei längerliegendem Fremdkörper oft die Diagnose einer ungeklärten persistierenden Bronchitis oder lobären Pneumonie mit Fieber gestellt.

Diagnostik und Therapie müssen beim akut stridorös atembedrohten Kind ineinandergreifen. Gerade beim Kind mit Verdacht auf eine Epiglottis oder einen stenosierenden Rachenabszeß ist vor jeder Irritation des Kindes durch Racheninspektion, Blutentnahmen oder Ähnlichem zu warnen. Auch wenn die Diagnose Epiglottis durch seitliche Halsweichteilaufnahme mit deutlich sichtbarer, verplumpter Epiglottis gut zu sichern ist, sollte diese Maßnahme nur durchgeführt werden, wenn sie ohne Irritation des Kindes erfolgen kann. Der Kontakt zur Begleitperson sollte aufrechterhalten werden, um das Kind nicht zu beunruhigen. Diese Maßnahmen empfehlen sich, da gerade Kinder mit Epiglottis im Rahmen von Irritationen plötzliche Obstruktionen und bedrohliche kardiale Probleme entwickeln können. Weitergehende diagnostische Maßnahmen sollen nur unter personeller und apparativer Ausstattung erfolgen, die jederzeit die Intubation, Narkoseeinleitung, starre Laryngotracheoskopie bis hin zur notfallmäßigen Tracheotomie ermöglicht. Die Notwendigkeit eines künstlichen Atemweges bzw. einer Endoskopie ergibt sich aus dem Zustand des Kindes und der vermuteten Ursache.

Für eine Epiglottis wird eine frühe Sicherung des Atemweges durch nasotracheale Intubation empfohlen, die unter antibiotischer Behandlung und zu erwartender Besserung für etwa 2 Tage notwendig sein wird. Wegen zunehmender Resistenzen von Haemophilus-Keimen wird neben Ampicillin in der Literatur Chloramphenicol, in letzter Zeit jedoch zunehmend ein Cephalosporin der dritten Generation empfohlen.

Unter der Diagnose der subglottischen Laryngitis beim Kind wird man versuchen, das agitierte Kind durch eine ruhige Umgebung unter Anwesenheit der Begleitperson zu sedieren. Sedativa können den zentralen Atemantrieb kritisch senken. O_2-Gaben, angefeuchtete Atemluft, vernebeltes Adrenalin, systemische Steroide

Abb. 18. Erdnußfremdkörper im rechten Zwischenbronchus

Abb. 19 u. 20. Typischer Situs der Laryngomalazie bei In- und Exspiration

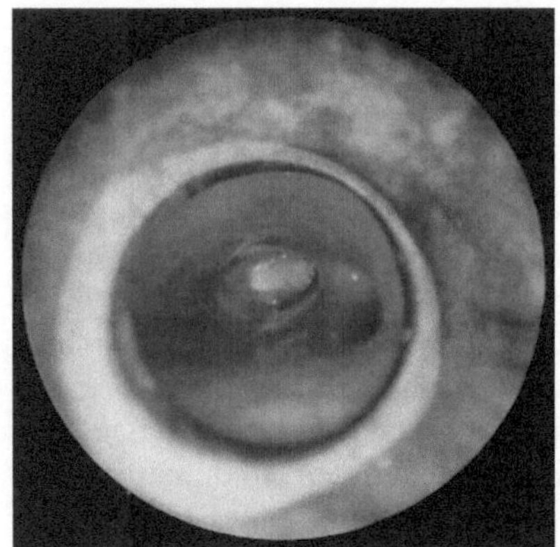

Abb. 18

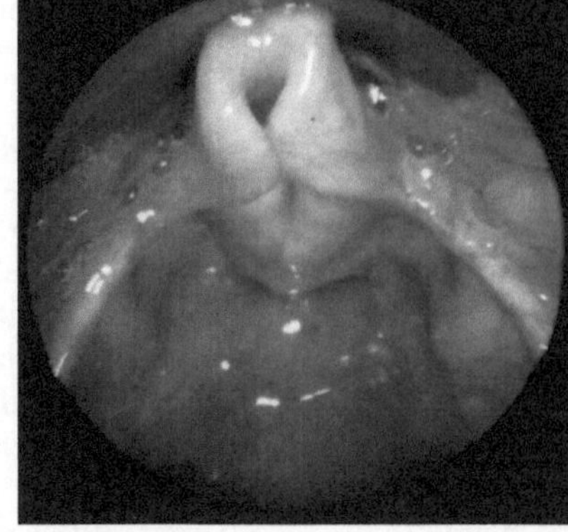

Abb. 19

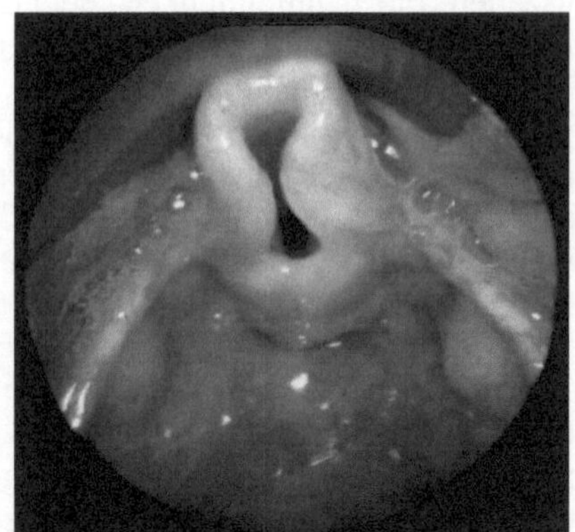

Abb. 20

und trotz der anzunehmenden viralen Genese ein potentes Antibiotikum stellen meist eine erfolgreiche konservative Therapie dar, so daß eine Intubation nur bei kritischer Verschlechterung ansteht. Optimal für die Überwachung ist die fortlaufende Pulsoximetrie, die jedoch gelegentlich durch Bewegung des Kindes Artefakte zeigt.

Die seltene akute bakterielle Laryngotracheitis des Kindes mit Schleimobstruktionen bedarf in der Therapie der endoskopischen Befundsicherung und tracheobronchialen Schleimborkenentfernungen. Die Diagnose ist gegen die anderen genannten Erkrankungen oft schwer abzugrenzen, so daß die Endoskopie auch zur Differentialdiagnose sinnvoll ist.

Die Ergebnisse röntgenologischer Untersuchungen von Thorax und Trachea zur Fremdkörpersuche sind bei Kindern enttäuschend oft falsch negativ. Überblähungen, Atelektasen, Seitendifferenzen in der Strahlentransparenz der Lungenhälften wären neben einem sichtbaren Fremdkörper klassische Zeichen. Wichtig ist die Erkenntnis, daß sich ein Fremdkörper in Larynx, Trachea und Bronchien nicht röntgenologisch ausschließen läßt.

Die Sicherung des Atemweges beim Kind mit einem atemwegsbedrohenden retropharyngealen Abszeß gestaltet sich wie bei der Epiglottitis. Die Abszeßinzision wird nach Intubation von enoral erfolgen.

Bei primärer differentialdiagnostischer Unklarheit über die akute stridoröse Luftnot bei einem Kind ist von der ungünstigsten Differentialdiagnose, der bedrohlichen Epiglottitis auszugehen. Rasches, ruhiges Handeln ohne lange Transportwege unter Beiziehung von kompetentem Personal für Narkose, Intubation und starre Tracheoskopie sowie Tracheotomie ist entscheidend.

Es wird mehrfach auf das Risiko eines Lungenödems [24, 127, 149] nach erfolgreicher Intubation bei Epiglottitis hingewiesen. Pathogenetisch wird auf den Effekt der systemisch bakteriell-toxischen Erkrankung oder der plötzlich veränderten intrapulmonalen Druckverhältnisse abgehoben. (Literatur allgemein: [5, 75, 100, 128, 131, 211, 228, 240]; zur subglottischen Laryngitis: [51, 77, 78, 106, 156, 222, 229, 232]; zur Epiglottitis: [4, 14, 30, 63, 121, 133, 142, 158, 201, 233]; zur Tracheobronchitis: [17, 56, 61, 80, 178, 189, 199, 200]; zu Fremdkörpern: [66, 101, 102, 109, 219]).

3.17 Laryngomalazie

Die Laryngomalazie ist die häufigste Ursache für stridoröse Atemstörungen im Säuglingsalter. Die supraglottischen Strukturen werden bei Inspiration in das Larynxlumen hinein aspiriert; nicht nur die Ränder der omegaförmigen Epiglottis, sondern vor allen Dingen auch die oft recht hyperplastischen aryepiglottischen Falten und Schleimhautgewebe oberhalb der Aryknorpel (Abb. 19 u. 20). Der Stridor ist flatternd, sistiert unter Umständen in Bauchlage oder vermindert sich bei Dorsalüberstreckung der Halswirbelsäule. Eine gewisse Häufung im Schlaf und Auftreten bei neurologischen Erkrankungen [6] spricht auch für eine funktionelle tonusbedingte Störung. Die Diagnose sollte zur Abgrenzung anderer behandlungsbedürftiger Stridorursachen endoskopisch gestellt werden. Hierbei bewährt sich die Untersuchung in Spontanatmung entweder mit dem starren Endoskop, ohne supraglottische Strukturen zu berühren, oder transnasal mit dem kleinen flexiblen Endoskop, wobei man synchron zum Stridor die Aspira-

Abb. 21. Granulationslappen am oberen Rand des Tracheostomas bei 3jährigem Kind

Abb. 22. Infizierte mediane Halszyste kurz vor der Spontanperforation

Abb. 23. Rhabdomyosarkom mit Einbruch in die linke Orbita (mit der im Gegensatz zu einer Sinusitis geringen entzündlichen Reaktion)

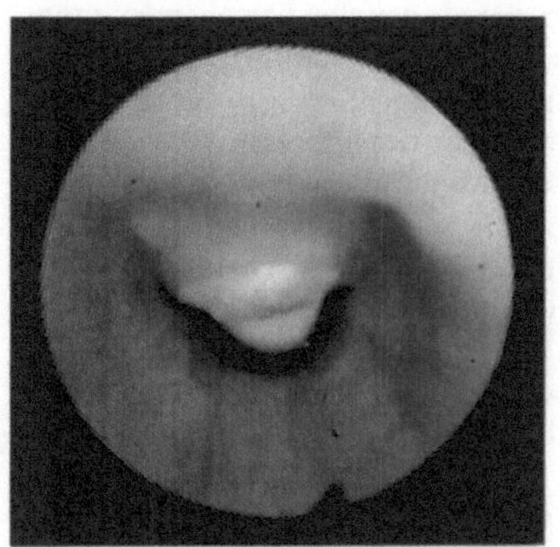

Abb. 21

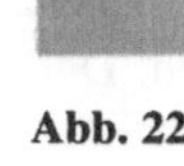

Abb. 22

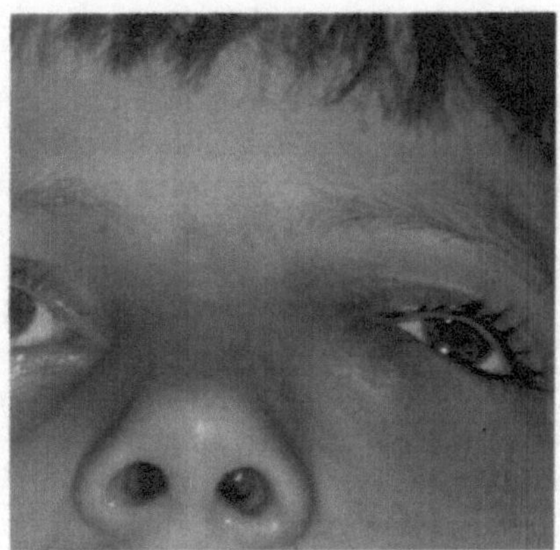

Abb. 23

tion supraglottischer Strukturen beobachten kann. Selten entstehen bedrohliche Zustände, und das Krankheitsbild remittiert spätestens bis zum 18. Lebensmonat. Sollte sich das Krankheitsbild, gestützt auf objektive Beobachtungen wie z.B. eine Polysomnographie, als bedrohlich erweisen, wird allenthalben die Epiglottisplastik empfohlen, wobei überschüssiges Gewebe aus dem Bereich der aryepiglottischen Falten konventionell oder mit dem Laser exzidiert wird [113, 117, 139, 177, 249]. Das Ausmaß notwendiger Exzision läßt sich gut mit dem von Narcy [172] angegebenen Test überprüfen. Mit einem Saugrohr wird intralaryngeal ein Unterdruck erzeugt, der eine forcierte Inspiration simuliert. Man kann beobachten, welche Schleimhautanteile in den Larynx prolabieren und entsprechend situationsgerecht exzidieren. Die Erfolge dieser Therapie sollen bei strikter und vorsichtiger Indikationsstellung gut sein [79, 100, 161, 209, 121].

3.18 Tracheomalazie

Die Tracheomalazie ist deutlich von der Laryngomalazie zu unterscheiden. Beide Störungen können, müssen aber nicht vergesellschaftet sein. Die Tracheomalazie des Säuglings, oft angeboren, wird mit zunehmender Aktivität und bei ersten respiratorischen Infekten symptomatisch mit einem gemischten, vor allen Dingen auch exspiratorischen Stridor. Zur Diagnostik ist die starre oder gerade auch die flexible Endoskopie unter bestehender Spontanatmung wichtig, um dynamische Phänomene besser erfassen zu können. Die Trachea verengt sich exspiratorisch bis auf ein halbmondförmiges Restlumen durch sagittale Abplattung. Auf Pulsation der Trachealwand ist zu achten, da örtliche Tracheomalazien oft durch Gefäßmißbildungen [137] im Mediastinum bedingt sind oder mit ösophagotrachealen Fisteln [72] vergesellschaftet sein können. Unterschiedlichste syndromale Krankheitsbilder [192] können mit einer Tracheomalazie einhergehen. In der Notfalltherapie wird man auf Infektbekämpfung mit Mucolyse konzentriert sein. Eine Besserung kann oft auch durch die Anwendung eines kontinuierlichen positiven Atemwegsdruckes (CPAP, continous positive airway pressure) erreicht werden. Für schwere Fälle bleibt die Tracheotomie mit einer Kanülenversorgung hinreichender Länge. Diese muß durch flexible Endoskopie durch die Kanüle und klinische Beobachtung festgelegt werden.

Neuerdings wird die Diagnose auch mit schnellen Kernspintomographiegeräten oder Computertomographen versucht [238]. Eine lokale Tracheomalazie im Bereich eines angelegten Tracheostomas kommt öfter am Tracheostomaoberrand vor und kann das Dekanülement problematisch machen [57, 108, 244, 248].

3.19 Larynxpapillomatose

Die Larynxpapillomatose kann beim Kind Heiserkeit und eine zunehmende laryngeale Atemwegsobstruktion erzeugen. Die warzenförmigen Tumoren dehnen sich oft an mehreren Lokalisationen im Kehlkopf aus. Wenn sie auch bis weit in die Trachea herunterreichen, verschlechtern sie deutlich die Prognose. Wird man notfallmäßig mit einem solchen Kind befaßt, steht neben der Sicherung der Atemwege die therapeutische Abtragung der Papillome an, die am blutärmsten und übersichtlichsten mit dem CO_2-Laser geschieht. Es wird jedoch vor zu hohen Energieanwendungen gerade im kindlichen Larynx gewarnt, da ungünstige Narben und Synechien entstehen können [162, 193]. Die Anwendung der Jetventilation wird wegen der Verschleppungsgefahr von Papillomen in den Tracheobronchialbaum kritisch gesehen. Bei uns hat sich die Lasertherapie mit intermittierender Tubusbeatmung durch das Laryngoskoprohr hindurch bewährt, da bei liegendem Tubus im kindlichen Larynx zu wenig Übersicht vorhanden ist und genügend kleine Lasertuben nicht verfügbar sind. Versuche mit Acyclovir oder Interferon [150] haben sich nicht dauerhaft bewährt. Jüngste Veröffentlichungen lassen erhoffen, daß eine photodynamische Therapie eine längerfristige Rezidivfreiheit der oft spontan remittierenden Erkrankung erzeugt [1, 70]. Eine ausgeprägte tracheale und tracheobronchiale Papillomatose kann eine Tracheotomie und Versorgung mit überlangen Trachealkanülen notwendig machen [175, 227, 243].

3.20 Tracheotomie beim Kind

Bei einem Säugling oder einem Kind wird man sich die Indikationsstellung für eine Tracheotomie reiflich überlegen, da die Kanülenversorgung eines Kindes in der Pflege nicht einfach und auch das Dekanülement gerade bei kleinen Kindern wegen der ungünstig kleinen Dimensionen oft problematisch ist. Auf der anderen Seite machen Kinder, die bis dato bei bestehender endotrachealer Intubation an Intensivstationen, Beatmungsgeräte und intermittierende Sedierungsmaßnahmen gebunden waren, nach einer richtig indizierten Tracheotomie oft erhebliche psychomotorische Entwicklungsfortschritte durch.

Der notfallmäßige äußere Trachealzugang bei einem Kind duldet bei korrekter Indikationsstellung keine Verzögerung, da gerade bei kleinen Kindern die Apnoetoleranzzeit sehr kurz sein kann. Die Punktion der Trachea beim Kind mit einer großlumigen Venenverweilkanüle und die Beatmung über passende Konnektorsysteme solcher gelegten Kanülen wird gelegentlich empfohlen. Der schnelle und resolute Zugang zur kindlichen Trachea mit Skalpell, Pinzette, Klemme, Schere und Sauger bietet jedoch mehr Übersicht. Es ist beim Kind zu beachten, daß der Larynx wesentlich höher steht als beim Erwachsenen, so daß sich beim Kind für den notfallmäßigen Zugang auch die klassische Tracheotomiehöhe im 2. oder 3. Trachealknorpel eignet.

Die geplante Tracheotomie beim Kind sollte unter Intubation als ruhig durchgeführter und vorbereiteter Eingriff erfolgen. Bei der Lagerung sollte nicht zu weit überstreckt werden, da sonst beim Kind zu leicht eine zu tiefe Tracheotomie erfolgt, die das Risiko mediastinaler Gefäßkomplikationen birgt. Der senkrechte Hautschnitt bringt mehr Freiheit in der späteren Höhenwahl des Hautstomas, ohne daß Verziehungen der Haut bei liegender Kanüle und Aufheben der überstreckten Lagerung entstehen. Es ist deutlich schwieriger, bei einem Kind vor der Hautinzision die Larynxhöhe palpatorisch zu bestimmen. Die Freilegung der Trachea erfolgt wie beim Erwachsenen eventuell auch unter Spaltung des Schilddrüsenisthmus. Bei Orientierungsschwierigkeiten ist die Palpation und die sichere Identifikation des Krikoids mit den gut sichtbaren Musculi cricothyreoidii zu empfehlen, um in richtiger Höhe in die Trachea einzugehen. Grundsätzlich ist für den Trachealeingang die senkrechte Inzision – über etwa 3 Ringe – bewährt, da hierdurch kein Knorpelverlust entsteht, der das Risiko einer lokalen Tracheomalazie beim Kind vergrößern würde. Wir approximieren dann durch resorbierbare Nähte die Trachealwand zum Hautrand im Sinne einer Tendenz zum epithelisierten Stoma. Hierdurch wird die Entzündungsreaktion im Stoma mit dem Risiko der Chondritis gemindert und das Kanülieren der Trachea erleichtert. Einige Autoren empfehlen auch für Kinder den kaudal gestielten U-förmigen Lappen der Trachealvorderwand nach Björk, was unseres Erachtens jedoch das Risiko des Knorpelunterganges im Lappenbereich beinhaltet. Kranial der Trachealfensterung vernähen wir anschließend die prälaryngeale Muskulatur sorgfältig miteinander, um den Druck der Biegung der Trachealkanüle auf die Tracheavorderwand direkt oberhalb des Stomas etwas zu reduzieren. Gerade hier entstehen bei Kindern häufig Instabilitäten der Trachealwand, die zu einem Dekanülierungshindernis werden (Abb. 21). Spezielle Maßnahmen, um erfolgreich zu vermeiden, daß am Oberrand des Tracheostomas ein sog. kranialer Granulationslappen entsteht, sind bisher nicht angegeben worden. Solche Granulationslappen entstehen bei mehr als 50% kindlicher Tracheotomien, können jedoch beim geplanten Dekanülement einfach und erfolgreich vom Tracheostoma her mit einer Nasennebenhöhlenstanze unter gleichzeitiger endoskopischer Sicht entfernt werden.

Für Kinder haben sich im Alter bis etwa 3–4 Jahre Kunststofftrachealkanülen bewährt, die sich unter der Körperwärme der Trachealrichtung besser anpassen. Für eine sichere Befestigung ist Sorge zu tragen, da die häufigste Komplikation bei der kindlichen Tracheotomie das akzidentelle Dekanülement ist. Gerade bei jungen Kindern ist darauf zu achten, daß das Fettpolster am Kinn den Kanülenzugang nicht verlegen kann. Eine Kanüle, die außen wie ein Normkonnektor für Beatmungssysteme geformt ist, bietet die Möglichkeit einer schnellen Anwendung des Beatmungsbeutels in Notfällen.

Bei Kindern ab 4–5 Jahren bewähren sich auch die Metalltrachealkanülen des Erwachsenen, da dann die passende Kanüle lockerer im Lumen der jetzt größeren Trachea liegt. Das Verhältnis vom Außen- zum Innendurchmesser der Kanüle ist günstiger, und man hat die bessere Möglichkeit, Trachealsprechkanülen anzupassen. Gerade bei den engen Lumenverhältnissen bei Kindern ist vor Anwendung eines Sprechventils sicherzustellen, daß die Exspiration auch bei verschlossener Kanüle möglich ist, da sich das Kind ansonsten bei erschwerter Exspiration in eine sehr hohe Atemruhelage und entsprechende Dyspnoe hineinatmet. Viele Kinder mit Sprechkanülen benutzen geschickt den Finger zum Kanülenverschluß beim Sprechen.

Bereits vor einer geplanten Tracheotomie sollte mit den Eltern darüber gesprochen werden, daß eine Entlassung des Kindes aus der Klinik erst dann erfolgen kann, wenn möglichst beide Elternteile oder mehrere Personen der häuslichen Umgebung mit der Pflege des tracheotomierten Kindes inkl. Absaugen, Anfeuchten der Kanüle, Kanülenwechsel sowie auch Wiederbelebungsmaßnahmen vertraut sind. Während erste Kanülenwechsel durch einen Arzt durchzuführen sind, sollten bald die Eltern mit Hilfe von Pflegepersonal und ärztlichem Personal in Ruhe und unter technischer Unterweisung in die Fertigkeiten von Absaugen, Anfeuchten und Kanülenwechsel eingeführt werden. Nur wenn die gesamte Kanülenhandhabung sicher beherrscht wird, kann ein Kind mit Kanüle aus der Klinik entlassen werden. Absauggeräte, Absaugkatheter, passende Inhalationsgeräte zur Anfeuchtung sind für die häusliche Pflege notwendig. Ein Herzfrequenzmonitor mit Atemmonitor ist für die Überwachung eines tracheotomierten Kindes nicht so geeignet wie ein Pulsoximeter, da Obstruktionen mit ersterem später erkannt werden. Die Rate an Fehlalarmierungen durch Pulsoximeter ist andererseits jedoch noch recht hoch. Nach Entlassung sollte durch Kontakt zum Kinderarzt, HNO-Arzt und auch Sozialarbeiter der Familie mit tracheotomiertem Kind jegliche Hilfe und Zuwendung ermöglicht werden [74, 103, 153, 187, 188, 221, 223, 234].

3.21 Lymphadenitis colli, akute Halsschwellungen

Tastbar vergrößerte Halslymphknoten gehören beim Kind nahezu zum Normalbefund, und rezidivierende

Anschwellungen begleiten fast alle Infekte der oberen Luftwege bei Kindern. Nimmt eine solche infektbegleitende Lymphadenitis erheblich zu, wird man sich trotz des Gedankens an eine primär virale Genese zur eventuell auch intravenösen antibiotischen Therapie entschließen. Die Frage, ob eine Inzision zur schnelleren Ausheilung sinnvoll ist, läßt sich bei oberflächlichen Läsionen durch Inspektion und die Fluktuation bei Palpation klären, bei tieferen Einschmelzungen sollte man sich am typisch echoarmen Sonographiebefund orientieren. Eine Abszeßpunktion über Ultraschall oder CT erscheint uns als Therapie nicht hinreichend. Die vermutlich notwendige Anästhesie sollte für klassische suffiziente Drainagemaßnahmen mit Einlage eines Silikondrains sowie Spülungen benutzt werden. Maligne Tumoren im Kindesalter können ein solch rapides Wachstum zeigen, daß man eine entzündliche Genese vermuten könnte. Die Histologiegewinnung auch aus einer Abszeßkapsel ist immer empfehlenswert. Plant man bei bis dato unbehandeltem Abszeß die Inzision, so wird man die Antibiotikatherapie erst nach Asservieren bakteriologischen Materials beginnen. Die Möglichkeit der Infektion durch atypische Mykobakterien ist zunehmend zu beachten. HIV-Infektionen können auch mit abszedierenden Halslymphknotenentzündungen einhergehen. Liegt ein Infiltrat nahe am Unterkiefer und ist dagegen nicht verschieblich oder palpatorisch oder sonographisch abgrenzbar, muß an die dentogene Ursache auch bei Kindern gedacht werden. Kinder mit entzündlichen Halserkrankungen, seien es äußerlich sichtbare Lymphknotenschwellungen oder Affektionen am Waldeyerschen Rachenring, entwickeln oft Schiefhaltungen von Kopf- und Halswirbelsäule. Diese können eine schmerzbedingte Schonhaltung darstellen, auf Infiltrationen nahegelegener Muskeln (M. sternocleidomastoideus) zurückgehen oder auch durch direkte Affektionen der HWS und der kleinen Wirbelgelenke bedingt sein (Grisel-Syndrom).

Laterale Halszysten sind im jungen Kindesalter untypisch, eher wäre an die Differentialdiagnose eines gelegentlich sich superinfizierenden Lymphangioms zu denken. Mediane Halszysten finden sich bei Kindern häufig und führen auch nicht selten zur spontanen Perforation (Abb. 22). Man wird solche medianen Halszysten vorteilhaft möglichst erst nach antibiotischer Anbehandlung in etwas reizloserem Zustand chirurgisch angehen.

Laterale Halsfisteln mit typischem Ostium am Vorderrand des Sternocleidomastoideus finden sich oft schon beim Säugling und zeigen gelegentlich eitrige Sekretion. Eine akute Infektion einer solchen Fistel ist seltener, so daß sich die chirurgische Entfernung, bei der man auf eine Fistelverfolgung bis in die Tonsillenloge gefaßt sein muß, oft elektiv durchführen läßt [26, 33, 62, 92, 168, 176, 217, 230, 242].

3.22 Rezidivierende Parotitis

Als eher seltenes Krankheitsbild führt ein akuter Schub einer chronisch rezidivierenden Parotitis im Kindesalter zur notfallmäßigen Konsultation. Die unilaterale Schwellung und Dolenz der Parotisloge, oft mit Hautrötung und trübem Sekret aus dem Ausführungsgang, macht anamnestisch keine Probleme in der Abgrenzung zur milder verlaufenden viralen Mumpsparotis. Im akuten Stadium wird man allein systemisch-antibiotisch behandeln können. Das Krankheitsbild ist gegen seltene kindliche Autoimmunerkrankungen differentialdiagnostisch abzugrenzen ebenso wie gegen eine akute Lymphadenitis intraglandulärer Lymphknoten. Hierbei kann eine sonographische Differenzierung hilfreich sein. Die Ätiologie der chronisch rezidivierenden Parotitis, die sialographisch mit Gangveränderung oft auch auf der asymptomatischen Gegenseite einhergeht und in der Regel mit der Pubertät remittiert, ist unklar. Die Notwendigkeit einer Abszeßinzision bei diesem Krankheitsbild sahen wir sehr selten. Rezidivierende Parotisschwellungen sollen auch ein Frühsymptom der HIV-Erkrankung sein [42, 88, 94, 118, 163, 167].

3.23 Maligne Tumoren im Kindesalter

Maligne Tumoren im Kindesalter haben oft eine solch rapide Wachstumstendenz, daß sie als Notfall vorgestellt werden, da es sich vermeintlich um eine entzündliche Veränderung handelt. Manifestationen solcher Tumoren finden sich als äußerlich sicht- oder tastbare Halstumoren, Tumorbildungen des Waldeyerschen Rachenringes, Vorwölbungen im Oropharynx oder Epipharynx, gelegentlich wie ein Peritonsillarabszeß oder als tumoröse Verdrängungen in der Orbita oder auch tief in der Fossa infratemporalis (Abb. 23). Bei einem solchen Verdacht wird man frühzeitig mit CT oder MR untersuchen und eine baldige Biopsie vornehmen. Hierbei ist es empfehlenswert, dem Pathologen auch nativ asserviertes Material zur Verfügung zu stellen, da manchmal die therapieentscheidende, genaue Differenzierung mit immunhistochemischen Methoden am besten erfolgen kann. Bei den wahrscheinlichsten Diagnosen von hochmalignen lymphatischen Systemerkrankungen oder Weichteilsarkomen soll eine umgehende Therapie in Kontakt mit einem Kinderonkologen eingeleitet werden [157, 171].

Literatur

1. Abramson AL, Shikowitz J, Mullooly VM, Steinberg B, Amella CA, Rothstein HR (1992) Clinical effects of photodynamic therapy on recurrent laryngeal papillomas. Arch Otolaryngol Head Neck Surg 118:25–29
2. Adam D, Handrick W, Kreth H, Roos R, Scholz H, Stehr K, Wiersbitzky S (1992) Empfehlungen der Deutschen Gesellschaft für Pädiatrische Infektiologie zur Antibiotikatherapie der A-Streptokokken-Tonsillopharyngitis. Klin Pädiatr 204: 386–388
3. Anderson KD, Rouse TM, Randolph JG (1990) A controlled trial of corticosteroids in children with corrosive injury of the esophagus. N Engl J Med 323:637–640
4. Andreassen UK, Baer S, Nielsen TG, Dahm SL, Arndal H (1992) Acute epiglottitis: 25 years experience with nasotracheal intubation, current management policy and future trends. J Laryngol Otol 106:1072–1075
5. Aquino V, Terndrup TE (1992) Uvulitis in three children: Etiology and respiratory distress. Pediatr Emerg Care 8:206–208
6. Archer SM (1992) Acquired flaccid larynx. Arch Otolaryngol Head Neck Surg 118:654–657
7. Argamaso RV (1992) Glossopexy for upper airway obstruction in Robin sequence. Cleft Pal Cranifac J 29:232–238
8. Ataman M, Sözeri B, Özalp I (1992) Biotidinase deficiency: a rare cause of laryngeal stridor. Int J Ped ORL 23:281–282
9. Aust G (1991) Gleichgewichtsstörungen und ihre Diagnostik im Kindesalter. Laryngol-Rhinol-Otol 70:532–537
10. Bartlett SP, DeLozier JB 3rd (1992) Controversies in the management of pediatric facial fractures. Clin Plast Surg 19:255–258
11. Bean JK, Verwoerd-Verhoef HL, Meeuwis J, Verwoerd CDA (1993) Reconstruction of the growing cricoid with a composite graft of demineralized bovine bone and autogenous perichondrium; a comparative study in rabbits. Int J Ped ORL 25:163–172
12. Benjamin B, Mair EA (1991) Congenital interarytenoid web. Arch Otolaryngol Head Neck Surg 117:1118–1122
13. Benjamin B, Gray StD, Bailey CM (1993) Neonatal vocal cord paralysis. Head & Neck 15:169–172
14. Benjamin B (1991) Acute epiglottitis. Ann Acad Med Singapore 20:696–699
15. Benjamin B, Walker P (1991) Management of airway obstruction in the Pierre Robin sequence. Int J Ped ORL 22:29–37
16. Berman S, Roark R (1993) Factors influencing outcome in children treated with antibiotics for acute otitis media. Pediatr Infect Dis J 12:20–24
17. Bernard Ph AM (1990) Valeur de L'endoscopie dans les laryngo-trachéitis aigues récidivantes de l'enfant. Ann Otolaryngol Chir Cervicofac 107:259–264
18. Biesalski P, Collo D (1991) Hals-Nasen-Ohren-Krankheiten im Kindesalter. Thieme, Stuttgart New York
19. Birrell JF (1986) Paediatric Otolaryngology, 2nd edition. Wright, Bristol
20. Blez P, Champy M, Klink M, Kahn JL, Valfreys J, Bientz J (1992) Fractures du 1/3 moyen de la face chez l'enfant: particularités anatomo-cliniques, diagnostiques et thérapeutiques. Rev Stomatol Chir Maxillofac 93:148–150
21. Bluestone CD, Klein JO (1990) Intratemporal complications and sequelae of otitis media. In: Bluestone CD, Stool SE (eds) Pediatric Otolaryngology, 2nd ed. Saunders, Philadelphia London
22. Bluestone CD, Klein JO (1990) Intracranial suppurative complications of otitis media and mastoiditis. In: Bluestone CD, Stool SE (eds) Pediatric Otolaryngology, 2nd ed. Saunders, Philadelphia London
23. Bluestone CD, Stool SE (eds) (1990) Pediatric Otolaryngology, 2nd ed. Saunders, Philadelphia London
24. Bonadio WA, Losek JD (1991) The characteristics of children with epiglottis who develop the complication of pulmonary edema. Arch Otolaryngol Head Neck Surg 117:205–207
25. Brain D (1992) The etiology of neonatal septal deviations. Fac Plast Surg 8:191–193
26. Bredenkamp JK, Maceri DR (1990) Inflammatory torticollis in children. Arch Otolaryngol Head Neck Surg 116:310–313
27. Brook I, Burke P (1992) The management of acute, serous, and chronic otitis media: the role of anaerobic bacteria. J Hosp Infect 22:75–87
28. Brooks LJ (1990) Comment on Pierre Robin management. Pediatrics 86:294–301
29. Brown OE, Meyer CM, Manning SC (1989) Congenital nasal pyriform stenosis. Laryngoscope 99:86–90
30. Buchanan N (1992) Which antibiotic for epiglottitis (letter). J Pediatr Child Health 28:467–467
31. Bull MJ, Givan DC, Sadove AM, Bixler D, Hearn D (1990) Improved outcome in Pierre Robin sequence: Effect of multidisciplinary evaluation and management. Pediatrics 86:294–301
32. Burk CD, Miller L, Handler SD, Cohen AR (1992) Preoperative history and coagulation screening in children undergoing tonsillectomy. Pediatrics 89:691–695
33. Burton DM, Pransky SM (1992) Practical aspects of managing non-malignant lumps of the neck. J Otolaryngol 21:398–403
34. Busis SN (1990) Vertigo. In: Bluestone CD, Stool SE (eds) Pediatric Otolaryngology, 2nd ed. Saunders, Philadelphia London
35. Chadd GD, Crane DL, Phillips RM, Tunell WP (1992) Extubation and reintubation guided by the laryngeal mask airway in a child with the Pierre-Robin syndrome. Anesthesiology 76:640–641
36. Childers NK, Stinnet EA, Wheeler P, Wright Jt, Castleberry RP, Dasanayake AP (1993) Oral complications in children with cancer. Oral Surg Oral Med Oral Pathol 75:41–47
37. Cinnamond MJ (1987) Congenital disorders of the larynx, trachea, and bronchi. In: Evans JNG (ed) Pediatric Otolaryngology, vol 6, 5th ed of Scott-Brown's Otolaryngology. Butterworths, London Boston
38. Cinnamond MJ (1987) Congenital anomalies of the nose. In. Evans JNG (ed) Pediatric Otolaryngology, vol 6, 5th ed of Scott-Brown's Otolaryngology. Butterworths, London Boston
39. Civantos FJ, Holinger LD (1992) Laryngoceles and saccular cysts in infants and children. Arch Otolaryngol Head Neck Surg 118:296–300
40. Claessen JQ, Appelman CLM, Touw-Otten FW, DeMelker RA, Hordijk GJ (1992) A review of clinical trials regarding treatment of acute otitis media. Clin Otol 17:251–257
41. Clary RA, Cunningham MJ, Eavey RD (1992) Orbital complications of acute sinusitis: comparison of computed tomography scan and surgical findings. Ann Otol Rhinol Laryngol 101:598–600
42. Cohen HA, Gross S, Nussinovitch M, Frydman M, Varsano I (1992) Recurrent parotitis. Arch Dis Child 67:1036–1937
43. Cole RR, Jahrsdoerfer RA (1990) The risk of cholesteatoma in congenital aural stenosis. Laryngoscope 100:576–578
44. Contencin P, Narcy P (1992) Gastropharyngeal reflux in infants and children. A pharyngeal pH monitoring study. Arch Otolaryngol Head Neck Surg 118:1028–1030

45. Cooper MACS (1990) Intraoral scalds. BMJ 300:1075–1076
46. Cotton RT, Reilly JS (1990) Congenital malformations of the larynx. In: Bluestone CD, Stool SE (eds) Pediatric Otolaryngology, 2nd ed. Saunders, Philadelphia London
47. Cotton RT (1990) Management and prevention of subglottic stenosis in infants and children. In: Bluestone CD, Stool SE (eds) Pediatric Otolaryngology, 2nd ed. Saunders, Philadelphia London
48. Culbertson MC, Manning SC (1990) Epistaxis: In: Bluestone CD, Stool SE (eds) Pediatric Otolaryngology, 2nd ed. Saunders, Philadelphia London
49. Cunningham MJ (1992) The management of congenital neck masses. Am J Otolaryngol 13:78–92
50. Danielides VG, Skevas AT, Panagopoulos K, Kastanioudakis I (1992) Value of the facial nerve latency test in the prognosis of childhood Bell's palsy. Childs Nerv Syst 8:126–128
51. Dawson K, Cooper D, Cooper P et al (1992) The management of acute laryngotracheo-bronchitis (croup): a consensus view. J Pediatr Child Health 28:223–224
52. Denny AD, Rosenberg MW, Larson DL (1993) Immediate reconstruction of complex cranioorbital fractures in children. J Craniofac Surg 4:8–20
53. Denoyelle F, Garabedian EN, Roelly P, Tashjian G (1991) Interêt de la langofissure antérieure (cricoid split) dans les sténoses sous-glottiques congénitales. Ann Otolaryngol Chir Cervicofac 108:231–233
54. Derkay CS, Grundfast KM (1990) Airway compromise from nasal obstruction in neonates and infants. Int J Ped ORL 19:241–249
55. Diener RM (1991) Custom airway for choanal atresia: A clinical report. J Prosth Dent 66:419–421
56. Dudin AA, Thalji A, Rambaud-Cousson A (1990) Bacterial tracheitis among children hospitalized for severe obstructive dyspnea. Pediatr Infect Dis J 9:293–295
57. Duncan S (1991) Tracheomalacia and bronchopulmonary dysplasia. Ann Otol Rhinol Laryngol 100:856–858
58. Dunham M (1992) Bilateral choanal atresia associated with malformation of the anterior skull base: Embryogenesis and clinical implicantions. Ann Otol Rhinol Laryngol 101:916–919
59. Duplechain JK, Espinola T, Miller RH (1993) Water spout injection into the neck. Arch Otolaryngol Head Neck Surg 119:237–238
60. Dye DJ, Milling MAP, Emmanual ER, Craddock KV (1990) Toddlers, teapots, and kettles: beware intraoral scalds. BMJ 300:597–598
61. Eckel HE, Widemann B, Damm M, Roth B (1993) Airway endoscopy in the diagnosis and treatment of bacterial tracheitis in children. Int J Ped ORL 27:147–157
62. Ellis PDM (1987) Branchial cleft anomalies, thyroglossal cysts and fistulae. In: Evans JNG (ed) Pediatric Otolaryngology, yol 6, 5th ed of Scott-Brown's Otolaryngology. Butterworths, London Boston
63. Emmerson SG, Richman B, Spahn T (1991) Changing patterns of epiglottis in children. Otolaryngol Head Neck Surg 104:287–292
64. Evans JNG (ed) (1987) Pediatric Otolaryngology, vol 6, 5th ed of Scott-Brown's Otolaryngology. Butterworths, London Boston
65. Evans JNG (1987) Stenosis of the larynx. In: Evans JNG (ed) Pediatric Otolaryngology, vol 6, 5th ed of Scott-Brown's Otolaryngology. Butterworths, London Boston
66. Evans JNG (1987) Foreign bodies in larynx and trachea. In: Evans JNG (ed) Pediatric Otolaryngology, vol 6, 5th ed of Scott-Brown's Otolaryngology. Butterworths, London Boston
67. Fantasia JE, Damm D (1990) Congenital enlargement of the tongue. Gen Dent 38:304–313
68. Feldmann H (1973) Nasenbluten als Notfallsituation. Laryngol Rhinol Otol 52:314–320
69. Feldmann H (1974) HNO-Notfälle. Springer, Berlin Heidelberg New York
70. Feyh J, Kastenbauer E (1992) Die Behandlung der Larynxpapillomatose mit Hilfe der photodynamischen Lasertherapie. Laryngol Rhinol Otol 71:190–192
71. Field EA, Brookes V, Tyldesley WR (1992) Recurrent aphtous ulcerations in children. A review. Int J Pediatr Dent 2:1–10
72. Filler RM, Messineo A, Vinograd I (1992) Severe tracheomalacia associated with esophageal atresia: results of surgical treatment. J Pediatr Surg 27:1136–1140
73. Fior R, Veljak C (1990) Septum dislocation in the newborn: a long-term follow-up study of immediate reposition. Rhinology 28:159–162
74. Fitton CM, Myer CM 3rd (1992) Practical aspects of pediatric tracheotomy care. J Otolaryngol 21:409–413
75. Flom LL (1991) Upper airway obstruction in the pediatric patient. Emerg Med Clin North Am 9:757–766
76. Ford GR, Irving M, Jones NS, Bailey CM (1992) ENT manifestations of Fraser syndrome. J Laryng Otol 106:1–4
77. Freeland AP (1987) Acute laryngeal infections in childhood. In: Evans JNG (ed) Pediatric Otolaryngology, vol 6, 5th ed of Scott-Brown's Otolaryngology. Butterworths, London Boston
78. Freezer N, Butt W, Phelan P (1990) Steroids in croup: do they increase the incidence of successful extubation? Anaesth Intensive Care 18:224–228
79. Friedman EM, Vastola AP, McGill TJI, Healy GB (1990) Chronic pediatric stridor: Etiology and outcome. Laryngoscope 100:277–280
80. Gallagher PG, Myer CM 3rd (1991) An approach to the diagnosis and treatment of membranous laryngotracheobronchitis in infants and children. Pediatr Emerg Care 7:337–342
81. Garel C, Hassan M, Hertz-Pannier L, Francois M, Contencin P, Narcy P (1992) Contribution of MR in the diagnosis of „occult" posterior laryngeal cleft. Int J Ped ORL 24:177–181
82. Gillespie GM, Marino R (1993) Oral manifestations of HIV infection: a Panamerican perspective. J Oral Pathol Med 22:2–7
83. Gluckman JL (1990) Inflammatory disease of the mouth and pharynx. In: Bluestone CD, Stool SE (eds) Pediatric Otolaryngology, 2nd ed. Saunders, Philadelphia London
84. Gorman RL, Khin-Maung-Gyi MT, Klein-Schwartz W, Odera GM, Benson B, Litovitz T et al. (1992) Initial symptoms as predictors of esophageal injury in alkaline corrosive ingestions. Am J Emerg Med 10:189–194
85. Grace ARH, Pfleiderer AG (1990) Dysequilibrium and otitis media with effusion: What is the association? J Laryng Otol 104:682–684
86. Graham CJ, Schwartz JE, Stacy T (1991) Stroke following oral trauma in children. Ann Emerg Med 20:1029–1031
87. Greally P, Cheng K, Tanner MS, Field DJ (1990) Children with croup presenting with scalds. BMJ 301:113
88. Grevers G (1992) Die chronisch rezidivierende Parotitis des Kindesalters. Laryngorhinootologie 71:649–652
89. Grundfast KM (1990) Hearing loss. In: Bluestone CD, Stool SE (eds) Pediatric Otolaryngology, 2nd ed. Saunders, Philadelphia London
90. Grundfast M, Thomsen JR, Barber CS (1990) An improved stent method for choanal atresia repair. Laryngoscopy 100:1132–1133
91. Guarisco JL (1991) Congenital head and neck masses in infants and children. Part II. Ear Nose Throat J 70:75–82
92. Haas WH, Kirschner P, Ziesing S, Bremer HJ, Böttger EC (1993) Cervical lymphadenitis in a child caused by a previously unknown mycobacterium. J Infect Dis 167:237–240

93. Hancock BJ, St. Vil D, Luks FI, Di Lorenzo M, Blanchard H (1992) Complications of lymphangiomas in children (incl. discussion). J Pediatr Surg 27:220–226
94. Hara T, Nagata M, Mizuno Y, Ura Y, Matsuo M, Ueda K (1992) Recurrent parotid swelling in children: clinical features useful for differential diagnosis of Sjögrens's syndrome. Acta Pediatr 81:547–549
95. Harada T, Yamasoba T, Yagi M (1992) Sensorineural hearing loss associated with otitis media with effusion. ORL 54:61–65
96. Hengerer AS, Newburg JA (1990) Congenital malformations of the nose and paranasal sinuses. In: Bluestone CD, Stool SE (eds) Pediatric Otolaryngology, 2nd ed. Saunders, Philadelphia London
97. Herbert AA, Berg JH (1992) Oral mucous membrane diseases of childhood. Semin Dermatol 11:80–87
98. Hibbert J (1987) Tonsils and adenoids. In: Evans JNG (ed) Pediatric Otolaryngology, vol 6, 5th ed of Scott-Brown's Otolaryngology. Butterworths, London Boston
99. Hildmann H, Rauchfuß A, Hildmann A (1992) Indikation und chirurgische Behandlung der großen Mittelohrmißbildung. HNO 40:232–235
100. Hoeve LJ, Rombout J (1992) Pediatric laryngobronchoscopy. 1332 procedures stored in a data base. Int J Ped ORL 24:73–82
101. Hoeve LJ, Rombout J, Pot DJ (1993) Foreign body aspiration in children. The diagnostic value of signs symptoms and preoperative examination. Clin Otolaryngol 18:55–57
102. Holinger LD (1990) Foreign bodies of the larynx, trachea, and bronchi. In. Bluestone CD, Stool SE (eds) Pediatric Otolaryngology, 2nd ed. Saunders, Philadelphia London
103. Hotaling AJ, Robbins WK, Madgy DN, Belenky WM (1992) Pediatric tracheotomy: a review of technique. Am J Otolaryngol 13:115–119
104. Howe AM, Webster WS, Lipson AH, Halliday JL, Sheffield Lj (1992) Binder's syndrome due to prenatal vitamin K deficiency: a theory of pathogenesis. Aust Dent J 37:453–460
105. Hüttenbrink KB, Grett V (1990) Die Indikation zur starren Ösophagoskopie bzw. flexiblen Ösophago-Gastroskopie bei 105 kindlichen Ingestionsunfällen kritisch beleuchtet. In: HNO aktuell. Schnetztor, Konstanz
106. Infectious Diseases and Immunization Committee, Canadian Pediatric Society (1992) Steroid therapy for croup in children admitted to hospital. Can Med Assoc J 147:429–432
107. Isaacson G, Birnholz JC (1991) Human fetal upper respiratory tract function as revealed by ultrasonography. Ann Otol Rhinol Laryngol 100:743–747
108. Isaacson G (1992) Tracheomalacia and bronchopulmonary dysplasia. Ann Otol Rhinol Laryngol 101:372–372
109. Jacob B, Wiedbrauck C, Lamprecht J, Bonte W (1992) Laryngologic aspects of bolus asphyxation-bolus death. Dysphagia 7:31–35
110. Jahrsdoerfer RA, Yeakley JW, Aguilar EA, Cole RR, Gray LC (1992) Grading system for the selection of patients with congenital aural atresia. Am J Otolaryngol 131:6–12
111. Jahrsdoerfer RA, Garcia ET, Yeakley JW, Jacobson JT (1993) Surface contour three-dimensional imaging in congenital aural atresia. Arch Otolaryngol Head Neck Surg 119:95–99
112. James DR (1987) Craniofacial anomalies. In: Evans JNG (ed) Pediatric Otolaryngology, vol 6, 5th ed of Scott-Brown's Otolaryngology. Butterworths, London Boston
113. Jani P, Koltai P, Ochi JW, Bailey CM (1991) Surgical treatment of laryngomalacia. J Laryngol Otol 105:1040–1045
114. Jeppesen F (1992) Septal deformity in neonates (letter and comment). J Laryngol Otol 106:89–90
115. Kao SC, Smith WL, Sato Y, Franken EA, Kimura K, Soper RT (1990) Ultrafast CT of laryngeal and tracheobronchial obstruction in symptomatic postoperative infants with esophageal atresia and tracheoesophageal fistula. Am J Roentgenol 154:345–350
116. Karbowski K (1990) Rudimentäre psychomotorische Anfälle und ihre Differentialdiagnose. Schweiz Rundsch Med Prad 79:772–776
117. Katin LI, Tucker JA (1990) Laser supraarytaenoidectomy for laryngomalacia with apnea. Trans Pa Acad Ophthalmol Otolaryngol 43:985–988
118. Katz BZ (1993) Recurrent parotitis in childhood (letter). Clin Pediatr (Phila) 32:127–127
119. Kent SE, Rock WP, Nahl SS, Brain DJ (1991) The relationship of nasal septal deformity and palatal symmetry in neonates. J Laryngol Otol 105:424–427
120. Keskin E, Okur H, Koltusksuz U, Zorludemir U, Olcay I (1991) The effect of steroid treatment on corrosive esophageal burns in children. Eur J Pediatr Surg 1:335–338
121. Kessler A, Wetmore RF, Marsh RR (1993) Childhood epiglottitis in recent years. Int J Ped ORL 25:155–162
122. Kharasch S, Vinci R, Reece R (1990) Esophagitis, epiglottitis, and cocaine alkaloid („crack"): accidental poisoning or child abuse. Pediatrics 86:117–119
123. Klein JO, Teele DW, Pelton SI (1992) New concepts in otitis media: results of investigations of the Greater Boston Otitis Media Study Group. Adv Pediatr 39:127–156
124. Kolatai PJ (1991) The external rhinoplasty for the correction of unilateral choanal atresia in young children. Ear Nose Throat J 70:450–453
125. Kosaki H, Nakamura N, Toriyama Y (1992) Penetrating injuries to the oropharynx. J Laryngol Otol 106:813–816
126. Kraus M, Tovi F (1992) Central nervous system complications secondary to oto-rhinologic infections. An analysis of 39 pediatric cases. Int J Ped ORL 24:217–226
127. Lang SA, Duncan PG, Shepard DA, Ha HC (1991) Pulmonary edema associated with airway obstructions. Can J Anesth 38:139–140
128. Lear GH, McKenzie SA, Boralessa H (1990) Management of acute upper airway obstruction in an intensive care unit in a distric general hospital. Arch Dis Child 65:241–245
129. Leblanc SM, Golding Kushner KJ (1992) Effect of glossopexy on speech sound production in Robin sequences. Cleft Pal Craniofac J 29:239–145
130. Leiberman A, Carmi R, Bar-Ziv Y, Karplus M (1992) Congenital nasal stenosis in newborn infants. J Pediatr 120:124–127
131. Lepow ML, Hetherington S (1990) Infections of the lower respiratory tract. In: Bluestone CD, Stool SE (eds) Pediatric Otolaryngology, 2nd ed. Saunders, Philadelphia London
132. Lewis CA, Castillo M, Patrick E, Sybers R (1990) Symptomatic external laryngocele in an newborn, findings on plain radiographs and CT scans. Am J Neuroradiol 11:1102–1102
133. Losek JD, Dewitz-Zink BA, Melzer-Lange M, Havens PL (1990) Epiglottitis: comparison of signs and symptoms in children less than 2 years old and older. Ann Emerg Med 19:55–58
134. Lovejoy FH (1990) Comment on trial of corticosteroids in children with corrosive injury of the esophagus. N Engl J Med 323:668–670
135. Lusk RP (ed) (1992) Pediatric Sinusitis. Raven Press, New York
136. Lusk RP (1990) Neck masses. In: Bluestone CD, Stool SE (eds) Pediatric Otolaryngology, 2nd ed. Saunders, Philadelphia London
137. Malone PS, Kiely EM (1990) Role of aortopexy in the management of primary tracheomalacia and tracheobronchomalacia. Arch Dis Child 65:438–440

138. Mann WJ, Amedee RG, Schreiber J (1992) Ultrasonography for the diagnosis of Lyme disease in cases of acute facial paralysis. Laryngoscope 102:525–527
139. Marcus CL, Crockett DM, Ward SL (1990) Evaluation of epiglottoplasty as treatment for severe laryngomalacia. J Pediatr 117:706–710
140. Markakis D, Syson SC, Schreiner MS (1992) Insertion of the laryngeal mask airway in awake infants with the Robin sequence. Anesth Anal 75:822–824
141. Marlowe FI (1990) Injuries of the nose, facial bones, and paranasal sinuses. In: Bluestone CD, Stool SE (eds) Pediatric Otolaryngology, 2nd ed. Saunders, Philadelphia London
142. Masters B, O'Callahan M (1992) Which antibiotic for epiglottitis (letter). J Pediatr Child Health 28:467–468
143. May M (1990) Facial paralysis in children. In: Bluestone CD, Stool SE (eds) Pediatric Otolaryngology, 2nd ed. Saunders, Philadelphia London
144. McGuirt WFjr, Stool SE (1992) Temporal bone fractures in children: a review with emphasis on long term sequelae. Clin Pediatr Phila 31:12–18
145. Morgan DW, Evans JNG (1990) Developmental nasal anomalies. J Laryngol Otol 104:394–403
146. Morgan D, Bailey M, Phleps P, Bellman S, Grace A, Wyse R (1993) Ear-nose-throat anomalies in the CHARGE-association. Arch Otolaryngol Head Neck Surg 119:49–54
147. Morgan DW, Bailey CM (1990) Current management of choanal atresia. Int J Ped ORL 19:1–13
148. Morgon A (1992) Vertiges de l'enfant. Ann Pediatr (Paris) 39:519–522
149. Morisaki H, Ochiai R, Takeda J, Nagano M (1990) Unilateral pulmonary edema following acute subglottic edema. J Clin Anesth 2:42–44
150. Morrison GAJ, Evans JNG (1993) Juvenile respiratory papillomatosis: acyclovir reassessed. Int J Ped ORL 26:193–197
151. Mudry A, Monnier P (1992) Les complications de l'otite moyenne aigue chez l'enfant: mythe ou realite? Rev Med Suisse Romande 112:61–64
152. Mühlendahl, Oberdisse, Ritter, Buntjes (Hrsg) (1994) Vergiftungen im Kindesalter, 3. Aufl. Enke, Stuttgart
153. Muller P, Truy E, Stamm D, Floret D, Morgon A, Disant F (1992) La trachéotomie chez l'enfant. Indications, grands principes opératoires, importance du nursing. Pediatrie 47:211–216
154. Munz M, Farmer JP, Auger L, O'Gorman AM, Schloss MD (1992) Otitis media and CNS-complications. J Otolaryngol 21:224–226
155. Myer CM, Cotton RT, Holmes DK, Jackson RK (1990) Laryngeal and laryngotracheoesophageal clefts: role of early surgical repair. Ann Otol Rhinol Laryngol 99:98–104
156. Myer CM 3rd, Holmes DK (1989) Management of croup. Am J Dis Child 143:1045–1049
157. Myers EN, Cunningham MJ (1990) Tumors of the neck. In: Bluestone CD, Stool SE (eds) Pediatric Otolaryngology, 2nd ed. Saunders, Philadelphia London
158. Nadjem H, Lohner M (1992) Unerwartete Todesfälle im Kindesalter durch akute Epiglottitis. Beitr Gerichtl Med 50:205–209
159. Nakayama DK, Killian A, McBride T, Mutich R, Motoyama EK (1991) Pulmonary function studies in a newborn with congenital laryngeal atresia. J Pediatr Surg 26:210–212
160. Nelson LP (1990) Pediatric emergencies in the office setting: oral trauma. Pediatr Emerg Care 6:62–64
161. Nussbaum E, Maggi JC (1990) Laryngomalacia in children. Chest 98:942–944
162. Ossoff RH, Werkhaven JA, Dere H (1991) Soft-tissue complications of laser surgery for recurrent respiratory papillomatosis. Laryngoscope 101:1162–1166
163. Otrakji CL, Carreno T, Tesini SS, Epstein JS (1992) Reactive follicular hyperplasia of intraparotid lymphoid tissue presenting as a recurrent parotid enlargement. Pediatr Pathol 12:737–741
164. Palasti S, Respler DS, Fieldmann RJ, Levit J (1992) Anterior cricoid split for subglottic stenosis: Experience at the Children's Hospital of New Jersey. Laryngoscope 102:997–1000
165. Paradise JL (1990) Tonsillectomy and adenoidectomy. In: Bluestone CD, Stool SE (eds) Pediatric Otolaryngoloy, 2nd ed. Saunders, Philadelphia London
166. Paradise JL (1992) Etiology and management of pharyngitis and pharyngotonsillitis in children: a current review. Ann Otol Rhinol Laryngol (Suppl) 155:51–57
167. Park JW (1992) Recurrent parotitis in children (letter). Clin Pediatr Phila 31:254–255
168. Pinder SE, Colville A (1993) Mycobacterial cervical lymphadenitis in children. Histopathology 22:59–64
169. Piquet JJ (1992) Les imperforations choanales. Apports therapeutique du laser. Rev Prat 42:1390–1392
170. Pirsig W (1992) Growth of the deviated septum and its influence on medfacial development. Fac Plast Surg 8:224–232
171. Plowman PN, Pritchard J (1987) Tumors of the head and neck. In: Evans JNG (ed) Pediatric Otolaryngology, vol 6, 5th ed of Scott-Brown's Otolaryngology. Butterworths, London Boston
172. Polonovski JM, Contencin P, Francois M, Viala P, Narcy P (1990) Aryepiglottic fold excision for the treatment of servere laryngomalacia. Ann Otol Laryngol 99:625–627
173. Poole MD (1993) Treatment of otorrhea associated with tubes or perforations. Ear Nose Throat J 72:225–226
174. Pracy R (1987) Congenital anomalies of the ear. In: Evans JNG (ed) Pediatric Otolaryngology, vol 6, 5th ed of Scott-Brown's Otolaryngology. Butterworths, London Boston
175. Pransky SM, Seid AB (1990) Tumors of the larynx, trachea, and bronchi. In: Bluestone CD, Stool SE (eds) Pediatric Otolaryngology, 2nd ed. Saunders, Philadelphia London
176. Pransky SM, Reisman BK, Kearns DB, Seid AB, Collins DL, Krous HF (1990) Cervicofacial mycobacterial adenitis in children: endemic to San Diego? Laryngoscope 100:920–925
177. Prescott CA (1991) The current status of corrective surgery for laryngomalacia. Am J Otolaryngol 12:230–235
178. Prescott CA, Vanlierde MJ (1990) Tracheostomy in the management of laryngotracheobronchitis. Red Cross War Memorial Children's Hospital experience 1980–1985. S Afr Med J 20:63–66
179. Rabuzzi DD, Hengerer AS (1990) Complications of nasal and sinus infections. In: Bluestone CD, Stool SE (eds) Pediatric Otolarynology, 2nd ed. Saunders, Philadelphia London
180. Radkowski D, Mc Gill TJ, Healy GB, Jones DT (1993) Penetrating trauma of the oropharynx in children. Larnygoscope 103:991–994
181. Ransome J (1987) Foreign bodies in the nose. In: Evans JNG (ed) Pediatric Otolaryngology, vol 6, 5th ed of Scott-Brown's Otolaryngology. Butterworths, London Boston
182. Ransome J (1987) Acute suppurative otitis media and acute mastoiditis. In: Evans JNG (ed) Pediatric Otolaryngology, vol 6, 5th ed of Scott-Brown's Otolaryngology. Butterworths, London Boston
183. Rauchfuss A (1989) Ärztlicher Notdienst: Kopf-Halsbereich. Thieme, Stuttgart New York
184. Richardson MA, Inglis Jr. AF (1991) A comparison of anterior cricoid split with and without costal cartilage graft for acquired sublottic stenosis. Int J Ped ORL 22:187–193
185. Roelly P, Roger G, Bellity A, Garabedian EN (1992) Imperforations choanales: prise en charge et traitement chirurgical. Etude a propos de cinquante cas. Ann Pediatr Paris 39:479–483

186. Roelly PH, Garabedian EN, Attal P, Denoyelle F, Tashjian G (1991) Attitude thérapeutique devant les lymphangiomes cervico-faciaux de le'entfant. Ann d'oto-laryng 108:227–230
187. Roemer NR (1992) The tracheotomized child. Private duty nursing at home. Home Health Nurse 10:28–32
188. Rogers JH (1987) Tracheostomy and decannulation. In: Evans JNG (ed) Pediatric Otolaryngology, vol 6, 5th ed of Scott-Brown's Otolaryngology. Butterworths, London Boston
189. Ross LA, Mason WH, Lanson J, Deakers TW, Newth CJ (1992) Laryngotracheobronchitis as a complication of measles during urban epidemic. J Pediatr 121:511–515
190. Ruckenstein MJ, MacDonald RE, Clarke JT, Forte V (1991) The management of otolaryngological problems in the mucopolysaccharidosis, a retrospective review. J Otolaryngol 20:177–183
191. Saito H, Takeda T, Kishimoto S (1992) Facial nerve to canal cross-sectional area ratio in children. Laryngoscope 102: 1172–1176
192. Salbert BA, Stevens CA, Spence JE (1991) Tracheomalacia in Hallermann-Streiff syndrome. Am J Med Genet 41:521–523
193. Saleh EM (1992) Complications of treatment of recurrent laryngeal papillomatosis with the carbon dioxide laser in children. J Laryngol Otol 106:715–718
194. Sando I, Shibahara Y, Wood RP (1990) Congenital anomalies of the external and middle ear. In: Bluestone CD, Stool SE (eds) Pediatric Otolaryngology, 2nd ed. Saunders, Philadelphia London
195. Santoli E, Di Biasi P, Vanelli P, Santoli C (1991) Tracheal obstruction due to congenital tracheomalacia in a child, case report. Scand J Thorac Cardiovasc Surg 25:227–230
196. Schild JA (1990) Congenital malformations of the trachea and bronchi. In: Bluestone CD, Stool SE (eds) Pediatric Otolaryngology, 2nd ed. Saunders, Philadelphia London
197. Seid AB, Godin MS, Pransky SM, Kearns DB, Peterson BM (1991) The prognostic value of endotracheal tube air-leak following surgery in children. Arch Otolaryngol Head Neck Surg 117:880–882
198. Seid AB, Pransky SM, Kearns DB (1993) The open surgical approach to subglottic hemangioma. Int J Ped Otorhinolaryngol 26:95–96
199. Seigler RS (1993) Bacterial tracheitis: recognition and treatment. J S C Med Assoc 89:83–87
200. Sendi K, Crysdale WS, Yoo J (1992) Tracheitis: outcome of 1,700 cases presenting to the emergency department during two years. J Otolaryngol 21:20–24
201. Shann F (1992) Which antibiotic for epiglottitis (editorial). J Pediatr Child Health 28:217–218
202. Shapiro RS (1990) Foreign bodies of the nose. In: Bluestone CD, Stool SE (eds) Pediatric Otolaryngology, 2nd ed. Saunders, Philadelphia London
203. Sher AE (1992) Mechanisms of airway obstruction in Robin sequence: Implications for treatment. Cleft Palate Craniofac J 29:224–231
204. Shprintzen RJ, Singer L (1992) Upper airway obstruction and the Robin sequence. Int Anesthesiol Clin 30:109–114
205. Shprintzen RJ (1992) The implications of the diagnosis of Robin sequence. Cleft Palate Craniofac J 29:205–209
206. Silver FM, Myer CM 3rd, Cotton RT (1991) Anterior cricoid split, update 1991. Am J Otolaryngol 12:343–346
207. Singh BM (1990) Bilateral choanal atresia: key to success with the transnasal approach. J Laryng Otol 104:482–484
208. Singh BM (1991) A safer transnasal technique for the management of bilateral choanal atresia. J Laryng Otol 105:1004–1005
209. Sivan Y, Ben-Ari J, Schonfeld TM (1991) Laryngomalacia: a cause for early near miss for SIDS. Int J Ped ORL 21:59–65
210. Skelton R, Maixner W, Isaacs D (1992) Sinusitis-induced subdural empyema. Arch Dis Child 67:1478–1480
211. Slawinski EB, Jamieson DG (1990) Studies of respiratory stridor in young children: acoustical analyses and test of a theoretical model. Int J Ped ORL 19:205–222
212. Smith TG, Whittet H, Heyworth T (1992) Laryngolmalacia, a specific indication for the laryngeal mask? Anesthesia 47:910–910
213. Snashall S (1987) Vestibular disorders. In: Evans JNG (ed) Pediatric Otolaryngology, vol 6, 5th ed of Scott-Brown's Otolaryngology. Butterworths, London Boston
214. Soboczynski A, Skuratowicz A, Grzegorowski M (1992) Nasal septum deviations in newborns. Acta Otorhinolaryngol Belg 46:263–265
215. Sorri M, Laitakari K, Vainio-Mattila J, Hartikainen-Sorri AL (1990) Immediate correction of congenital nasal deformities; follow up of 8 years. Int J Ped ORL 19:277–283
216. Spitz L (1987) Diseases of the esophagus. In: Evans JNG (ed) Pediatric Otolaryngology, vol 6, 5th ed of Scott-Brown's Otolaryngology. Butterworths, London Boston
217. Stanievich JF (1990) Cervical adenopathy. In: Bluestone CD, Stool SE (eds) Pediatric Otolaryngology, 2nd ed. Saunders, Philadelphia London
218. Stankiewicz JA (1990) The endoscopic repair of choanal atresia. Otolaryngol Head Neck Surg 103:931–937
219. Steen KH, During A, Boeing B (1990) Röntgenzeichen der Fremdkörperaspiration bei Kindern. Radiologe 30:324–327
220. Stenfors LE, Raisanen S (1993) The membranous tonsillitis during infectious mononucleosis is nevertheless of bacterial origin. Int J Ped ORL 26:149–155
221. Stoll W, Jorch G, Kritenbrink U (1987) Aspekte zur Säuglingstracheotomie. Laryngol Rhinol Otol 66:63–66
222. Stoney PJ, Chakrabarti MK (1991) Experience of pulse oximetry in children with croup. J Laryngol Otol 105:295–298
223. Stool SE, Eavy RD (1990) Tracheotomy. In: Bluestone CD, Stool SE (eds) Pediatric Otolaryngology, 2nd ed. Saunders, Philadelphia London
224. Stool SE, Manning SC (1990) Foreign bodies of the pharynx and esophagus. In: Bluestone CD, Stool SE (eds) Pediatric Otolaryngology, 2nd ed. Saunders, Philadelphia London
225. Stopfkuchen H (1992) Notfälle im Kindesalter, 2. Aufl. Wissenschaftliche Verlagsgesellschaft, Stuttgart
226. Storm W, Fasse M (1991) Larynxatresie bei einem Kind mit Chondrodysplasia punctata rhizomeler Typ. Monatsschr Kinderheilk 139:629–631
227. Strong MS (1987) Recurrent laryngeal papillomatosis. In: Evans JNG (ed) Pediatric Otolaryngology, vol 6, 5th ed of Scott-Brown's Otolaryngology. Butterworths, London Boston
228. Szilagyi PG (1991) Humidifiers and other symptomatic therapy for children with respiratory tract infections. Pediatr Infect Dis J 10:478–479
229. Tan AK, Manoukian JJ (1992) Hospitalized croup (bacterial and viral): the role of rigid endoscopy. J Otolaryngol 21:48–53
230. Telander RL, Filston HC (1992) Review of head and neck lesions in infancy and childhood. Surg Clin North Am 72:1429–1447
231. Thaller SR, Huang V (1992) Midfacial fractures in the pediatric population. Ann Plast Surg 29:348–352
232. Tibballs J, Shann FA, Landau LI (1992) Placebo-controlled trial of prednisolone in children intubated for croup. Lancet 340:745–748
233. Trollfors B, Nylen O, Strangert K (1990) Acute epiglottitis in children and adults in Sweden 1981–3. Arch Dis Child 65:491–494

234. Tym GM (1987) Home tracheostomy care. In: Evans JNG (ed) Pediatric Otolaryngology, vol 6, 5th ed of Scott-Brown's Otolaryngology. Butterworths, London Boston
235. Ullrich D, Auerbach G (1990) Der „Hörsturz“ im Kindes- und Jugendalter. Laryngol-Rhinol-Otol 69:401–404
236. Vassella F (1992) Differentialdiagnose zerebraler Anfälle. Monatschr Kinderheilk 140:391–395
237. Vincent SD, Lilly GE (1992) Clinical, historic, and therapeutic features of aphthous stomatitis. Oral Surg Oral Med Oral Pathol 74:79–86
238. Vogl T, Wilimzig C, Bilaniuk LT, Hofmann U, Hofmann D, Dresel S, Lissner J (1990) MR imaging in pediatric airway obstruction. J Comput Assist Tomogr 14:182–186
239. Walker P, Forte V (1993) Failed extubation in the neonatal intensive care unit. Ann Otol Rhinol Laryngol 102:489–485
240. Walker P, Crysdale WS (1992) Croup, epiglottitis, retropharyngeal abscess, and bacterial tracheitis: evolving patterns of occurence and care. Int Anesthesiol Clin 30:57–70
241. Watson WJ, Thorp JM, Miller RC, Chescheir NC, Katz VL, Seeds JW (1990) Prenatal diagnosis of laryngeal atresia. Am J Obstet Gynecol 163:1456:1457
242. Weidauer H (1992) HIV and AIDS im HNO-Bereich. Thieme, Stuttgart
243. Weiller-Racamier J, Juniot A, Morizot B, Romanet P (1991) Les urgences en ORL: conduite a tenir par l'anesthesiste. Agressologie 32:65–76
244. Wiatrak BJ, Cotton RT (1992) Anastomosis of the cervical trachea in children. Arch Otolaryngol Head Neck Surg 118:58–62
245. Williams WT, Ghorayeb BY, Yeakley JW (1992) Pediatric temporal bone fractures. Laryngoscope 102:600–603
246. Williams SR, Carruth JA (1992) Orbital infections secondary to sinusitis in children: diagnosis and management. Clin Otolaryngol 17:550–557
247. Wolach B, Weinberg J (1990) A simple transnasal procedure for treating choanal atresia. Int J Ped ORL 19:185–188
248. Wood RE (1990) Localized tracheomalacia or bronchomalacia in children with intractable cough. J Pediatr 116:404–406
249. Zeitouni A, Manoukian J (1993) Epiglottoplasty in the treatment of laryngomalacia. J Otolaryngol 22:29–33
250. Zimmerman WM, Ganzel TM, Windmill IM, Nazar GB, Phillips M (1993) Peripheral hearing loss following head trauma in children. Laryngoscope 103:87–91
251. Zukowski ML, Gerson CR, Pensler JM (1990) Anterior nasal stenosis secondary to accessory nasal bones. Ann Plast Surg 25:98–99

European Archives of Suppl 1994/I
Oto-Rhino-Laryngology

Juristische Probleme bei der Behandlung von Kindern

A. Wienke

Pfarrer-Byns-Str. 1, 53121 Bonn

Inhaltsverzeichnis

1 Problemstellung

Juristische Probleme bei der Behandlung von Kindern stellen sich in der ärztlichen Praxis relativ selten. Der Laie wird dabei in erster Linie an die eingriffsbezogene Aufklärung und Behandlungseinwilligung denken, andere rechtlich relevante Aspekte, z.B. beim Abschluß des Arztvertrages und der Schweigepflicht, eher vernachlässigen oder verdrängen. Umso mehr ist es angezeigt, auch angesichts der Vielzahl von Behandlungsfällen im Kindesalter insbesondere die damit einhergehenden rechtlichen Problematiken in Erinnerung zu rufen.

Der Jurist kennt im Gegensatz zu Ärzten keine Kinder, sondern nur Minderjährige. Damit soll zum Ausdruck gebracht werden, daß die zu berücksichtigenden Besonderheiten bei der ärztlichen Behandlung von Kindern sich nicht nur auf das Vorschulalter, sondern auf den Zeitraum bis zur Vollendung des 18. Lebensjahres beziehen. Nach § 2 des Bürgerlichen Gesetzbuches (BGB) gelten Personen bis zur Vollendung des 18. Lebensjahres als minderjährig. Bis zur Vollendung des siebten Lebensjahres sind die Minderjährigen geschäftsunfähig, danach bis zur Volljährigkeit beschränkt geschäftsfähig (vgl. § 106 BGB). Im Gegensatz zur krankheitsbedingten Geschäftsunfähigkeit, bei der sich der Patient in einem die freie Willensbestimmung ausschließenden Zustand krankhafter Störung der Geistestätigkeit befindet, ist bei der vorliegenden Darstellung lediglich die altersbedingte Geschäftsunfähigkeit relevant.

Die Geschäftsfähigkeit hat im übrigen lediglich Bedeutung für die Abgabe von Willenserklärungen, insbesondere also für den Abschluß von Behandlungsverträgen mit Ärzten oder Krankenhausträgern. Die Einwilligungserklärung zur Vornahme eines rechtmäßigen ärztlichen Heileingriffes ist demgegenüber keine rechtsgeschäftliche Willenserklärung, sondern eine tatsächliche Erklärung, die zwar Einwilligungs-, aber nicht Geschäftsfähigkeit verlangt, sondern lediglich eine natürliche Einsichts- und Urteilsfähigkeit. Bereits diese Differenzierung zeigt, daß sich bei den Fragen der Aufklärung und Einwilligung von Minderjährigen einerseits und dem Abschluß des Arztvertrages bei der Behandlung Minderjähriger andererseits durchaus erhebliche rechtlich relevante Unterscheidungen ergeben können.

Diese Differenzierung findet sich auch in den nachfolgenden Ausführungen wieder, wobei neben Faustregeln für die Praxis auch die Spezialfälle des Schwangerschaftsabbruches, der Sterilisation und der Organtransplantation bei Minderjährigen beleuchtet werden.

2 Abschluß des Arzt- und Krankenhausvertrages

Ein Kind, das nicht das siebte Lebensjahr vollendet hat, ist geschäftsunfähig und daher nicht imstande, einen wirksamen Arztvertrag abzuschließen. Als gesetzliche Vertreter des Kindes handeln in diesem Falle in Ausübung der elterlichen Sorge seine Eltern. Die Eltern haben nicht nur die elterliche Sorge in eigener Verantwortung und in gegenseitigem Einvernehmen zum Wohle des Kindes auszuüben, sondern müssen grundsätzlich in jedem Einzelfall versuchen, sich bei Meinungsverschiedenheiten, bezogen auf die grundsätzlich gemeinschaftliche Vertretung des Kindes, zu einigen.

Ein Minderjähriger, der das siebte Lebensjahr vollendet hat, ist nach Maßgabe der §§ 107–113 BGB in der Geschäftsfähigkeit beschränkt. Der Minderjährige wird auch nicht etwa durch Heirat mit einem Volljährigen voll geschäftsfähig. Dem Minderjährigen gleichgestellt sind die wegen Geistesschwäche, Verschwendung, Trunksucht oder Rauschgiftsucht entmündigten sowie unter vorläufiger Vormundschaft bzw. Betreuung gestellten Personen. Dennoch bedarf dieser beschränkt geschäftsfähige Minderjährige zum Abschluß eines Arztvertrages der Einwilligung seines gesetzlichen Vertreters. Die Einwilligung ist im Regelfall durch beide Elternteile zu erteilen. Im Zweifel kann der Arzt aber davon ausgehen, daß ein Elternteil durch den anderen zur Erteilung der Zustimmung bevollmächtigt ist [2].

Die Ermächtigung ist aber nur anzunehmen, wenn es um Routinefälle und leichtere Verletzungen bzw. Erkrankungen geht, deren finanzieller Aufwand nicht überdurchschnittlich ist. Bei ärztlichen Eingriffen mit schweren Risiken und hoher finanzieller Belastung dagegen sollte der Arzt die Ermächtigung grundsätzlich klären. Die Einwiligung in den ärztlichen Eingriff ist in der Regel identisch mit der Zustimmung zum Abschluß eines Arztvertrages. Die Identität fehlt allerdings, wenn der Minderjährige zur Einwilligung in den Eingriff die sogenannte „sittliche Reife“ besitzt. Verweigern die Eltern oder sonstige sorgeberechtigte Personen die Zustimmung zum Abschluß eines notwendigen ärztlichen Behandlungsvertrages, kann das Vormundschaftsgericht die erforderlichen Maßnahmen anordnen, wenn das körperliche Wohl des Minderjährigen gefährdet ist.

Trotzdem kann auch der Minderjährige Vertragspartner werden. Schließt z.B. der Minderjährige einen Arztvertrag ohne die erforderliche Einwilligung des gesetzlichen Vertreters ab, so hängt die Wirksamkeit des Vertrages und damit die Entstehung des späteren Honoraranspruches von der Genehmigung des Vertreters ab. Fordert also der Arzt die Eltern eines Minderjährigen zur Genehmigung auf und erfolgt die Erklärung ihm gegenüber, so wird der Arztvertrag wirksam. Rechtliche Partei ist und bleibt der Minderjährige.

Die Zustimmung des oder der sorgeberechtigten Vertreter ist demgegenüber nicht erforderlich, wenn die Voraussetzung einer partiellen Geschäftsfähigkeit nach den §§ 112, 113 BGB vorliegen, wonach der Minderjährige im Rahmen der normalen Geschäfte eines ihm vom gesetzlichen Vertreter gestatteten Dienst- oder Arbeitsverhältnisses oder für solche Geschäfte, die der genehmigte Betrieb eines Erwerbsgeschäftes mit sich bringt, unbeschränkt geschäftsfähig ist. So kann der Arzt regelmäßig den Minderjährigen bei Vorlage eines Krankenscheins als unbeschränkt geschäftsfähig ansehen, wenn die Behandlung der Erhaltung oder Wiederherstellung der Arbeitskraft dient.

Der ohne Zustimmung des gesetzlichen Vertreters geschlossene Arztvertrag mit einem Minderjährigen ist auch im Falle des § 110 BGB von Anfang an wirksam, wenn der Minderjährige die vertragsgemäße Leistung mit Mitteln bewirkt, die ihm zu diesem Zwecke oder zur freien Verfügung von dem Vertreter oder mit dessen Zustimmung von einem Dritten überlassen worden sind. Begibt sich also ein minderjähriger Patient in ärztliche Behandlung, so greift der sogenannte „Taschengeldparagraph“ des § 110 BGB nur insoweit ein, als der Patient die ärztlichen Leistungen mit Mitteln erfüllt, die ihm die Eltern zu diesem Zweck zur Verfügung gestellt haben. So deckt zwar der „Studentenwechsel“ die ärztliche Behandlung bei einem grippalen Infekt, nicht aber ohne weiteres die Verschreibung von Ovoluationshemmern. Hier erwirbt im Zweifelsfall der Arzt keinen Honoraranspruch für die Verschreibung, wenn die Personensorgeberechtigten ihre Zustimmung zum Vertragsschluß nachträglich verweigern [9].

Für den Arzt bleibt immer ein nicht geringes Maß an Risiko bestehen, wenn er vertraglich Beziehungen zu einem minderjährigen Patienten ohne Zustimmung der Personensorgeberechtigten eingeht.

Im Notfall kann der Arzt regelmäßig vom Vorliegen eines mutmaßlichen Einverständnisses der Personensorgeberechtigten ausgehen. Selbst bei mißbräuchlicher Verweigerung der Einwilligung zum Abschluß des Arztvertrages ist der Arzt berechtigt, die zur Abwendung einer (Lebens-)Gefahr erforderlichen Maßnahmen (z.B. Bluttransfusion) zu treffen, wobei sein Handeln im übrigen aus Notstandsgesichtspunkten nach § 34 StGB gerechtfertigt ist [11, 13].

Für den Arzt besonders schwierig zu beurteilen sind die Fälle, in denen die Behandlung des Minderjährigen oder der Eingriff seitens der Personensorgeberechtigten u.U. aus religiösen Gründen verweigert wird, die Einholung einer vormundschaftsgerichtlichen Genehmigung aus Zeitgründen nicht möglich ist, aber der Arzt weiß, daß die Nichtdurchführung der Behandlung oder des Eingriffs unweigerlich zum Tode des Minderjährigen führen würde. Die strafgerichtliche Rechtsprechung unterläuft hierbei teilweise mit der Hilfeleistungsvorschrift des § 323c StGB das auch bei minderjährigen Patienten zu berücksichtigende Selbstbestimmungsrecht [4].

Die Rechtsordnung schützt den Arzt damit einerseits vor strafrechtlicher Verfolgung, andererseits sichert sie ihm seinen Honoraranspruch.

3 Aufklärung und Einwilligung

Im Gegensatz zur Wirksamkeit des Abschlusses des Arztvertrages bedarf es zur zivilrechtlichen und strafrechtlichen Rechtmäßigkeit eines ärztlichen Heileingriffes bei Minderjährigen keiner rechtsgeschäftlichen Willenserklärung, sondern lediglich einer tatsächlichen Erklärung, die zwar Einwilligungs-, aber nicht Geschäftsfähigkeit voraussetzt. Dies hat zur Folge, daß der Arzt durchaus einen gerechtfertigten Eingriff allein auf Grundlage der Einwilligung eines Minderjährigen durchführen kann. Voraussetzung dafür ist allein, ob der minderjährige Patient nach seiner geistigen und sittlichen Reife in der Lage ist, Bedeutung und Tragweite des Eingriffs und seiner Gestattung zu überblicken [5, 8].

Verneint der Arzt die geforderte Verstandesreife, so muß er sich an den Inhaber der elterlichen Sorge wenden. Gerade die eindeutige Bestimmung des Trägers der elterlichen Sorge kann im Rahmen der Aufklärung und Einwilligung zum ärztlichen Heileingriff in der täglichen Praxis oft Probleme bereiten. Die Einwilligung in eine Körperverletzung – wie sie der ärztliche Heileingriff nach der immer noch geltenden Rechtssprechung ist – stellt den Verzicht auf ein höchstpersönliches, disponibles Rechtsgut dar, über das der Patient verfügen kann. Da die Einwilligung keine rechtsgeschäftliche Willenserklärung ist, kommt es auf seine bürgerlichrechtliche Geschäftsfähigkeit ebensowenig an wie auf seine strafrechtliche Schuldfähigkeit. Entscheidend ist vielmehr, daß der Patient die natürliche Einsichts-, Urteils- und Verständnisfähigkeit hat, um die geplante ärztliche Maßnahme, ihre Folgen und das insoweit bestehende Risiko zu ermessen. Die Rechtsmäßigkeit des ärztlichen Heileingriffes hängt also davon ab, ob der minderjährige Patient in einem Akt der Selbstbestimmung Wesen, Bedeutung, Dringlichkeit und Tragweite des Eingriffs zumindest in groben Umrissen erkennen und das Für und Wider abwägen kann.

Bei folgeschweren, mit wesentlichen Substanzverletzungen verbundenen Eingriffen ist deshalb ein strengerer Maßstab an das Einsichts- und Urteilsvermögen anzulegen als bei Bagatelleingriffen. Bei Behandlungsalternativen oder langer Operationsvorbereitung ist die Urteilskraft mehr gefordert, als wenn medizinisch nur eine Maßnahme in Betracht kommt oder Lebensgefahr mit dem Zwang zum sofortigen Handeln besteht.

Die Einwilligungsfähigkeit zu prüfen, ist Sache des Arztes, wobei er die gesamten Umstände – Alter, psychische und physische Konstitution, Einfluß von Medikamenten, Grad der Verständnisfähigkeit, sprachliche Verständigung, Herkunft, kulturelle Traditionen u.ä. – berücksichtigen muß. Probleme bietet insbesondere immer wieder die Frage, von welchem Alter ab der Minderjährige die nötige Einsichtsfähigkeit hat. Eine starre, generelle Altersgrenze läßt sich insoweit jedoch nicht angeben, vielmehr hängt diese von den konkreten Umständen des jeweiligen Falles ab. Einigkeit besteht allerdings darüber, daß Minderjährige unter 14 Jahren ausnahmslos nicht, Minderjährige kurz vor Vollendung des 18. Lebenjahres dagegen regelmäßig schon einwilligungsfähig sind. Die eigentlich problematischen Fälle bilden daher die Patienten zwischen diesen beiden Eckwerten, wobei in der Judikatur die Art der konkreten Heilbehandlung, insbesondere die Schwere und Dringlichkeit der ärztlichen Maßnahme, die Größe der mit einer Operation verbundenen Risiken und die Möglichkeit von Dauerfolgen die maßgebenden Bestimmungsfaktoren für die Bejahung oder Verneinung der Einwilligungsfähigkeit des Minderjährigen sind. Bei unaufschiebbaren Eingriffen liegt daher die Altersgrenze für die wirksame Einwilligung im Prinzip niedriger als bei aufschiebbaren. Dies gilt auch für Routinemaßnahmen und geringfügigere Eingriffe. Hier hat u.U. schon der erst 15jährige Patient die nötige Urteilskraft und damit das alleinige Einwilligungsrecht [10].

Geht es jedoch um nicht ganz ungefährliche Behandlungsmaßnahmen, insbesondere Operationen, liegt die Meßlatte selbst bei „alltäglichen" Eingriffen deutlich höher. So verneinte z.B. der Bundesgerichtshof bei einer Blinddarmoperation die natürliche Einsichts- und Entschlußfähigkeit eines 16jährigen Patienten [6].

Dabei ist jedoch zu beachten, daß dieses Urteil ebenso wie alle anderen vor 1974 ergangenen Entscheidungen noch auf der Grundlage des damaligen Volljährigkeitsalters von 21 Jahren beruht. Insgesamt gesehen ist die Rechtsprechung in der Frage der Einwilligungsfähigkeit von Minderjährigen restriktiv, so daß für den Arzt hier grundsätzlich Vorsicht geboten ist.

Nachfolgende Fallgruppen sollen helfen, den richtigen Einwilligungsberechtigten und Aufklärungsadressaten zu ermitteln:

- Sind beide Elternteile Träger der elterlichen Sorge, so muß auch eine Aufklärung über den medizinischen Heileingriff bei ihrem Kind grundsätzlich gegenüber beiden Elternteilen erfolgen; beide Elternteile müssen in den ärztlichen Heileingriff des Kindes einwilligen [7].
  Rechtliche Grundlage hierfür bildet § 1627 BGB, wonach die Eltern die elterliche Sorge in eigener Verantwortung und im gegenseitigen Einvernehmen zum Wohle des Kindes auszuüben haben.
  In der täglichen Praxis tritt dem behandelnden Arzt meist jedoch nur ein Elternteil gegenüber. Solange sich in solchen Fällen für den Arzt keine gegenteiligen Anhaltspunkte (z.B. ungeklärte Familienverhältnisse) ergeben und es sich um einen medizinischen Routineeingriff handelt, darf der Arzt darauf vertrauen, daß der vor ihm erschienene Elternteil im Einvernehmen mit dem abwesenden Ehegatten die

Einwilligung in den ärztlichen Heileingriff bei dem minderjährigen Kind erteilt [7].
Schon bei schwerwiegenderen Eingriffen mit nicht unbedeutenden Risiken allerdings sollte sich der Arzt durch Nachfragen vergewissern, ob der nicht anwesende Ehegatte mit der Einwilligung einverstanden ist. Sollten hierbei Unklarheiten auftreten, muß der behandelnde Arzt vor dem ärztlichen Heileingriff ein neuerliches Gespräch mit beiden Elternteilen abwarten. Auf die Wirksamkeit der daraufhin erteilten Einwilligung darf der Arzt vertrauen, wenn er keinen Anlaß zu Mißtrauen hat [17].
Bei schwerwiegenden und gefährlichen Eingriffen, die mit erheblichen Risiken verbunden sind, muß der Arzt sich der ausdrücklichen Zustimmung beider Elternteile als gleichberechtigte Träger der elterlichen Sorge verrsichern. Auch ein Aufklärungsgespräch muß in diesen Fällen in Anwesenheit beider Elternteile durchgeführt werden [7].

- Für den Fall, daß nur ein Elternteil Träger der elterliche Sorge ist, gilt folgendes:
  Nach § 1678 Abs. 1 BGB übt ein Elternteil die elterliche Sorge bei bestehender Ehe allein aus, wenn ein Elternteil tatsächlich oder rechtlich verhindert ist, die elterliche Sorge wahrzunehmen. Als tatsächliche Verhinderungsgründe kommen z.B. Strafhaft, Auswanderung oder unbekannter Aufenthaltsort in Betracht. Im Falle längerer tatsächlicher Verhinderung tritt das Ruhen der elterlichen Sorge erst durch Feststellung des Vormundschaftsgerichts ein. Sind die Verhinderungen von kurzer Dauer (z.B. Urlaub, Krankenhausaufenthalt), kommt es gem. § 1678 BGB zu einem Übergang der elterlichen Sorge auf einen Elternteil.
  Zur rechtlichen Verhinderung zählen die Fälle, in denen ein Elternteil geschäftsunfähig (z.B. Entmündigung wegen Trunksucht) oder nur beschränkt geschäftsfähig (z.B. Minderjährigkeit eines Elternteils) ist.
  In all diesen Fällen hat die Aufklärung gegenüber dem allein sorgeberechtigten Elternteil zu erfolgen, von dem auch die entsprechende Einwilligung zu erteilen ist.
  Muß der Arzt bei einer verweigerten Einwilligung eines Elternteils oder beider Eltern von einem Sorgerechtsmißbrauch (einer Kindeswohlgefährdung) gem. § 1666 BGB ausgehen, kann das Vormundschaftsgericht von Amts wegen die elterliche Sorge auf einen Elternteil übertragen oder einen Pfleger bestellen. Als Pfleger kann auch der Chefarzt einer Klinik bestellt werden [14].
  Ist bei getrenntlebenden oder geschiedenen Ehegatten schon eine Sorgerechtsentscheidung getroffen worden mit der Folge, daß einem Elternteil das Sorgerecht übertragen ist, dann ist dieser Elternteil zur Einwilligung in den ärztlichen Heileingriff allein berechtigt. In den übrigen Fällen, in denen noch keine Sorgerechtsentscheidung gefallen ist und die Eltern sich hinsichtlich der Einwilligung in den ärztlichen Heileingriff nicht einigen können, kann das Vormundschaftsgericht auf Antrag gem. § 1628 BGB einem der beiden Elternteile die Entscheidungsbefugnis für die Einwilligung in den ärztlichen Heileingriff übertragen.
  Im Fall des Todes eines Elternteils steht die elterliche Sorge dem überlebenden Ehegatten gem. § 1681 BGB zu.
- Bei nichtehelichen Kindern ist die Mutter gem. § 1705 BGB berechtigt, die Einwilligung zu einem ärztlichen Eingriff an ihrem Kind zu geben. Ist auch die Mutter minderjährig, muß die Einwilligung vom Vormund ausgesprochen werden; bei Meinungsverschiedenheiten zwischen minderjähriger Mutter und Vormund hat jedoch die Meinung der Mutter gem. § 1673 Abs. 2 BGB Vorrang.
- Sind beide Elternteile verstorben, so erhält das Kind gem. § 1773 BGB einen Vormund, der dann allein zur Erteilung der erforderlichen Einwilligung in den ärztlichen Heileingriff des Kindes befugt ist. Auch die Aufklärung muß dann in einem persönlichen Gespräch mit dem bestellten Vormund erfolgen.
  Sollten beide Elternteile aus tatsächlichen oder rechtlichen Gründen verhindert sein, die erforderliche Einwilligung in den ärztlichen Heileingriff zu geben, so muß das Vormundschaftsgericht gem. §§ 1773, 1909 BGB einen Vormund oder Pfleger bestellen, der dann über die Einwilligung entscheidet.
- Bei dringenden Eilfällen oder erforderlichen ärztlichen Sofortmaßnahmen ist auch ein Elternteil allein befugt, die notwendige Einwilligung zu erteilen [7].
  In anderen Notfällen, in denen der Arzt eine rechtlich beachtliche Einwilligung nicht beibringen kann und Gefahr für Leib und Leben des minderjährigen Patienten besteht, kann der Eingriff unter dem Gesichtspunkt der Geschäftsführung ohne Auftrag gerechtfertigt sein. Eine solche rechtfertigende Geschäftsführung ohne Auftrag liegt dann vor, wenn die Übernahme dem Interesse und dem wirklichen oder dem mutmaßlichen Willen des Patienten entspricht und wenn sie in ihrer Durchführung dem Interesse des Geschäftsherren mit Rücksicht auf dessen wirklichen oder mutmaßlichen Willen gemäß ist.

4 Schweigepflicht

Auch bei der Behandlung Minderjähriger muß der Arzt vor dem Hintergrund seiner ärztlichen Schweigepflicht auf das Sorgfältigste abwägen und gewissenhaft prüfen, wessen – nicht selten widerstreitende – Interessen an einer Einhaltung der Schweigepflicht bestehen: das Geheimhaltungsinteresse des heranwachsenden Kindes, auch seinen Eltern gegenüber nichts von einer Erkrankung verlauten zu lassen, oder das legitime, sich in der elterlichen Sorge begründete Interesse der Erziehungsberechtigten und -verpflichteten, zu wissen, wie es um den gesundheitlichen Status ihres Kindes steht. Das Wohl des Minderjährigen erfordert jedoch dann eine Mitteilung an dessen Eltern, wenn eine erfolgreiche Behandlung und Heilung des Kindes nur im Zusammenwirken mit den Eltern gewährleistet ist.

Anders ist es zu beurteilen, wenn der Minderjährige über eigenes Einkommen verfügt und mit seinen Eltern nicht mehr unter einem gemeinsamen Dach wohnt. Dies gilt vor allem auch dann, wenn der Minderjährige mit dem Arzt wirksam ein Vertragsverhältnis eingegangen und damit alleiniger Vertragspartner geworden ist.

Jedenfalls muß bei Minderjährigen über 14 Jahren deren Geheimhaltungsinteresse respektiert werden, denn ab diesem Alter setzt eine abnehmende Pflege- und Erziehungsbedürftigkeit auf der einen Seite und eine zunehmende Selbstbestimmungsfähigkeit des Kindes auf der anderen Seite ein.

5 Sonderfälle

5.1 Schwangerschaftsabbruch

Die Wirksamkeit des Arztvertrages und die zivilrechtliche und strafrechtliche Rechtmäßigkeit des ärztlichen Eingriffs aufgrund einer erteilten Einwilligung im Rahmen eines Schwangerschaftsabbruchs bedarf bei Minderjährigen besonderer Voraussetzungen. Da es für die Einwilligungsfähigkeit nicht auf die bürgerlich-rechtliche Geschäftsfähigkeit, sondern allein auf die Einsichts- und Urteilsfähigkeit der Schwangeren ankommt, kann auch eine Minderjährige wirksam die Einwilligung nach § 218a Abs. 1 Nr. 1 StGB erteilen. Bei unter 16jährigen Mädchen ist die Einwilligungsfähigkeit regelmäßig zu verneinen, bei über 16jährigen dagegen zu bejahen [10, 16].

Die Auffassung des Amtsgerichts Celle, „daß auch ein nahezu 17 Jahre altes Mädchen bei durchschnittlicher Intelligenz und Lebenserfahrung jedenfalls im Regelfall mit der Beurteilung der Situation als überfordert anzusehen sein wird", hat sich in der juristischen Literatur und in der Rechtsprechung nicht durchgesetzt [1].

Da die wirksame Einwilligung voraussetzt, daß die Schwangere Bedeutung und Tragweite des Eingriffs kennt, bedarf es selbstverständlich ihrer Aufklärung, die nach § 218b Abs. 1 Nr. 2 StGB auch ausdrücklich vorgeschrieben ist. Bei fehlender Einwilligungsfähigkeit der Schwangeren ist auch hier die Entscheidung ihrer gesetzlichen Vertreter oder Sorgeberechtigten maßgebend. Im Falle einer Meinungsverschiedenheit zwischen Eltern und minderjähriger Tochter geht deren Wille, das werdende Kind auszutragen, angesichts des höchstpersönlichen Charakters dieser Entscheidung unabhängig vom Alter der Schwangeren vor, es sei denn, bei Fortsetzung der Schwangerschaft drohe ihr die Gefahr des Todes oder eine schwere Gesundheitschädigung.

5.2 Sterilisation

Nach dem neuen Betreuungsgesetz vom 12. 9. 1990 (BGBl. I 2002) tritt das Rechtsinstitut der Betreuung ab 1. 1. 1992 an die Stelle von Entmündigung, Vormundschaft und Pflegeschaft über Erwachsene. Die Sterilisation Minderjähriger wird gem. § 1631c BGB ausnahmslos verboten. Eltern können danach nicht in die Sterilisation eines Kindes einwilligen und auch das Kind selbst nicht. Die Sterilisation Einwilligungsunfähiger ist nunmehr in § 1905 BGB geregelt.

Diese Regelung wird ergänzt durch § 1899 Abs. 2 BGB, wonach für die Entscheidung über die Zustimmung des Betreuers in die Sterilisation stets ein besonderer Betreuer zu bestellen ist. Auch künftig steht das Grundgesetz einer zwangsweisen Sterilisation entgegen. Jedoch bestehen keine verfassungsrechtlichen Bedenken, Sterilisationen bei Einwilligungsunfähigen zuzulassen, wenn sie einmal nicht gegen den „natürlichen" Willen des Betroffenen durchgeführt werden, zum anderen wenn die Einwilligung einer Person vorliegt, welche die rechtlichen Interessen des Betroffenen wahrzunehmen berechtigt und verpflichtet ist. Schließlich muß die Maßnahme inhaltlich am Wohl des Betroffenen ausgerichtet sein und müssen hierfür ausreichende verfahrensrechtliche Garantien bestehen. Diesen Anforderungen entspricht das zum 1. 1. 1992 in Kraft gesetzte Betreuungsgesetz [15].

5.3 Organtransplantation

Werden einem Lebenden Organe oder Gewebeteile entnommen, so handelt es sich nicht um einen Heileingriff, denn es fehlt juristisch gesehen an der medizinischen Indikation. Deshalb sind – ähnlich wie bei der kosmetischen Operation – an die rechtlichen Voraussetzungen besonders strenge Anforderungen zu stellen. Dies nicht zuletzt auch deswegen, weil mit der Lebendspende die Gefahr einer Kommerzialisierung der Organspende verbunden sein kann.

Da es sich bei der Explantation vom lebenden Spender um einen Eingriff handelt, muß sich der den Eingriff vornehmende Chirurg mit besonderer Sorgfalt der Aufklärung und Einwilligung des Transplantatgebers versichern. Die Einwilligung kann nur vom Spender selbst erteilt werden. Sie muß ausdrücklich erfolgen.

Ein Minderjähriger kann wegen der Tragweite des Eingriffs grundsätzlich nicht in eine Lebendspende einwilligen. Weder bei Minderjährigen noch bei geistig Behinderten ist der gesetzliche Vertreter oder das Vormundschaftsgericht berechtigt, die Zustimmung zu einer Lebendspende zu erteilen. Bei Minderjährigen mit voller Einsichtsfähigkeit kann allerdings die Zustimmung zu einer Spende von Knochenmark gegeben werden, da sich dieses selbst wieder regeneriert.

6 Zusammenfassung

Unter Zugrundelegung der genannten Fallgruppen sollte sich der Arzt regelmäßig im Falle der Behandlung eines Minderjährigen im Hinblick auf die Wirksamkeit des Arztvertrages und des ärztlichen Eingriffs der Einwilligung des gesetzlichen Vertreters, d.h. dessen, der Träger der elterlichen Sorge ist, versichern. Träger der elterlichen Sorge können beide Elternteile, ein Elternteil allein, ein Vormund oder ein Pfleger sein. In diesen Fällen hat die ärztliche Aufklärung im Rahmen eines persönlichen Gesprächs mit dem Träger der elterlichen Sorge zu erfolgen. Die Zusendung und Unterzeichnung eines Aufklärungsformulars durch den Träger der elterlichen Sorge (z.B. das Jugendamt) reicht regelmäßig nicht dazu aus, der ärztlichen Aufklärungspflicht zu genügen.

Ob neben der Einwilligung des Inhabers der elterlichen Sorge auch die Einwilligung des Minderjährigen allein für die Rechtmäßigkeit des ärztlichen Heileingriffes ausreicht, kommt jeweils auf den Einzelfall an und richtet sich im wesentlichen nach der geistigen und sittlichen Reife des Minderjährigen.

Sowohl die Aufklärung durch den behandelnden Arzt als auch die Einwilligungserklärung des jeweiligen Trägers der elterlichen Sorge ist zwar formfrei; die Aufklärung muß allerdings in einem solchen Umfange stattfinden, daß der minderjährige Patient, soweit er hierfür die notwendige Einsichts- und Urteilsfähigkeit besitzt, und dessen gesetzlicher Vertreter im „großen und ganzen" wissen, worin sie einwilligen [3].

Merkblätter und Dokumentationsbögen bieten geeigneten Schutz gegen die Behauptung des Patienten, mangels Aufklärung nicht wirksam in den Eingriff eingewilligt zu haben. Keinesfalls reicht jedoch die Unterschrift des Patienten oder seines gesetzlichen Vertreters bei einem pauschal gestalteten Aufklärungsformular aus, wenn der Arzt gerade diejenige Aufklärung unterläßt, auf die es letztlich ankam [12].

Literatur

1. Amtsgericht Celle, Beschluß vom 9. 2. 1987 – 25 VII K 3470 SH –, NWJ 1987, 2307f
2. Bundesgerichtshof, Urteil vom 28. 6. 1988 – VI ZR 288/87 –, NJW 1988, 2946f
3. Bundesgerichtshof, Urteil vom 8. 5. 1990 – VI ZR 227/89 –, Medizinbericht 1990, 264ff
4. Bundesgerichtshof, Urteil vom 4. 7. 1984 – 3 StR 96/84 –, NJW 1984, 2639f
5. Bundegerichtshof, Urteil vom 5. 12. 1958 – VI ZR 266/57 –, BGHZ 29, 33ff
6. Bundesgerichtshof, Urteil vom 10. 2. 1959 – 5 StR 533/58 –, BGHSt 12, 379ff
7. Bundesgerichtshof, Urteil vom 28. 6. 1988 – VI ZR 288/87 –, BGHZ 105, 45ff
8. Eberbach W, Medizinrecht 1986, 14ff
9. Hollmann, Deutsche Medizinische Wochenschrift 1978, 1258
10. Landgericht München I, Beschluß vom 24. 7. 1978 – 13 T 8767/78 –, NJW 1980, 646
11. Laufs A, (1988) Arztrecht, 4. Aufl, Rdnr 143
12. Laufs A, (1988) Arztrecht, 4. Aufl, Rdnr 122
13. Narr H, (1989) Ärztliches Berufsrecht, 2. Aufl, Rdnr 737
14. Oberlandesgericht Hamm, Urteil vom 10.10.1967 – 3 Ss 1150/67 –, NJW 1968, 212ff
15. Pieroth B, Familienrechtszeitung, 117ff
16. Schönke/Schröder/Eser (1988) Kommentar zum Strafgesetzbuch, 23. Aufl., 218a, Rdnr 58
17. Steffen (1989) Neue Entwicklungslinien der BGH-Rechtsprechung zum Arzthaftungsrecht, 3. Aufl, S 79ff